上面部眼整形
上睑下垂、上睑皮肤松弛及眉下垂

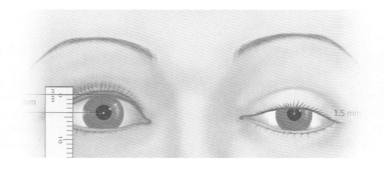

Ophthalmic Plastic Surgery of the Upper Face
Eyelid Ptosis, Dermatochalasis, and Eyebrow Ptosis

主编
Michael A. Burnstine   Steven C. Dresner
David B. Samimi   Helen A. Merritt

主译
欧阳天祥   杨超

副主译
马晓荣   方硕   王华   吴海龙

上海科学技术出版社

图书在版编目（CIP）数据

上面部眼整形：上睑下垂、上睑皮肤松弛及眉下垂 / （美）迈克尔·A.伯恩斯汀等主编；欧阳天祥，杨超主译. 上海：上海科学技术出版社，2024. 7. -- ISBN 978-7 -5478-6699-3

Ⅰ. R779.6

中国国家版本馆CIP数据核字第20246CJ795号

Original title:
Ophthalmic Plastic Surgery of the Upper Face
by Michael A. Burnstine / Steven C. Dresner / David B. Samimi / Helen A. Merritt

上海市版权局著作权合同登记号 图字：09-2020-1089 号

上面部眼整形：上睑下垂、上睑皮肤松弛及眉下垂

主　编　Michael A. Burnstine　Steven C. Dresner　David B. Samimi　Helen A. Merritt

主　译　欧阳天祥　杨超

副主译　马晓荣　方硕　王华　吴海龙

上海世纪出版（集团）有限公司

上 海 科 学 技 术 出 版 社　出版、发行

（上海市闵行区号景路 159 弄 A 座 9F-10F）

邮政编码 201101　www.sstp.cn

山东韵杰文化科技有限公司印刷

开本 889×1194　1/16　印张 20.75

字数：670 千字

2024 年 7 月第 1 版　2024 年 7 月第 1 次印刷

ISBN 978-7-5478-6699-3/R·3049

定价：198.00 元

内容提要

本书是一本关于上面部眼整形的教科书，由国际著名眼科、眼面部整形外科及美容外科专家联合编撰。本书详细介绍了上睑下垂的最新分类、上面部的美容外科解剖，以及上睑下垂、上睑皮肤松弛及眉下垂的病因分析和治疗方法，对机械性上睑下垂、退化性上睑下垂、肌源性上睑下垂等各种类型上睑下垂的手术治疗方法进行了逐步阐述，并提出了围手术期的全方位建议，不仅可以为初学者提供循序渐进的学习方法，也为有一定经验的眼整形医生提供了更细致、更深入的建议。本书内容全面、系统，并配有操作视频，适合眼科、眼面部整形外科及美容外科医生和研究者阅读与参考。

献 词

本书献给我们过去、现在和未来的所有患者。献给我们的导师。献给我们的住院医师和研究员，他们使我们尽己所能成为我们能成为的最好的外科医生，他们在理解上面部手术方面的天赋是无价的。

译者名单

主　译

欧阳天祥　上海交通大学医学院附属新华医院

杨　　超　中国人民解放军海军特色医学中心

副主译

马晓荣　上海交通大学医学院附属新华医院

方　硕　海军军医大学第一附属医院

王　华　中国人民解放军空军特色医学中心

吴海龙　上海沃德医疗中心

译者 (按姓氏汉语拼音排序)

蔡　瑞　昆明心悦医疗美容门诊部

邸红亮　温州佑安医院美傲医美中心

贺　阳　中国人民解放军海军特色医学中心

黄惠真　上海美莱医疗美容门诊部

黄莹莹　上海交通大学医学院附属新华医院

李　璐　中国人民解放军海军特色医学中心

李文琳　中国人民解放军海军特色医学中心

李雪果　上海朱秀兰医疗美容诊所

廖亚敏　合肥花容医疗美容门诊部

刘　斌　温州和平国际医院

刘照文　温州和平整形医院

舒在悦　上海云臻妮医疗美容门诊部

孙秀锋 深圳祯爱诊所

唐炜雅 中国人民解放军海军特色医学中心

汪　阳 西安国际医学中心整形医院

汪发生 宁波鄞州和平博悦美容医院

徐　菲 中国人民解放军海军特色医学中心

杨　璐 上海盈美医疗美容门诊部

杨晓红 保定蓝山医疗美容医院

游远榕 上海美莱医疗美容门诊部

张　诚 南京晴禧医疗美容门诊部

张慧颖 中国人民解放军海军特色医学中心

张京伟 乐山经纬医学美容门诊部

张倩倩 成都画美医疗美容医院

赵莉娟 上海艺星医疗美容医院

庄　璐 南关区铭妍医疗美容门诊部

主译简介

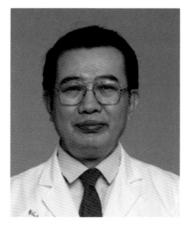

欧阳天祥，博士，主任医师、教授，研究生导师。上海交通大学医学院附属新华医院整形外科首任主任。1979年于第二军医大学攻读学士学位，2001年获得第二军医大学博士学位。1988年起在第二军医大学第一附属医院（上海长海医院）整形外科工作，1997年晋升为副教授、副主任医师，2004年起任上海交通大学医学院附属新华医院整形外科主任医师、教授。

专业特长·眼整形，疑难美容病例修复，面部年轻化，形体精雕年轻化，瘢痕及创伤晚期畸形修复，难治性创面修复，体表肿瘤切除美容修复，疑难血管瘤和血管畸形综合治疗，新生儿及小儿整形，私密整形与再造。

学术任职·中国研究型医院学会美容医学专业委员会主任委员，中国中西医结合学会医学美容专业委员会眼整形分会首任主任委员、第二届血管瘤与脉管分会名誉主任委员、第三届脂肪整形分会及乳房整形分会副主任委员，中国医师协会美容与整形医师分会小儿整形外科专业委员会主任委员、眼整形专业委员会副会长，上海市中西医结合学会整形与美容专业委员会主任委员，中华医学会整形外科分会血管瘤学组副组长、小儿整形组副组长，中国整形美容协会眼整形分会、抗衰老分会、面部年轻化分会、损伤救治康复分会、数字化精准医学分会及血管瘤与脉管畸形整形分会副会长；中国非公立医疗机构协会整形与美容专业委员会面部年轻化分委会副主任委员，泛亚地区面部整形与重建外科学会中国分会副主席，环亚整形美容协会副主席，中国中西医结合学会医学美容专业委员会常委，中国整形美容协会理事，上海市医学美容督查专家，上海市激光医学督查专家，全国及上海市医学会疗事故技术鉴定专家；《中国美容整形外科杂志》副主编，《中国医学美容杂志》常务编委，《中华整形外科杂志》编委。

学术成果·主译1部、副主编3部、副主译1部、参编13部专著。发表SCI论文和国内核心期刊论文140余篇。主持和参与多项国家及省部级基金项目。获省部级医疗成果一等奖1项、科技进步奖三等奖2项。培养或联合培养博士、硕士研究生近20名。

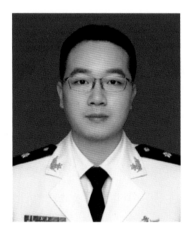

杨超，医学博士，副主任医师、副教授，硕士生导师。毕业于中国人民解放军第二军医大学，现任中国人民解放军海军特色医学中心烧伤整形外科主任。

专业特长 · 主要从事体表复杂性创面修复、颜面部先天性畸形治疗、颅颌面创伤的重建及面部美容外科工作，尤其在眼睑美容和修复重建方面有丰富的临床经验，开展了大量而深入的眼睑及眶周解剖学研究工作。

学术任职 · 现任中华医学会整形外科学分会青年委员、眼部整形美容专业学组副组长及创面修复重建学组委员，中国医师协会美容与整形医师分会委员、眼整形学组委员兼秘书，上海市医学会整形外科分会委员，上海市医疗美容质控专家，海军医疗事故技术鉴定专家，《中华医学美学美容杂志》编委，《中国修复重建外科杂志》编委，《中国美容整形外科杂志》常务编委。

学术成果 · 负责国家自然科学基金研究项目 1 项、军队科研基金项目 3 项，参与国家级和省部级科研基金项目 5 项，获军队医疗成果二等奖 1 项，国家发明专利 2 项、实用新型专利 4 项。发表学术论文 50 余篇，其中 SCI 收录论文 12 篇；主编《眼睑美容与重建外科》、《皮瓣移植实例彩色图谱》(第 3 版)，参编《皮瓣移植实例彩色图谱》(第 2 版)、《美容与再造整形手术实例彩色图谱：头颈分册》、《美容与再造整形手术实例彩色图谱：躯干、会阴及四肢分册》、《临床病例会诊与点评：整形外科分册》、《脂肪抽吸：实用整形外科技术》等整形美容外科专著。

编者名单

Michael A. Burnstine, MD
Clinical Professor of Ophthalmology (Part-Time)
USC Roski Eye Institute, Keck Medicine of USC
Eyesthetica, Oculofacial and Cosmetic Surgery Associates
Los Angeles, California

Steven C. Dresner, MD
Clinical Professor of Ophthalmology (Part-Time)
USC Roski Eye Institute, Keck Medicine of USC
Eyesthetica, Oculofacial and Cosmetic Surgery Associates
Los Angeles, California

David B. Samimi, MD
Adjunct Clinical Assistant Professor of Ophthalmology
USC Roski Eye Institute, Keck Medicine of USC
Eyesthetica, Oculofacial and Cosmetic Surgery Associates
Los Angeles, California

Helen A. Merritt, MD
Adjunct Clinical Assistant Professor of Ophthalmology
USC Roski Eye Institute, Keck Medicine of USC
Eyesthetica, Oculofacial and Cosmetic Surgery Associates
Los Angeles, California

Liat Attas-Fox, MD
Senior Oculoplastic Surgeon
Department of Ophthalmology
Meir Medical Center
Kfar Saba, Israel

Mica Y. Bergman, MD, PhD
Staff Physician, Ophthalmology
Sansum Clinic
Santa Barbara, California

Nathan W. Blessing, MD
Clinical Assistant Professor
Department of Ophthalmology
University of Oklahoma, Dean McGee Eye Institute
Oklahoma City, Oklahoma

Wesley L. Brundridge, DO
Oculoplastic and Cosmetic Surgery Fellow
EyePlasTX
San Antonio, Texas

Francesco P. Bernardini, MD
Adjunct Professor
Department of Ophthalmology and Plastic Surgery
University of Genova;
Director
Department of Oculo-Facial Plastic Surgery
Oculoplastica Bernardini
Genova, Italy

Michael A. Burnstine, MD
Clinical Professor of Ophthalmology(Part-Time)
USC Roski Eye Institute, Keck Medicine of USC;
Eyesthetica, Oculofacial and Cosmetic Surgery Associates
Los Angeles, California

Jean Carruthers, MD, FRCSC, FRC(Ophth)
Clinical Professor
Department of Ophthalmology
University of British Columbia
Vancouver, British Columbia, Canada

Jessica R. Chang, MD
Clinical Assistant Professor of Ophthalmology
Department of Ophthalmology
USC Roski Eye Institute, Keck Medicine of USC
Los Angeles, California

François Codère, MD
Associate Professor
Department of Ophthalmology
Hôpital Maisonneuve-Rosemont, Université de Montréal
Montreal, Quebec, Canada

Juan A. Delgado, MD
Fellow
Oculoplastic Surgery
Private Practice
Bogotá, Colombia

Martín H. Devoto, MD
Director
Department of Oculoplastic and Orbital Surgery
Consultores Oftalmologicos
Buenos Aires, Argentina

Steven C. Dresner, MD
Clinical Professor of Ophthalmology(Part-Time)
USC Roski Eye Institute, Keck Medicine of USC;
Eyesthetica, Oculofacial and Cosmetic Surgery
   Associates
Los Angeles, California

Ana F. Duarte, MD
Ophthalmologist
Orbit and Oculoplastics Unit
Department of Ophthalmology
Centro Hospitalar e Universitário de Lisboa Central;
Department of Ophthalmology
CUF Descobertas Hospital
Lisbon, Portugal

Peter J. Dolman, MD, FRCSC
Clinical Professor
Division Head of Oculoplastics and Orbit
Department of Ophthalmology and Visual Sciences
Vancouver General Hospital, University of British
   Columbia
Vancouver, Canada

Christopher M. DeBacker, MD
Partner
EyePlasTX
San Antonio, Texas

Jill A. Foster, MD
Associate Professor
Department of Ophthalmology
The Ohio State University
Columbus, Ohio

Robert G. Fante, MD, FACS
Clinical Professor
Department of Ophthalmology
University of Colorado Health Sciences Center;
Fante Eye and Face Center
Denver, Colorado

Alessandro Gennai, MD
Plastic and Reconstructive Surgeon
Studio Gennai
Bologna, Italy

Kimberly K. Gokoffski, MD, PhD
Assistant Professor
Neuro-Ophthalmology Division
Department of Ophthalmology
USC Roski Eye Institute
Los Angeles, California

Juliana Gildener-Leapman, MD
Oculoplastic and Reconstructive Surgery Fellow
Department of Ophthalmology
Shamir Medical Center, Tel Aviv University, Sackler
    School of Medicine
Tzrifin, Israel

Christine Greer, MD, MS
Resident
Department of Ophthalmology
USC Roski Eye Institute
Los Angeles, California

Eric B. Hamill, MD
Department of Ophthalmology
University of Southern California;
Eyesthetica, Oculofacial and Cosmetic Surgery Associates
Los Angeles, California

Hans B. Heymann, MD
Director of Oculoplastic and Reconstructive Surgery
Vold Vision
Fayetteville, Arkansas

Morris E. Hartstein, MD
Director of Ophthalmic Plastic Surgery
Department of Ophthalmology
Shamir Medical Center, Tel Aviv University, Sackler
    School of Medicine
Tzrifin, Israel

David E. E. Holck, MD, FACS
Clinical Associate Professor
Department of Ophthalmology
University of Texas Health Science Center at San
    Antonio;
EyePlasTX
San Antonio, Texas

John B. Holds, MD, FACS
Clinical Professor
Departments of Ophthalmology and Otolaryngology/Head
    and Neck Surgery
Saint Louis University School of Medicine
St. Louis, Missouri;
Ophthalmic Plastic and Cosmetic Surgery, Inc.
Des Peres, Missouri

Hirohiko Kakizaki, MD, PhD
Professor
Department of Oculoplastic, Orbital and Lacrimal Surgery
Aichi Medical University Hospital
Aichi, Japan

Jonathan W. Kim, MD
Professor of Clinical Ophthalmology
Director, Pediatric Oculoplastic Surgery
Children's Hospital Los Angeles
Keck Medicine of USC
Los Angeles, California

Krishnapriya Kalyam, MD
Former Clinical Instructor
Department of Ophthalmology
Washington University
St. Louis, Missouri

Wendy W. Lee, MD
Professor of Clinical Ophthalmology and Dermatology
Oculofacial Plastic and Reconstructive Surgery, Orbit and
    Oncology
Bascom Palmer Eye Institute

University of Miami Miller School of Medicine
Miami, Florida

Diana K. Lee, MD
Resident
Department of Ophthalmology
USC Roski Eye Institute
Los Angeles, California

Mark J. Lucarelli, MD, FACS
Dortzbach Endowed Professor
Director, Oculoplastic, Facial Cosmetic and Orbital
    Surgery
Department of Ophthalmology and Visual Sciences
University of Wisconsin-Madison
Madison, Wisconsin

Raman Malhotra, MBChB, FRCOphth
Corneoplastic Unit
Queen Victoria Hospital NHS Trust,
West Sussex, United Kingdom

John J. Martin, Jr., MD
Voluntary Assistant Faculty
Department of Ophthalmology
University of Miami
Miami, Florida

Nicholas R. Mahoney, MD
Assistant Professor of Ophthalmology
Wilmer Eye Institute
Johns Hopkins University
Baltimore, Maryland

David B. Samimi, MD
Adjunct Clinical Assistant Professor of Ophthalmology
USC Roski Eye Institute, Keck Medicine of USC;
Eyesthetica, Oculofacial and Cosmetic Surgery
    Associates
Los Angeles, California

Jennifer Murdock, MD
Oculo-Plastic and Orbital Reconstructive Surgery
    Instructor
Casey Eye Institute
Oregon Health and Science University
Portland, Oregon

John D. Ng, MD, MS
Professor
Department of Ophthalmology;
Department of Otolaryngology/Head and Neck Surgery
Casey Eye Institute
Oregon Health and Science University
Portland, Oregon

Vivek R. Patel, MD
Associate Professor
USC Roski Eye Institute
Los Angeles, California

Farzad Pakdel, MD
Professor
Department of Ophthalmic Plastic and Reconstructive
    Surgeries
Farabi Hospital, Tehran University of Medical Sciences
Tehran, Iran

Alice V. Pereira, MD
Plastic Surgeon
LMR Plastic Surgery Clinic;
Lecturer
Institute of Anatomy
Faculty of Medicine
University of Lisbon
Lisbon, Portugal

Margaret L. Pfeiffer, MD
Clinical Instructor
USC Roski Eye Institute
Eyesthetica, Oculofacial and Cosmetic Surgery Associates
Los Angeles, California

Allen M. Putterman, MD
Professor
Department of Ophthalmology
University of Illinois College of Medicine
Chicago, Illinois

Maria Suzanne Sabundayo, MD
Clinical Fellow
Department of Oculoplastic, Orbital and Lacrimal Surgery
Aichi Medical University Hospital
Aichi, Japan

Helen A. Merritt, MD
Adjunct Clinical Assistant Professor of Ophthalmology
USC Roski Eye Institute, Keck Medicine of USC;
Eyesthetica, Oculofacial and Cosmetic Surgery
    Associates
Los Angeles, California

Jeremy Tan, MD
Clinical Assistant Professor
Ophthalmic Plastic and Reconstructive Surgery
Dean McGee Eye Institute
Oklahoma University
Oklahoma City, Oklahoma

Magdalene Y. L. Ting, MA(Hons), MB BChir
Foundation Year 1 Doctor
Charing Cross Hospital, Imperial College Healthcare
    Trust
London, United Kingdom

Michael T. Yen, MD
Professor
Department of Ophthalmology
Cullen Eye Institute
Baylor College of Medicine
Houston, Texas

Katja Ullrich, BBioMedSc, BMBS, MMed(Ophthal Sc)
Corneoplastic Unit
Queen Victoria Hospital NHS Trust
West Sussex, United Kingdom

Sandy Zhang-Nunes, MD
Director, Oculofacial Plastic Surgery
Department of Ophthalmology
USC Eye Institute
Keck Medicine of USC
Los Angeles, California

上面部眼整形
上睑下垂、上睑皮肤松弛及眉下垂

中文版前言

上面部的眼部松垂，牵涉上面部各组织的多因素影响，在临床处理上也极具挑战和争议，特别是在从眼科医生和美容医生的角度考虑如何处理上面部眼部松垂方面。本书是我目前看到的第一本聚焦上面部上睑下垂的教科书级专著，令人眼前一亮，故组织译者们进行翻译，欲将其介绍给眼整形及其他整形美容专业的医生阅读和参考。

本书介绍了上睑下垂、上睑皮肤松弛及眉下垂的病因分析和各种详细的治疗方法，内容全面、翔实、深入，也涵盖了目前上面部年轻化的热点内容。

本书由眼科、眼面部整形外科及美容外科的国际著名专家联合编撰而成。这些专家精通眼整形及面部美容，对各种手术及治疗细节进行了充分的阐述。本书内容丰富、全面，包括 7 个部分。第 1 部分是最新的上睑下垂分类、上面部的美容性解剖；第 2 部分是机械性上睑下垂，介绍了上睑成形术、重睑术、各种提眉术或联合上面部提升术、眉部脂肪增容，以及非手术注射治疗；第 3 部分是部分退化性上睑下垂，介绍了近 10 种手术治疗方法；第 4 部分是肌源性上睑下垂，介绍了不同静止性和进行性上睑下垂的病因分析及治疗方法；第 5 部分和第 6 部分分别是对神经源性上睑下垂和假性上睑下垂的介绍；第 7 部分介绍了上睑下垂再手术、非手术治疗等内容，并提供了关于处理手术索赔相关问题的宝贵经验。本书提出了上面部与眼整形矫正技术联合的基础理论及最新理念，开拓了我们眼整形的视野，填补了我们容易忽略的眼整形内容。本书不仅对初学者有极大帮助，对有一定经验的眼整形医生也有很多启发。

感谢所有为本书翻译和出版提供帮助的同仁和朋友。感谢上海科学技术出版社的指导和工作，感谢北京百特美文化发展有限公司雷建武老师推荐本书及积极联系出版社，感谢厚生（杭州）医疗科技有限公司黄瑞宠先生对本书出版的支持。

本书翻译时尽可能忠于原文，但由于本书涉及的内容存在专业交叉，译者水平有限，翻译可能有不当之处，希望整形外科专家及广大读者予以指正。

欧阳天祥

英文版序

我很荣幸受到 Michael A. Burnstine 博士的邀请为这本教科书撰写序言。Michael A. Burnstine 博士、Steven C. Dresner 博士、David B. Samimi 博士和 Helen A. Merritt 博士召集了一群杰出的眼面部整形外科医生，与他们一起编撰了这本关于"上睑下垂、上睑皮肤松弛及眉下垂的治疗"的综合性教科书。

现已有多部眼面部整形外科的教科书，大多数都涉及专业的各个领域，但不够深入。尽管部分教科书聚焦某一特定的主题，但自从 Crowell Beard 博士在 20 世纪 70 年代和 80 年代出版相关教科书以来，关于上睑下垂的教科书一直存在空白。自 Beard 发表文章以来，上睑下垂手术取得了许多进展，因此 Michael A. Burnstine 及其同仁填补这一空白非常合乎时宜。

在这样一本书中，纳入上睑皮肤松弛症的治疗和上睑下垂的手术治疗是很重要的，因为这两个问题通常需要得到解决。由于有时多余的上睑皱褶继发于眉下垂，在上睑下垂手术时结合眉的提升手术以减少上睑皱褶也很重要。本书除了让我们了解上睑下垂手术的最新情况外，还有两章是关于上睑皮肤松弛症的治疗的，七章是关于眉下垂的治疗的，并介绍了它们的最新进展情况。本书聚焦上睑下垂和眉下垂，是一本关于眼睑下垂的综合性教科书，聚集了该学科几乎所有的知识。

在本书中，"远离麻烦：基于近期眼科互助保险公司眼面部整形手术理赔的策略"是独特而有趣的一章。该章使用眼科互助保险公司收集的数据，为读者提供了宝贵、有用的医疗法律信息，这是大多数教材中经常被忽视的话题。

我为 Michael A. Burnstine 感到自豪，他曾是眼面部整形外科的研究员，现在仍在为该领域贡献自己的力量。我祝贺他及其同仁 Steven C. Dresner、David B. Samimi 和 Helen A. Merritt 在编写这本全面的、最新的上睑下垂教科书方面取得的成就。

Allen M. Putterman，MD

英文版前言

上面部的处理极具挑战性。本书的目的是向眼科、面部整形外科、整形外科和口腔颌面外科的住院医师和研究人员传授眼睑下垂治疗和上面部年轻化治疗的细节。在临床实践过程中，我们发现进行眼睑成形术和眉提升手术的外科医生经常忽视上睑下垂和（或）眉错位。在本书中，世界级的权威眼面部整形外科医生将为我们逐步阐述关于上睑下垂、上睑皮肤松弛及眉下垂的综合评估和治疗步骤。

在各章节中，我们对有上眼睑或眉问题的患者进行了临床评估，并提供了有效的治疗方案来解决这些问题。外科手术相关的章节为处于职业生涯起始阶段的外科医生提供了循序渐进的方法，为经验丰富的外科医生提供了更细致的建议。我们编撰本书是为了使医疗服务提供者能够为所有上面部问题的患者提供最佳治疗。

本书提供相关内容的操作视频。

Michael A. Burnstine，MD

Steven C. Dresner，MD

David B. Samimi，MD

Helen A. Merritt，MD

致 谢

我们感谢同事们的专业贡献，感谢家人们在本书编撰过程中的理解，感谢 Thieme 出版社的编辑们对本书尽心尽力的付出。

Michael A. Burnstine，MD
Steven C. Dresner，MD
David B. Samimi，MD
Helen A. Merritt，MD

目　录

上面部眼整形
上睑下垂、上睑皮肤松弛及眉下垂

视频目录

注：如果手机无法正常观看视频，请在电脑上输入网址后观看。本书视频网址及二维码由 Thieme Medical Publishers，Inc. 提供并维护。

上面部眼整形
上睑下垂、上睑皮肤松弛及眉下垂

第1部分

概 述

1 上睑下垂分类

Michael A. Burnstine

【摘 要】

上面部的眼部整形手术细致入微。外科医生必须了解上面部的解剖结构，以及眉毛和上眼睑之间复杂的相互影响。在本章中，笔者创建了一个对患者上面部问题进行分类和处理的概念框架。虽然上面部手术的主要目标是增加美观和改善视功能，但是保护眼睛的健康才是至为重要的。

【关键词】

下垂，眼睑下垂，眉下垂，皮肤松弛，下垂分类

1.1 引言

极其重要的是，外科医生必须充分了解患者所关注的上面部问题，并要认知和分析那些导致问题的解剖性和衰老性变化。大多数情况下，患者并没有意识到，甚至惊讶于隐藏在其不满意的外表下的结构变化，外科医生必须在术前帮助患者理解其发病机制。没有哪一种方案能够解决所有患者的眼睑下垂和眉毛下垂问题。外科医生应该在术前根据手术方式将患者分组。虽然手术的主要目的是提升眼睑和（或）眉毛，使外表更加美观，但眼保护和眼健康才是最重要的。务实的目标和期望值是让患者和医生满意的必要条件，外科医生和患者也必须深刻地意识到有些患者需要术后修复。

1.2 上睑下垂分类方法

上睑下垂有许多分类方法，包括先天性、获得性和机械性[1, 2]。Frueh 将上睑下垂分为四大类[2]。我们扩展了 Frueh 的诊断类别，应用到所有类型的

上睑下垂（表 1.1）。对患者的上睑下垂进行了正确归类，对其上睑提肌行程（功能）进行了准确评估，明确的处理方法也就随之而来了。

眉毛的评估需要仔细检查、关注细节。眉下垂可以通过检视患者年幼时的照片并与现在的状态进行比较评估。注意眉头、眉体及眉尾的高度、轮廓和丰满度是很重要的。通常男性的眉毛位于眼眶边缘，而女性则喜欢眉毛在颞侧轻微地弓起。审美标准可因种族和年龄而异。

1.3 术前评估

为了充分评估下垂和制订治疗计划，必须完善地采集现病史和体格检查。

1.3.1 现病史

出色的患者护理需要对患者的病史有全面的了解。详细记录患者及其家庭成员的病史非常重要。外科医生应该询问相关症状的持续时间、发病时间、严重程度和变化情况。年幼时的照片有助于证

表 1.1 上睑下垂类型

上睑下垂类型	病因
腱膜性	上睑提肌腱膜裂开或断裂
	病因包括年龄、外伤、手术史、眼睑松弛和慢性眼睑水肿
	眼睑松弛综合征
肌源性	
• 静止性 / 先天性	先天性上睑下垂伴上睑提肌发育不良
	眼外肌纤维化综合征
	双侧抬高性麻痹（单眼抬高不足）
	提肌损伤
	Duane 眼球后缩综合征
• 进行性	眼咽型肌营养不良症
	慢性进行性外眼肌麻痹
	肌营养不良和强直性肌营养不良
	先天性进行性综合征患者
机械性	眼睑组织过重（眼睑或眼眶肿块）
	睑后瘢痕（结膜粘连）
神经源性	动眼神经麻痹（第Ⅲ对脑神经）
	异常再生：第Ⅲ对脑神经麻痹后；Marcus-Gunn 综合征；Marin-Amat 综合征（反 Marcus-Gunn 综合征）
	良性原发性眼睑痉挛及半侧面肌痉挛
	霍纳综合征
	重症肌无力
	多发性硬化
	眼型偏头痛
假性上睑下垂	眼球内陷和眼球移位（静窦综合征，眶底骨折）
	对侧突眼
	无眼畸形
	下斜视
	皮肤松弛
	对侧眼睑退缩
	甲状腺眼病防护措施
	药源性

实或验证发病时间。急性发病可能指向神经源性病因，如霍纳综合征，或者第Ⅲ对脑神经麻痹，而慢性发病则更倾向于良性的病因。一天中眼睑 / 面部位置的变化或并发复视提示重症肌无力。外伤史可提示外伤性上睑下垂，而角膜接触镜戴用史可提示腱膜性上睑下垂。全面获取其家族史、病史、手术史、外伤史以及药物使用的相关病史也很重要（表1.2）。

术前必须评估危险因素。有眼表疾病史、使用抗凝剂、做过眼睑或眼睛手术、吸烟，或其他情况如良性原发性睑痉挛或鼾症，都可能影响手术方案的制订。

1.3.2 体格检查

要对患者进行全面的眼科检查，包括视力、瞳孔大小、瞳孔对光反应、眼外肌运动、眼睑测量、视野测试，裂隙灯检查结膜、角膜表面和角膜前泪膜，Schirmer 试验定量评估干眼症，泪膜破裂时间

表 1.2 病史项目

下垂史
发病年龄
下垂持续时间
发病眼睛
任何前驱事件，如创伤或手术
白天或疲劳时的变化
是否存在复视
进行性或者静止性
是否疼痛
以往治疗情况
下垂的家族史
旧照片、文件资料及发病年龄 / 自然进程
病史
儿童：出生体重；发育过程中的重要事件；任何神经系统问题
手术史
创伤史
药物史

定量评估干眼，以及扩瞳查眼底。注意瞳孔大小或下眼睑位置等的细微异常可以帮助诊断和治疗。术前确认眼部不对称并将其告知患者有助于把控术后结果预期。

体格检查还包括注意头位，有无抬下巴姿势，眉位置、睑缘位置，以及结膜和穹隆部的检查。表1.3列出了对上睑下垂分类非常重要的眼部测量（图1.1）。

评估上睑下垂与下颌或眼外肌运动的变化，对识别下颌－瞬目性上睑下垂或第Ⅲ对脑神经和第Ⅶ对脑神经麻痹后异常再生综合征的联动现象具有重要意义。此外，与上睑下垂相关的眼外肌功能障碍可发生于强直性肌营养不良、先天性单眼抬高不足（上直肌/上睑提肌发育不良）和先天性动眼神经麻痹患者。

有时，药物检查可以证实并锁定某种疾病，如霍纳综合征和上睑下垂会波动的重症肌无力。这些检查将在神经性上睑下垂相关章节讨论。

表 1.3 对侧眼睑提升后的眼睑测量

测量内容	定义
睑裂（PF）	第一眼位时，上下眼睑之间的距离（眉毛放松；单位：mm）
下视睑裂（dPF）	向下看时，上下眼睑之间的距离（眉毛放松；单位：mm）
边缘反射距离1（MRD1）	第一眼位时，瞳孔光反射与上睑缘的距离（单位：mm）
边缘折痕距离（MCD）	向下注视时，测量从眼睑边缘到重睑线的距离（单位：mm）
边缘重睑皱褶距离（MFD）	第一眼位时，从眼睑边缘到重睑皱褶的距离（眉毛放松；单位：mm）
兔眼	轻轻闭眼时眼睑不能闭合（单位：mm）
Bell现象	强制眼睑闭合时，眼球向上旋转的程度（0~4+）
提肌行程（LE）	从上看到下看的眼睑移动程度（眉固定；单位：mm）
角膜下缘到眉	第一眼位时，角膜下缘与眉毛下缘的距离（单位：mm）
眉尾	颞侧；上升/正常/下降
眉头	鼻侧；上升/正常/下降
眉体	上升/正常/下降
眉丰满度	—

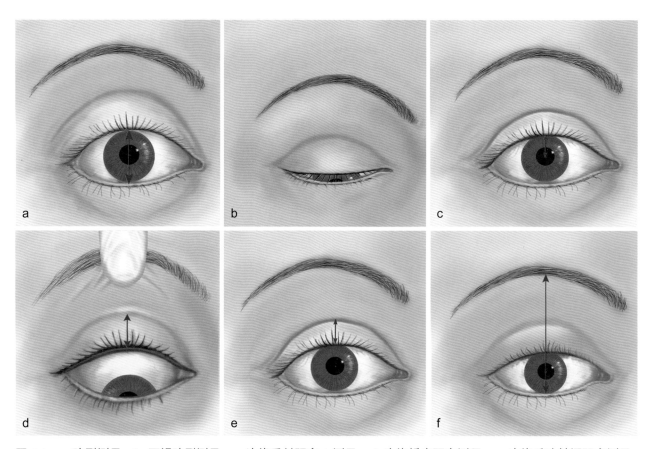

图 1.1 a.睑裂测量。b.下视睑裂测量。c.边缘反射距离1测量。d.边缘折痕距离测量。e.边缘重睑皱褶距离测量。f.角膜下缘到眉测量。测量方法要求抬高对侧眼睑，如图1.2所示。

上睑下垂的量化检测

睑裂的垂直中央高度应该用毫米尺测量（图1.2）。以实测边缘反射距离1（MRD1）（上睑缘与角膜光反射中心距离）与4 mm（平均MRD1）之差来确定上睑下垂量。平均MRD1因种族而异。比较以往照片的眼睑和眉毛位置，有助于讨论和记录患者对眼睑和眉毛高度及轮廓的偏好。

赫林定律中的运动反应对于上睑下垂的理解非常重要。该定律指出，与注视和眼睑提升的预期方向相关的协同肌肉，会同时受到同等强度的神经刺激。简单地说，通过提起或遮挡下垂的眼睑可能发现对侧上睑是否存在不对称的双侧上睑下垂或对侧上睑下垂的过度补偿（眼睑退缩）。在双侧上睑下垂中，当提起下垂更重的眼睑时，对侧眼睑会下垂（图1.3）。存在假性眼睑退缩的对侧眼睑会恢复到正常位置。

保险公司经常要求在眼睑手术前进行视野测试。先让患者直视前方，放松眼睑和眉毛，然后用胶带将眼皮和眉毛固定在正常位置。胶带固定前后的视野差异被认为是由于眼睑和（或）眉毛移位造成的缺陷。通常，20%~30%的上方视野改变被认为是功能缺陷，在保险范围内。可用自动视野计或切线屏视野计检查记录视野缺失。

眼睛保护测量

术前充分评估眼保护机制非常重要。外科医生必须向患者解释，眼睑和眉毛不只是装饰性的；它们的设计初衷是用来保护角膜和保护眼睛功能的。在提起下垂的眼睑时，确保眼睛得到充分的保护很重要，并使眼睛能承受更多的外界暴露。

外科医生必须记录眼球运动及Bell现象、泪膜及干度、轮匝肌功能（眼睑闭合力量）、眼睑闭合不全（轻闭眼时眼睑不能闭合）、角膜感觉、下眼睑位置及力量，其中任何一项不正常，均会对术后效果产生不良影响。如果眼睑不能很好闭合，角膜保护机制不佳，手术后更容易出现暴露性角膜病变或溃疡引起的慢性眼部疼痛。

提肌行程测量

上睑提肌行程或功能是评估成人和儿童上睑下垂最重要的测量指标之一。检查者抬起患者对侧眼睑并固定其测量侧眉毛，测量患者极力上视和下视时的上睑缘移动距离，来测量上睑提肌的功能，以mm为单位（图1.4）。正常行程大于10 mm。

在不合作的儿童和婴儿中，这种测量可能相当困难，可能需要多次检查才能获得令人满意的测量数据。

1.4　上睑下垂分类

一旦外科医生通过适当的眼睑测量和上睑提肌行程测量，对上睑下垂进行了分类，手术方案就随之而来了。作者使用了改进的Frueh分类体系（表1.4）。

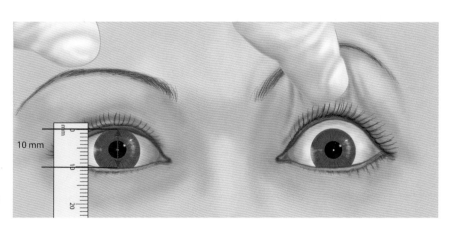

图1.2　用直尺测量睑裂。注意，在测量眼睛注视时抬高对侧眼睑。

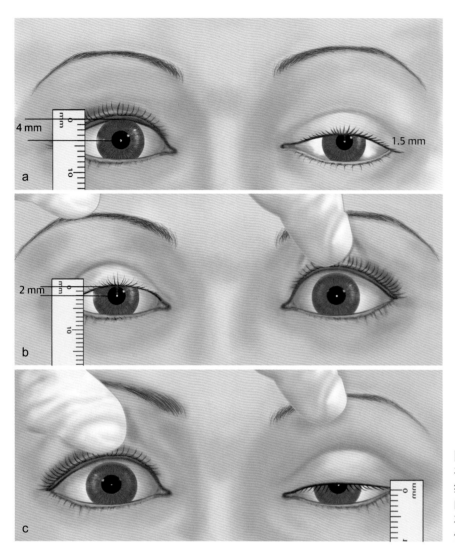

图 1.3　a~c. 双侧上睑下垂患者，在提起较下垂的眼睑时对侧上睑缘下降，这是赫林定律运动反应的一个例子。在这里，外科医生将报告 MRD1 为右侧 2 mm，左侧 0 mm。

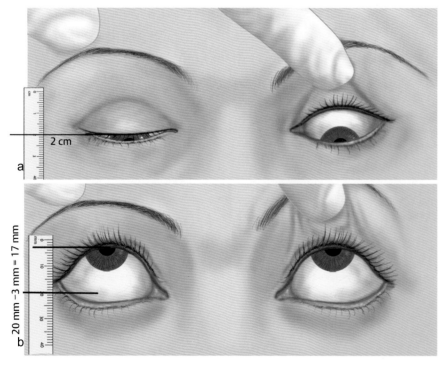

图 1.4　a、b. 当抬起对侧眼睑并固定同侧眉毛时，测量上睑提肌在极度上视及下视时候的活动度。

表 1.4 Frueh 上睑下垂分类体系

上睑下垂类型	PF (mm)	dPF (mm)	MRD1 (mm)	MCD (mm)	MFD (mm)	Lag (mm)	Bell 现象 (存在/减弱)	LE (mm)	处理
腱膜性	↓	↓	↓	↑	↑	0	存在	> 10 mm	上睑提肌缩短
									如果去氧肾上腺素试验阳性，行 Müller 肌 – 结膜切除术（后入路）
									如果去氧肾上腺素试验阴性，行外侧上睑提肌缩短（前入路）
肌源性									
• 静止性/先天性	↓	↑	↓	正常/缺失	↑	0	存在	0~4 mm	如果额肌功能良好，行额肌悬吊
								4~10 mm	提肌切除
								> 10 mm	前/后提肌缩短（Neo 测试）
• 进行性	↓	无法下视	↓	正常/增加	↑	0	减弱	0~4 mm	上睑成形术或额肌悬吊术
								4~10 mm	上睑提肌切除术或超量上睑切除成形术
								> 10 mm	提肌缩短/切除
机械性	↓	正常/下降	↓	正常/上升	↑a	0	存在	正常/下降	去除机械性阻障碍或瘢痕
神经源性	↓	不能下视	↓	正常	↑	0	减弱	0	观察，眼睑抬起会引起复视
假性上睑下垂	正常	正常	正常	正常	↑	0	存在	正常	解决主要问题（见：1.4.5 假性上睑下垂）

注：dPF，向下看眼睑裂隙；Lag，兔眼；LE，提肌行程；MCD，边缘折痕距离；MFD，边缘重睑皱褶距离；MRD1，边缘反射距离 1；PF，睑裂。
a MFD 在皮肤松弛症和眉下垂导致的机械性受损中降低。

1.4.1 腱膜性上睑下垂

到目前为止，我们所面对的上睑下垂类型中，最常见的还是腱膜性上睑下垂。患者可有轻度、中度或重度上睑下垂，但有着良好的上睑提肌功能。这种上睑下垂是由上睑提肌腱膜的拉松或裂孔引起的。年龄、先前的眼内或眼睑手术、隐形眼镜佩戴、眼睑摩擦、局部钝挫伤、眼睑松弛、慢性炎症/水肿或其他综合的原因，可能导致继发性的腱膜裂孔。这种情况下，通常会有重睑线和重睑皱褶抬高，眼睑变薄（图 1.5）。当上睑提肌腱膜存在裂孔时，外科医生常可通过变薄的眼睑观察到虹膜。下视时睑裂缩小并导致阅读困难。Bell 现象和上睑提肌行程不变。

手术方式是经内路或外路进行上睑提肌提升。笔者在本书中对这两种方法都进行了描述和说明。

1.4.2 肌源性上睑下垂

肌源性上睑下垂可以是静止性的（先天性的），也可以是后天进行性的。上睑下垂可能来自发育不良的上睑提肌，如先天性上睑下垂。进行性肌源性上睑下垂是一种典型的遗传性疾病，可导致进行性肌肉萎缩和功能障碍。

静止性/先天性肌源性上睑下垂

在先天性肌源性上睑下垂的病例中，上睑提肌表现为典型的纤维化和无弹性特征，从而导致向下注视时睑裂增加（图 1.6）。Bell 现象仍然存在，上

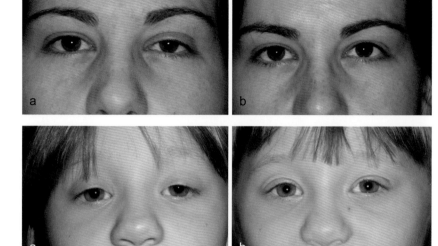

图 1.5 腱膜性上睑下垂患者，重睑线及重睑皱褶线较高。a. 术前照片。b. 左侧 Müller 肌-结膜切除术后照片。

图 1.6 双侧先天性上睑下垂（静止性肌源性上睑下垂），下视时上睑眼睑迟滞加重。a. 术前照片。b. 双侧外上睑提肌切除术后状态。

睑提肌行程表现各不一样。上睑提肌行程越小，上睑提肌受到的影响越大，上睑迟滞越重（向下注视时睑裂增大）。考虑到弱视的风险，早期手术干预很重要。一般来说，手术在患者 4~5 岁时进行，此时眼睑的测量是准确的和可重复的。在后文中，将会对 Beard[1]，Berke 和 Wadsworth[4]，以及 Sarver 和 Putterman[5] 都曾描述过的此类患者的手术方法，进行更深入的探讨。这么多方法描述先天性上睑下垂的矫正，主要是基于下垂程度和上睑提肌功能不同。对于一些先天性上睑下垂患者，检查上直肌功能是非常重要的。如果眼球向上转动减少，外科医生会切除更多的上睑提肌腱膜和肌肉。

还有家族性遗传性先天性上睑下垂，包括睑裂狭小上睑下垂综合征和先天性眼外肌纤维化。前者表现为上睑下垂伴有上睑提肌肌力差、睑裂狭小（睑裂水平向变窄）、反向型内眦赘皮、内眦距过宽，有时伴有外眦外翻。在后者中，Bell 现象受到影响（或缺失），手术矫正则存在着失之毫厘、谬以千里的差别。这些情况及其他具有遗传性的上睑下垂，将在后面的章节中讨论。

最后，外科医生必须根据上睑提肌肌力和角膜保护机制（眼表完整性、眼睑闭合不全和 Bell 现象），为患者量身定制个性化的手术方法。越折中于角膜保护机制，则眼睑的提升量就越要保守。

进行性肌源性上睑下垂

根据定义，这类上睑下垂是渐进性的，通常是遗传性的。大多数患者出生时眼睑高度和外形正常，逐渐出现上睑下垂和眼外肌受累（图 1.7）。这类疾病包括慢性进行性眼外肌麻痹（CPEO）、眼咽型肌营养不良症、肌营养不良和强直性肌营养不良。

CPEO 是双侧的，影响眼外肌。随着 CPEO 的进展，两只眼睛都变得固定不动。心传导阻滞、色素沉积性视网膜病变（表现为椒盐状眼底），据报道，该综合征伴有一些神经症状。因此，对它的识别尤为重要。

眼咽型肌营养不良症是一种原发性肌病，通常开始于中年，并与吞咽困难有关。通常，这种疾病是可遗传的，患者可能是法裔加拿大人、印加人或来自新墨西哥州的印第安部落。

肌营养不良和强直性肌营养不良是典型的遗传性疾病，影响头部和身体的许多肌肉群，并可能影响眼外肌和上睑提肌。

在所有这些情况下，手术干预都是基于角膜保护机制的，且必须是保守的。由于眼部运动受限，严重疾病时经常出现 Bell 现象减弱或缺失，所以外科手术的目标是，在保持角膜保护的同时最低限度地提高眼睑高度以清除瞳孔前方的视线阻挡。外科医生经常在术后使用润滑眼药水和眼膏来稳定眼部表面。由于疾病的进展，随着时间的推移，外科医

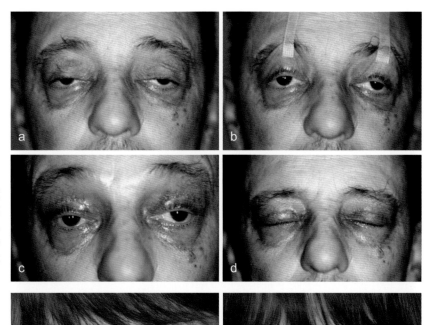

图 1.7 因眼咽型肌营养不良而导致进行性肌源性上睑下垂的患者。注意上睑下垂和眼轴不正。a. 术前拍照。b. 眼睑贴胶布补偿患者。c. Burnstine 和 Putterman[6] 描述的最大限度眼睑皮肤切除后状态。d. 无兔眼。

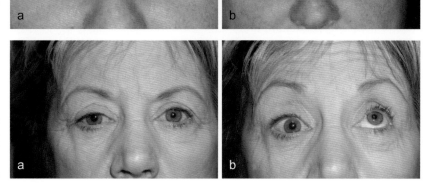

图 1.8 皮肤过多致机械性上睑下垂。a. 术前照片。b. 双侧上睑成形术后状态。

图 1.9 a、b. 第 Ⅲ 对脑神经麻痹致右侧神经性上睑下垂。注意上睑下垂和眼球外下偏移（a），眼外肌运动能力差，上视受限，无上睑提肌移动（b）。

生可能需要再次手术干预。经典手术规则不总是适用于静止性肌源性上睑下垂的。

1.4.3 机械性上睑下垂

机械性上睑下垂可由上睑的负荷过大（肿瘤或过多的皮肤）或后层结膜瘢痕引起上睑提肌移动受限引起。外伤、先前的手术，以及像 Stevens-Johnson 综合征这样的渐进瘢痕发展都可能会导致上睑提肌移动受限的下垂。平视时睑裂和 MRD1 减小，下视时睑裂多正常或减小。重睑线和重睑皱褶通常是正常的，上睑提肌行程也是正常的（图 1.8）。

要对因治疗。如果存在肿瘤或多余的皮肤，需要进行手术切除。如果瘢痕正在形成收缩，必要时要切除瘢痕组织，进行黏膜或羊膜移植。在后面的章节中，我们将讨论由皮肤松弛症、瘢痕化和眉下垂引起的上睑部下垂的美学处理。

1.4.4 神经源性上睑下垂

神经源性上睑下垂最常见的原因是动眼神经麻痹（第 Ⅲ 对脑神经），导致上睑提肌肌力缺失（图 1.9）。它可能是由外周的、神经核的，或核上的病变所致。通常伴有由第 Ⅲ 对脑神经支配的眼外肌（上直肌、下直肌和内直肌）麻痹，睑裂缩小。患者在大多数场景中出现注视困难。重睑线高度正常，缘褶高度（重睑皱褶高度）增加。Bell 现象和上睑提肌行程缺失。

其他引起神经源性上睑下垂的原因包括异常神经支配综合征、霍纳综合征、多发性硬化症和眼性偏头痛。霍纳综合征是由支配交感神经的 Müller 肌麻痹引起的。这种上睑下垂伴随瞳孔缩小、无汗症及下睑"反向"下垂（下睑上抬）。病变可能发生在交感神经传导路径的任何地方。必须通过完整的医学和神经学检查来确定病因，并对潜在的疾病进行适当的治疗。先天性病例的表现包括虹膜异色症。在眼性偏头痛中，经常复发动眼神经麻痹并伴有严重的单侧头痛。眼肌麻痹很少是永久性的。偏头痛与眼眶黏液囊肿或颅内动脉瘤的鉴别很重要。这些情况将在神经源性上睑下垂相关章节中详细讨论。

一旦原发性神经因素稳定，就可以考虑上睑下垂矫正。第 Ⅲ 对脑神经麻痹的手术治疗存在争议。许多人（包括笔者）主张不做手术。如果要在麻痹稳定（通常为 6 个月）后进行手术，首先由外科医生通过斜视手术调整眼睛，然后再进行上睑下垂手术。首先调整垂直方向的肌肉至关重要，因为这种调整会影响最终的眼睑位置。上提眼睑之前，必须非常小心，因为 Bell 现象缺失和伴随的兔眼会增加暴露性角膜病变的风险。

对于出生即存在或后期出现的动眼神经麻痹后出现异常神经支配综合征的患者，治疗的目的不是治愈而是美观。有时，离断上睑提肌消除其功能，再行额肌悬吊（如 Marcus-Gunn 综合征的下颌 - 瞬目：脑神经 Ⅲ - Ⅴ 联动）。在其他情况下，可以给轮匝肌注射肉毒毒素（如 Marin-Amat 综合征：脑神经 Ⅴ - Ⅶ 联动）。这些联动综合征将在后面的章节中讨论。

1.4.5 假性上睑下垂

假性上睑下垂定义为非上睑提肌因素的其他异常导致的类似上睑下垂的状态。大多数的眼睑测量是正常的，尽管重睑高度（缘褶距）有可能不同。这类下垂最常见的原因是皮肤松弛。在这种情况下，平视时睑裂正常，下视时睑裂也正常。上睑提肌功能正常，Bell 现象阳性，无兔眼。其他原因包括不对称的上睑皱褶、眼球内陷（眼眶骨折、闭锁性鼻窦综合征和纤维异常增生；图 1.10）、脂肪萎缩、无眼畸形 / 小眼 / 眼球痨 / 眼球摘除或者内容物取出后状态、患侧下斜视或对侧眼上斜视、对侧眼睑退缩、戴护眼器、面肌痉挛、某些青光眼眼药水的使用。

皮肤松弛的治疗将在机械性上睑下垂相关章节中讨论。对于无眼和小眼状态，增大义眼和增加眼眶内容物可以避免眼睑手术。对于上、下斜视，眼外肌手术通常能纠正这一问题。治疗眼眶肿瘤或眶底骨折可以纠正眼球位置不正。假性上睑下垂的病因将在相关章节中详细讨论。

1.5 眉下垂分类

眉下垂常伴上睑下垂和皮肤松弛，是导致眼眶周围区域老化的重要因素之一。

明白发际线、眉毛和上眼睑之间的相互关联很重要。通过额肌慢性痉挛性收缩去代偿眼睑或眉下垂，可导致头痛、眉痛和明显的额部横行皱纹。当眉部放松时，常在上睑下垂矫正和眼睑成形术后出现眉下垂。这会减小眉眼间距。术后眉下降造成组织堆积影

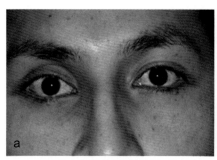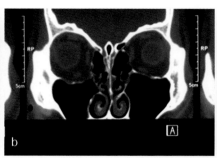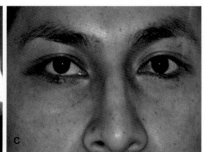

图 1.10　一例右眶内侧壁及眶底部骨折致假性上睑下垂患者。a. 注意术前照片显示眼球上方较深的凹陷（MFD 增加）。b. CT 扫描显示右眶底和内侧壁骨折。c. 术后照片显示植入眶底的植入物使眼球上抬和前突，改善了凹陷和 MFD。

响上睑成形术和上睑下垂矫正的效果。鼻侧眉毛降低突出了眉间纹，表现出一种"刻薄"或"忧虑"的表情。颞侧眉毛下垂看起来呈"悲伤"表情。

为了减少术后眉下垂和眉下垂后遗症的风险，面对任何上睑成形术或上睑下垂矫正的患者时，外科医生必须在术前仔细评估眉下垂。关键是要评估眉头、眉体和眉尾的松弛度、位置和各部分的丰满度。眉毛必须在基线高度（眉下缘）进行评估，并对眉毛的内侧、中央和颞侧位置进行单独评估。为了避免因为下垂眼睑引起的眉毛代偿性抬高，可在提升对侧眼睑、放松同侧眼睑时测量同侧眉毛的位置（图 1.11）。

了解提眉肌、降眉肌和上面部浅层和深层脂肪垫之间复杂的相互影响是非常重要的。颞部眉毛松弛下垂和颞部松弛的手术矫正可通过填充物注射、直接提眉、额中部提眉、间接提眉（上睑成形术切口）、发际前颞部和冠状切口提眉、发际后冠状切口提眉或内镜提眉来矫正。外科医生用冠状切口或内镜方法矫正鼻／眉间眉下垂。单项直接或间接的提升术处理眉间丰满度和鼻侧眉毛下垂效果不佳。将在眉下垂相关章节中更详细地讨论这些手术。

1.6 临床决策

一旦术者对上睑下垂进行分类并确定眉位置，则会分别基于上睑提肌功能和患者偏好进行手术干预（见表 1.4）。在接下来的章节中，将会阐述矫正上睑下垂和眉下垂患者手术前的考量、手术详细步骤，以及包括并发症的术后处理。

1.7 患者照相

照片有助于术前与患者讨论，并作为手术效果的记录。通过记录这些情况，可以用于术前学习研究，并在术中进行评估。拍摄照片的位置、排列、背景和光线应该一致。在照相之前，患者要摘除所有的首饰、去除眼部妆容。拍摄正面平视、上视、下视及侧面观照片，以突出上睑下垂的程度、下视时上睑迟滞、上睑遮盖情况、眼睑位置和眉毛位置。如果像 Duane 综合征（眼球后缩综合征）患者那样，眼睑位置随注视方向变化，拍照者应进行内转注视和外转注视拍照。如果有异常神经支配综合征（Marin-Amat 或 Marcus-Gunn 下颌－瞬目综合征），也应该用照片记录下来。通常，保险公司会要求提供视野和照片记录术前功能，以授权手术。

记录术后变化也是至关重要的。患者经常忘记他们的术前外观或变得过于专注于轻微的手术改变，因此，有一个参考点是非常有帮助的，以证明外观的改善。

1.8 知情同意

在当今社会，有必要在术前向患者告知眼睑和眉毛手术的相关风险，这也是法律要求。作者经常提到以下风险：视力丧失、出血、淤青、肿胀、感染、可能需要眼部润滑的干眼、需要二次手术来处理矫正不足或矫正过度，以及随着时间的推移眼睑或眉毛再次下垂。

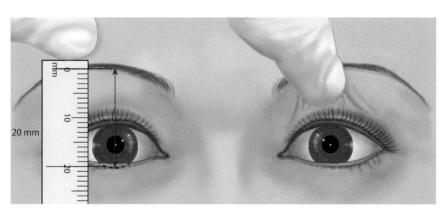

图 1.11　抬高对侧眼睑（左），放松同侧眉毛（右）时测量眉毛位置。

1.9　手术矫正原则

笔者认为，在所有类型的手术中，最糟糕的结果是患者的期望没有得到满足。这在非急症的手术中尤其如此，当涉及可选的、非保险覆盖的护理时，情况就更糟了。我们的目标是在手术中创造卓越的患者体验，以满足患者的期望。外科医生应与患者讨论，并非所有患者都能获得完美的美学和功能的改善，可能有必要进行二次修复手术。为每位患者选择最佳的上睑下垂手术术式需要详细的病史，完善的检查（包括眼睑和眉毛的评估），以及角膜保护措施的评估。手术结果取决于上睑下垂的性质、所选择的手术方式，以及术者的能力和技巧。

1.10　不能手术的情况

重要的是评估患者对医生的诉求、选择的处理方式和医患之间的关系。大多数患者希望通过手术获得自然的外观，改善功能，使他们看起来更年轻。他们想避免过度处理或整容手术的痕迹。老年患者应接受初级保健医生的医疗许可。严重的医疗问题应记录在案，并在手术前处理，特别是高血压和那些需要抗凝的情况，两者都可能导致过度出血。

在一些情况下，外科医生应该考虑是否进行手术，包括会危及眼睛健康的手术，难以通过手术矫正的情况，或者是始终难以满足的患者。当患者的期望与我们所能提供的技术之间存在脱节时，笔者建议减少手术干预。好的外科医生知道什么时候动手术，而优秀的外科医生知道什么时候不做手术。

1.11　术后并发症

所有的上睑下垂手术都会发生并发症。充分的解剖了解、术前详细的病史询问、全面的临床检查、合适的手术选择、出色的手术技巧，以及精心的术后护理，都可以降低并发症的风险。最常见的并发症包括过矫后的矫正不足、不满意或不对称的眼睑轮廓（皱褶和重睑线不对称）、伤口裂开或感染、瘢痕和术后干眼症。较少见的并发症包括眼眶出血、眼睑和眉毛轮廓异常（内翻、外翻、成角畸形）、睫毛脱落、眼睑闭合不全、上睑迟滞、暴露性角膜炎、睑球粘连、结膜脱垂和眼外肌失衡。这些并发症将在后续的眼睑和眉毛下垂手术方法相关章节中讨论。

1.12　上眼睑和眉年轻化的美学问题

做上面部手术的外科医生必须把每个患者都看作整容患者。手术的目标应该是在保持良好的眼睑和眉毛功能的同时，将美容效果最大化。最终，当患者和外科医生都对结果满意时，一个出色的手术就完成了。

（方硕　译，杨超　欧阳天祥　校）

参考文献

[1] Beard C. The surgical treatment of blepharoptosis: a quantitative approach. Trans Am Ophthalmol Soc. 1966; 64:401– 487

[2] Frueh BR. The mechanistic classification of ptosis. Ophthalmology. 1980; 87(10):1019–1021

[3] Olson JJ, Putterman A. Loss of vertical palpebral fissure height on downgaze in acquired blepharoptosis. Arch Ophthalmol. 1995; 113(10):1293–1297

[4] Berke RN, Wadsworth JAC. Histology of levator muscle in congenital and acquired ptosis. AMA Arch Opthalmol. 1955; 53(3):413–428

[5] Sarver BL, Putterman AM. Margin limbal distance to determine amount of levator resection. Arch Ophthalmol. 1985; 103(3):354–356

[6] Burnstine MA, Putterman AM. Upper blepharoplasty: a novel approach to improving progressive myopathic blepharoptosis. Ophthalmology. 1999; 106(11):2098–2100

2 上面部的美容性解剖

Mica Y. Bergman, Margaret L. Pfeiffer

【摘　要】

对上面部和眼睑解剖结构的详细了解是每一名外科医生在这一领域成功的关键。在本章中，笔者是带着对手术相关解剖的特别关注，对上面部和眼睑解剖进行描述和说明的。本章概述了面部和上睑的层次，指出了哪些结构对眼睑功能、眼睛保护和美容年轻化是最重要的。随后，对眼睑和上面部结构的神经支配、血液供应和淋巴回流进行了详细的描述和讨论。

【关键词】

解剖，眼睑解剖，眉解剖

2.1 引言

全面了解眼睑和上面部的详细解剖关系对成为一名成功的上面部外科医生至关重要。在这里，笔者从外科医生的角度展示功能性解剖，重点介绍那些对于外科医生处理眼睑和眉的术前设计与术中操作最重要的结构。

面部层次从浅到深包括皮肤、皮下和浅表脂肪室、浅表肌肉筋膜系统（SMAS）、支持韧带、表情肌、深层脂肪室和骨骼（图 2.1）。前额部包含所有这些层次。前额部向上延伸至发际线，向下到眶上缘，并过渡到上睑。眼睑既具有与前额连续和相似的结构，又具有一些不同的重要特征。

眼睑最重要的功能是保护眼睛。术者必须确保在提升眼睑、去除上眼睑皮肤或肌肉、眉部上提时不会使眼球表面暴露在过多的环境因素中并阻碍眼睑闭合。因此，外科医生在处理上面部美学和功能问题时必须熟悉影响眼睑位置、眼睑开闭和眼球表面保护的多种结构及其复杂的相互影响。激进的手术

可能会造成兔眼畸形，即在轻闭眼时眼睑不能完全闭合。这种情况会导致慢性干眼症和角膜暴露，即所谓的暴露性角膜病，引起不适和潜在的视力威胁。

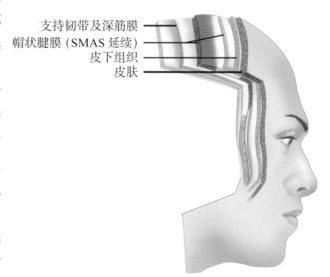

支持韧带及深筋膜
帽状腱膜（SMAS 延续）
皮下组织
皮肤

图 2.1　面部分层。面部层次图解。注意，浅表肌肉筋膜系统与前额的帽状腱膜、颞部的颞顶筋膜和颈部的颈阔肌相连。注意，深层脂肪室只出现在面部的部分区域，在这张图中并没有显示出来（经允许引自 https://plasticsurgerykey.com/mimetic-muscles/）。

2.2 皮肤

皮肤是人体面积最大和质量最大的器官。皮肤的功能包括保护功能、体温调节功能和感觉功能。它由两层组成：表皮和真皮。真皮下是皮下脂肪组织。接下来，笔者将描述上面部和眼睑皮肤的独特的相关特征。

前额皮肤上的纤毛组成了眉毛，这也许是前额最独特和最有表现力的特征。男性的眉毛位于眶上缘，女性的眉毛位于眶上缘上方。眉毛从内到外可分为头、体、尾三部分，位置不同，眉毛的方向也不同。这一点很重要，眉毛附近的切口应该与毛囊平行，以减少损伤。衰老的一个明显迹象是眉毛的位置低于原来年轻时的位置。因此，矫正眉下垂是面部美容外科的一个重要组成部分，也是后面章节的主题。

眼睑皮肤是人体最薄的皮肤，且非亚洲人的眼睑缺乏皮下脂肪，不同于眉部和前额的皮肤。进行上面部手术应注意到较厚的眉部皮肤与较薄的眼睑皮肤之间的过渡，因为上睑皮肤量的测量对于上睑成形术和外切口上睑下垂矫正手术的术前规划具有重要的意义。通常，在这两种皮肤之间存在一个相当明显的过渡。有时，这种转变与眉毛的下半部分有关；有时，眉毛会延伸到眼睑皮肤本身。因此，这不是一个有用的度量标准。另一个可能帮助外科医生区分眉部和眼睑皮肤的线索是，通常情况下，两者之间存在轻微的颜色差异，眼睑皮肤比相邻的眉部皮肤颜色浅。眼睑皮肤的灵活性和柔韧性对眼睑能够自由活动非常重要。继发于伤口闭合、瘢痕或烧伤等组织张力过大的瘢痕愈合有导致眼睑收缩或外翻的风险。

通过边缘折痕距离（MCD）来测量重睑线，重睑线是上睑提肌腱膜向前附着在睑板前轮匝肌纤维之间的隔膜上形成的重要外部标志。注意重睑线的位置对任何患者的检查都是非常重要的。为了获得最佳的美学效果，回顾以往照片并与患者仔细讨论是至关重要的。白种人女性重睑线的正常位置在睑缘上方约 8~10 mm，白种人男性在睑缘上方约 6~

8 mm。亚洲人通常会低几毫米。

重睑皱褶是用边缘重睑皱褶距离（MFD）来测量的。皱褶由松弛的上睑皮肤和位于上睑提肌腱膜与眶隔交汇处前方的皮下组织构成，在睁眼和休息时形成。在有明显皮肤松弛（皮肤过多）或眼眶脂肪脱出的患者中，重睑皱褶可能覆盖并遮掩了重睑线和睑缘。

2.3 皮下组织和脂肪室

整个面部的脂肪室由 SMAS、前额脂肪室由对应 SMAS 的帽状腱膜、颞区脂肪室由颞顶筋膜分隔成浅层和深层。浅层脂肪垫就在皮肤深面，起到保护作用。它们对面部衰老的形态变化具有重要意义[3, 4]。深层脂肪垫的主要功能是机械支撑和维持面部容量[5]。

从内侧到外侧，前额的浅表脂肪室为中央脂肪垫、前额中部脂肪垫和外侧的颞颊脂肪垫（图 2.2）。这三个都以发际线为上界，向下延伸到不同程度。中央脂肪垫的下界为鼻背，前额中部脂肪垫的下界为眶上缘的轮匝肌支持韧带，成对的外侧颞颊脂肪垫向下延伸最远，达面颈部交界区。

眶周区有 3 个表浅脂肪室：眶上脂肪垫、眶下脂肪垫和眶外侧脂肪垫（图 2.2）。眶上、下脂肪垫分别位于上眼睑和下眼睑，与额部浅表脂肪垫位于同一平面，它们位于皮肤深面，眼轮匝肌浅面。这两个脂肪垫之间，外侧以外眦韧带为界，内侧以内眦韧带为界，分别与眶缘以眼轮匝肌支持韧带为界。眼眶第三脂肪室为眶外侧脂肪垫，位于外眦外侧，外侧以颞颊外侧脂肪垫为界。

2.4 浅表肌肉筋膜系统

SMAS 是一个复杂的网状结缔组织层，包裹与连接面部的骨骼肌。SMAS 是面部提升手术中重要的手术靶向部位，在功能上支配面部表情。SMAS 从帽状腱膜延伸至颈阔肌，并通过垂直筋膜与真皮相连。如上所述，SMAS 在不同的部位有不同的名称：前额

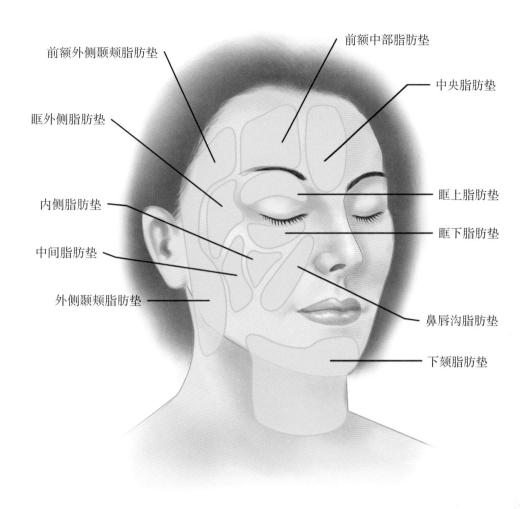

前额外侧颞颊脂肪垫

前额中部脂肪垫

中央脂肪垫

眶外侧脂肪垫

内侧脂肪垫

眶上脂肪垫

眶下脂肪垫

中间脂肪垫

外侧颞颊脂肪垫

鼻唇沟脂肪垫

下颌脂肪垫

图 2.2　面部浅表脂肪垫。面部浅表脂肪垫图解。这些脂肪垫位于皮肤深面，浅表肌肉筋膜系统（SMAS）的浅面（经允许引自 Prendergast[4]）。

的帽状腱膜、颞部的颞顶筋膜、面部的 SMAS 与颈部的颈阔肌。SMAS 对眼睑外科医生的意义不大，但对上面部外科医生在手术提眉时很重要，因为它与面神经颞支、第Ⅶ对脑神经有关。提眉术的分离平面在一个疏松的网状组织层内，该层位于浅颞顶筋膜和覆盖颞肌的颞深筋膜之间。在颧弓处，面神经颞支是贴骨膜走行的深层组织结构。当它向上内朝眉间分布时，神经走行变浅，位于颞顶筋膜内。因此，它位于分离平面的浅面（参见 "2.11 上面部外科医生的独特注意事项：面部危险区域"）。

2.5　支持韧带、眦韧带和眶隔

　　除了由 SMAS 提供的筋膜网状构造外，还有被

称为真性支持韧带的纤维结缔组织，提供更牢固的汇聚连接。它们位于恒定的解剖位置，分隔筋膜平面和脂肪室。这些支持韧带作为面部的支持结构，将真皮固定于下方的面部骨骼骨膜上，稳定皮肤、SMAS 和深层筋膜。因此，它们是手术的重要靶向目标。

　　在额部外侧，颞深筋膜、颞顶筋膜与额骨骨膜融合形成联合腱（又称联合腱、颞上隔、额韧带、颞融合线）[7, 8]。联合肌腱始于颞上部眉外侧，沿眶外侧缘和颧弓下延（图 2.3）。彻底松解筋膜的这种强力附着非常重要，可以在内镜眉整形术中实现完整、持久的提升。

　　轮匝肌支持韧带环眼眶，沿眶缘扩展，于眶缘外 2~3 mm 插入轮匝肌，也是眶隔插入处的周围

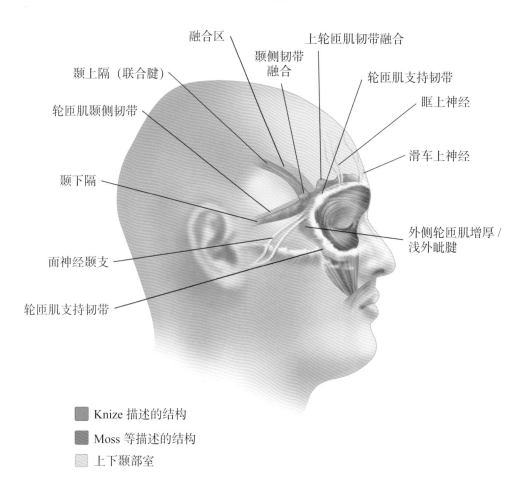

融合区
颞侧韧带融合
上轮匝肌韧带融合
颞上隔（联合腱）
轮匝肌支持韧带
轮匝肌颞侧韧带
眶上神经
颞下隔
滑车上神经
面神经颞支
外侧轮匝肌增厚 /
浅外眦腱
轮匝肌支持韧带

■ Knize 描述的结构
■ Moss 等描述的结构
▨ 上下颞部室

图 2.3 上面部支持韧带。上面部支持韧带图解。环状轮匝肌支持韧带延伸于眼轮匝肌深部与眶缘之间，并向外侧汇集为外眦腱。联合腱 / 颞上隔代表颞深筋膜、颞顶筋膜和额骨骨膜的融合（经允许引自 Alghoul and Codner[6]）。

（图 2.3）。韧带从眼轮匝肌下的筋膜组织（上方的帽状腱膜和外下方的 SMAS）延伸至眶缘骨膜，其与眶隔的融合称为弓状缘[9-11]。在环绕眼眶的过程中，轮匝肌支持韧带的厚度、长度和张力各不相同。与上面部外科医生相关的是，外侧韧带相较于内侧韧带相对松弛，这可能导致皮肤松弛中经常出现眉外侧耷拉遮挡现象。

轮匝肌支持韧带形成外眦腱，这是一种类似于将组织锚定在骨膜上的结构。然而，外眦腱并没有将表面软组织与骨膜连接起来，而是在外眦处，也就是上睑和下睑的交会处，将睑板固定在眶外侧缘的骨膜上。睑板是上睑和下睑的主要支撑结构。在内眦，内眦腱分别通过前支和后支将睑板锚定在前、后泪嵴上（图 2.4）。在这里，内眦肌腱和眼轮匝肌的一部分包裹着泪囊窝里的泪囊并形成了泪囊泵。

眶隔是一层膜性结构，充当眼眶的前界，从

眼眶边缘延伸到眼睑，它是眼眶内感染和出血的屏障。眼睑伸肌（闭眼肌）位于隔膜的前面，而眼睑缩肌（睁眼肌）位于隔膜的后面。

Whitnall 韧带，或称上横韧带，是眶内与上睑提肌相关的重要结构（图 2.5）。它从眶内侧壁的滑车横行到眶外侧壁的泪腺，被认为是上睑提肌的支点[12]。它是白色的，在大范围的上睑提肌提升术或切除术中经常遇到。

假性支持韧带是一种不太结实的结缔组织带，它散在分布于面部的软组织各层，与上面部外科手术关系不大。

2.6 表情肌和眼睑缩肌

表情肌，即表达面部表情的肌肉，使得面部充满活力，并收缩产生皱纹。眼睑伸肌，即眼轮匝肌，

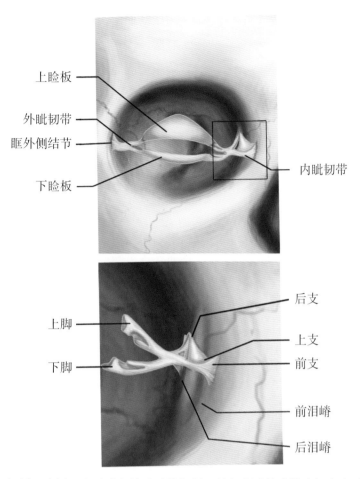

图 2.4 眦部解剖。睑板、内眦腱和外眦腱的解剖及其与眶壁的连接（经允许引自 Dutton [11]）。

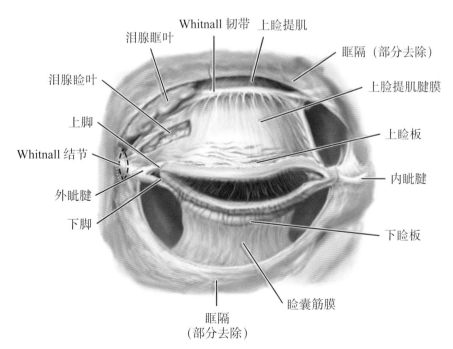

图 2.5 上睑提肌与 Whitnall 韧带及泪腺的关系。上睑提肌外侧角将泪腺分为眶叶和睑叶。提肌插入睑缘前面。Whitnall 韧带横向穿过上眼眶，作为上睑提肌的支点（经允许引自 https://vennofem.wordpress.com/2013/10/23/lateral-canthotomy/ ）。

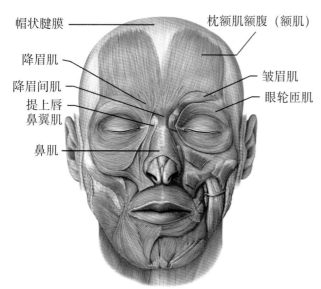

帽状腱膜

枕额肌额腹（额肌）

降眉肌

皱眉肌

降眉间肌

眼轮匝肌

提上唇
鼻翼肌

鼻肌

图 2.6　上面部表情肌。上面部肌肉组织图解（经允许引自 THIEME Atlas of Anatomy, Head and Neuroanatomy. © Thieme 2010, Illustrations by Karl Wesker）。

负责眼睑闭合和眼睛保护。眼睑缩肌，即上睑提肌和 Müller 肌，负责打开上眼睑。

前额的肌肉有额肌、降眉间肌、降眉肌和皱眉肌，这些都是成对的肌肉，除了位于中线的降眉间肌（图 2.6）。额肌抬眉，其余肌肉降眉。额肌起源于帽状腱膜，并插入下方的皱眉肌、降眉间肌和眼轮匝肌的肌肉组织内。额肌最外侧并未插入到达眉尾，因此眉尾缺乏上提功能。因此，在眉下方的外侧眼轮匝肌注射肉毒毒素可以作为上面部提眉手术的有效辅助手段。

降低眉部的肌肉有降眉间肌、降眉肌、上皱眉肌和眼轮匝肌。降眉间肌位于中线，起源于鼻肌腱膜，插入前额中部和内侧眉，并与额肌相交。降眉肌和皱眉肌是主导外侧眉部下降的肌肉。降眉肌起源于内眦的内侧，缘于上颌骨的额部，延伸到降眉间肌下方，插入眉毛内侧皮肤。皱眉肌起源与降眉肌相近，但在额部位置比降眉肌稍高。皱眉肌分成两个头部：斜部与降眉肌相近，横部则呈锐角向上外侧延伸，深入帽状腱膜下脂肪垫内。

眼轮匝肌是引起眼睑闭合的肌肉。其环绕眼睛，由同心圆肌纤维组成，分为三部分——睑板前部、眶隔前和眶部，分别对应其在睑板、眶隔和眶缘的解剖位置。眶部眼轮匝肌的随意收缩负责用力

闭眼，而睑板前和眶隔前部的非随意收缩负责自发眨眼。浅层眼轮匝肌也起到降眉作用。内眦附近的睑板前眼轮匝肌通过附着于内眦腱和泪骨的泪后嵴形成泪泵。随着眼轮匝肌的收缩和舒张，眼泪通过泪小管和泪囊被泵入鼻泪管。外侧眼轮匝肌则插入外眦腱。

表情肌会引起皱褶，皱褶与肌纤维方向垂直，是注射肉毒毒素的常用目标位置。因此，垂直方向的额肌和降眉间肌会产生水平方向的皮肤皱纹，而皱眉肌会引起垂直方向的皮肤皱纹（11's）。眼轮匝肌还会引起外眦角外侧的水平皱纹（鱼尾纹）。

上睑提肌起源于眼眶后部的蝶骨小翼，向前延伸。在 Whitnall 韧带水平，韧带后方的肌肉部分形成了前方的纤维腱膜结构，并向下方的睑板方向延伸。在睑板附近，腱膜分为前、后两部：后部附着于睑板下 1/3 的前面；前部插入在睑板前眼轮匝肌纤维隔和皮下组织之间，参与形成重睑[1, 13]。上睑提肌腱膜前部在亚洲人眼睑中不够强健，往往导致没有清晰的眼睑皱褶线（重睑线）。在严重腱膜性上睑下垂的病例中，上睑提肌腱膜会不同程度地被拉脱、变薄并向上移位，因为偏离了自然解剖位置，使其在上睑提肌手术中的辨识比较困难。腱膜前脂肪垫的识别也非常重要，因为可以通过其识别深处的腱膜。上睑提肌腱膜形成的内侧角附着于内眦腱，较大的外侧角则插入外眦腱。提肌外侧角将泪腺分为眶叶和睑叶（见图 2.5）。

Müller 肌是一种交感神经支配的平滑肌，可提升上睑 1~2 mm。其起源于约在 Whitnall 韧带水平的上睑提肌的后表面，并插入睑板上缘。上睑动脉弓位于上睑提腱膜和 Müller 肌之间，其位置略高于 Müller 肌在睑板的附着点。Müller 肌与其前方上睑提肌之间的附着较弱，与其后方的结膜之间附着牢固。Müller 肌－结膜切除术（MMCR）中，Müller 肌的切除已被证实可以使上睑提肌腱膜折叠和前徙。

2.7　深层脂肪室

面部表情肌覆盖于深层脂肪垫上，深层脂肪

垫充当滑移平面，肌肉可以在其上面自由移动，深层脂肪垫也给面部提供额外的容量体积。膜状腱膜脂肪垫位于额部中央、额肌深面，包裹着降眉间肌和皱眉肌，并将它们与下方额骨分隔。该脂肪垫自眶缘向上延伸约 3 cm[4, 15]。眼轮匝肌后脂肪垫（ROOF）、眉脂肪垫、腱膜前脂肪垫位于眶周区域①。ROOF 自眶上缘延展至眼睑的全长（宽度），正如其名字所示，ROOF 位于眼轮匝肌眶部和眶隔部深面。其向上与眉脂肪垫相延续。亚洲人的 ROOF 向下与也是在眼轮匝肌深面的睑板前脂肪垫相延续，形成亚洲人丰满的眼睑形态。高加索人眼睑中缺乏睑板前脂肪垫（图 2.7）。

类似于这些脂肪结构，在眼眶前部，存在腱膜前脂肪垫（眶隔脂肪）。这些脂肪垫位于眶隔（代表眼眶前界的一层结缔组织）的深面，靠在上睑提肌腱膜或延伸纤维的浅面，因此被称为"腱膜前脂肪"。通常情况下，这里有两个定义明确的脂肪垫：偏白的内侧脂肪垫和更黄的中央脂肪垫（图 2.8）。中央部分的脂肪突出，可以在上睑成形术中去除，以改善上眼睑的外形。上斜肌腱和滑车（上斜肌位于眶上内侧壁的软骨鞘）位于中央和内侧脂肪垫之间，因此在深部解剖时要注意避免损伤这些重要结构，防止术后复视。新近尸体解剖和活体研究发现，上睑脂肪垫的解剖结构可能更复杂，存在两个

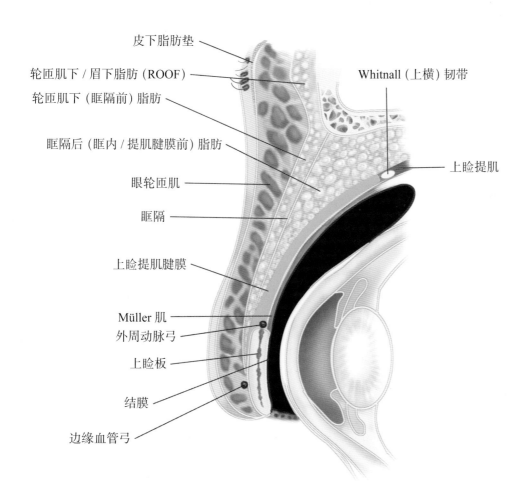

皮下脂肪垫
轮匝肌下 / 眉下脂肪（ROOF）
轮匝肌下（眶隔前）脂肪
眶隔后（眶内 / 提肌腱膜前）脂肪
眼轮匝肌
眶隔
上睑提肌腱膜
Müller 肌
外周动脉弓
上睑板
结膜
边缘血管弓

Whitnall（上横）韧带
上睑提肌

图 2.7　上睑解剖。上睑横断面示意图。提肌腱膜的后部插入睑板前面的下 1/3。腱膜前部插入到睑板前眼轮匝肌纤维和皮下组织之间，形成眼睑皱褶（注意：这种腱膜前部插入在亚洲人眼睑中不够强健）。Müller 肌起源于上睑提肌，大约在 Whitnall 韧带水平，并插入睑板上缘。上睑动脉弓位于上睑提肌腱膜和 Müller 肌之间，Müller 肌插入睑板的上方。

---

① 腱膜前脂肪归于眶周，未必合适。此处基于原著翻译，仅供参考。——译者注

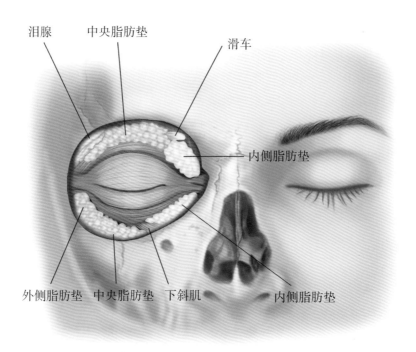

图 2.8　上睑腱膜前脂肪垫。图示为上睑腱膜前脂肪垫。注意，内侧脂肪垫为白色，而中央脂肪垫为黄色（经允许引自 https://plasticsurgerykey.com/involutional-periorbital-changes-dermatochalasis-and-brow-ptosis/ ）。

内侧脂肪垫（可能存在相互连接）和一个外侧附属脂肪垫（存在于约 20% 的患者中），后者可能导致上睑外 1/3 的丰满形态[17, 18]。

　　泪腺位于眶外上方的额骨的泪腺窝内，它占据了与上述脂肪垫相邻的眶隔后外侧部。外科医生在去除腱膜前脂肪时，必须小心避免切除或烧灼泪腺，否则可能导致术后干眼症。泪腺腺体通常比相邻的脂肪垫更苍白，并类似鹅卵石质地。在老年期，泪腺的眶叶会发生脱垂，需要复位，这将在本书后面讨论。

2.8　上睑和前额的神经支配

2.8.1　感觉神经

　　上睑和前额的感觉神经主要由三叉神经眼支（脑神经 V_1）及其分支支配。在海绵窦内，眼神经分为泪神经、额神经和鼻睫神经，均经由眶上裂进入眶内。

　　粗大的额神经是上睑和前额的主要感觉神经。鼻睫神经通过其终末支滑车下神经介导内侧眼睑的感觉神经支配，滑车下神经由内眦腱上方的眶隔穿出[11]。泪腺神经主要支配泪腺，并通过终末支向外上眼睑提供感觉神经支配[11]。

　　在眼眶内，额神经分为滑车上神经和眶上神经，两者在面部感觉神经支配中均起重要作用。眶上神经通过眶上切迹内侧离开眼眶，滑车上神经继续经上斜肌滑车上方，从眼眶前内侧出眶。

　　出眶后，眶上神经开始分支并向浅层走行。在内侧，这些分支贴近骨膜，但当其经过皱眉肌和额肌向上延伸支配内侧半眉部、前额上部皮肤和头皮时，位置较浅。外侧分支则水平走行在较深平面，然后在眉外侧转向上，此分支在到达发际线前保持深部走行，于发际线处浅出，支配外侧头皮。滑车上神经向上发出分支，穿过皱眉肌和额肌支配额下部皮肤，向下发出分支，支配上睑内侧的前层和后层。

　　三叉神经的上颌支（脑神经 V_2）在上面部的感觉神经支配中也起了一些作用，其分支眶下神经的颧颞支则支配着上睑的外侧部分和颞部。

　　在眉部手术中，评估感觉神经所在的平面对于减少损伤风险至关重要。在内侧，眶上神经的分支在眉毛上方变浅，因此在直接提眉术中有损伤风险。在外侧，眶上神经分支较深，因此该区域解剖可能做得更深。在经内镜提眉术中，当形成骨膜前或骨膜下平面时，必须小心避免损伤出眶上切迹的眶上神经。神经损伤可能导致患者上面部感觉异常，但一般会在数月后恢复（参见"2.11 上面部外科医生的独特注意事项：面部危险区域"）。眼睑手术则没有感觉神经损伤的风险。

2.8.2 运动神经

前额的运动神经支配来自面神经（图 2.9b）。额肌由其深面的面神经颞支支配，而降眉间肌、皱眉肌和降眉肌由颞支和颧支支配（图 2.9b）。外科医生需要了解面神经颞支的走行，如前所述，颞支在上面部手术中存在损伤的风险（参见"2.11 上面部外科医生的独特注意事项：面部危险区域"）。

眼睑三块肌肉的运动神经支配各不相同。上睑提肌由第Ⅲ对脑神经（动眼神经）支配，动眼神经同时支配上直肌、下直肌、内直肌和下斜肌，并包含虹膜括约肌的副交感神经纤维，负责瞳孔收缩。上睑下垂伴上睑提肌功能差、Bell 现象减弱、眼球运动功能不全、有或无瞳孔散大，是第Ⅲ对脑神经麻痹的主要特征。手术修复这种麻痹

性上睑下垂是有争议的，将在后面的章节中讨论。Müller 肌受交感神经纤维支配，交感神经纤维沿眼动脉外侧，随睫状长神经的分支进入眼眶。眼轮匝肌的神经支配是由面神经（第Ⅶ对脑神经）的颧支提供的。

2.9 血供

2.9.1 额部

额部的血供由颈内和颈外动脉系统调节，主要血供为颈内动脉通过眼动脉提供（图 2.10），主要分支为眶上动脉、滑车上动脉和鼻背动脉。眶上动脉是额部血供的主干，覆盖整个额部。眶上动脉为眼动脉分支，与眶上神经一起自眶上切迹出眶。在分成深、浅两分支之前，前行供应皱眉肌。深支紧贴骨膜向外侧弯曲走行，供应骨膜。浅支向上攀爬，供应眉部、额部和头皮的肌肉和皮肤。滑车上动脉是眼动脉的一个小分支，与伴行的神经一起自上斜肌滑车上方出眶。滑车上动脉营养额部内侧和头皮。鼻背动脉紧挨滑车上动脉下方出眶，为额部正中和头皮提供血液。

颈外动脉系统供应颞部和外侧眉部。具体地

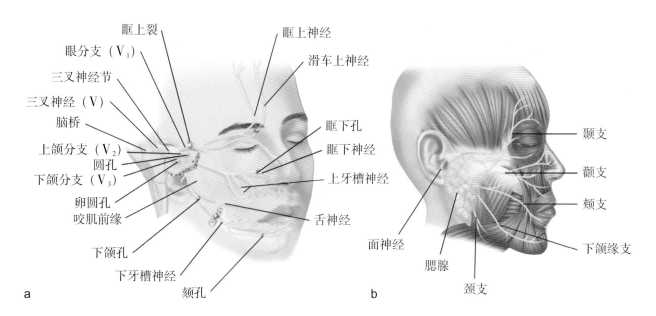

图 2.9　a、b. 上面部感觉（a）和运动（b）神经支配。图示第Ⅶ对脑神经（面神经）支配面部。面神经有 5 个分支：颞支、颧支、颊支、下颌支和颈支（图 a 经允许引自 https://healthjade.com/cranial-nerves/；图 b 经允许引自 https://doctorstock.photoshelter.com/image/I0000jnLqPxce4Rg）。

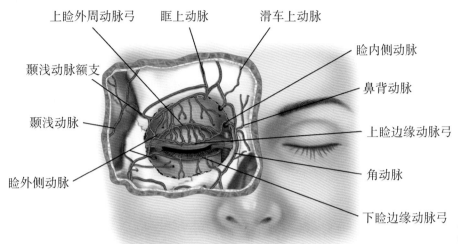

上睑外周动脉弓　眶上动脉　滑车上动脉
颞浅动脉额支
颞浅动脉
睑外侧动脉
睑内侧动脉
鼻背动脉
上睑边缘动脉弓
角动脉
下睑边缘动脉弓

图 2.10　上睑和额部的动脉供应。上睑和额部的血供源于颈内和颈外动脉系统（经允许引自 Dutton[11]）。

说，颞浅动脉是颈外动脉的终末支之一，供给颞部皮肤和颞浅筋膜，其额支向内侧走行，供应额肌及其毗邻的皮肤和骨膜。颞浅动脉在额外侧与眶上动脉吻合。

2.9.2 眼睑

眼睑的血供由丰富的血管吻合网组成，这些血管也起源于颈内、外动脉，最终以血管弓的形式水平贯穿眼睑（图 2.10）。这种广泛的血液供应给眼睑手术带来了巨大的好处：感染非常少见。然而，术中出血在眼睑手术中很常见，外科医生必须了解血管解剖，以预防和处理出血。

眼睑内、外侧动脉都源自眼动脉。睑外侧动脉是泪腺动脉的分支，睑内侧动脉是眼动脉的终末支。睑内侧动脉自泪囊上方进入眼睑。上睑支沿距睑缘约 2 mm 的睑板与眼轮匝肌之间走行，形成上睑缘动脉弓。下睑支经过内眦腱下方，在与上睑缘动脉弓类似的下睑部位形成下睑缘动脉弓。往上，上睑内侧动脉的一个分支，在睑板上方的两个上睑缩肌（上睑提肌腱膜和 Müller 肌）之间形成了周围动脉弓[11, 19]。在外入路上睑下垂手术中，识别上睑周围动脉弓有助于辨识上睑缩肌之间的平面。

泪腺动脉在供应泪腺后，在眶隔后方分支入眼睑，分为上外侧动脉和下外侧动脉。这些动脉营养睑缘的外侧部分。

颈外动脉系统通过外侧的面横动脉和颞浅动脉及内侧的角动脉提供眼睑的主要动脉供血。

2.10 淋巴回流

2.10.1 额部

额部的淋巴回流有双通路。额部内侧流入下颌下淋巴结，而额部外侧流入耳前和腮腺淋巴结。

2.10.2 眼睑

眼睑的淋巴回流分前后侧及内外侧。在前侧，睑板前淋巴网引流皮肤和眼轮匝肌的淋巴液；在后侧，睑板后淋巴网引流睑板和结膜的淋巴液。这两个淋巴网是相互连接的，并通过这两条主要的通路进行淋巴引流。上睑的外侧 2/3、下睑的外侧 1/3、结膜的外侧半向外侧引流淋巴液；而上睑的内侧 1/3、下睑的内侧 2/3、结膜的内侧半向内侧引流淋巴液。外侧引流通过耳前淋巴结，内侧引流进入下颌下淋巴结。最终，两条通路都流入颈前淋巴结和颈深部淋巴结（图 2.11）。2010 年的一项使用淋巴显影术的研究表明，这种传统的描述可能不像以前认为的那么普遍，耳前淋巴结可能除了对外侧引流外，对内侧引流也很重要。未来需要做更多的工作来进行这种淋巴引流类型的解释。在临床上，这

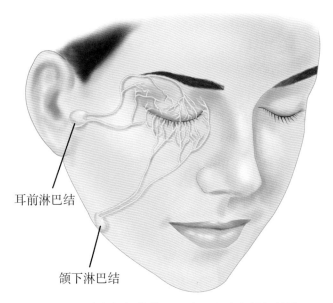

耳前淋巴结

颌下淋巴结

图 2.11　上睑和额部的淋巴回流。上睑和额部的淋巴回流示意图，显示外侧的淋巴引流到耳前淋巴结，内侧的引流到颌下淋巴结（经允许引自 https://www.slideshare.net/hindalshawadify/eye-lymphatics）。

些引流模式对于理解眼睑肿瘤的血行转移播散很重要，尽管最常见的眼睑恶性肿瘤，即基底细胞癌，往往不以这种方式播散[8, 11]。

2.11　上面部外科医生的独特注意事项：面部危险区域

详见图 2.12 和表 2.1。

2.12　眼睑手术独特的解剖学结构

将眼睑结构进行归类分层，具有重要的临床和外科意义。前层，由皮肤和眼轮匝肌组成；中层，由眶隔、腱膜前脂肪垫和缩肌组成；后层，包括睑板和结膜。任何层的瘢痕化都会导致不同的临床表

表 2.1　上面部危险区域：上面部手术中易引起神经损伤的危险区域

神经	损伤表现	定位	相关手术解剖
面神经颞支	同侧额部麻痹	位于紧邻外眦的眶外缘、眉尾上方 2 cm 处、耳屏下方 0.5 cm 处连成的三角形内	在眉提升术中，必须在颞顶筋膜（神经在此层内）深面分离
眶上神经和滑车上神经	上睑、额部和头皮麻木	眶上缘内侧部分	在眉提升术中，手术医生应尽量看到位于眶上缘的神经。如果解剖皱眉肌，手术医生可直接观察肌纤维内的滑车上神经

注：源自 Seckel[21]。

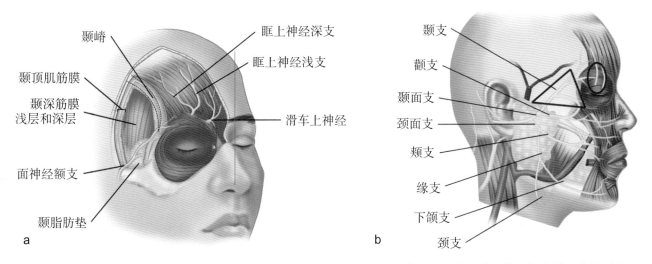

颞嵴

颞顶肌筋膜

颞深筋膜浅层和深层

面神经额支

颞脂肪垫

眶上神经深支

眶上神经浅支

滑车上神经

颞支

颧支

颧面支

颈面支

颊支

缘支

下颌支

颈支

a　　　　　　　　　　　　　　　　　b

图 2.12　a、b. 上面部危险区域。图示面神经颞支在上面部走行，眶上神经和滑车上神经位于额内侧，均特别容易受到手术损伤。注意：在颞区，面神经的颞支位于颞深筋膜浅面的颞顶筋膜内 [图 a 经允许引自 La Trenta GS. Atlas of Aesthetic Face and Neck Surgery. Philadelphia，PA：Saunders Elsevier；2004（Print）；Part 2：Seckel[21]]。

现，眼面部外科医生必须在术前认识到各个结构损伤的后果。例如，前层瘢痕形成或缩短可导致眼睑外翻和退缩，而后层缩短可导致倒睫和眼睑内翻。中层瘢痕在上睑下垂二次手术患者中增加了分离难度。上述所有不良问题都可以通过手术延长受影响的层来解决。

2.12.1 前层

先前讨论了前层的皮肤和眼轮匝肌。如前所述，进行眼睑成形术和上睑下垂矫正术的外科医生必须对切除后眼睑皮肤的保留量保持警惕性注意。传统认为，外科医生应在睑缘和眉下之间保留20 mm的眼睑皮肤，以便正常闭眼。过度切除会引起前层缩短，导致兔眼和眉下垂。

2.12.2 中层

眶隔起自眶缘的弓状缘致密的骨膜，将眶组织分为浅表的眶隔前组织和眶隔后眶组织。眶隔在睑板上缘上2~5 mm处与上睑提肌腱膜融合，在高加索人和亚洲人都是一样的[16, 22]。术中可以发现眶隔在眼轮匝肌深面，腱膜前脂肪垫的前面。锐性分开眶隔才能到达脂肪垫和提肌。用镊子夹持眶隔向下牵拉，能感觉到眶隔在弓状缘处与眶缘紧密相连，有助于在术中有疑问时确认眶隔组织，这个操作能区分眶隔和上睑提肌腱膜。

前面讨论过的腱膜前脂肪垫，位于眶隔的深面。在亚洲人的上睑，腱膜前脂肪下降，悬垂于眶隔和提肌腱膜间，与睑板前脂肪衔接，形成亚洲人上睑"丰满"的外观[23]。

上睑提肌和Müller肌提拉上睑睁眼，白色的上睑提肌腱膜在腱膜前脂肪垫深面，而Müller肌又在上睑提肌腱膜的深面。

2.12.3 后层

睑板是一个致密的结缔组织条，为眼睑提供了强大的结构性支撑。上眼睑的睑板约10 mm高，1 mm厚。睑板的厚度是很重要的，在外入路提肌腱膜前徙手术中，上睑提肌腱膜与睑板缝合时必须注意，确保缝合针没有穿透睑板。建议在每次睑板缝合后，都要将睑缘翻开查看。睑板通过内眦腱和外眦腱与眶壁骨膜紧密相连。

结膜是排列在眼睑内表面的一层薄薄的非角化的鳞状上皮（睑结膜），相接于穹隆处后，覆盖眼球表面（球结膜）。结膜内含有杯状细胞和副泪腺（Krause腺和Wolfring腺），它们分别分泌形成泪膜的黏液成分和水性成分。虽然上睑下垂手术中，结膜切除（MMCR）被认为可能损伤这些重要的泪液分泌结构，但文献报道和临床实践并没有支持这一理论。Schirmer试验未显示出MMCR术后泪液分泌减少[24]，对MMCR术后尸体的组织学研究均显示位于睑板上方和穹隆处的副泪腺保存完好。

2.12.4 眼的保护机制

角膜的保护是通过眼睑、Bell现象和泪膜来实现的。眼睑提供角膜的机械保护，通过眨眼，将泪膜分布在眼球表面。Bell现象是眼睑闭合时眼球向上转动的反射性动作。术前对这些因素的评估对上面部外科医生很重要，如果这些因素中有任何一项缺陷，就需要对其进行医疗处理或变更手术方法。

眼睑闭合

眼睑闭合是由眼轮匝肌介导的。眼轮匝肌功能障碍可能会导致瞬目缺乏、兔眼或眼睑闭合不全。眨眼功能缺陷无法充分湿润角膜，过度兔眼会导致眼球表面暴露。慢性暴露导致的角膜损伤被称为暴露性角膜病，可能是永久性的，并损伤视力。眼轮匝肌损伤和兔眼可能是由于眼睑手术中过度损伤或切除眼轮匝肌、眼肌痉挛或眼睑痉挛的矫正治疗、面神经麻痹或外伤造成的。

即使是保留轮匝肌的上睑成形术，由于眼轮匝肌的破坏，上眼睑手术后不久，仍会出现轮匝肌力量减弱和轻度兔眼。所幸这些现象通常是暂时的，使用眼膏后可缓解。晚上暴露的角膜表面更易干燥。需要注意的是，上眼睑或眉部手术中切除了太多的组织可造成永久性兔眼。在已有干眼症的患者角膜暴露的后果可能更严重。

Bell 现象

Bell 现象，又称眼睑眼球反射，是由第Ⅲ对脑神经介导的眼睑闭合时眼球向上、向外的反射性旋转。虽然这种反射背后的神经生物学机制尚不清楚，但这种反射是在受到威胁时保护角膜的重要机制。强直性肌营养不良、慢性进行性眼外肌麻痹等第Ⅲ对脑神经麻痹和肌源性疾病中普遍存在 Bell 现象减弱。保守的上睑下垂矫正对这类患者预防角膜暴露有重要意义。

干眼症和泪膜解剖

如泪膜和眼表学会第二次干眼研讨国际委员会最新修订的定义所述[25]，干眼病是一种多因素的眼表疾病，可以导致眼部不适和视力模糊等症状，其中泪膜不稳定和高渗、眼表炎症和损伤、神经感觉异常是病因。传统认为干眼病是水分缺乏或蒸发，分别由于水分或脂质层的缺乏所致。然而，随着我们逐渐认识到炎症介质、睑缘疾病和其他多种致病因素的重要性，我们对干眼症的复杂性的认识也越来越深入。

泪膜有三种成分：黏蛋白、水和脂质。泪膜的黏蛋白成分位于眼表附近，由结膜杯状细胞分泌，有助于确保泪液扩散并充分覆盖角膜表面。黏蛋白成分缺乏最常见的原因是维生素 A 缺乏、瘢痕化结膜疾病或过度使用特定的眼药水。

泪膜中层是水液层，主要由 Krause 和 Wolfring 附属泪腺分泌，并由泪腺补充[26]。该层是产生泪液量的主要因素，如果不足，则是导致干眼的主要病理原因。尽管大多数干眼症患者没有可识别的、潜在的全身状况，但大量的系统性疾病会导致泪液分泌不足，最明显的是干燥综合征。

泪膜的最外层是脂质层，由睑板腺和 Zeiss 腺体产生，可以防止眼泪的过早蒸发。它最常在睑板腺功能障碍和睑缘炎中被破坏。

鉴于其普遍性，不得不提到酒渣鼻。酒渣鼻是皮肤的一种慢性炎症，主要影响面部。约 75% 的患者存在眼部受累，表现为许多干眼症的症状，包括烧灼感、流泪、发红和发痒。轻度酒渣鼻伴发干眼的治疗方法是人工泪液和眼睑清洁，而较严重的病情可采用以下任一种或多种方法治疗：环孢霉素滴眼液、甲硝唑或福西地酸凝胶、口服多西环素或光疗[27]。

干眼症测试和治疗

干眼的诊断和定量分析可以在办公环境中进行。即使没有裂隙灯或其他专门的眼科设备，也可以进行 Schirmer 试验。在 Schirmer 试验中，在下穹隆放置有毫米标记的纸带，5 分钟后测量湿润部分（图 2.13）。该测试通常提前应用表面麻醉剂滴眼（如丙泊卡因）以限制反射性流泪，在这种情况

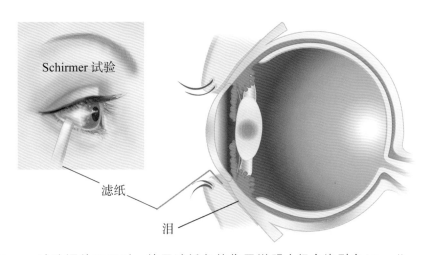

图 2.13　在 Schirmer 试验评估干眼时，放置试纸条的位置说明（经允许引自 https://www.health.harvard.edu/diseases-and-conditions/dry-eye-syndrome ）。

下，测量基础泪液的分泌。5 分钟内少于 10 mm 的水分表明眼睛干燥，数值越低表明病变越严重。

对于那些有裂隙灯检查设备的从业人员，另外两种有效的测试是角膜表面的荧光素染色和测量泪膜破裂时间（TBUT）。将荧光素滴入结膜下穹隆后，用钴蓝色滤光片评估角膜表面的外观。斑点状上皮细胞糜烂，表现为绿色小点，常提示干眼症。TBUT 是测量泪膜稳定性的一种方法；不稳定的泪膜与更快的破裂和较低的 TBUT 有关。在眨几下眼睛后，要求患者眼睛直视前方，保持不要眨眼，并测量直到泪膜上第一个洞出现的时间。正常的 TBUT $\geqslant$ 10 s。

更专业的办公室测量用于评估泪液质量和量化干眼症的严重程度，许多角膜和眼表疾病专家同时使用其中的几种技术，并与前面提到的技术相结合，以帮助诊断干眼症。眼表疾病指数问卷是一份由 12 个项目组成的量表，患者根据该量表对与干眼症有关的各种症状进行评分，对干眼症的严重程度进行主观评估，是最有个体价值的。还有一些办公室测试系统可以客观地测量泪膜的不同质量：泪液渗透压（TearLab 渗透压体系），乳铁蛋白（接触式泪液微量分析系统）炎症标志物 [如基质金属蛋白酶 9（炎性干眼）]，脂质层厚度和质量（LipiView），用干涉仪测量泪河高度[29] 或者前段光学相干断层扫描[30]，以及红外睑板成像法测量睑板腺退化[31]。

干眼症的治疗是分阶段进行的。一旦确定系统性的根本原因，应该对其直接处理。

不管病因如何，干眼病治疗的主要方法是使用润滑性眼药水和眼膏。对这种治疗方案效果不佳的病例，可采用其他局部治疗，包括类固醇、环孢素、利非他司特和促分泌剂。在最严重的病例中，选择性使用局部消炎药或自体血清人工泪液可能有助于找到泪膜异常的根本原因。也可以给患者口服促分泌剂。营养补充剂（如 ω-3 脂肪酸）已被建议用于治疗干眼症，但最近的证据对其有效性有争议[34]。

当干眼对上述干预措施难以适应，或此类干预措施使患者难以依从时，通过机械封堵或烧灼对泪小点进行封堵可有助于减少泪液引流。当这一方法失败时，可以采用人工装置眼表生态系统透镜[35]，它是一种拱形的巩膜透镜，使眼表不断沐浴在泪水中。对于这些难治的干眼症患者，应谨慎进行上睑和眉部手术。

在可能的情况下，应专门针对病因进行干眼治疗。例如，在黏蛋白缺乏的患者中，也可以开具维生素 A 软膏处方。鼓励睑板腺功能障碍 / 睑缘炎患者保持眼睑卫生和坚持眼睑清洁，还可外用或口服抗生素，如强力霉素或四环素，主要是因为它们具有抗炎作用。

（方硕　译，杨超　欧阳天祥　校）

参考文献

[1] Collin JR, Beard C, Wood I. Experimental and clinical data on the insertion of the levator palpebrae superioris muscle. Am J Ophthalmol. 1978; 85(6):792–801

[2] Saonanon P. Update on Asian eyelid anatomy and clinical relevance. Curr Opin Ophthalmol. 2014; 25(5):436–442

[3] Rohrich RJ, Pessa JE. The fat compartments of the face: anatomy and clinical implications for cosmetic surgery. Plast Reconstr Surg. 2007; 119(7):2219–2227, discussion 2228–2231

[4] Prendergast PM. Anatomy of the face and neck. In: Shiffman MA, DiGiuseppe A, eds. Cosmetic Surgery: Art and Techniques. Berlin: Springer; 2013:29–45

[5] Dumont T, Simon E, Stricker M, Kahn JL, Chassagne JF. Facial fat: descriptive and functional anatomy, from a review of literature and dissections of 10 split-faces. Ann Chir Plast Esthet. 2007; 52(1):51–61

[6] Alghoul M, Codner MA. Retaining ligaments of the face: review of anatomy and clinical applications. Aesthet Surg J. 2013; 33(6):769–782

[7] Goldberg RA. The endoscopic brow lift. In: Fry CL, ed. New Orleans Academy of Ophthalmology: Current Concepts in Aesthetic and Reconstructive Oculoplastic Surgery. the Hague: Kugler Publications; 1999:39–52

[8] Nerad JA. Techniques in Ophthalmic Plastic Surgery: A Personal Tutorial. Philadelphia, PA: Saunders Elsevier; 2010

[9] Ghavami A, Pessa JE, Janis J, Khosla R, Reece EM, Rohrich RJ. The orbicularis retaining ligament of the medial orbit: closing the circle. Plast Reconstr Surg.

2008; 121(3):994–1001

[10] Muzaffar AR, Mendelson BC, Adams WP, Jr. Surgical anatomy of the ligamentous attachments of the lower lid and lateral canthus. Plast Reconstr Surg. 2002; 110(3):873–884, discussion 897–911

[11] Dutton JJ. Atlas of Clinical and Surgical Orbital Anatomy. 2nd ed. Philadelphia, PA: Saunders Elsevier; 2011

[12] Anderson RL, Dixon RS. The role of Whitnall's ligament in ptosis surgery. Arch Ophthalmol. 1979; 97(4):705–707

[13] Kakizaki H, Zako M, Nakano T, Asamoto K, Miyaishi O, Iwaki M. The levator aponeurosis consists of two layers that include smooth muscle. Ophthal Plast Reconstr Surg. 2005; 21(5):379–382

[14] Marcet MM, Setabutr P, Lemke BN, et al. Surgical microanatomy of the müller muscle-conjunctival resection ptosis procedure. Ophthal Plast Reconstr Surg. 2010; 26(5):360–364

[15] Zide BM. ROOF and beyond (superolateral zone). In: Zide BM, Jelks GW, eds. Surgical Anatomy around the Orbit. The System of Zones. Philadelphia, PA: Lippincott Williams & Wilkins; 2006:57

[16] Meyer DR, Linberg JV, Wobig JL, McCormick SA. Anatomy of the orbital septum and associated eyelid connective tissues. Implications for ptosis surgery. Ophthal Plast Reconstr Surg. 1991; 7(2):104–113

[17] Ullmann Y, Levi Y, Ben-Izhak O, Har-Shai Y, Peled IJ. The surgical anatomy of the fat in the upper eyelid medial compartment. Plast Reconstr Surg. 1997; 99(3):658–661

[18] Persichetti P, Di Lella F, Delfino S, Scuderi N. Adipose compartments of the upper eyelid: anatomy applied to blepharoplasty. Plast Reconstr Surg. 2004; 113(1):373–378, discussion 379–380

[19] Tucker SM, Linberg JV. Vascular anatomy of the eyelids. Ophthalmology. 1994; 101(6):1118–1121

[20] Nijhawan N, Marriott C, Harvey JT. Lymphatic drainage patterns of the human eyelid: assessed by lymphoscintigraphy. Ophthal Plast Reconstr Surg. 2010; 26(4):281–285

[21] Seckel BR. Facial Danger Zones: Avoiding Nerve Injury in Facial Plastic Surgery. St. Louis, MO: Quality Medical Publishing, Inc; 1994

[22] Kakizaki H, Selva D, Asamoto K, Nakano T, Leibovitch I. Orbital septum attachment sites on the levator aponeurosis in Asians and whites. Ophthal Plast Reconstr Surg. 2010; 26(4):265–268

[23] Jeong S, Lemke BN, Dortzbach RK, Park YG, Kang HK. The Asian upper eyelid: an anatomical study with comparison to the Caucasian eyelid. Arch Ophthalmol.1999; 117(7):907–912

[24] Dailey RA, Saulny SM, Sullivan SA. Müller muscle-conjunctival resection: effect on tear production. Ophthal Plast Reconstr Surg. 2002; 18(6):421–425

[25] Jones L, Downie LE, Korb D, et al. TFOS DEWS II Management and therapy report. Ocul Surf. 2017; 15(3):575–628

[26] Jones LT. The lacrimal secretory system and its treatment. Am J Ophthalmol. 1966; 62(1):47–60

[27] van Zuuren EJ. Rosacea. N Engl J Med. 2017; 377(18):1754–1764

[28] Lemp MA, Hamill JR, Jr. Factors affecting tear film breakup in normal eyes. Arch Ophthalmol. 1973; 89(2):103–105

[29] Savini G, Prabhawasat P, Kojima T, Grueterich M, Espana E, Goto E. The challenge of dry eye diagnosis. Clin Ophthalmol. 2008; 2(1):31–55

[30] Czajkowski G, Kaluzny BJ, Laudencka A, Malukiewicz G, Kaluzny JJ. Tear meniscus measurement by spectral optical coherence tomography. Optom Vis Sci. 2012; 89(3):336–342

[31] Chhadva P, Goldhardt R, Galor A. Meibomian gland disease: the role of gland dysfunction in dry eye disease. Ophthalmology. 2017; 124 11S:S20–S26

[32] Kent C. Three new algorithms for treating dry eye. Rev Ophthalmol. 2017; 24 (10):24–35

[33] Milner MS, Beckman KA, Luchs JI, et al. Dysfunctional tear syndrome: dry eye disease and associated tear film disorders – new strategies for diagnosis and treatment. Curr Opin Ophthalmol. 2017; 27 Suppl 1:3–47

[34] Asbell PA, Maguire MG, Pistilli M, et al. Dry Eye Assessment and Management Study Research Group. n-3 fatty acid supplementation for the treatment of dry eye disease. N Engl J Med. 2018; 378(18):1681–1690

[35] Chahal JS, Heur M, Chiu GB. Prosthetic replacement of the ocular surface ecosystem scleral lens therapy for exposure keratopathy. Eye Contact Lens. 2017;43(4):240–244

3 上面部美容手术中的解剖学考量

Maria Suzanne Sabundayo, Hirohiko Kakizaki

【摘 要】

上睑和面部的美容处理需要对解剖、性别和种族的差异有透彻的理解。认识和理解这些差异对外科手术的临床应用，对获得良好的美容性和功能性效果非常重要。

【关键词】

美容手术，眼睑，上面部，容貌美，种族，性别

3.1 引言

容貌美是一个不断发展的概念，包括客观、主观及相关方面，广义上由人文相关的表现形式定义[1, 2]。因此，治疗是寻求纠正潜在的可能产生负面审美影响的结构特征[1]。容貌美的理念随着时间一直在变。古老的审美标准是由人体测量数据确定的，可以追溯到文艺复兴时期的面部美学准则[3, 4]。然而，这些已不再代表当前人们对容貌美的看法。

最近的研究报告称，无论种族、年龄或国籍，理想的美貌和吸引力大体上是一致的[5, 6]，但在被认为能增强现有民族特征的特定外形和特征方面存在细微的差异[6-8]。亚洲人最初被认为是通过整容手术来达到"西化"的美的；然而，新的美学强调优化一个人现有的特征，比如看起来像美丽的亚洲人，而不是明显的"西方人"[7, 8]。目前，亚洲女性理想脸型的上面部包括光滑、凸出的前额和大大的眼睛[6]，而同样较大额头、小颌骨、大眼睛的高加索女性则被认为有吸引力[9]。不分种族，宽大的眼睛和较低的眉毛位置也被认为是有吸引力的特征[10]。相反，一些人认为当前的容貌美概念是基于

动态特征，如面部表情和面部比例，而不是特定的面部特征[3, 8]。

眼睑和眉毛是上面部最重要的标志和特征[11]。因此，这些结构通常是美容手术的焦点部位。同时，正确的手术计划需要详细了解解剖以及不同种族和性别存在的差异。这些变化，加上对患者的动机和期望的充分了解，是上面部评价和美容治疗中同等重要的考量因素。

3.2 种族差异

面部结构的种族差异已经有了充分认识，因为以前曾对下列一个或多个主要种族群体进行过人体测量学比较研究：高加索人（欧洲人和美洲原住民）、非洲人和亚洲人[12-17]。我们能看到最大的变化是在面部上 1/3[18]。事实上，在美容手术中研究最多的两种面部结构是眼睛和鼻子，它们表现出最高程度的种族间差异[15]。

一般来说，欧洲的高加索人和北美原住民有相似的面部形态，在其他所有民族和种族中都能观察到头部、嘴和耳朵形态相似[13]。非洲人与高加索人

的内眦间距相同；而睑裂长度和双眼宽度在不同的非洲族群中存在差异。

另一方面，亚洲人不是一个同质的群体，而是由许多具有独特面部特征的不同种族组成[6]。Farkas 等将不同种族人群的人体测量值与北美白种人的正常值进行了比较。在他们的研究中，印度人和中东族群与白种人有着相似的眼眶测量值，如内眦间距、睑裂长度和双眼宽度[13]。另一方面，东南亚人（越南人、新加坡华裔和泰国人）与白种人在上面部形态上既有相似之处，也有不同之处。泰国和越南男性与白种人的内眦间距相似，更大范围测量新加坡华裔两性、日本男性和越南女性，可观察到新加坡华裔女性和越南男性的睑裂长度较小，同时，在日本男性和女性中也能观察到双眼都较宽的情况。

亚洲人衰老与西方人不同[7]。与同龄的白种人相比，亚洲人面部衰老的速度要慢一些，这在一定程度上可能是由于亚洲人体内的黑色素增多，而这种黑色素能提供更好的防晒保护。此外，亚洲人存在的高密度脂肪和纤维连接也降低了中面部下垂的趋势[19]。

由于之前提到的明显差异以及上睑皱褶的存在与否，大多数关于眼睑和上面部解剖的文献都集中在白种人（北美人和欧洲人）和亚洲人（日本人、韩国人、中国人或华裔）身上。以下各节将基于这两个主要的种族群体进行讲述。

3.2.1 眼睑皮肤

在身体的不同区域的皮肤厚度各有不同，并受到种族、年龄和性别等因素的影响[20]。在一项关于亚洲人和高加索人皮肤厚度的比较研究中，表皮层分别占了这两个种族皮肤总厚度的 8.3% 和 4.1%~4.2%，而真皮厚度在这两个种族中是相似的[20]。

上睑有着人体最薄的皮肤[21]。亚洲人上睑最薄皮肤位于近睑缘部位（320±49 μm），其次是睑板下区皮肤（703±103 μm）和睑板上区皮肤（832±203 μm），最厚的部位在眉毛下方（1 127±

238 μm）[22]。在近睑缘皮肤的表皮厚度占整个皮肤厚度的 11.2%，而在睑缘到眉的其他各个水平，表皮只占 4.2%~5.5%[22]。虽然没有类似的研究确定高加索人上睑不同水平的皮肤厚度，但有一项研究测量了面部不同形态区域的皮肤厚度。测量上睑皮肤的内侧和外侧厚度，最薄的部位在眼睑内侧（799±458 μm），其次是内眦（883±592 μm）和眼睑外侧（1 131±539 μm）[23]。此外，还发现真皮厚度决定了皮肤的总厚度，而不是表皮厚度[23]，这与亚洲人的发现相符[22]。

亚洲人的上睑皮肤（521±115.8 μm）通常比高加索人的上睑皮肤（380±90 μm）厚[21, 24]。因此，在亚洲人上眼睑成形术中太多的皮肤去除可能会导致较厚的上睑皮肤在重睑线上突垂或呈臃肿外观[25]。正因为如此，眉下皮肤切除通常更适合于治疗亚洲人上睑的厚皮松弛。相比之下，额部提升术或者眉上切除术更适合于高加索人，因为他们的眶上缘更突出，眉毛位置较低，腱膜前脂肪更少。

3.2.2 上睑折痕（重睑线）

上睑折痕是由上睑提肌腱膜后层插入睑板前部眼轮匝肌和皮下组织形成的（图 3.1a）[27-29]。另一方面，上睑提肌腱膜前层与眶隔融合[27-29]。与高加索人相比，亚洲人的上睑折痕不那么明显，但形成了更突出的皱褶，使上眼睑看起来更丰满[27]。这种区别是由于腱膜前脂肪的位置和轮匝肌下纤维脂肪组织厚度的种族差异造成的[27]。

无论是亚洲人还是高加索人，眶隔和上睑提肌腱膜前部的交界处都位于睑板上缘上方[27, 30]。然而，亚洲人腱膜前脂肪或轮匝肌下纤维脂肪组织较厚，有时会向下突出到睑板上缘下方[27, 30, 31]。这阻断了上睑提肌腱膜的表层纤维到达皮下组织，使得上睑折痕（重睑线）不那么明显（图 3.1b）[32, 33]。对眼睑结构进行电镜研究，发现上睑提肌腱膜纤维穿透眼轮匝肌（OOM），到达重睑的皮下组织，而在非重睑中，这些纤维没有穿过 OOM[34]。此外，亚洲人上睑板的高度比高加索人要小[35]，这使得前腱膜脂肪垫进一步向下延伸。

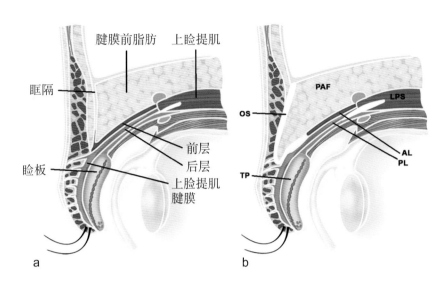

图 3.1　上眼睑解剖图（矢状切面）。上睑提肌腱膜起源于上睑提肌（LPS）较厚的上支。a. 上睑提肌腱膜后层（PL）插入睑板（TP）前面和皮下组织形成白种人或双眼皮中可见的上睑折痕。b. 在亚洲人或单眼皮中，腱膜前脂肪（PAF）可在上睑提肌腱膜前层（AL）和眶隔（OS）汇合的下方膨出。

眼睑折痕的形成也与 OOM 的厚度有关，OOM 越薄，就越容易形成重睑[30]。在日本的一项尸体研究中，与单眼皮相比，重睑的皮肤折痕距上睑缘 10 mm 处的 OOM 明显更薄，而在距离上睑缘 3~5 mm 处和 15 mm 处的 OOM 厚度没有区别[30]。然而，在这个报告中，皮肤和皮下组织的厚度并不是影响重睑形成的因素。从这方面讲，外科手术创造重睑需要在上睑提肌腱膜、睑板和皮下组织之间形成连接，并减少 OOM 的厚度[30]。

3.2.3　内眦皮褶（内眦赘皮）

内眦皮褶是上眼睑的多余皮肤形成的垂直向、半月形皱褶，部分遮盖内眦和泪湖[36-38]。内眦赘皮（epicanthus）一词最早是由 Von Ammon 于 1860 年提出的[39]。内眦赘皮有四种公认的类型（图 3.2）[40]：眉型内眦赘皮起源于眉区；睑型内眦赘皮起源于上眼睑；睑板型内眦赘皮起源于睑板皱褶，与内眦附近的皮肤融合；倒向型内眦赘皮来自下眼睑[40]。睑板型内眦赘皮是亚洲人眼睑常见的一种变异[40, 41]，尤其是东亚人[42]，事实上，日本和韩国有 50%~90% 的人有这种情况[43]。

内眦赘皮的形成受到眶隔前眼轮匝肌中斜向的肌间纤维影响[44]。因此，外科手术矫正这种情况的目的是通过处理这些肌肉纤维来消除赘皮，以最小的瘢痕，重建正常的解剖结构[36]。特别是要对眶隔前眼轮匝肌肌间纤维对应的内眦肌腱上方的深部结构进行分离[45, 46]。手术方法的选择取决于内眦赘皮的严重程度[45]。轻度患者行水平切口法，中度患者行 Z 成形术，重度患者行 V-W 成形术[36, 45]。也可采用皮肤重置及其他改进的技术[43, 47]。

3.2.4　睑板

无论是在显微镜下还是活体测量，高加索人上睑的平均睑板高度明显高于亚洲人[35]。显微镜下，高加索人平均睑板高度为 11.3 mm，亚洲人平均睑板高度为 9.2 mm，而在活体测量中，高加索人平均睑板高度为 10.1 mm，亚洲人平均睑板高度为 8.2 mm。一项关于日本人眼睑的研究将上睑板分为三种形态类型[48]：最常见的为镰刀型（55%），其次为三角形型（29%）和梯形型（16%）。它们分别由弧形、三角形和平坦的上边缘定义。在高加索人中没有发现类似的研究。

睑板的形状在眼睑手术中起着重要的功能性和美容性作用。在应用重睑缝合术和上睑提肌悬吊术

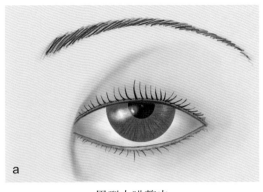

眉型内眦赘皮

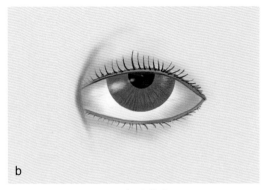

睑型内眦赘皮

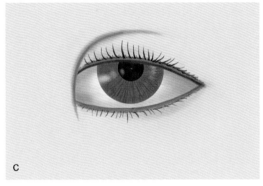

睑板型内眦赘皮

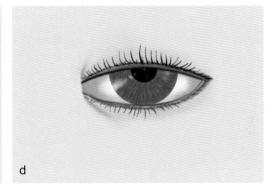

倒向型内眦赘皮

图 3.2　内眦赘皮的类型。a. 眉型内眦赘皮。b. 睑型内眦赘皮。c. 睑板型内眦赘皮。d. 倒向型内眦赘皮。

治疗上睑下垂时，应考虑这一特点[48]。特别需要指出的是，如果将缝线缝合肌肉与梯形睑板上缘缝合做的平行重睑，在三角形睑板得不到同样效果。这是由于三角形睑板悬吊肌内侧部和外侧部分的长度不同造成的。此外，在三角形睑板的情况中，由于睑板没有延伸到眼睑的外侧区域，外侧重睑线变得不明显。因此，在手术前需要对睑板形态进行谨慎评估。

3.2.5　眉的高度和外形

眉部组织厚度在不同种族间存在差异，但差异不显著[11, 18, 49, 50]。一般来说，非洲裔美国人的眉厚度比高加索人更厚，而中国人的眉厚度与印度人和白种人相比也更厚[18]。

在各种族人群中，眉峰通常位于角膜外侧缘和外眦之间，但在印度男性中除外，其位于外眦外侧1~2 mm 处[18]。同样的情况也见于白种人和中国人，后者的眉峰更靠近内侧。

3.3　性别差异

在眼睑和眉的功能改善和美容手术中，眼睑和眉解剖的性别差异同样重要[51]。在种族研究中，男性和女性的睑裂、眉毛、眼睑折痕和睑板前皮肤的尺寸是一些常被比较的参数。

3.3.1　眼睑皮肤

在亚洲人和高加索人中，都是男性的眼睑皮肤明显比女性厚[20, 52]，两个种族之间的性别差异是相似的[2]。这可以通过皮肤胶原蛋白总量是皮肤厚度的主要组成部分，而女性皮肤胶原蛋白含量较少来解释[52]。胶原蛋白含量与雄激素水平呈正相关，进一步证实了性别差异[53, 54]。

3.3.2　眼睑测量

男性眼睑裂的高度和宽度一般较大，而女性眼睑折痕和皱褶的高度一般较大。在一项研究中，中国男性的睑裂高度和宽度、内眦间距和外眦间距都比女性大[55]。这些发现与高加索人相似，高加索人男性的睑裂宽度也明显较大[56]。相比之下，女性的折痕高度和边缘皱褶距离略大[11, 49, 55, 56]，尽管对马来人的研究显示了相反的结果[51]。这种性别差异在2~40岁的个体中显著，而不是在老年人中[51]。有趣的是，这些参数与中国人的审美吸引力有很强的相关性，在中国人看来，更高的重睑通常被认为是"美丽的眼睛"的重要表现。

3.3.3 眉高和眉形

不同性别之间眉毛高度的差异是不同的。在一项研究中，白种人男性、印度男性和中国男性的眉毛比女性高[18]，而在一项对南印度人和马来西亚南印度人的研究[11]和另一项对非洲裔美国人和白种人的研究[49]中结果相反，女性的眉毛位置比男性高[11, 49, 55]。

如前所述，无论男女，眉峰通常见位于角膜外侧缘和外眼角之间，但在印度男性（眉尖位于外侧眼角外侧）中除外。然而，与白种人男性相比，白种人女性的眉峰位置更靠近内侧，中国男性的眉峰位置也比中国女性的眉峰位置更靠近内侧[18]。

眉毛是面部最重要的特征，是两性差异和面部识别的标志[57]。特别是眉毛的浓密度和眉毛间的距离在男性和女性的面部识别[58]以及感知面部吸引力[59]方面起着至关重要的作用。浓眉被认为是男性的主要特征[59]，而对于女性，纤细的眉毛更有吸引力[60]。较高的眉毛高度和较大的边缘皱褶距离（高重睑）也被认为是增加女性面部吸引力的有力特征[49]。在手术中需要考虑到这些心理因素。

3.4 结论

已经有研究对上睑和面部解剖的种族和性别差异进行了全面的和最新的回顾。这将有助于理解它们对于手术的临床意义，以获得良好的美容效果。然而，最理想的是，建立上睑和眉测量的具有种族特征和性别特征的规范值，并充分利用这些结果。

（方硕 译，杨超 欧阳天祥 校）

参考文献

[1] Rhee SC, An SJ, Hwang R. Contemporary Koreans' perceptions of facial beauty.Arch Plast Surg. 2017; 44(5):390–399

[2] Calogero RM, Boroughs M, Thompson JK. The impact of Western beauty ideals on the lives of women and men: a sociocultural perspective. In: Swami V, Furnham A, eds. Body Beautiful: Evolutionary and Sociocultural Perspectives. New York, NY: Palgrave Macmillan; 2007:259–298

[3] Hashim PW, Nia JK, Taliercio M, Goldenberg G. Ideals of facial beauty. Cutis. 2017; 100(4):222–224

[4] Rhee SC. Differences between Caucasian and Asian attractive faces. Skin Res Technol. 2018; 24(1):73–79

[5] Fink B, Neave N. The biology of facial beauty. Int J Cosmet Sci. 2005; 27(6): 317–325

[6] Liew S, Wu WTL, Chan HH, et al. Consensus of changing trends, attitudes, and concepts of Asian beauty. Aesthetic Plast Surg. 2016; 40(2):193–201

[7] Samizadeh S, Wu W. Ideals of facial beauty amongst the Chinese population: results from a large national survey. Aesthetic Plast Surg. 2018; 42(6):1540–1550

[8] Leem SY. Gangnam-style plastic surgery: the science of westernized beauty in South Korea. Med Anthropol. 2017; 36(7):657–671

[9] Sforza C, Laino A, D'Alessio R, Grandi G, Binelli M, Ferrario VF. Soft-tissue facial characteristics of attractive Italian women as compared to normal women. Angle Orthod. 2009; 79(1):17–23

[10] Rhee SC, Woo KS, Kwon B. Biometric study of eyelid shape and dimensions of different races with references to beauty. Aesthetic Plast Surg. 2012; 36(5): 1236–1245

[11] Packiriswamy V, Kumar P, Bashour M. Photogrammetric analysis of eyebrow and upper eyelid dimensions in South Indians and Malaysian South Indians. Aesthet Surg J. 2013; 33(7):975–982

[12] Goldstein AG. Race-related variation of facial features: anthropometric data I. Bull Psychon Soc. 1979; 13(3):187–190

[13] Farkas LG, Katic MJ, Forrest CR, et al. International anthropometric study of facial morphology in various ethnic groups/races. J Craniofac Surg. 2005; 16 (4):615–646

[14] Zhuang Z, Landsittel D, Benson S, Roberge R, Shaffer R. Facial anthropometric differences among gender, ethnicity, and age groups. Ann Occup Hyg. 2010; 54(4):391–402

[15] Fang F, Clapham PJ, Chung KC. A systematic review of interethnic variability in facial dimensions. Plast

Reconstr Surg. 2011; 127(2):874–881

[16] Jagadish Chandra H, Ravi MS, Sharma SM, Rajendra Prasad B. Standards of facial esthetics: an anthropometric study. J Maxillofac Oral Surg. 2012; 11(4):384–389

[17] Gao Y, Niddam J, Noel W, Hersant B, Meningaud JP. Comparison of aesthetic facial criteria between Caucasian and East Asian female populations: anesthetic surgeon's perspective. Asian J Surg. 2018; 41(1):4–11

[18] Kunjur J, Sabesan T, Ilankovan V. Anthropometric analysis of eyebrows and eyelids: an inter-racial study. Br J Oral Maxillofac Surg. 2006; 44(2):89–93

[19] Sykes JM. Management of the aging face in the Asian patient. Facial Plast Surg Clin North Am. 2007; 15(3):353–360, –vi–vii

[20] Lee Y, Hwang K. Skin thickness of Korean adults. Surg Radiol Anat. 2002; 24(3–4):183–189

[21] Ha RY, Nojima K, Adams WP, Jr, Brown SA. Analysis of facial skin thickness: defining the relative thickness index. Plast Reconstr Surg. 2005; 115(6):1769–1773

[22] Hwang K, Kim DJ, Hwang SH. Thickness of Korean upper eyelid skin at different levels. J Craniofac Surg. 2006; 17(1):54–56

[23] Chopra K, Calva D, Sosin M, et al. A comprehensive examination of topographic thickness of skin in the human face. Aesthet Surg J. 2015; 35(8):1007–1013

[24] Barker DE. Skin thickness in the human. Plast Reconstr Surg (1946). 1951; 7(2):115–116

[25] Kim YS, Roh TS, Yoo WM, Tark KC, Kim J. Infrabrow excision blepharoplasty: applications and outcomes in upper blepharoplasty in Asian women. Plast Reconstr Surg. 2008; 122(4):1199–1205

[26] Lee D, Law V. Subbrow blepharoplasty for upper eyelid rejuvenation in Asians. Aesthet Surg J. 2009; 29(4): 284–288

[27] Kakizaki H, Leibovitch I, Selva D, Asamoto K, Nakano T. Orbital septum attachment on the levator aponeurosis in Asians: in vivo and cadaver study. Ophthalmology. 2009; 116(10):2031–2035

[28] Kakizaki H, Prabhakaran V, Pradeep T, Malhotra R, Selva D. Peripheral branching of levator superioris muscle and Müller muscle origin. Am J Ophthalmol. 2009; 148(5):800–803.e1

[29] Kakizaki H, Zako M, Nakano T, Asamoto K, Miyaishi O, Iwaki M. The levator aponeurosis consists of two layers that include smooth muscle. Ophthal Plast Reconstr Surg. 2005; 21(5):379–382

[30] Kakizaki H, Takahashi Y, Nakano T, et al. The causative factors or characteristics of the Asian double eyelid: an anatomic study. Ophthal Plast Reconstr Surg. 2012;28(5):376–381

[31] Miyake I, Tange I, Hiraga Y. MRI findings of the upper eyelid and their relationship with single- and double-eyelid formation. Aesthetic Plast Surg. 1994; 18(2): 183–187

[32] Doxanas MT, Anderson RL. Oriental eyelids. An anatomic study. Arch Ophthalmol. 1984; 102(8):1232–1235

[33] Jeong S, Lemke BN, Dortzbach RK, Park YG, Kang HK. The Asian upper eyelid: an anatomical study with comparison to the Caucasian eyelid. Arch Ophthalmol. 1999; 117(7):907–912

[34] Cheng J, Xu FZ. Anatomic microstructure of the upper eyelid in the Oriental double eyelid. Plast Reconstr Surg. 2001; 107(7):1665–1668

[35] Goold LA, Casson RJ, Selva D, Kakizaki H. Tarsal height. Ophthalmology. 2009; 116(9):1831–1831.e2

[36] del Campo AF. Surgical treatment of the epicanthal fold. Plast Reconstr Surg. 1984; 73(4):566–571

[37] Fujiwara T, Maeda M, Kuwae K, Nishino K. Modified split V-W plasty for entropion with an epicanthal fold in Asian eyelids. Plast Reconstr Surg. 2006;118(3):635–642

[38] Choi HL, Lee MC, Kim YS, Lew DH. Medial epicanthoplasty using a modified skin redraping method. Arch Aesthetic Plast Surg. 2014; 20:15–19

[39] Von Ammon FA. Epicanthus und das epiblepharon. Behr Hildebr J Kinder. 1860; 34:313

[40] Johnson CC. Epicanthus and epiblepharon. Arch Ophthalmol. 1978; 96(6):1030–1033

[41] Rubenzik R. Surgical revision of the oriental lid. Ann Ophthalmol. 1977; 9(9): 1189–1192

[42] Kwon B, Nguyen AH. Reconsideration of the epicanthus: evolution of the eyelid and the devolutional concept of Asian blepharoplasty. Semin Plast Surg. 2015; 29(3):171–183

[43] Park JI. Modified Z-epicanthoplasty in the Asian eyelid. Arch Facial Plast Surg. 2000; 2(1):43–47

[44] Kakizaki H, Ichinose A, Nakano T, Asamoto K, Ikeda H. Anatomy of the epicanthal fold. Plast Reconstr Surg. 2012; 130(3):494e–495e

[45] Wang S, Shi F, Luo X, et al. Epicanthal fold correction: our experience and comparison among three kinds of epicanthoplasties. J Plast Reconstr Aesthet Surg. 2013; 66(5):682–687

[46] Jordan DR, Anderson RL. Epicanthal folds. A deep tissue approach. Arch Ophthalmol. 1989; 107(10):1532–1535

[47] Oh YW, Seul CH, Yoo WM. Medial epicanthoplasty using the skin redraping method. Plast Reconstr Surg. 2007; 119(2):703–710

[48] Nagasao T, Shimizu Y, Ding W, Jiang H, Kishi K, Imanishi N. Morphological analysis of the upper eyelid tarsus in Asians. Ann Plast Surg. 2011; 66(2): 196–201

[49] Price KM, Gupta PK, Woodward JA, Stinnett SS, Murchison AP. Eyebrow and eyelid dimensions: an anthropometric analysis of African Americans and Caucasians. Plast Reconstr Surg. 2009; 124(2):615–623

[50] Cartwright MJ, Kurumety UR, Nelson CC, Frueh BR, Musch DC. Measurements of upper eyelid and eyebrow dimensions in healthy white individuals. Am J Ophthalmol. 1994; 117(2):231–234

[51] Dharap AS, Reddy SC. Upper eyelid and eyebrow

dimensions in Malays. Med J Malaysia. 1995; 50(4):377–381

[52] Shuster S, Black MM, McVitie E. The influence of age and sex on skin thickness, skin collagen and density. Br J Dermatol. 1975; 93(6):639–643

[53] Black MM, Shuster S, Bottoms E. Osteoporosis, skin collagen, and androgen. BMJ. 1970; 4(5738):773–774

[54] Shuster S, Black MM, Bottoms E. Skin collagen and thickness in women with hirsuties. BMJ. 1970; 4(5738):772

[55] Li Q, Zhang X, Li K, et al. Normative anthropometric analysis and aesthetic indication of the ocular region for young Chinese adults. Graefes Arch Clin Exp Ophthalmol. 2016; 254(1):189–197

[56] van den Bosch WA, Leenders I, Mulder P. Topographic anatomy of the eyelids, and the effects of sex and age. Br J Ophthalmol. 1999; 83(3):347–352

[57] Bashour M. Is an Objective Measuring System for Facial Attractiveness Possible? (PhD thesis). Toronto, CA: University of Toronto; 2005:291

[58] Bruce V, Burton AM, Hanna E, et al. Sex discrimination: how do we tell the difference between male and female faces? Perception. 1993; 22(2):131–152

[59] Keating CF. Gender and the physiognomy of dominance and attractiveness. Soc Psychol Q. 1985; 48:61–70

[60] Johnston VS, Solomon CJ, Gibson SJ, Pallares-Bejarano A. Human facial beauty: current theories and methodologies. Arch Facial Plast Surg. 2003; 5(5):371–377

第 2 部分

机械性上睑下垂

4　机械性上睑下垂的病因学与治疗

Eric B. Hamill, Michael T. Yen

【摘　要】

　　机械性上睑下垂是由肿块或外伤后的限制性作用导致的上睑向下移位。机械性上睑下垂的原因通常在临床检查中很容易被发现。由于眼睑的神经－肌肉收缩系统完好无损，治疗机械性上睑下垂主要针对眼部原发性肿块或限制眼睑运动的基础疾病进行。本章重点介绍机械性上睑下垂的几种常见原因和治疗方法。

【关键词】

　　机械性上睑下垂，限制性上睑下垂，瘢痕性上睑下垂，眼睑肿块，眼眶肿块，眼眶外伤

4.1 引言

　　机械性上睑下垂是由后天眼睑或眼眶自身病变产生的肿块或有限制作用的原发病导致的上眼睑向下移位。其眼睑神经－肌肉收缩系统完整，但无法克服由肿块或限制作用产生的反作用力。机械性上睑下垂在临床检查中很容易被发现，也很容易与其他常见病因的上睑下垂如退行性、肌源性或神经源性的上睑下垂相鉴别。机械性上睑下垂主要针对其原发病进行药物或手术治疗。

4.2 眼睑良性病变

　　任何占位性眼睑病变都有可能导致机械性上睑下垂。上睑下垂的程度取决于病变的位置和大小。一些良性眼睑病变可以导致机械性上睑下垂，常见的包括：婴幼儿血管瘤、睑板腺囊肿以及神经纤维瘤。

　　婴儿血管瘤是一种好发于婴儿面部及周围区域的毛细血管内皮细胞良性增生性肿瘤。其病变通常在婴儿出生后的最初几个月迅速扩大，常累及婴儿上睑的内侧或上内侧（图 4.1）。经过约 6 个月的最初增殖期后，可在患者 1 岁时稳定并自行消退。一般临床上不明显的微小的眼睑血管瘤只需观察，无需治疗，而对于引起视觉障碍（如机械性上睑下垂、重度散光或侵犯视轴）的较大病变，应考虑临床干预。治疗的目的主要是为了改善外观，预防屈光性或遮盖性弱视。

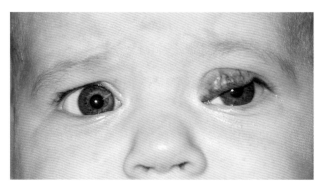

图 4.1　左上睑内侧婴幼儿血管瘤导致机械性上睑下垂并影响视轴。

婴儿血管瘤的一线治疗是口服普萘洛尔，剂量为 1~3 mg/kg/ 天，持续至增殖期结束或约 4~6 个月。马来酸噻吗洛尔是一种可行的浅表眼睑病变局部外用药。在诱导肿瘤消退方面，普萘洛尔和马来酸噻吗洛尔都具有良好的耐受性和较高的疗效性。患者在接受 β 阻滞剂治疗前期要进行全面的心脏评估并行心脏功能的全程监测。无 β 阻滞剂适应证的难治性病例采用手术切除或病灶内糖皮质激素注射治疗。

睑板腺囊肿是机械性上睑下垂的一个常见原因（图 4.2）。如果囊肿大到影响眼睑的位置，视力障碍的出现通常不是因为视轴的遮挡，而是由角膜散光所引起。初步治疗可采用热敷按摩法来促进病灶的引流。如果物理治疗无效，则需行手术切开或曲安奈德局部注射。病变内激素注射对于囊肿小且皮肤颜色较浅的患者效果显著。对于囊肿较大或皮肤颜色较深的患者，切开刮除术是更佳选择。反复发作的睑板腺囊肿需行活检以排除隐匿性恶性肿瘤的可能。

眼睑丛状神经纤维瘤常伴发 1 型神经纤维瘤病。这种弥漫性、浸润性病变倾向于累及上睑缘的外侧，使其呈现特征性的 S 形轮廓。大的眼睑丛状神经纤维瘤可引起机械性上睑下垂、角膜散光、遮挡性弱视，或由不良的容貌和自卑引起的社会心理疾病（图 4.3）。眼睑丛状神经纤维瘤最常见的治疗指征是减少弱视的风险和改善外观。治疗方法包括瘤体切除术，由于肿瘤的浸润性且病灶与周围边界不清使手术充满难点和挑战。在手术时，经常会遇到上睑提肌裂开或外眦腱断裂的情况，通常需要修复。其远期并发症通常与肿瘤复发有关，特别容易发生在 10 岁以下的儿童。

4.3 眼睑恶性病变

皮肤恶性肿瘤，如基底细胞癌、鳞状细胞癌、皮脂腺癌和黑色素瘤，可出现在眼睑并导致机械性上睑下垂。其中，基底细胞癌是最常见的皮肤恶性肿瘤，占所有眶周皮肤癌的 90% 以上。机械性上睑下垂几乎都是由于局部病灶侵入邻近的结构而导致的。足以引起机械性上睑下垂的肿瘤通常已存在多年，可能已经侵犯了眼眶（图 4.4）。由于基底细胞癌最常见于老年人，因此较年轻的基底细胞癌患者应高度怀疑基底细胞痣综合征、着色性皮肤干燥症或免疫抑制性疾病。

眼睑鳞状细胞癌的发生率远低于基底细胞癌。这种病变有通过神经或淋巴浸润扩散的趋势。如果眼睑鳞状细胞癌大到足以引起机械性上睑下垂，触诊局部淋巴结并考虑周围神经扩散在诊疗过程中至关重要。

皮脂腺癌是一种罕见但致命的眼睑皮脂腺肿瘤。它更常见于上眼睑，可能与上睑皮脂腺的数量和密度比下睑更大有关（图 4.5）。皮脂腺癌是个出色的伪装者，它的症状与慢性睑缘炎、睑板腺囊肿或非特异性炎症变化相似，因此往往会被误诊或漏诊。其他皮肤恶性肿瘤，如黑色素瘤和梅克尔细胞癌，很少出现机械性上睑下垂，不过它们与皮脂腺

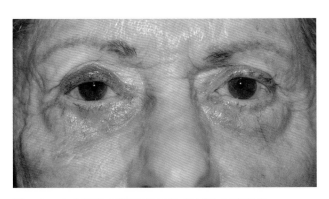

图 4.2　右上眼睑板腺囊肿导致机械性上睑下垂。

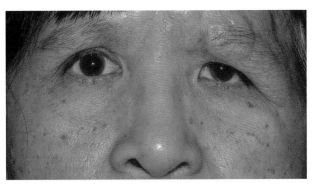

图 4.3　左上睑丛状神经纤维瘤导致明显上睑下垂。

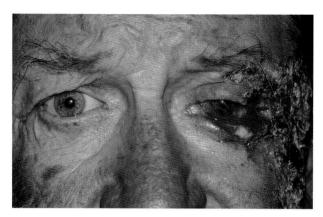

图 4.4　左侧面部广泛的基底细胞癌导致左上睑下垂并伴有外眦和下睑的溃疡形成。

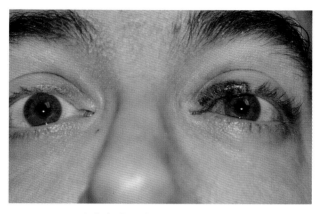

图 4.5　左上睑皮脂腺细胞癌造成机械性上睑下垂。同时还有恶性肿瘤向内侧球结膜的湿疹样扩散。

癌一样，死亡率高，预后差。

大多数恶性眼睑肿瘤的治疗方法是手术切除并重建眼睑。与药物治疗相比，手术切除用于组织学诊断，并确保在肿瘤边缘以外清除肿瘤。足以引起机械性上睑下垂的病变需要进行广泛的组织切除。眼睑重建往往具有挑战性，常需要旋转皮瓣或植皮。具体的重建步骤应根据组织缺损的大小和位置加以调整。对于机械性上睑下垂，病变切除后上睑位置可提高；然而，残余的上睑下垂可能是由重建皮瓣或移植物体、上睑提肌腱膜和肌肉的瘢痕或上睑提肌开裂而引起的继发性机械性上睑下垂。

并非所有导致机械性上睑下垂的眼睑新生物都是原发肿瘤。乳腺癌、肺癌、胃癌和前列腺肿瘤以及皮肤和葡萄膜黑色素瘤均有转移到眼睑的报道。这些病变通常是小的、孤立的结节，但也可能大到足以引起机械性上睑下垂，通过组织活检即可确诊。淋巴瘤虽然与眼眶疾病有关，但也可出现面部肿块或局部淋巴阻塞，导致眼周水肿和机械性上睑下垂。所有系统性恶性肿瘤的治疗都应针对原发性疾病，并应与肿瘤专科医生协同进行。

4.4 眼眶病变

机械性上睑下垂可以是眼眶前部病变的表现或主诉。此类病变包括皮样囊肿、泪腺肿瘤、淋巴增生性恶性肿瘤、横纹肌肉瘤和眼眶转移瘤。除了机械性上睑下垂外，这些患者的临床表现常为非特异性，如眶周充盈、可触及肿块、结膜水肿或皮肤变色。

眼眶皮样囊肿是良性的错构瘤，包括皮肤和皮肤附属物，常出现在颧额缝或鼻额缝（图 4.6）。这些眶前病变通常表现为缓慢进展，位于儿童眼眶的颞上象限或鼻上象限的无压痛的肿块。尽管这些病变很少会大到足以引起机械性上睑下垂并遮挡视轴，但通常会为了改善外观而采取干预措施。眼眶皮样囊肿容易通过眼睑皱褶切口切除，切除应彻底。

横纹肌肉瘤是一种高度恶性的间质肿瘤，如果不采取治疗措施，其发病率和死亡率都很高。当儿童的眶周区域发病时，典型的临床表现是一个新的、快速进展的单侧突起，伴有眼球移位。30%~50% 的患者可出现机械性上睑下垂，典型的皮肤改变包括水肿和红斑（图 4.7）。确诊后以放疗和全身化疗为主。如果早期发现，该病预后相对良好。小的、囊状的病变可以手术切除并结合放疗和化疗。

有恶性肿瘤病史的成人患者，出现眼眶病变引起机械性上睑下垂的表现，应高度怀疑转移性疾病的可能（图 4.8）。乳腺癌和肺癌是最常见的转移到眶周的原发性恶性肿瘤（图 4.9）。乳腺癌眼眶转移可表现为一种独特的硬癌反应，由于眼眶软组织的纤维化和退缩，常引起眼球内陷、上睑下垂和眼球运动受限。临床医生应把患者的乳腺癌病史与上述三种临床表现相关联，考虑眼眶的转移性癌。眼眶转移癌的治疗通常是姑息性的，可局部放射治疗。

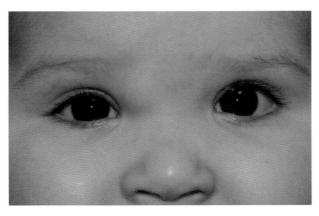

图 4.6　右侧眼眶鼻额缝的皮样囊肿导致右上睑机械性上睑下垂。

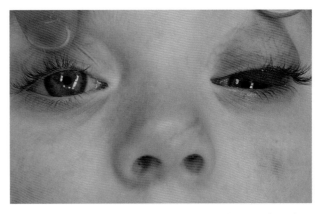

图 4.7　左上眼眶横纹肌肉瘤导致左上睑机械性上睑下垂。左上睑皮肤呈现红斑，可见肿瘤突入上穹隆。

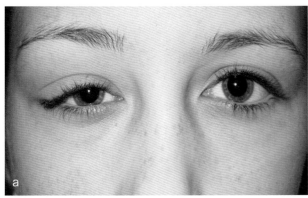
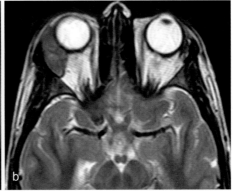

图 4.8　a. 右侧泪腺白血病浸润导致右上眼睑机械性上睑下垂，并使得右上睑缘呈 S 形。b. 眶部 MRI 的横切面图像显示右侧泪腺明显增大。

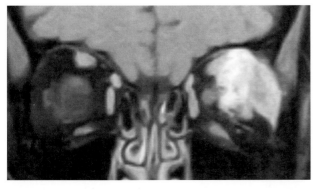

图 4.9　眶部 MRI 的冠状面图像显示转移到上眶缘的乳腺癌。

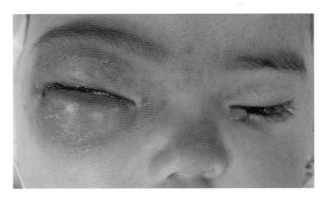

图 4.10　右上眼睑蜂窝织炎伴有明显的红斑和水肿，导致机械性上睑下垂。

4.5　眶周感染及炎症

　　眶隔前和眼眶蜂窝织炎常伴有机械性上睑下垂。眼睑改变包括水肿、红斑和发热；水肿常常严重到足以引起上睑的向下移位（图 4.10）。治疗方法包括使用适当的抗菌素治疗原发感染。如果存在眼睑脓肿，手术引流为最佳选择。糖皮质激素对于眼睑炎症和机械性上睑下垂也有一定的疗效。

　　上睑松弛症是机械性上睑下垂的一种罕见且极具挑战性的病因。其临床特征是眼睑局部的特发性、血管性水肿的慢性发作和反复发作，多发于儿童或青少年。患者常在急性发作期出现明显的眼睑水肿和机械性上睑下垂。眼睑水肿反复发作导致真皮层弹性组织丧失，眶周皮肤起皱变色，眶周脂肪垫萎缩，有幸的是保留了上睑提肌功能。尽管有许多不同的触发因素被报道，但是该病的病因目前仍然未知。

治疗由上睑松弛症引起的机械性上睑下垂的方法是有限的。目前尚无有效的治疗眼睑急性血管性水肿的药物；通常采用对症支持治疗，血管性水肿的消退通常需要 3~5 天。在慢性的反复发作 - 缓解的疾病中，可发生上睑提肌腱膜的延长或断裂，此时上睑下垂变为腱膜性上睑下垂。手术修复应在疾病的稳定期进行。

自身免疫和术后炎症变化也可导致机械性上睑下垂，如类天疱疮、Stevens-Johnson 综合征、沙眼，以及化学性烧伤常引起眼表瘢痕化、睑板结膜角化增厚和睑球粘连。睑结膜和球结膜的粘连可导致眼睑下移和限制眼睑抬高（图 4.11）。多次经历眼前节手术的患者也可有类似的表现。

4.6 其他的因素

有时，术后的机械性上睑下垂是故意造成的，比如在矫正麻痹性斜视时，为加重眼睑而在眼睑添加植入物。这需要选择一个合适的重量，使患者在眨眼时能够闭合眼睑，而在平视时不遮挡视线。过度的机械性上睑下垂导致视力模糊是此类手术的一个已知的不良反应，可以通过精确的术前设计以及

术中对眼睑位置和偏移的评估来避免。

少数情况下，眼眶及其附属器的淀粉样蛋白沉积可引起机械性上睑下垂（图 4.12）。这些病变通常发生在上睑结膜内，有广泛浸润上睑提肌复合体的可能。除了部分亚型外，大多数结膜淀粉样蛋白沉积是一种局限的原发性疾病，无全身累及。相比而言，眼睑皮肤的累及与全身性疾病的关系要大得多。用刮匙刮除淀粉样蛋白浸润物的刮除术和清创术通常能有效地消除病变的肿胀，但若要完全纠正机械性上睑下垂，还需要对上睑提肌腱膜进行缩短。

眼部外伤，包括钝性损伤和开放性损伤，是机械性上睑下垂较常见的原因。眶周钝性外伤常因眼睑水肿而导致机械性上睑下垂。较大范围颅面损伤的患者可能因眶内异物（如玻璃或金属弹片）或眶顶部骨折片压迫上睑提肌复合体而导致机械性上睑

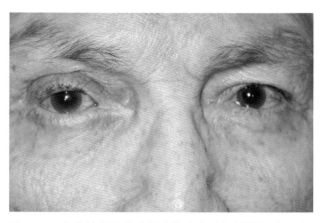

图 4.11　瘢痕性类天疱疮导致的右上睑机械性上睑下垂，同时结膜瘢痕限制了上睑的活动。

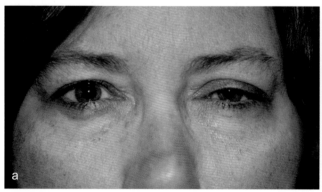
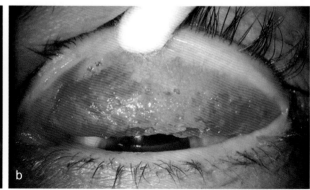

图 4.12　a. 眼睑淀粉样蛋白沉积和渗透引起左眼上睑机械性上睑下垂。b. 外翻上睑显示睑板增厚，结膜处可见浸润性沉积。

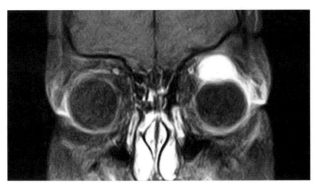

图 4.13　眼眶 MRI 冠状切面图，显示患者的上眼眶残留异物，并导致机械性上睑下垂。

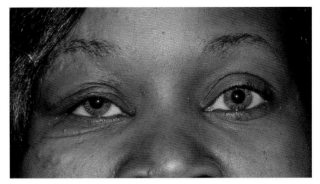

图 4.14　因全厚皮肤移植的眼睑重建手术致右上睑机械性上睑下垂。

下垂（图 4.13）。开放性创伤导致上睑提肌或上睑提肌腱膜部分或全部横断，可导致上睑下垂，其严重程度取决于损伤的程度，手术探查眼眶和上睑提肌复合体、清除压迫物，并在直视下修复提肌腱膜是必不可少的。医源性创伤，如眼睑手术或术后瘢痕形成，也可导致机械性上睑下垂（图 4.14）。

4.7　总结

机械性上睑下垂是指获得性眼睑病变因肿块或限制性作用而导致上睑向下移位。机械性上睑下垂的潜在原因有很多，治疗通常针对原发病因。

（李璐　译，杨超　欧阳天祥　校）

参考文献

[1] Drolet BA, Frommelt PC, Chamlin SL, et al. Initiation and use of propranolol for infantile hemangioma: report of a consensus conference. Pediatrics. 2013; 131(1): 128–140

[2] Lee V, Ragge NK, Collin JR. Orbitotemporal neurofibromatosis. Clinical features and surgical management. Ophthalmology. 2004; 111(2):382–388

[3] Avery RA, Katowitz JA, Fisher MJ, et al. OPPN Working Group. Orbital/periorbital plexiform neurofibromas in children with neurofibromatosis type 1. Ophthalmology. 2017; 124(1):123–132

[4] de Imus GC, Arpey CJ. Periorbital Skin Cancers: A Dermatologist's Perspective [eBook]. 2006 Focal Points Collection. American Academy of Ophthalmology;2006

[5] Faustina M, Diba R, Ahmadi MA, Esmaeli B, Esmaeli B. Patterns of regional and distant metastasis in patients with eyelid and periocular squamous cell carcinoma. Ophthalmology. 2004; 111(10):1930–1932

[6] Shields JA, Demirci H, Marr BP, Eagle RC, Jr, Shields CL. Sebaceous carcinoma of the ocular region: a review. Surv Ophthalmol. 2005; 50(2):103–122

[7] Ahmad SM, Esmaeli B. Metastatic tumors of the orbit and ocular adnexa. Curr Opin Ophthalmol. 2007; 18(5): 405–413

[8] Bianciotto C, Demirci H, Shields CL, Eagle RC, Jr, Shields JA. Metastatic tumors to the eyelid: report of 20 cases and review of the literature. Arch Ophthalmol. 2009; 127(8):999–1005

[9] Smith LB, Pynnonen MA, Flint A, Adams JL, Elner VM. Progressive eyelid and facial swelling due to follicular lymphoma. Arch Ophthalmol. 2009; 127(8): 1068–1070

[10] Shields JA, Shields CL. Rhabdomyosarcoma: review for the ophthalmologist. Surv Ophthalmol. 2003; 48(1):39–57

[11] Yen MT, Yen KG. Effect of corticosteroids in the acute management of pediatric orbital cellulitis with subperiosteal abscess. Ophthal Plast Reconstr Surg. 2005; 21(5):363–366, discussion 366–367

[12] Koursh DM, Modjtahedi SP, Selva D, Leibovitch I. The blepharochalasis syndrome. Surv Ophthalmol. 2009; 54(2):235–244

[13] Hamill EB, Thyparampil PJ, Yen MT. Localized immunoglobulin light chain amyloid of the conjunctiva confirmed by mass spectrometry without evidence of systemic involvement. Ophthal Plast Reconstr Surg. 2017; 33(5): e108–e110

[14] Patrinely JR, Koch DD. Surgical management of advanced ocular adnexal amyloidosis. Arch Ophthalmol. 1992; 110(6):882–885

5 上睑成形术

David B. Samimi

【摘　要】

随着年龄的增长，上睑和眉的松弛和下垂常导致视觉上"上睑皮肤松垂"的感觉。上睑松弛的外科治疗，也就是本章所描述的上睑成形术，强调安全和外观自然的效果，手术中保留患者眼轮匝肌和腱膜前脂肪，同时保持适当的重睑线高度和重睑皱褶高度。

【关键词】

眼睑成形术，上睑成形术，眼睑提升

5.1 引言

眼部不仅是面部的美学中心，眼睑还有保护视觉的功能。皮肤量增加和上面部容量缺失等衰老变化，常导致皮肤松垂，以及视野遮挡（图 5.1a）。

眼睑处皮肤松弛下垂的非手术疗法包括在降眉肌处注射肉毒杆菌毒素以及用透明质酸填充和提升眉睑复合区，这些将在本书的其他章节进行论述。

本章主要聚焦于目前改善上睑皮肤松垂最常见的外科治疗方法——上睑成形术，这是一种巧妙去除上睑处多余皮肤及软组织并对上睑进行重塑的手术技术。

传统的眼睑成形术旨在消除或尽量去除眼睑的多余组织，开启了大量去除皮肤、眼轮匝肌和眶脂肪的手术步骤，导致患者术后重睑过高的不良外观（图 5.2）。随着我们对面部老化病因认识的不断

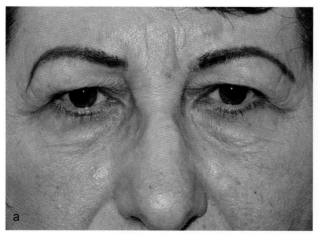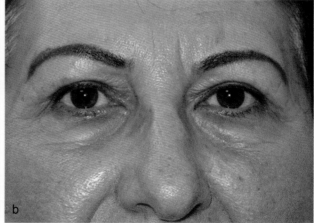

图 5.1　典型的上睑成形术患者。a. 术前。b. 术后。

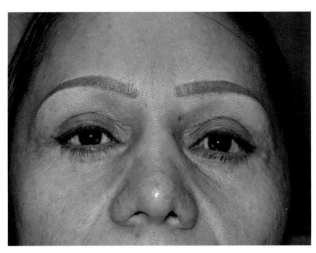

图 5.2 传统眼睑成形术去除腱膜前脂肪和眼轮匝肌，并形成相对较高的重睑折痕线，这种术式形成的重睑看起来不够自然。

深入，上睑成形术也在不断发展。软组织容量在年轻面容中的重要性，有力地支持了我们在上睑成形术中尽量保留腱膜前脂肪。已有研究证实：衰老上睑的内侧脂肪相对突出，可能与该处较高的干细胞浓度有关[1, 2]（图 5.1）。这一发现为在眼睑成形术中选择性去除或重置内侧脂肪提供了有力支持。为了减少传统上睑成形术后的干眼症状，2007 年，Dresner 等人研究发现，保留轮匝肌的上睑成形术不会增加术后干眼症状[3]，并且发现患者术后美容性外观和眨眼功能都得到了改善。因此，手术过程中尽量减少对轮匝肌的切除或损伤，在现代上睑成形术中显得尤为重要。

如果患者上睑皮肤松弛还合并有因上睑提肌功能不全、位置不当或眉下垂所导致的上睑下垂，仅仅采用眼睑成形术，往往会导致手术失败。本章将阐述在上睑成形手术时一并治疗上睑下垂和眉下垂，本书其他章节也会提及。

5.2 治疗目标

- 功能性改善因多余皮肤造成的上方视野缺失。
- 美容性改善。
- 保持自然外观。
- 保留正常的眨眼和其他眼睑功能。
- 缓解额肌紧张性收缩和代偿性抬眉。

- 通过完善术前期望管理以改善患者满意度。

5.3 手术风险

- 眼眶出血导致视力丧失。
- 暂时性睑裂闭合不全。
- 暂时性眼睑水肿。
- 干眼症状加剧。
- 欠矫。
- 过矫。
- 瘢痕形成。
- 切口裂开。
- 急性或迟发性感染。

5.4 手术获益

接受正规上睑成形术的患者，手术获益包括：上方视野改善，上睑处皮肤松弛带来的沉重感的改善，慢性额肌收缩和抬眉的需要减少，以及美容性改善。

5.5 知情同意

任何手术都要向所有患者告知上述风险，以及每位患者都存在伤口愈合不一样和手术效果不能保证的风险。在充分告知手术风险、手术获益与手术替代方案后，若未取得患者或其监护人签署的同意书，不能进行手术。

5.6 适应证

- 上睑皮肤压睫毛或低于睫毛。
- 上方视野遮挡，提升上睑皮肤可改善。
- 需要美容的不满意面容。

5.7 禁忌证

- 之前眼睑成形术导致上睑皮肤不足。

- 怀疑眼周皮肤恶性肿瘤，需要转移皮瓣或植皮。
- 上睑提肌腱膜裂开导致的上睑下垂，且上睑皮肤不松弛（图 5.3）。
- 患者不切实际的过高期望。

5.8　手术步骤

可以在诊所手术室或手术中心进行。

5.8.1　术前核查

- 签署术前知情同意书。
- 记录干眼的术前症状和体征：
  - 干眼症状。
  - 眼表检查。
  - 干眼患者的 Schirmer 试验。
- 术前停用抗凝药物的时间已满足要求。
- 器械消毒。
- 术前正位和 45°位照相，记录眼睑异常。

5.8.2　所需器械（图 5.4）

- 无菌记号笔。
- 皮肤尺或 Jameson 卡尺（Bausch&Lomb E2410）。
- 手术刀和 15 号刀片或钻石刀。
- 皮肤拉钩（单爪）。
- 皮肤拉钩（三齿或四齿）。
- 有齿镊（0.5 Castroviejo 或其他有齿镊，但应避免在纤薄的眼皮上使用更大的带 Adson 样齿的器械）。
- Westcott 钝头组织剪。
- Castroviejo 持针器。
- 止血：针状或双极 Bovie 电凝。

5.8.3　常用缝合线

6-0 Prolene 缝线或 6-0 普通缝线。

5.8.4　手术技术

逐步进行皮肤标记

- 在手术室悬挂患者的正面术前照片，有助于外科医生在术前标记和手术时评估解剖变化。
- 可以在患者坐位时进行标记，但为了方便和效率，作者在患者仰卧位时进行标记。
- 用游标卡尺标记适合患者的上睑中间折痕（重睑线）高度。
  - 女性：7~10 mm。
  - 男性：6~8 mm。
  - 亚洲人重睑线普遍较低，这将在本书的其他章节进行介绍。
- 设定上标记线到上睑 – 眉皮肤过渡处的宽度约为 10 mm。上切口曲线向下切口曲线的内侧和外侧形成过渡，使最终闭眼时切口两端的猫耳最小化（图 5.5）。用游标卡尺以确保标记的准确性和对称性。

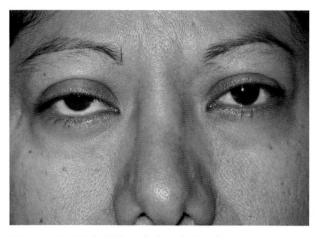

图 5.3　不适合行单纯上睑成形术的患者，患者眼睑下降与上睑下垂有关，而与上睑皮肤冗余无关。

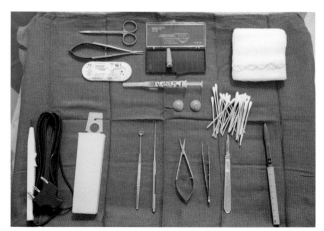

图 5.4　上睑成形术手术器械。

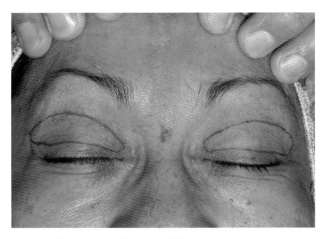

图 5.5 典型的眼睑成形术术前标记。

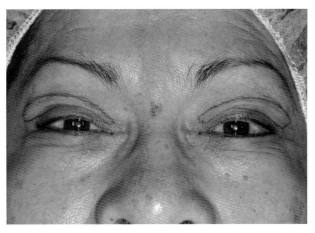

图 5.6 在注射局麻药前，嘱患者直视外科医生，检查术前手术标记的准确性和对称性，以便对标记进行微调。

• 如果患者是清醒的，嘱患者直视前方，检查并调整手术标记使两侧对称。增加这步检查有助于术者修正一些不易发现的干扰因素的影响，如眼眶容积的不对称，从而提高术后上睑折痕的对称性（图 5.6）。

麻醉

在患者每只眼的眼球表面各点一滴眼表麻醉剂，如丙美卡因。将 1% 利多卡因和 0.5% 布比卡因 1∶1 混合，并加肾上腺素（1∶100 000）配制麻醉剂，分别将 2 mL 稀释后的麻醉液注射到上睑的真皮下/眼轮匝肌前平面，可在内侧脂肪团区域深部追加 0.5 mL。注意进针方向，避免针头刺伤眼球（图 5.7）。

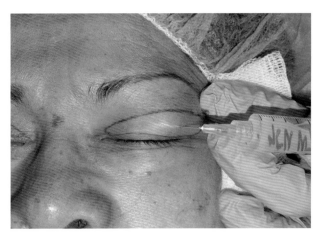

图 5.7 在真皮下注射局麻药以促进眼轮匝肌与真皮的分离。

操作步骤

• 眼周和面部用 5% 聚维酮碘（碘伏）消毒。
• 用 15 号刀片沿着皮肤标记线切开皮肤。
• 用镊子垂直向上提起皮肤，用 Bovie 针状电刀模式、Westcot 组织剪或 15 号刀片仅切除皮肤。适当的皮肤反向张力和仔细的皮下层剥离可以减少对眼轮匝肌的损伤（图 5.8）。用 Bovie 针状电凝止血。
• 助手用四齿皮肤耙钩固定手术切口上内侧，沿眼轮匝肌肌纤维方向对暴露的内侧轮匝肌行钝性分离，显露眶内侧脂肪团。如患者

处于清醒状态，将 0.5 mL 的局麻药注射到脂肪中，注射时注意针头方向远离眼球。用 Bovie 电凝烧灼脂肪瓣的基底，然后用电刀切除脂肪（图 5.9）。

• 虽然超出了本章的范围，但是如有需要可同时行内侧或腱膜前脂肪瓣转位、脂肪移植或眉固定缝合等操作。
• 用单爪皮肤拉钩牵拉切口外侧，以便缝合时降低皮肤对合不良或形成猫耳朵的风险（图 5.8 b）。使用 6-0 Prolene 缝线或 6-0 普通缝线缝合伤口。如果使用 Prolene 缝线，可在伤口的开始和末端处各打一个活结，以利于术后拆线（图 5.10）。
• 用无菌盐水纱布清洁面部和手术切口，在切

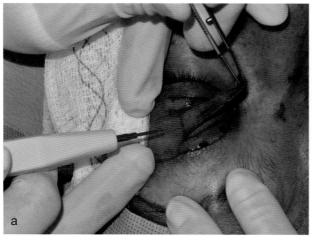 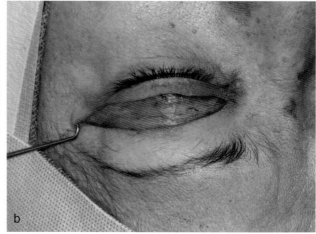

图 5.8　a、b. 多方向牵拉皮瓣有助于形成出血最少的纯皮肤皮瓣（a）及保留健康的、血管分布及神经支配不受干扰的眼轮匝肌（b）。

口处涂抹眼用抗生素软膏。

- 在患者休息区，将床头抬高 30°，冰敷上睑。

- 术前和术后结果对比如图 5.1a、b 所示。

5.8.5 专家建议

- 局麻建议：

  ○ 为了减轻注射过程中针头带来的不适，提前 15 分钟将市售或复合利多卡因局麻霜涂于上睑皮肤。在做皮肤标记之前，先将眼睑处局麻霜擦拭干净。

  ○ 在局麻药中加入 8.4% 的碳酸氢钠可以使药物的 pH 更接近于生理 pH，从而最大限度

减少注射过程中的烧灼感。每 10 mL 局麻液中可加入约 0.5 mL 的碳酸氢钠。

  ○ 在局麻药中添加透明质酸酶有助于在手术过程中通过该水解酶将皮肤从紧贴的眼轮匝肌上剥离，为保护眼轮匝肌做准备。

- 干瘪眉的处理：

  ○ 术前有眉部干瘪和下垂的患者，如果单纯行上睑成形术则容易因为残留"遮罩"而对外观不满意。侧面观眉凸度消失和呈现"梳齿眉"（自颞上区穿过眉外侧 1/2 区域的明显皱纹）（图 5.11）。

  ○ 这些患者的处理包括：

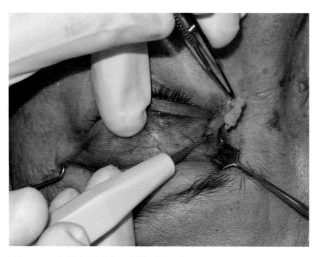 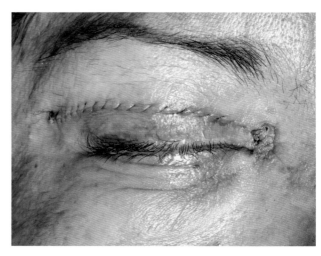

图 5.9　选择性内侧团眶脂肪切除。　　　　　　　　　图 5.10　缝合后伤口内端打活结，便于术后拆线。

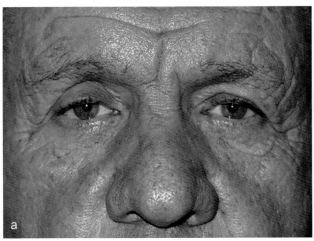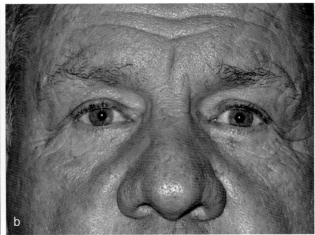

图 5.11 a. 患者的术前照片显示眉干瘪与皮肤老化，表现为眉凸度缺失和颞上方向沟纹。作者将其称为"梳齿眉"，如果单纯行上睑皮肤去除，则对术后不满意的风险会很高。该患者还表现为同侧的退化性上睑下垂和眼窝容量的不对称。b. 双侧上睑成形术后 3 个月，同期施行了右侧上睑腱膜前脂肪的带蒂推进以改善眼窝容量的不对称、双侧 Müller 肌 – 结膜切除矫正上睑下垂、双侧直接颞部眉提升和双侧去除皮肤的下睑成形术。

- 术前宣教单纯眼睑成形术结果的局限性。
- 同时考虑应用颞部脂肪移植提升眉部的可能性。
- 术后用软组织填充物或注射神经毒素进行提升和填充。

5.8.6 术后护理检查表

• 局部涂抹抗生素眼膏，每天 3 次，持续 1 周。
• 术后 48 小时内，尽可能地保持头部的位置高于心脏，每小时冰敷眼部 20 分钟。
• 术后 6~9 天拆线。

5.9 并发症及其处理

• 术后出血：术后第 1~2 天出血是正常的，然而，如果患者术后出现剧痛或视力丧失，并有眼球移位的迹象，应该行球后血肿的引流和止血治疗，同时应注意监测患者的凝血状态和血压情况。
• 伤口裂开：术后 1~6 天内伤口开裂，应先行清创再缝合。术后 1 周后伤口裂开长度小于切口长度 1/3 的，经二次缝合后通常愈合良好。
• 伤口感染：由于眼睑有丰富的血管网，所以上睑成形术后的急性感染是较为少见的。任何急性感染都应进行细菌培养和适当的抗生素治疗。术后 3 周或更晚出现的结节性红斑应高度怀疑不典型分枝杆菌感染可能。感染的处理通常包括伤口清创、新鲜组织培养、长时间的抗菌治疗和针对感染性疾病的会诊。

（李璐 译，杨超 欧阳天祥 校）

参考文献

[1] Oh SR, Chokthaweesak W, Annunziata CC, Priel A, Korn BS, Kikkawa DO. Analysis of eyelid fat pad changes with aging. Ophthal Plast Reconstr Surg. 2011; 27(5):348–351

[2] Korn BS, Kikkawa DO, Hicok KC. Identification and characterization of adult stem cells from human orbital adipose tissue. Ophthal Plast Reconstr Surg. 2009; 25(1):27–32

[3] Saadat D, Dresner SC. Safety of blepharoplasty in patients with preoperative dry eyes. Arch Facial Plast Surg. 2004; 6(2):101–104

[4] Mauriello JA, Jr, Atypical Mycobacterial Study Group. Atypical mycobacterial infection of the periocular region after periocular and facial surgery. Ophthal Plast Reconstr Surg. 2003; 19(3):182–188

6 重睑术

Michael A. Burnstine

【摘　要】

　　重睑术，又称亚洲人眼睑成形术，是亚洲人面部最常见的手术之一。遵循患者的面部解剖特点和个人偏好获得的最终术后效果，才是理想的手术效果。重睑术可用于缓解功能性上象限视野缺失或治疗重睑形态不良，如重睑消失、部分重睑、多重褶和逐渐变窄的重睑。实施这种美学和功能并重的重睑术的其他原因还有很多，包括：增强面部美感，形成更美的纵向和横向睑裂高度和宽度，缓解睫毛下垂，为使用化妆品（眼线和眼影）创造更大的平台（睑缘皱褶间距），以及减少用以改善眼睑高度和形态的非手术性治疗。一些患者可能会花大量的时间使用黏胶或胶带塑造她们理想的眼睑外观。为确保单睑或重睑术总体满意度，与患者讨论确切的目标效果是至关重要的。

【关键词】

　　单睑，重睑，亚洲人眼睑成形术

6.1 引言

　　本章着重讨论亚洲人与高加索人的解剖学差异，以及重睑术特殊的手术注意事项。亚洲人的眼睑是指亚洲大陆上各种各样的眼睑外形，包括中国人、朝鲜人、日本人、印度人、中东人、东南亚人等。过去，对于外科医生和患者，亚洲人眼睑成形术的目标是形成高加索人的西方外观。然而，患者术后的西方人眼睑外观显得不自然。因此，人们的理念转向寻求符合亚洲人美学的、独特且漂亮的理想形状。与患者讨论手术时，医生应告知其眶周解剖结构，并且特别要关注眼睑与眉毛以及前额、眼睑褶痕、内眦部、外眦部的关系。亚洲患者在行眼睑成形术前通常会有眉毛的过度活动。倾听并回应患者的担忧和个人偏好至关重要。

　　施行上面部手术的外科医生应帮助患者理解哪些目标可能实现，哪些不可能实现。与患者应坦诚沟通，包括：当前重睑线和重睑皱褶的位置，并存的腱膜性上睑下垂、眉下垂和眼睑皮肤松弛悬垂。在图表中仔细记录讨论时患者的反馈以及偏好十分重要。医患双方对手术计划达成一致后，需对患者的预期费用和术前术后注意事项充分沟通。术前注意事项包括戒烟和避免使用抗凝药，如阿司匹林、非甾体抗炎药、华法林、肝素和中草药。术后注意事项包括：恢复期所需的停工时间、冰敷和热敷的使用、可能出现淤青，以及何时可以返工。

6.2 解剖考量

6.2.1 眼睑折痕及皱褶

　　大约一半的亚洲人有某种形态的眼睑折痕（重睑线），而另一半则没有眼睑折痕和重睑皱褶[1]。

有中国、韩国和日本血统的亚洲人中，上睑板高度为 6.5~8 mm，小于美国人和欧洲人的 9~11 mm[1-3]。这一差异的重要性在于，设计患者手术方案时，如何明智地选择上睑折痕（重睑线）的高度。一般认为上睑折痕是形成于睑板前及睑板上缘处皮下存在的上睑提肌腱膜的交错分布[4]。此外，没有上眼睑褶痕的亚洲人拥有较厚的皮肤 - 眼轮匝肌 - 脂肪复合体[5]。Kakizaki 等人发现，亚洲人从眶隔附着点到睑板上缘的距离与白种人近似；然而，亚洲人的腱膜前脂肪垫更倾向于向下延伸[6, 7]。总而言之，亚洲人和白种人眼睑的不同，可能是因为亚洲人的睑板更窄、脂肪垫更靠下。

上睑折痕的出现或消失可能与脂肪垫有关[8]。脂肪垫包括：皮下，睑板前，眶隔前 / 眼轮匝肌后，眶隔后（腱膜前或眶部），肌肉下或眉下区域脂肪垫（图 6.1）[9]。肌下脂肪位于眼轮匝肌下方浅层，与眉部眼轮匝肌后脂肪垫（ROOF）相连。没有眼睑折痕的亚洲人，皮下脂肪垫交织方式与有重睑的亚洲人和高加索人不同[10, 11]。必须强调的是，种族差异只是普遍现象，并非 100% 对不同种族的个人有效。此外，多数单睑亚洲人要求做重睑术，是希望看起来符合亚洲人特性，而非想要更高的眼睑折痕和皱褶。

仔细记录已存在的折痕、双侧不对称折痕、节段性折痕和多重折痕，对制订术前手术方案非常重要。术前应认真拍摄患者的照片，包括正面、斜面、仰视和俯视。同时应记录患者的既往手术史。

6.2.2 内眦部

大多数亚洲人都有内眦赘皮。上睑皱褶向内眦部逐渐变窄或平行于内眦（图 6.2）。一些亚洲人要求将逐渐变窄的内眦皱褶变为平行的皱褶。医生必须直白地与患者讨论内眦赘皮外观的改变，将内眦赘皮从内侧渐窄形改为平行形将改变面部外观。

6.2.3 外眦部

在眼睑成形术中顾及眼睑外侧和眼眶很重要。上睑提肌腱膜贯穿泪腺，将其分为眶叶和睑叶。在重睑术中，记录外眦部丰满度和确定患者对外侧角

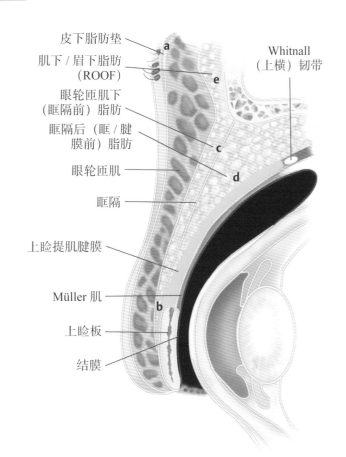

图 6.1　a~e. 上睑五处脂肪垫：皮下（a）、睑板前（b）、眼轮匝肌下（眶隔前）（c）、眶隔后（眶脂肪 / 腱膜前脂肪）（d）、肌下 / 眉下脂肪（e）。注意 b、c 和 e 之间的延续。

度的偏好至关重要。很少有患者会要求稍斜向上渐宽而非平行的重睑外侧段。

6.3　干预目标 / 适应证

亚洲患者做上睑成形术的主要目的是满足其个人的心愿。

- 改善上方视野。
- 塑造更加符合审美的赏心悦目的纵向和横向睑裂大小，增强面部美观。
- 改善睫毛下垂。
- 为眼妆（眼线和眼影）创造更大的平台（边缘重睑皱褶距离）。
- 减少用以改善眼睑高度和外形的非手术性治疗。

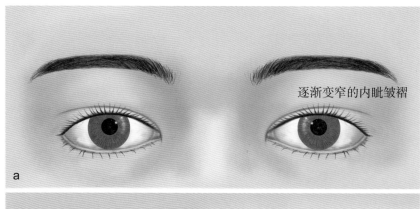

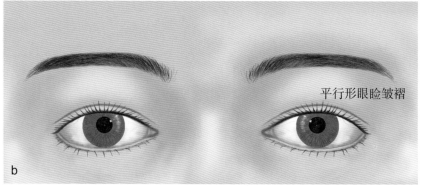

图 6.2　a. 逐渐变窄的内眦皱褶。b. 平行形眼睑皱褶。

6.4　手术风险

- 出血。
- 感染。
- 眼睑折痕（重睑线）和重睑皱褶不对称。
- 眼睑折痕逐渐变浅，甚至变回单睑。

6.5　手术获益

- 改善上方视野。
- 增强上面部美观，包括纵向及横向睑裂增大。
- 改善睫毛下垂。
- 便于化妆。
- 避免使用非手术方法塑造理想的眼睑高度和外形。

6.6　知情同意

- 包括风险和获益（如上所述）。

- 需讨论如果眼睑折痕出现不对称，需要优化处理重睑线和重睑皱褶。

6.7　禁忌证

无。

6.8　手术步骤

　　所述过程可以在门诊手术中心或具有基础设备的诊所手术间进行。

6.8.1　手术器材

- 手术记号笔。
- 尺子。
- 局麻药物：
  ◦ 2% 利多卡因兑 1∶100 000 肾上腺素（5 mL）。
  ◦ 0.75% 布比卡因（4 mL）。
  ◦ 碳酸氢盐（8.4%）1 mL。

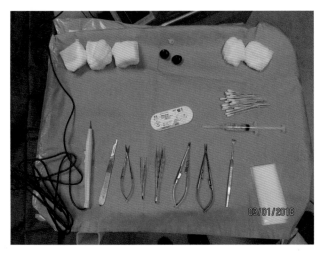

图 6.3 重睑手术器械。

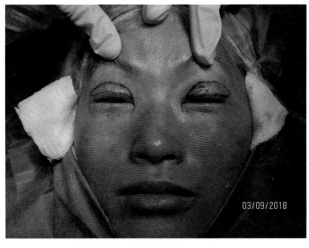

图 6.4 一例重睑术的眼睑折痕位置示例。

◦ 透明质酸酶 1 mL/20 mL，局部使用。
- Castroviejo 持针器。
- Bishop Harmon 镊。
- Colorado 针状单极电凝。
- 止血钳。
- 缝线：6-0 Prolene 缝线，用于缝合切口。

6.8.2 术前核查

- 知情同意书。
- 手术器械。
- 确切地与患者讨论想要的眼睑褶痕和皱褶高度、内眦赘皮位置、外侧眼睑形态（睑缘皱褶间距）。
- 术前照相。

6.8.3 手术技术

手术可在局麻、监护仪监测下或全麻下进行，可选择在诊所手术间、流动手术室或院内手术室进行。为了实现自然的外观，笔者认为应尽可能少分离、切除组织。有些作者认为，在重睑手术中，通过重睑缝合确保重睑线位置和避免不易发现的腱膜损伤导致的上睑下垂是不可或缺的步骤。但是，笔者并不这么认为，如果合并上睑下垂，应该同时处理。

- 术前用药：劳拉西泮 1 mg 和对乙酰氨基酚 /

氢可酮 5 mg/325 mg，可在术前 30 分钟服用。
- 眼睑成形术要设计画线，这是最重要的步骤！
  ◦ 根据患者的意愿设计重睑折痕，通常为 4~7 mm 高（图 6.4）。
    - 眼睑折痕高度通常等于或略低于最大睑板高度。
  ◦ 与患者共同决定是否保留内眦赘皮。
    - 平行形重睑，标记线更偏水平且与睑缘等距。
    - 内折形重睑切口，切口线应缓慢而均衡地向内眦赘皮处缩窄。
    - 将内眦赘皮改为平行形重睑，可能需行 Z 成形术。
  ◦ 需决定术后显露多少眼睑皮肤（睑缘皱褶间距）。
  ◦ 术前决定如何塑造外眦处重睑切口。
    - 确定患者是希望睑缘皱褶间距斜向外上逐渐增高还是呈水平外观。
- 局部麻醉药注射到位，等待 5~10 分钟，使麻醉和止血起效。
  ◦ 透明质酸酶帮助局部麻醉药扩散并使注射区最小化。
- 可做或不做牵引缝合。
- 用 15 号刀片或钻石刀做切口（图 6.5）。
- 用 Colorado 针式电刀、Westcott 剪或钻石

刀保留轮匝肌，只做皮肤切除的眼睑成形术（图 6.6）。可去除一些真皮下组织（皮下脂肪）。

- ○ 因保留了眼轮匝肌，故眼睑闭合不受影响。
- ○ 可 Colorado 针式电刀修剪过多的眼轮匝肌。
- 在切口线上方切除一条 2~3 mm 高睑板前眼轮匝肌条，不包含眶隔（图 6.7）。
- 如果有脂肪膨出，可以用 Westcott 剪在眼轮匝肌和鼻侧及中部眶隔开孔，切除或修剪少许脂肪。
- ○ 典型的亚洲人眼睑应尽量少去除脂肪。
- ○ 用单极电凝可控地去除脂肪垫（图 6.8）。

- ○ 对于上睑非常肥厚的患者，有时会去除明显的中央团和内侧团脂肪。
- ○ 极少数情况下，可能需要进行脂肪重置来帮助定位上睑折痕。
- 如合并泪腺脱垂，需行泪腺复位（参见"26 泪腺脱垂的治疗"）。
- ○ 如果患者希望眼睑折痕向外眦部逐渐抬高，则需要呈锥形展开，去除更多的皮肤和皮下脂肪。
- 切口用 6-0 Prolene 缝线连续缝合（图 6.9）。
- ○ 避免通过皮肤－睑板－上睑提肌－皮肤的缝合来形成褶痕，这样向下注视时便不会

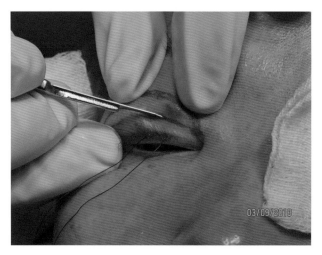

图 6.5　用 15 号刀片做切口，保留内眦部皮褶。

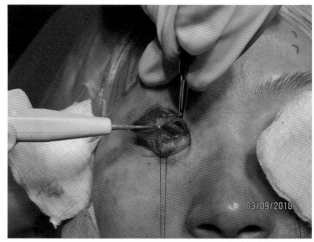

图 6.6　重睑术中分离皮肤和皮下脂肪层；保留眼轮匝肌。

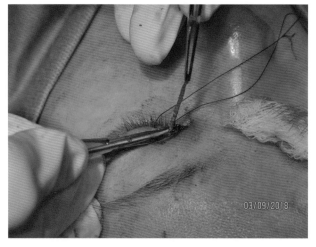

图 6.7　切除 2 mm 宽的睑板前眼轮匝肌条。

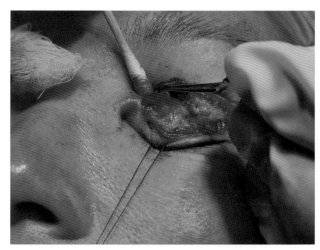

图 6.8　一例去除眶脂肪。在眼轮匝肌下间隙进入眶隔脂肪室。通常尽可能少去除脂肪。

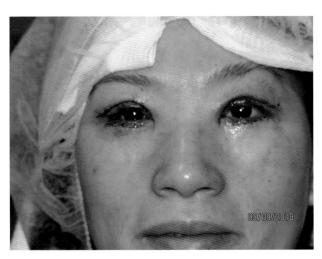

图 6.9 切口闭合的时候可以做或不做睑板上固定。睑板上的固定越牢固，重睑折痕越僵硬。为使折痕更柔和，该案例进行了皮下缝合。

看到生硬的折痕。

  ○ 先行皮肤 – 睑板 – 皮肤缝合（睑板上固定）再行皮肤 – 皮肤缝合，可塑造更为柔和的折痕。向下注视时，折痕更柔和。
  ○ 如果需要非常柔和的折痕，则不进行睑板上固定（图 6.10）。

6.8.4 专家建议

- 在行上睑成形术前，确保没有其他合并症，如上睑下垂、眉下垂和睫毛下垂。
- 眼睑成形术的下切口线将决定新形成的上睑折痕的高度和形态。
- 一般来说，大多数女性较男性喜欢更高的眼睑折痕。手术前必须对此进行确切的沟通讨论。
- 测量要两次，切开要一次性。
- 眼睑折痕的形成至关重要。
  ○ 眼睑折痕向内插入内眦赘皮，形成内侧逐渐变窄的折痕。
  ○ 将鼻侧折痕重新定位到更高的位置（但不向上倾斜），形成平行的眼睑折痕。
  ○ 为了将内侧逐渐变窄的折痕改为平行折痕，可行内眦赘皮 Z 成形术。
  ○ 除非合并尚未处理的眉下垂，否则，外侧折痕不应超过外眦角。如果合并眉下垂，那么延长的切口应该根据面部表情纹（鱼尾纹）的变化而改变。

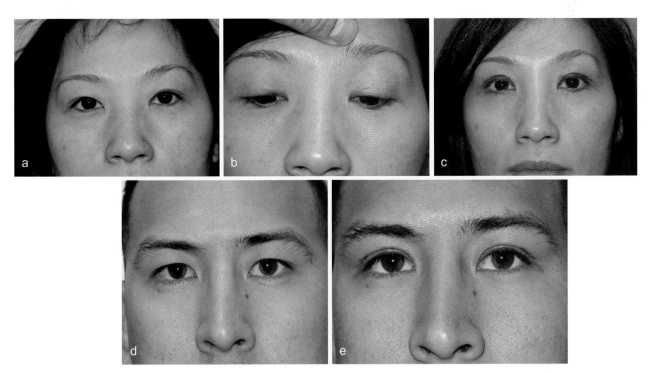

图 6.10 外院提供的一个重睑修复手术案例，术前、术后典型照片。a. 术前第一眼位照片。b. 术前的下看照片，可见眼睑折痕不对称。c. 术后 2 周的第一眼位照片。d、e. 一例亚洲男性的重睑术前（d）、术后（e）照片，术中无睑板上固定，采用皮下缝合关闭切口。

- 切口要深，但不要太深，深度以满足去除皮肤和皮下脂肪的需要即可。
- 通常用 Westcott 剪的尖端朝上去除眶隔脂肪，以免损伤提肌或其腱膜。
- 形成重睑并不需要大范围分离脂肪。
  - 重睑术中通常无需去除脂肪。
- 时常注意是否合并泪腺脱垂。如有，应将脱垂的泪腺进行塑形或重新锚定到上眶缘（参见 "26 泪腺脱垂的治疗"）。
- 如果无法形成清晰的眼睑折痕，则可以去除睑板前脂肪和眼轮匝肌。但这样常会导致愈合时间延长和术后水肿。
- 为了加强折痕以及使折痕更牢固，可用带 S-14 针的 6-0 Vicryl 线缝合皮肤 – 睑板 – 上睑提肌 – 皮肤完成重睑塑形缝合。
- 离开手术室前，确保两侧折痕对称。

6.8.5 术后护理

- 手术部位冰敷 48 小时，清醒状态下隔 15 分钟敷一次，一次 15 分钟。
- 建议患者睡觉时抬高床头。
- 患者第二天可以洗澡。
- 伤口用温水清洁，敷杆菌肽软膏，每日 4 次。
- 术后用药：
  - 抗生素眼药膏（首选杆菌肽）涂伤口。
  - 口服止痛药，通常是对乙酰氨基酚 / 氢可酮，5 mg/325 mg。
- 1 周内应避免锻炼和剧烈运动。
- 避免使用抗凝药 1 周，如阿司匹林和非甾体

抗炎药。
- 不需要进行眼睛或眼睑锻炼来塑造重睑。
- 1 周拆线。

6.9　并发症及其处理

根据笔者的经验，大多重睑术效果不理想源于患者和外科医生之间沟通不良。术前未明确地说明、讨论患者的个人偏好。此外，外科医生忽视了种族间的解剖差异以及采用的外科技术的细微差别，如眼睑折痕位置，可能会无意中导致效果未达到最佳。如需加强（修复），术后 6 周可进行。对于非对称重睑患者，通常会降低折痕高度以匹配更低的对侧。

6.10　重睑术的替代入路

一些学者主张用缝线固定重睑折痕或经眉下入路行眼睑成形术[12-16]。埋线重睑可能导致眼睑折痕不稳定，只能用于年轻患者，因为随年龄增加，皮肤会出现松弛和冗余，且可能有异物感，缝线肉芽肿形成，向下注视时出现动态褶痕消失等并发症。眉下入路可以矫正眉外侧下垂、修改眉形和眉部纹绣，避免外侧瘢痕太长和猫耳形成，可修薄 ROOF，也可行眉悬吊。然而，眉下入路可能会在眉下方留下难看的瘢痕，并且只能用于冗余组织去除之前就有重睑的患者。通过眉下入路无法实现患者改变内眦部折痕形态的愿望。

（李璐　译，杨超　欧阳天祥　校）

参考文献

[1] Chen WP. Asian blepharoplasty. Update on anatomy and techniques. Ophthal Plast Reconstr Surg. 1987; 3(3):135–140

[2] Chen WP, Park JD. Asian upper lid blepharoplasty: an update on indications and technique. Facial Plast Surg. 2013; 29(1):26–31

[3] Kim YS, Hwang K. Shape and height of tarsal plates. J Craniofac Surg. 2016; 27(2):496–497

[4] Collin JR, Beard C, Wood I. Experimental and clinical data on the insertion of the levator palpebrae superioris muscle. Am J Ophthalmol. 1978; 85(6): 792–801

[5] Saonanon P, Thongtong P, Wongwuticomjon T. Differences between single and double eyelid anatomy in Asians using ultrasound biomicroscopy. Asia Pac J Ophthalmol (Phila). 2016; 5(5):335–338

[6] Kakizaki H, Leibovitch I, Selva D, Asamoto K, Nakano T. Orbital septum attachment on the levator aponeurosis in Asians: in vivo and cadaver study. Ophthalmology.

2009; 116(10):2031–2035

[7] Kakizaki H, Selva D, Asamoto K, Nakano T, Leibovitch I. Orbital septum attachment sites on the levator aponeurosis in Asians and whites. Ophthal Plast Reconstr Surg. 2010; 26(4):265–268

[8] Galatoire O, Touitou V, Heran F, et al. High-resolution magnetic resonance imaging of the upper eyelid: correlation with the position of the skin crease in the upper eyelid. Orbit. 2007; 26(3):165–171

[9] Uchida J. A surgical procedure for blepharoptosis vera and for pseudo-blepharoptosis orientalis. Br J Plast Surg. 1962; 15:271–276

[10] Saonanon P. Update on Asian eyelid anatomy and clinical relevance. Curr Opin Ophthalmol. 2014; 25(5):436–442

[11] Jeong S, Lemke BN, Dortzbach RK, Park YG, Kang HK. The Asian upper eyelid: an anatomical study with comparison to the Caucasian eyelid. Arch Ophthalmol. 1999; 117(7):907–912

[12] Fan J, Low DW. A two-way continuous buried-suture approach to the creation of the long-lasting double eyelid: surgical technique and long-term follow-up in 51 patients. Aesthetic Plast Surg. 2009; 33(3):421–425

[13] Kim YS, Roh TS, Yoo WM, Tark KC, Kim J. Infrabrow excision blepharoplasty: applications and outcomes in upper blepharoplasty in Asian women. Plast Reconstr Surg. 2008; 122(4):1199–1205

[14] Lee D, Law V. Subbrow blepharoplasty for upper eyelid rejuvenation in Asians. Aesthet Surg J. 2009; 29(4):284–288

[15] Kim YS. Subbrow blepharoplasty using supraorbital rim periosteal fixation. Aesthetic Plast Surg. 2014; 38(1):27–31

[16] Osaki MH, Osaki TH, Osaki T. Infrabrow skin excision associated with upper blepharoplasty to address significant dermatochalasis with lateral hooding in select Asian patients. Ophthal Plast Reconstr Surg. 2017; 33(1):53–56

7　眉部整形方案的选择指南

David B. Samimi

【摘　要】

　　眉的形状和位置在情绪表达、年轻态体现中起着重要作用，有时还能帮助维持上方视野。随着对面部衰老认知的进展，我们已经将眉提升术的关注点从利用眉提升术改变眉的垂直位置，转移到了对眉三维形态的概念性思考。本书包含了几种现代眉部年轻化手术方案的描述。无切口方案包括注射神经毒素使肌肉去神经化以及人造填充物或自体脂肪容量替代。年轻化手术有经重睑线、眉上缘、额中部横纹、前额发际线或发际线后切口入路。术前应注重病史采集和体格检查，以选择最佳方案。本章将帮助读者了解如何结合患者的目的及解剖特性来选择最佳眉部年轻化方案。

【关键词】

　　眉提升，额提升，面部年轻化

7.1 引言

　　眉区是上面部不可分割的功能和美学单位，其位置和形状可以有力地表现出一个人的情绪和年轻化状态（图 7.1）。对眉进行任何形式的改变均应考虑患者的性别、年龄以及眉与面部其他部分的协调。对上面部和眉区解剖的理解，是进行安全操作的关键所在，这在"2 上面部的美容性解剖"中已有论述。

　　外科年轻化手术经典术式注重眉的垂直向提升。近年来，已有观点提出眉的三维评估以及重视面部的均衡协调。本章旨在提供帮助读者理解"何时"及"为何"行眉年轻化操作的一个框架，详细阐述见后续章节，其中也包括使用非手术的辅助治疗手段，如使用透明质酸凝胶填充剂用于软组织填充、肉毒毒素注射用于松弛眉的降肌和提肌。

7.2 眉的美学演变趋势

　　人们对眉的美学标准是随着时代变迁而不断变化的。要明白现在我们想要什么，就必须要认识到随着时间推移，眉部容量缺失、软组织下垂，还有符合面部比例的理想眉毛高度等的美学变化趋势。

7.2.1 眉的审美历史

　　眉部和上面部外形的理想标准，是随着流行趋势和理想人体审美的变化而变化的。眉的审美趋势最显著的变化在于女性眉毛，通常与眉的形状和眉毛密度有关。在蓬勃发展的 20 世纪 20 年代，名媛们更喜欢细如铅笔、眉尾向下倾斜的眉形，给人一种忧郁的感觉，这在当时很时髦。30 年代，细眉仍然很流行，但形状变成最高点靠近眉中心的圆拱形。第二次世界大战后，打扮和化妆的逐渐流行为眉的美学带来了进一步的变化。50年代，玛丽莲·梦露画着较之前流行而言稍粗的眉形，并用眉笔将其填充饱满，拱形位于眉的外1/3，接近于我们现在常见的眉形。近几十年眉毛的形状和轮廓的美学标准仍在持续变化。80年代，人们表现出对更加自然的上面部美学的追求（例如波姬·小丝）。20世纪90年代，人们更注重修饰和塑形（例如珍妮弗·洛佩兹）。如果说过去即是未来的印记，那么理想眉形仍会不断变化。对于眼面部整形外科医生，维持对这种趋势的敏锐度是义不容辞的（图7.2）。

7.2.2 容积及面部衰老

年轻态的眉外凸，从侧面看，上睑－眉复合体向前凸出（图7.3）。随着年龄的增长，继发于额骨吸收、ROOF萎缩以及软组织下垂，前凸逐渐消失。眉年轻化手术达到最佳效果的关键，是要考虑到眉的位置和三维形态。使用软组织填充剂或自体脂肪进行容积替代，应该是现代外科医生治疗手段的一部分。

7.2.3 眉的高度和比例

正如许多面部美学概念，考虑眉毛最佳位置时应注意比例协调性和年龄相适性。虽然和直觉相悖，但年轻态的眉毛位置相对较低，与相对较短、体积丰满的下睑－颊过渡区相适应。然而，手术实践发现，面部年轻化通常要通过眉的垂直提升来实现，因为衰老的眶骨适合相对高位的眉，来适应因衰老而变长的下睑－颊过渡区（图7.4）。换句话说，为了保持上睑美学单元和下睑美学单元的协调，衰

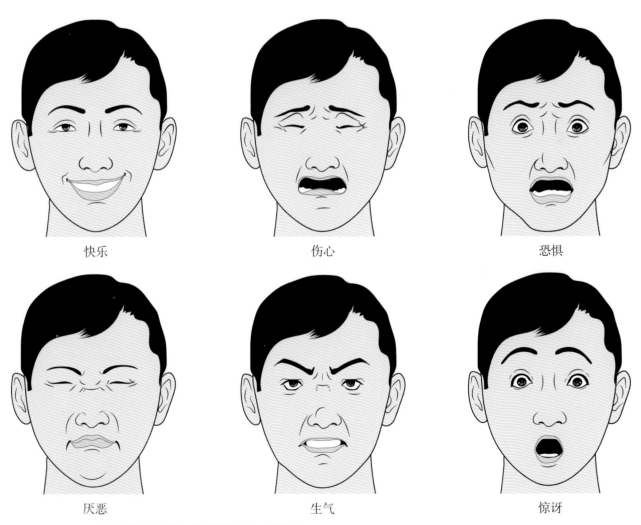

快乐　　　　　　　　　　伤心　　　　　　　　　　恐惧

厌恶　　　　　　　　　　生气　　　　　　　　　　惊讶

图7.1　图示眉毛的形状和外观在传达情绪方面的能力。

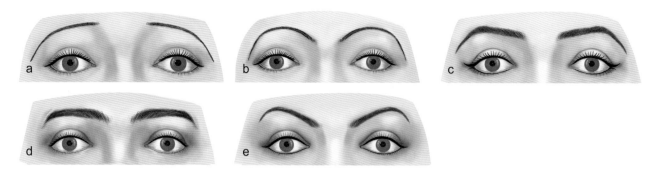

图 7.2　眉的审美趋势。a. 20 世纪 20 年代：纤细下斜的眉形。b. 20 世纪 30 年代：细而圆的眉形。c. 20 世纪 50 年代：浓密，用化妆品补妆，外侧呈拱形的眉形。d. 20 世纪 80 年代：缺少修饰的自然眉形。e. 20 世纪 90 年代：纤细，外侧拱形眉形。

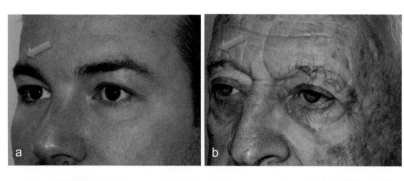

图 7.3　年轻与衰老眉形的三维分析。a. 斜面观显示年轻人眉毛轮廓呈丰满的凸出形。b. 相反，衰老的眉毛轮廓表现为继发于软组织萎缩、骨骼重塑和软组织下垂（眉基底部）而导致的凸度丧失。

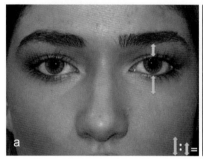 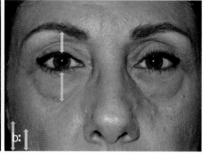

图 7.4　眉毛位置与年龄相关。a. 年轻态眉毛的位置相对较低。短的睑 – 眉过渡区与较短的下睑 – 颊过渡区相匹配。b. 相反，衰老的面部容许的眉毛位置更高，以便与随年龄增长而变长的下睑 – 颊过渡区保持审美上的协调。

老的面部得容许眉位置较高，从而在下睑 – 颊过渡区拉长的情况下，维持近似年轻态的比例[1]。美容外科医生在评估衰老面部美学的可改进潜力时，要在思想上重视该比例。外科医生应避免对年轻态的眉毛进行过度提升，当行美容性下睑成形术、缩短下睑 – 颊过渡区时，也要考虑到上睑 – 眉在视觉上的改变。

7.3 患者评估

手术成功的第一步是切实了解患者的期望。结合体格检查，明确就诊者是否确实有手术的需求以及选择哪种术式。应与患者讨论想要的眉毛形状和位置。回顾其年轻时的照片有助于选择手术方案，

将可能改变患者自身特质的风险降到最低。

7.3.1 既往史

- 之前的上面部手术史、外伤史，以及是否有面瘫？
- 当前及之前，面部神经毒素和填充剂的使用情况。
- 对女性患者来说，了解她是向上还是向下梳头发是很有必要的，这会影响到是否适合选择沿发际线的切口。
- 评估患者对术前存在的任何不对称的认知。
- 如果外科医生考虑可能需要神经毒素和（或）可注射的填充剂对术后效果进行优化，应对患者进行术后注射意愿评估。

- 如果选择可能影响感觉神经的术式，外科医生应评估患者对术后头皮感觉异常的承受力。

7.3.2 体格检查项目

- 术前存在双侧眉毛不对称？
- 眉的高度和形状（内侧 / 外侧眉下垂）。
- 由骨质和软组织容量流失所致的眉毛凸度丧失。
- 面神经功能减退？
- 头部和眉的毛发密度、厚度和形状。
- 发际线：高还是低？
- 眉部及睑部皮肤质地。
- 是否存在上睑下垂？

7.4 手术风险

- 患者不满意。

- 上面部神经损伤。
- 头皮感觉丧失。
- 双侧眉毛不对称。
- 血肿。
- 脱发。
- 明显的瘢痕。

7.5 选择最佳的手术方案 / 医生的决策

选择正确的手术方案比实际操作步骤本身更重要。理解每种入路的功能和局限性，有助于外科医生在咨询时对患者进行术前教育，使他们成为知情的同伴共同参与决策过程。通过理解每个手术入路的优缺点，结合患者个人意愿和解剖学特性，可以最小化患者术后不满意的可能性（图7.5 和表 7.1）。

表 7.1　眉整复方案概述

术式	对应章号	最佳适应证	性别	风险	合并眉外侧下垂	合并眉内侧下垂	美学标准对患者适用性
上睑切口眉提升术	9	• 健康的软组织 • 只需小幅提升	男 / 女	• 浅凹 • 缚束感	√	—	√
颞部切口眉提升	12	• 外侧眉毛完整 • 外侧眉下垂	男	瘢痕（低）	√	—	√
眉上切口眉提升	8	• 面神经麻痹	男 / 女	瘢痕（高）	√	√	—
额中部切口眉提升	10	• 前额深横纹 • 高额头	男 / 女	• 瘢痕（高） • 感觉异常	√	√	—
发际前冠状切口眉提升	11	• 高额头 • 头发浓密	男 / 女	• 瘢痕 • 感觉异常	√	√	√
发际后冠状切口眉提升	11	• 低额头 • 头发浓密	男 / 女	• 脱发 • 感觉异常	√	√	√
颞部发际前切口眉提升	12	• 头发朝前 • 颞侧长发际线	女	瘢痕（低）	√	—	√
颞部发际后切口眉提升	12	• 头发浓密	男 / 女	• 脱发 • 面神经损伤	√	—	√
颞部小切口眉提升联合填充剂填充	13	• 颞侧眉下垂 • 容量缺失	男 / 女	面神经损伤	√	—	√
内镜眉提升术	14	• 头发浓密 • 低额头	男 / 女	• 脱发 • 感觉异常 • 额神经损伤	√	√	√
脂肪填充	16	眼轮匝肌后及颞窝组织凹陷	男 / 女	• 外形不规则 • 视野缺损（罕见）	√	√	√
神经毒素	15	眼周组织下垂及皱纹	男 / 女	一过性上睑下垂	√	√	√
填充剂	15	眼轮匝肌后及颞窝组织凹陷	男 / 女	• 外形不规则 • 视野缺损（罕见）	√	√	√

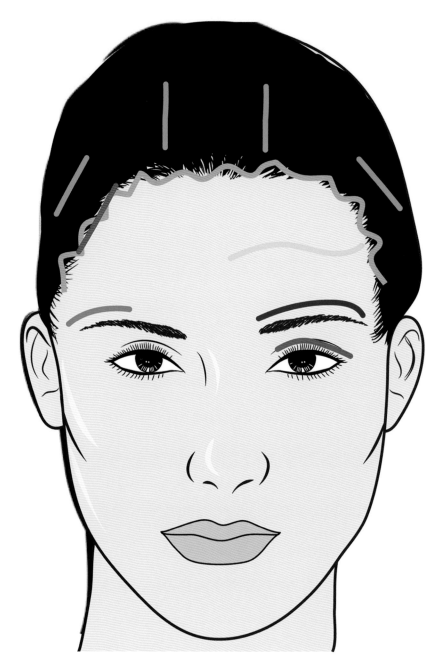

图 7.5　与眉和前额年轻化技术相关的皮肤切口。切口颜色与各自的手术名称相匹配，详见表 7.1。

7.6 专家建议

7.6.1 关于上睑的思考

为了使上睑 – 眉复合体比例最优化，大多数眉毛的年轻化手术可考虑同时行上睑成形术。如合并上睑下垂，也可同时治疗上睑下垂。

7.6.2 非手术辅助治疗的作用

对于行眉部年轻化手术后不愿意接受注射剂治疗的患者，必须提醒他们术后效果和维持时间可能存在一定局限性。可以考虑通过手术费用的折扣或把术后注射治疗包含在手术费内，来帮助患者了解恰当使用神经毒素和填充剂的好处。

7.6.3 不对称的调节

鉴别并拍照记录术前存在的任何眉部不对称。

- 观察面部表情活动中出现的任何不对称，并告知患者，面部的动态不对称通常无法通过静态应力治疗（如手术）来纠正。
- 注意，因同侧上睑下垂所致的代偿性抬眉而出现的眉毛不对称是可纠正的。
- 回顾术前照片，评估眉不对称是否年轻时就存在。

7.6.4 减少脱发

术中应避免直接烧灼毛囊根部，减少脱发风险。其他可采取的术中止血方法包括：药物止血（使用混合肾上腺素的局麻药）和外部手法压迫止血。

（李文琳　译，杨超　欧阳天祥　校）

参考文献

[1] Gulbitti HA, Bouman TK, Marten TJ, van der Lei B. The orbital oval balance principle: a morphometric clinical analysis. Plast Reconstr Surg. 2018;142 (4):451e-461e

8　直接眉提升术

Nathan W. Blessing, Wendy W. Lee

【摘　要】

　　直接眉提升术是一种行之有效的术式，可提高整个眉的水平位置（眉上全程切口直接眉提升术），也可单纯提高眉尾或颞侧眉毛（颞部直接眉提升术）。直接眉提升术的美学及功能适应证包括：改善上方视野；纠正错误表达的情绪（例如：颞侧眉下垂的悲伤感，内侧眉下垂的愤怒感，或全眉下垂的疲劳感／困倦感），使上面部在视觉上得到改善；缓解因皮肤过度松弛所致的睫毛下垂；减轻可致头痛的慢性额肌张力过高。直接眉提升术对所有患者都是有效的，虽然这种方法在技术上没有挑战性，但切口的设计和缝合达到能被患者接受的美学效果才是至关重要的。粗眉患者手术瘢痕易于隐藏，但即便使用了完美的缝合技术，术后瘢痕还是可以看到的。因此，只有和患者仔细讨论手术的风险、获益和患者的预期效果，并为可能出现的明显瘢痕制订明确的术后处理计划（包括辅助治疗或使用化妆品），才能进行手术。

【关键词】

　　眉下垂，直接眉提升术，颞部直接眉提升术

8.1　引言

　　尽管有很多手术方案可以提升下垂的眉毛，但这种被恰如其分地称为"直接眉提升术"的技术，可通过直接切除和缩短紧靠下垂眉毛上方的组织，治疗面部衰老或运动麻痹的后遗症[1]。直接眉提升术可沿眉部全长做切口，例如第Ⅶ对脑神经麻痹的案例；或如单纯颞侧眉下垂、颞侧皮肤悬垂和眉形不规则案例，可仅仅做眉的颞侧段切口。该术式能有效、持久地将眉毛提升到自然静息时位于眶上缘上方。明显的瘢痕是该手术的主要风险之一；因此，要获得满意的美容效果，患者的选择、术前咨询和可靠的手术技术是至关重要的。切口设计和仔细缝合十分重要。然而，再完美的缝合技术，切口处的瘢痕仍然可见，特别是有眉内侧段切口时，瘢痕更明显，因为眉内侧段皮肤更厚、皮脂腺更多。另一风险是眶上神经血管束和滑车上神经血管束感觉支受损，只要充分掌握局部解剖，在接近眉内侧区域时，在更浅的平面进行分离，可避免损伤的发生。

8.2　相关解剖

　　眉部由显眼的眉毛以及其与鼻子、前额、眼睑和颞部的关系来界定。眉头和眉中间段处毛囊向上倾斜，而颞侧 1/3 眉部毛囊更偏向垂直于皮肤[2, 3]（图 8.1）。从生物学上讲，眉和眉部毛发可以保护眼睛免受水汽、灰尘和皮屑的伤害，有助于保持视线清晰[4]。眉也是面部表情的重要组成部分，人们

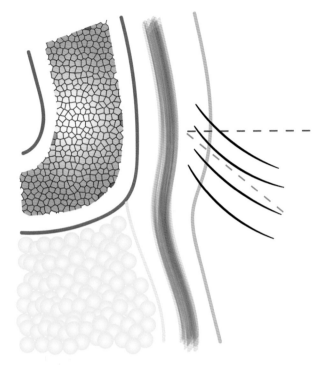

图 8.1 眉与邻近组织矢状面正常解剖关系：在眉的内侧和中间位置，毛囊生长方向相对皮肤呈一上斜面。在上述部位做垂直于皮肤的切口（红色虚线）往往会切断毛囊，导致切口下眉毛缺失。在毛囊范围内做向上倾斜的皮肤切口（绿色虚线）可最大限度地减少不必要的毛囊横断。上切口应与下切口斜面平行以便伤口对合良好。对于颞部直接眉提升术，因为毛囊垂直于皮肤（红色虚线），所以不需要做斜行切口。

可以随意地抬眉、降眉毛或皱眉来表达各种各样的情绪[5]。眉下垂会影响一个人的视线，并会无意中给人以疲劳或困倦的感觉（图 8.2a 和图 8.3a）。另外，眉头下垂给人以愤怒的感觉，而眉尾下垂则给人以悲伤的感觉[6]。

从解剖学上讲，眉区可由邻近的眼睑向眉过渡的几个明显变化来界定[7]。从皮肤医学角度看，从缺少皮下脂肪的薄层眼睑皮肤过渡到更厚、更多皮脂腺的眉部皮肤，并延续为额部皮肤。由睑部向额部逐渐增厚的皮下脂肪层将眉部皮肤和肌层分开，该肌层由环形眼眶轮匝肌（降眉的肌肉）过渡而来，向上移行为额肌（提眉的肌肉）。在眶上缘的弧形边缘上方，肌层下，还有一层额外的脂肪垫覆盖在骨膜前，它被称为眉脂肪垫或眼轮匝肌后脂肪垫（ROOF）。该脂肪垫使额部颞侧显得饱满，在女性美学上尤为重要[5]。

年轻态眉的正常静态位置平于或略高于眶上缘。眉头，或者说眉最内侧的部分，通常也是最粗的部分，始于鼻翼外侧缘垂线向上的延长线上。眉体，即眉中间部分，向外侧延伸直至形成拱形，并下斜延伸至眉尾，也就是眉最外侧的部分[8]。眉尾通常止于鼻翼外侧点至外眦连线的延长线上。男性和女性的正常眉形是不同的。男性的眉通常是平直的，无或有小的眉峰（图 8.4），女性的眉在外眦处向上拱起，凸显深层的眉脂肪垫[9]（图 8.4b）。

8.3 手术干预的目的、适应证和手术获益

直接眉提升术的主要目的是达到患者术后预期，可以是功能性的，也可以是美容性的，亦或两者兼备。

- 改善上方视野。
- 提升面部美感。
- 缓解睫毛上方眉部皮肤悬垂。
- 提眉离开眼睛，缓解额肌慢性过度紧张收缩，

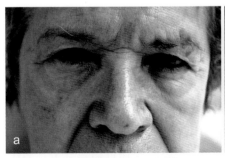
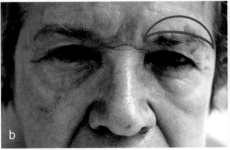
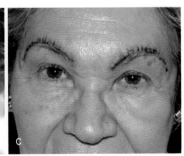

图 8.2 a. 老年女性，年龄相关性全眉下垂，静息状态下眉毛完全低于眶下缘。眉毛轮廓扁平，继发眼睑皮肤松弛。b. 标记眉上水平全长切口直接眉提升术案例，将全眉提升至眶缘上方，并恢复女性正常眉形。c. 术后 2 周随访照片示：眉毛高度和外形正常。没有切除眼睑皮肤。切口仍然有痂皮残留，但愈合良好。

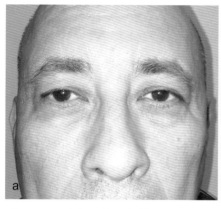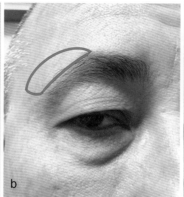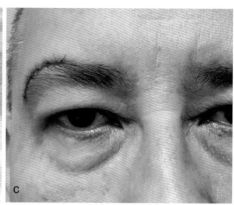

图 8.3　a. 中年男性，年龄相关性颞侧眉下垂。下垂的颞侧眉毛导致继发颞部皮肤松弛症，出现皮肤悬垂。b. 颞部直接眉提升术标记线案例，将颞侧眉毛提升至眶缘之上，重建正常平直的男性眉形。c. 术后 1 周拆线前照片示：眉毛已经恢复到正常的高度和形态，术后几乎没有水肿或瘀斑。

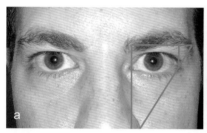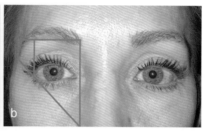

图 8.4　a. 男性正常眉形是平直的，位于或高于眶上缘。b. 女性正常眉形在颞侧更弯，且位置高于颞侧眶上缘。

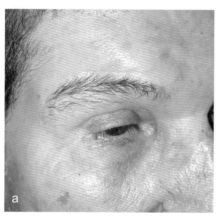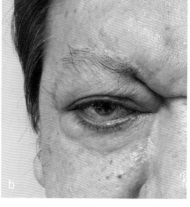

图 8.5　a、b. 愈合良好的颞部直接眉提升术切口（a）和眉上直接眉提升术切口（b），在眉毛上缘隐约可见。可以看出，眉上全长水平切口的内侧段瘢痕比中间及颞侧更明显（b）。

也有助于减轻额部头痛。

8.4　手术风险

- 感染。
- 出血。
- 疼痛。
- 明显瘢痕。
- 不对称。
- 男性眉的女性化。
- 过矫致持续性惊讶表情。

- 额部麻木。
- 需要进一步治疗。

8.5　术前思考和患者的选择

　　虽然直接眉提升术能够有效地提眉，但因其皮肤切口位于眉的上方，只能最小限度地隐藏切口瘢痕，且皮肤的厚度与术后发生瘢痕挛缩和凹陷的风险相关（图 8.5）。这与发际线切口眉提升术、眉内切口眉提升术、内镜眉提升术、头皮冠状切口眉提升术等相反，它们的切口隐藏在更加长而茂密的毛发中。经发际线眉提升术也有出现明显瘢痕的风险，但这能通过有利于毛发生长的切口来改进，可以通过促进毛发生长或者发型修饰来掩盖切口。眉上切口直接眉提升术特别适用于眉粗而浓的患者，因为眉上缘的眉毛可以掩盖皮肤切口。当患者因所喜欢的发型或缺乏头发可能使皮肤切口瘢痕更加明显时，在所有可选的眉提升术中，直接眉提升术是更好的选择。该术式通常适合自然浓眉、有脱发的男性患者。特别是一些愿意用化妆品或永久性文眉覆盖手术瘢痕的女性患者，也非常适合这种术式。

术前与患者讨论的内容应包括：产生明显瘢痕的风险、眉提升的建议高度和外形。虽然男性自然眉形是平直的，但眉上切口直接眉提升术需要行拱形切开以达到提升眉毛的效果，这可能会导致眉毛外形呈更高的拱形。对于女性来说，即便是想要拱形眉，这种眉形在外观上可能不自然，而且为了使眉充分提升，必须切除大量的组织，可能导致一直表现为惊讶的表情。

因为颞侧段眉的皮肤通常较薄，皮脂腺较少，颞部小切口直接眉提升术可以减少瘢痕挛缩和凹陷的风险。此外，由于颞侧眉下垂往往会出现功能受限，颞侧皮肤悬垂会遮挡外周视野，同时眉形不自然也会影响美观。对男性和女性来说，与眉上切口直接眉提升术形成一个不自然的拱形所不同的是，颞部切口直接眉提升术可以通过切除更多组织来恢复男性正常平直眉形和女性外侧高拱眉形。

8.6 知情同意

知情同意书应包括对上述解释和罗列的风险、益处和预期的论述。可用一些小段医用胶带和镜子为患者模拟大致的术后效果。

8.7 相对禁忌证

- 局部皮肤活动性感染或炎症。
- 近期面部皮肤癌病史。
- 不能暂停的全身抗凝。

- 这取决于医生对术中出血和术后血肿形成的风险的容忍度。出血过多可能导致电凝使用过度以及切口下眉毛丢失，使术后瘢痕更加明显。
- 近期曾行上面部肉毒毒素注射（近3~4个月）。

8.8 手术步骤

手术可在有设备的门诊办公室或可移动的外科手术中心进行。

8.8.1 器械

- 记号笔。
- 尺子和（或）卡尺。
- 局部麻醉：2% 利多卡因 +1∶100 000 肾上腺素（每侧 3~5 mL）。
  - 可加入布比卡因、罗哌卡因、碳酸氢盐和（或）透明质酸酶。
- Castroviejo 带锁持针器。
- 镊子（0.3 mm 和 0.5 mm）。
- Westcott 和（或）Stevens 组织剪。
  - 单极针式电凝（可选）。
- 缝线：
  - 4-0 或 5-0 可吸收线 [如 polyglactin 910 缝线（Vicryl）或铬制肠线]。
  - 6-0 不可吸收线 [如聚丙烯线（Prolene）或尼龙线]。

8.8.2 术前核查

- 知情同意书已签署。
- 器械可以使用。
- 患者表示对手术过程及术后预期效果有清晰的理解。
- 术前拍照记录及视野检查。
- 抗凝治疗管理（如有必要）。

8.8.3 手术技术

直接眉提升术可在局部麻醉下快速、高效完

成，只需很少的器械，出血的风险很小。这对那些不能或不愿接受其他需要全身麻醉的大范围眉提升术的患者是有利的。手术过程中最关键的部分包括切口标记、切口构建 / 缝合。

- 术前用药：术前 30 分钟可予对乙酰氨基酚 / 可待因 300 mg/30 mg，或氢可酮 / 对乙酰氨基酚 5 mg/325 mg 和地西泮 5 mg 或劳拉西泮 1 mg。
- 仰卧位或坐位标记切口。
  - 下切口标记线画在上两到三排眉毛中。
    - 眉上全长切口直接眉提升术标记线始于眉头（图 8.2b）。
    - 颞部直接眉提升术切口标记线始于眉的颞侧 1/3 处，此处为眉尾下斜处（图 8.3b）。
  - 上切口标记线可用两种方法来定位。最高点应在外眦角上方，上下切口线在两端分别形成椭圆形。
    - 用手将眉毛抬高到所希望的术后位置：①将记号笔停留在下标记线处；②松开眉毛，使其恢复至静态位置；③此时在记号笔下的皮肤位置即为标记处。
    - 根据眉部解剖特性估计：上切口线的长度通常大于一个眉宽，也即长于下切口线。
- 将局麻药物注入标记区，用 4 cm×4 cm 纱布加压使局麻药浸润，等待 5~10 分钟，使组织充分麻醉、肾上腺素止血效应起效。
- 皮肤切口：
  - 眉头和眉体处毛囊向上斜行生长。下切口应上倾斜 45°防止横向切断毛囊而发生继发脱发，脱发会导致切口瘢痕更加明显。上切口应与下切口斜面平行以便伤口对合良好（图 8.1）。
  - 眉颞侧段毛囊垂直于皮肤，单纯眉颞侧切口可垂直于皮肤。
  - 可以使用电凝，但应避免灼烧下切口边缘的皮肤浅层，避免破坏毛囊。
  - 下标记线切口要从标记的一头到另一头连续、流畅、锐性切开皮肤和皮下脂肪。可

以使用刀片或电刀再次划开，以加深切口，至少到达肌层或深达骨膜。
  - 用同样的方法切开上切口。
- 提拉皮瓣：
  - 可用钝头外科手术剪，如 Westcott 或 Stevens 组织间剪或单极电凝分离皮瓣。
  - 皮瓣的提拉平面可在肌层或骨膜浅面。
  - 有些医生会切除肌肉全层，为防伤口卷曲以及增加提眉高度，但这不是必需的。
    - 这有可能增加骨膜和肌层之间 V_1 感觉神经纤维损伤及大口径血管出血的风险。
    - 可在较浅的平面（浅脂肪层或浅肌层）剥离内侧皮瓣，以减少前额麻木或过多出血的风险。
- 逐层缝合切口：
  - 肌肉或肌肉浅层组织：4-0 或 5-0 polyglactin 910 缝线（Vicryl）或铬制肠线间断缝合。
  - 皮下脂肪：4-0 或 5-0 polyglactin 910 缝线（Vicryl）或铬制肠线间断埋线缝合。
  - 皮肤：间断或连续缝合 [6-0 聚丙烯线（Prolere）或尼龙线]。
    - 对切口进行适当的外翻缝合，对避免瘢痕凹陷是至关重要的：①垂直褥式缝合；②连续锁边缝合；③连续水平褥式缝合。

8.8.4 专家建议

- 始终应将眉毛作为上面部一个功能亚单位进行评估；伴随的原发性皮肤松弛症和上睑下垂应同时进行诊治。
- 接受上面部肉毒杆菌毒素治疗的患者应在肌肉功能完全恢复时进行评估和治疗，以便获得预期术后效果。
- 当对男性患者行全长眉提升术时，应注意该术式的广泛提升所塑造的可能是女性眉形。
- 切开前仔细复核所有标记的对称性和外形。
- 颞部标记线向外呈低弯度的 S 形展开，构成颞部至眉尾标记区，以便使颞部眉毛上抬更多。

- 坐位做标记可以适当补偿重力所致软组织下垂的影响。
- 为了提高效率，在正式的皮肤准备和铺单之前，可以使用异丙醇纱垫完成快速准备后注射局部麻醉剂。
- 滑车上、眶上神经血管束距眶缘中线分别约17 mm 和 27 mm，附近常可扪及眶上切迹。
  - 这些标记可以作为剥离层次维持在肌层浅面的提示。

8.8.5 术后护理

- 1 周内避免用力抬眉、皱眉和牵拉眉部。
- 术后第 1 天洗澡要从颈部往下洗；术后 2 周内应避免游泳或将头部浸入水中。
- 术后 48 小时内，清醒状态下每 15~20 分钟交替冰敷 / 休息。
- 多枕几个枕头睡觉有助于减轻术后水肿。
- 伤口应保持清洁和干燥，涂抹抗生素眼膏（如杆菌肽、新霉素 / 地塞米松、红霉素），3~4 次 / 天。
- 通过冰敷及每 6 小时 1 次服用对乙酰氨基酚500~1 000 mg 来进行疼痛管理。
- 全身抗凝药可在 24~48 小时内恢复。
- 术后 1 周拆线。
- 为避免被永久染色，避免使用带颜色的化妆品至少 2 周。

- 防晒 6 个月。

8.9 并发症及其处理

该手术的术后并发症大多是因为医患之间缺乏沟通造成的。应将知情同意书给到每位患者，并在术前、术后反复强调。术后当晚或早上给患者打电话，有助于安抚患者，及时发现存在的误会，避免发展成为问题。仍然遗留眉下垂的情况并不常见，但可在 4~6 周后进行修复。通常会合并潜在的原发性上睑皮肤松弛，可行眼睑成形术治疗。该手术最常见的不良预后是出现肉眼可见的瘢痕，对瘢痕的风险管理在术前讨论时就要开始。几乎所有的患者术后 4~6 个月都会残留一条肉眼可见的线（呈红色，逐渐消失为淡白色）。这条线在几周后可以通过化妆来遮盖。术后 6 个月患者应注意避免阳光照射，以防止炎症后色素沉着和瘢痕增生。在术后 1~2 周局部使用霜剂和凝胶（含山金车酊、生长因子、抗氧化剂和维生素 C 等成分）有助于瘢痕修复。术前即开始口服山金车酊，术后最初的几周只要存在淤青、肿胀，可以继续口服。局部硅胶贴也可以最大限度减少瘢痕。如有必要，无论是消融或行非消融性激光治疗，都可用来刺激胶原蛋白以及改善瘢痕外观。极少出现需要直接手术切除重建的过于明显的瘢痕。

（李文琳　译，杨超　欧阳天祥　校）

参考文献

[1] Booth AJ, Murray A, Tyers AG. The direct brow lift: efficacy, complications, and patient satisfaction. Br J Ophthalmol. 2004; 88(5):688–691

[2] Kersten RC, Kulwin DR. Direct, midforehead, and pretrichial browplasty. In: Tse DT, ed. Color Atlas of Oculoplastic Surgery. Philadelphia, PA: Wolters Kluwer Health/Lippincott Williams & Wilkins; 2011

[3] May M, Levine RE, Patel BC, Anderson RL. Eye reanimation techniques. In: May M, Schaitkin BM, eds. Facial Paralysis: Rehabilitation Techniques. New York, NY: Thieme; 2003

[4] Nguyen JV. The biology, structure, and function of eyebrow hair. J Drugs Dermatol. 2014; 13(1) Suppl: s12–s16

[5] Knize DM. Anatomic concepts for brow lift procedures. Plast Reconstr Surg. 2009; 124(6):2118–2126

[6] Knoll BI, Attkiss KJ, Persing JA. The influence of forehead, brow, and periorbital aesthetics on perceived expression in the youthful face. Plast Reconstr Surg. 2008; 121(5):1793–1802

[7] Lemke BN, Stasior OG. The anatomy of eyebrow ptosis. Arch Ophthalmol. 1982; 100(6):981–986

[8] Gunter JP, Antrobus SD. Aesthetic analysis of the eyebrows. Plast Reconstr Surg. 1997; 99(7):1808–1816

[9] Goldstein SM, Katowitz JA. The male eyebrow: a topographic anatomic analysis. Ophthal Plast Reconstr Surg. 2005; 21(4):285–291

9 上睑切口眉提升术

Ana F. Duarte, Alice V. Pereira, Juan A. Delgado, Martín H. Devoto

【摘　要】

　　上睑切口内部眉提升术的流行始于1982年首次报道之后。该术式经重睑线切口提眉并维持术后眉毛高度的稳定性。该手术还可减少眼睑皮肤和软组织去除导致的上睑成形术后颞侧眉下垂。手术安全、快速、效果持久，不需要昂贵的设备和额外切口。

【关键词】

　　眉下垂，眉固定术，上睑成形术，眉提升术

9.1 引言

　　评估上面部的美学和功能，需仔细理解上面部-眉-睑的连续统一体概念。什么是理想的眉形——这一问题一直备受争论[1]。为了改善手术提升效果，应结合面部整体轮廓、年龄、性别和种族对每个患者进行个性化评估[2-4]。虽然患者可能仅对眼睑或眉的问题提出诉求，但彻底的上面部年轻化手术，有必要同时对眉和眼睑进行评估。同时矫正眉下垂以及合并的原发性皮肤松弛或上睑下垂，可以减少代偿性额肌收缩，若不同时解决上述合并症，则可能加重眉下垂（图9.1）[5]。

　　利用重睑线切口眉提升术治疗眉下垂的优点是：瘢痕隐蔽，仅需标准的重睑成形术切口，无需额外辅助切口；无需进行额部组织扩大分离，所需手术和恢复时间增加有限[6-12]。该术式可治疗眉外侧下垂，甚至能实现轻度到中度眉提升效果（图9.2）。眉内侧提升术也可使用同一切口，通过削弱降眉的肌肉，使额肌活动不受降肌限制[9, 10]。更多优点还包括：设备成本最小、学习曲线更短、神经血管损伤风险更低（因直视下操作）[7, 8, 13]。该手术的美容效果可媲美更加激进的手术技术，且能最大

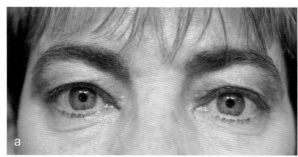
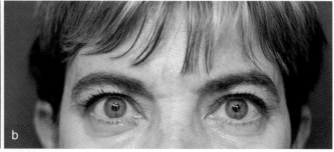

图9.1　a、b. 术前（a）和术后（b）照片显示单独行双侧上睑成形术后诱发轻度眉下垂。

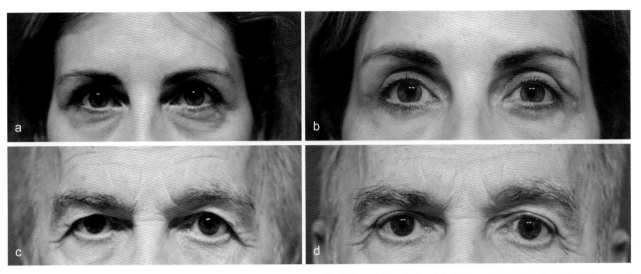

图 9.2　a~d. 一名女性患者（上图）和一名男性（下图）患者行双侧上睑成形术联合双侧眉提升术的术前（a、c）和术后（b、d）效果。

限度地减少并发症[8-12]。

重睑线切口眉提升术的缺点包括：提眉程度有限；与直接眉提升术、额中部切口眉提升术、头皮冠状切口眉提升术、内镜眉提升术等相比，其长期效果有待商榷[14, 15]。如果涉及眉内侧，有眶上神经及滑车上神经血管束损伤的风险[10]。笔者将在本章讨论重睑线切口眉提升术的手术入路。

9.2　上面部连续统一体的解剖考量

眉和上睑应视为一个连续统一体[1]。行上睑成形术的患者，应评估眉的位置和形状，因为眉下垂可能是导致术后眼睑皮肤冗余以及患者对术后效果不满意的重要原因[16]。识别有无外侧和（或）内侧组织的影响因素导致眉下垂很重要，因果关系不同，矫正措施也不同。此外，保持对当代美学思潮的认知也很重要：女性眉外侧呈拱形，略高于眶上缘几毫米[3]；而男性眉平直，且同眶缘等高[4]。同时要注意眉部的饱满度，特别是 ROOF 的位置和体积。如果有行眉提升术的指征，但尚未实施手术，那么应与患者讨论，眼睑成形术后因额肌代偿性收缩减少，可能诱发眉下垂。老年患者年轻时的照片是一个很好的标杆，可借鉴照片评估定位眉抬高的位置。

9.3　干预目标

- 维持眉毛的稳定性。
- 治疗上睑成形术患者出现的轻度至中度颞侧眉下垂。

9.4　手术风险

- 过度矫正或矫正不足。
- 不对称。
- 眉下垂复发。
- 出血。
- 感染。
- 暂时性水肿。
- 眼睑、额、头皮感觉麻木。
- 暂时性眼睑闭合不全。
- 眉毛轮廓畸形。
- 皮肤凹陷。
- 因眶上神经及滑车上神经损伤致长期额部感觉障碍。
- 面神经颞支损伤致持续眉下垂。

9.5 手术获益

- 与标准上睑成形术切口相同。
- 分离组织范围有限。
- 手术操作快速。
- 恢复时间与上睑成形术相同。
- 与颞部或头皮冠状切口眉提升术相比，并发症发生率更低。
- 本手术可用于头发稀疏或秃发的患者。
- 额外成本降到最低。

9.6 知情同意

眉提升术并发症对患者和外科医生的影响可能是深远的。如果在术前对手术过程、风险、获益以及解决问题的替代方案进行了充分的讨论，会更容易处理患者术后的不满。患者应该认识到可能需要增加额外的手术和经济支出。

9.7 适应证

- 进行上睑成形术且合并轻度至中度颞侧眉下垂的患者[11]。
- 高发际线或额部偏长伴轻度至中度颞侧眉下垂的患者[11]。
- 全身健康状况更适合局部麻醉手术的患者[17]。

9.8 禁忌证

- 需要大幅度提升的严重眉下垂[10, 14, 18]。
- 希望治疗明显的额横纹或额部皮肤冗余的患者[18]。
- 对于皮肤很厚的患者，本术式这种微创技术效果较差。
- 皮肤和 ROOF 层非常薄的患者，本术式产生凹陷的风险更高。

9.9 患者评估

良好的术前评估对于获得术后优良外观是非常必要的。重点关注患者的既往史、眼科病史和体格检查。

9.9.1 既往史

应在术前记录并治疗全身性疾病如高血压、糖尿病、甲状腺功能障碍、过敏、自身免疫性疾病和血液病等。

- 甲状腺眼病至少连续 6 个月处于非活动期。
- 应在术前记录并停用抗血小板药物（如阿司匹林、氯吡格雷和非甾体抗炎药）、抗凝剂（肝素和华法林）和补药。

9.9.2 眼科病史

全面了解眼科病史，对于避免眉提升术后"触雷"很重要。

- 既往面部手术和非手术治疗史，特别注意神经调节剂和填充剂的使用。
  - 接受这些治疗的患者应有 3~6 个月等待期，才能评估眉毛的基线和眼睑位置。
- 应询问是否有屈光手术史或干眼症，干眼会影响术后的舒适度和患者满意度。

9.9.3 眼科检查

每次行眉及眼睑提升术前，都应完善眼科检查，包括视力、眼球运动、裂隙灯检查和泪膜状态。对于角膜染色阳性、Bell 现象缺失、睑裂闭合不全或泪液分泌减少的患者，应慎行手术。

9.9.4 解剖评估：眼睑和眉亚单位

评估上面部统一体时，必须单独仔细观察每一个亚单位。

眼睑
- 术前在眉中立位时，评估上睑缘 - 瞳孔反射距离（MRD1）、睑缘－折痕距离、睑缘－皱褶距离，分别用于辨别是否并发上睑下垂或任何先前存在睑缘、折痕、皱褶等的不对称。

- 用手指上提眉部和不上提的情况下，分别评估眼睑悬垂超过睑缘的程度。
- 应注意凸出的内侧团和中央团腱膜前脂肪垫。
- 应识别存在的泪腺脱垂。
- 应记录存在的眶周不对称。

眉

- 是否存在眉下垂、其严重程度以及下垂类型，由静息状态下额肌和眉间肌肉的力量来决定，检查者通过手指轻轻向下施压的方式来评估。
  - 内侧、中部、外侧眉下垂时应做好标记。
  - 角膜下缘至眉毛下缘距离（ILB）是量化眉下垂的有效指标。
- 应注意眉毛位置不对称的原因。除原发性皮肤松弛症/单侧/不对称性眉下垂外，还应鉴别是否有眼睑退缩、潜在的骨不对称、既往外伤或手术史、面神经麻痹、优势眼等因素[19]。
- 如果有眉毛被拔除的情况，则很难判断确切的眉毛下缘。
  - 触诊眉部脂肪及眉与眼睑皮肤的过渡有益于眉亚单位评估。
  - 当眉毛位置低于眶上缘，或 ILB < 20 mm，则存在眉下垂[20]。

9.10 术前核查

- 充分理解患者要矫正的问题所在和期望效果，并记录在病历中。
- 应将完善的术前评估记录在案。
- 术前照相对于制订手术计划、记录术前术后效果非常重要。标准化照明条件，素颜，固定患者和摄影师之间的距离，便于进行更准确的回顾性比较。正面拍摄平视、向下注视、向上注视的全景和特写照片，以及在侧位和（或）斜位拍摄上述动作照片，恰当记录上面部区域特征。

- 核查清单：
  - 签署记录了手术风险、获益和手术替代方案的知情同意书。
  - 确认符合手术指征。
  - 与麻醉医师一起复核麻醉方案。应在术前咨询时与患者讨论好麻醉方案。
    - 上睑成形术联合上睑切口眉提升术，可在局部麻醉联合少量口服药物镇静下实施。
    - 如果患者在感到焦虑或选择不在清醒状态下进行手术，可以选择静脉镇静或全身麻醉。

9.11 手术步骤

手术可以在诊所手术间、门诊手术中心或医院内进行。

9.11.1 所需器械

所需器械同上睑成形术类似。

- 弯组织剪（Westcott 剪）。
- 有齿和无齿镊。
- 持针器。
- Freer 骨膜剥离器。
- Catspaw 和 Desmarres 拉钩。
- 测量卡尺。
- 手术刀柄，装有 15 号刀片。
- 单极电凝（带 Colorado 或类 Colorado 的显微解剖针）。

9.11.2 缝线

- 4-0 聚乳酸 910 缝线（Ethicon Vicryl），带 P-3 号针。
- 6-0 聚丙烯线（Ethicon Prolene）。

9.11.3 手术技术

本手术是通过上睑成形术切口实施眉固定。

- 取患者坐位做术前标记。
  - 用手指将眉毛提升到理想位置，将尺子置于眉峰，测量松手时眉毛下降数值。同样方式在眉头进行测量和标记。
  - 另一个标记位于眉尾，用以提高眉的外侧 1/3（图 9.3）。
  - 第三个标记用于眶上切迹的定位。
  - 最后一个标记是标准上眼睑成形术切口标记，务必考虑眉毛的最终位置。
- 依次行双眼滴丙帕卡因、注射麻药及使用聚维酮碘做面部消毒。

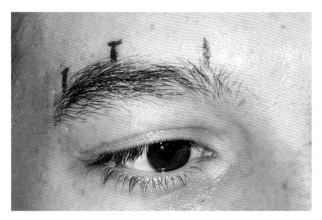

图 9.3 术前标记。眉外侧段各个点上的标记表示预期提眉的高度。在眉内侧段标记眶上切迹位置。

- 术区注射 1∶5 麻醉混合剂（含肾上腺素的 2% 利多卡因∶无菌生理盐水）有助于减轻麻醉浸润过程中的疼痛。
  - 在眼睑及眉区，高浓度的局部麻醉剂 [含肾上腺素的 2% 利多卡因和（或）0.75% 布比卡因] 可能更易渗透（图 9.4a）。
- 行双侧标准上睑成形术[21]。
- 使用钝头剪或单极电凝于眼轮匝肌下平面分离至眶缘（图 9.4b）。
- 用 Stevens 剪，以垂直和水平撑开动作钝性分离 ROOF 浅层（图 9.4c）。
  - 目的是在外侧眶上缘上方 1.5~2 cm 处形成囊袋；注意鼻侧，不要扩大至术前标记的眶上神经血管束处。
- 有报道称修薄眉部脂肪可使丰满的外侧眉毛变薄[22]。但笔者不愿意这样做，因为笔者相信，眉部脂肪对于维持眉部更自然和年轻态的容积和轮廓很重要。
- 如果眉内侧下垂明显，可以释放 / 分离内侧降眉的肌肉（皱眉肌、降眉肌、降眉间肌）[5, 10]。
  - 使用剪刀撑开分离技术，保持在眼轮匝肌下平面进行分离，直至识别出皱眉肌、降眉肌、降眉间肌。

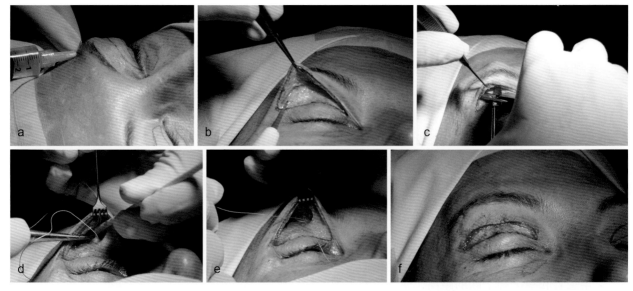

图 9.4 眼睑切口眉提升术。a. 上睑及眉部局部浸润麻醉。b. 上睑成形术后，在眼轮匝肌下平面剥离至眶缘。c. 用 Stevens 剪撑开法，在 ROOF 浅层钝性剥离。d. 将 4-0 Vicryl 缝线经皮穿入囊袋状解剖平面，穿过眶上缘 ROOF、骨膜和眉下组织。e. 将缝线从皮肤拉入解剖平面并打结。第二个缝合点可位于第一针外侧。f. 缝合眼睑成形术切口。

分离过程尽量仔细，减少对眶上、滑车上神经血管束的损伤，避免出现感觉异常。

用电凝和剪刀一点一点地松解，选择性离断肌肉。

- 注意：肌肉破坏太多可能会扩大眉间距，不符合审美。

• 将 4-0 聚乳酸 910 缝线，经先前眉的皮肤标记点皮下进入解剖分离平面。在眶上缘处穿过 ROOF，与期望的眉提升位置对应水平的骨膜相缝合（图 9.4d）。接着，缝针穿经眼轮匝肌和眉下组织，将缝线末端从皮肤拉入分离的囊袋。根据需要，可于第一针外侧，采用相同方式加缝第二针。

• 分别将两根荷包缝线打结（图 9.4e）。

应注意不要连带皮肤，否则会出现显眼的皮肤凹陷。

• 目前已有几种不同变型的眼睑成形术联合眉提升术的报道。Burroughs 的技术，注重削弱降眉的肌肉力量，达到自然的提眉，但提升量有限[5]。曾经还提到过一种锚定在额骨的可吸收的固定器（Endotine，Coapt Systems，Palo Alto，CA）作为缝线的替代品[23]。

• 用 6-0 Prolene 缝线缝合眼睑切口（图 9.4f）。

• 图 9.2 可看到典型的术后效果。

9.12 专家建议

• 眉不要抬得太高，尤其对眼窝深的患者，这点很重要，因为眉过高可能会使眶缘突显，在眼睑上部形成深沟，并且呈现惊讶的、美学上令人不舒服的表情[24]。

• 应避免明显的高度上的不对称，这可能会造成奇怪的面部表情[25]。

• 眉的最终形态和它的高度一样重要。始终要考虑患者的性别、年龄和面部特征，根据需要提升的部位（外侧、中央和内侧），选择最佳方案。

拱形眉对男性而言是不自然的。

最高点位于眉内侧，会呈"惊讶"面容。

与内侧的眉头相比，外侧的眉尾过高，呈现为愤怒的表情[24]。

9.13 术后护理

• 床头升高 30°。

• 术后 48 小时内，每 2 小时冰敷 15 分钟。

• 眼部润滑剂滴眼、抗菌素软膏涂抹上睑成形术切口，规律使用 1 周。

• 术后 1 个月佩戴太阳镜，避免阳光直射，以防眯眼。

• 讨论术后早期可能出现的情况，包括淤青、肿胀、红肿或眉固定术缝合处疼痛。

9.14 并发症及其处理

并发症不常见，精细操作可避免并发症，治疗也很简单[10, 13]。

9.14.1 出血

明显的出血可能来自颞浅动脉、眶上动脉和滑车上动脉。血肿很少见，小血肿会随着时间推移被吸收。明显增大的血肿，应行手术引流、灼烧出血的血管止血[13]。曾有报道，因上斜肌滑车附近的血肿而引起暂时性复视[26]。术前适当注射局麻药肾上腺素混合剂，术中严密止血，术后护理（抬高头部，冰敷，血压控制），可以减少出血风险。

9.14.2 感染

感染很罕见，外用抗生素可治疗浅表切口感染，外用和口服抗生素联合使用可治疗深部组织感染。如治疗后感染未好转，有必要行菌群培养和组织活检，以排除非典型分枝杆菌或对最初治疗方案不敏感的微生物。

9.14.3 神经损伤

可能发生的神经损伤，通常是暂时性的，是由于麻醉浸润、麻药直接注射到神经、钝性剥离、神经鞘水肿、术中过度牵拉或烧灼造成的[10, 13, 22]。

感觉神经损伤

离断内侧降眉的肌肉时，可预见会出现滑车上、眶上神经分支的暂时性麻痹，一般 2~3 周内会恢复感觉。

运动神经损伤

面神经颞支损伤是眉提升术中最令人担忧的局部并发症[13]。了解第 Ⅶ 对脑神经的解剖，小心牵拉和解剖组织，可使损伤风险降到最低[8]。

- 如出现面神经颞支瘫痪，在观察等待期间，安慰患者、经常随访很重要。
- 神经调节剂肉毒杆菌毒素可用于对侧眉区，改善对称度，直到神经功能恢复。
- 如果几周后运动功能未恢复，有必要进行神经传导功能检查。

9.14.4　术后睑裂闭合不全和干眼

如出现睑裂闭合不全或眼轮匝肌张力下降，建议术后使用眼部润滑剂，直至眼部不适症状消失。

9.14.5　遗存美学畸形

修复手术最常见的原因是遗存或复发性美学畸形。

矫正不足

大多数情况下，由于选择不恰当的眉提升技术，导致手术效果低于预期[10, 14, 27]。随时间推移，手术效果会逐渐减弱，可采取简单预防措施，如术后第一个月，眶外侧眼轮匝肌注射肉毒杆菌毒素，或使用太阳镜和避免阳光直射以防止眯眼[10, 13]。

过度矫正

过度离断眉内侧降眉的肌肉，可导致眉间距增宽、眉头抬高，同时伴有眉间轮廓缺陷，形成长期呈惊讶表情的不良眉型[24]。

- 轻症病例中，额中部注射肉毒杆菌毒素或有助于改善症状。
- 如缺陷明显，可手术降低眉的内侧段。如果该现象是由于眉外侧段较眉内侧段提升不足所致，则可能需再次行单独的外侧眉提升术。

眉不对称

一些患者在术前就有双侧眉不对称，许多人在术后仍会保持这种不对称。如术前无不对称，可能与缝合位置不当有关，可能需要再次手术矫正。

9.14.6　皮肤凹陷

将眉进行深部缝合固定，以提供持久的固定和稳定性，同时具有良好的软组织活动度。缝合过浅可能导致皮肤凹陷或糜烂。按摩可减轻皮肤凹陷。如不能缓解，则可能需要手术治疗。

9.15　总结

上睑切口眉提升术是一种在技术上直接、快速稳定眉及中度提眉的方案。它是标准上睑成形术的一个很好的附加方案，利用同一切口改善上面部的美学外观。

（李文琳　译，杨超　欧阳天祥　校）

━━━━━━ ● 参考文献 ● ━━━━━━

[1] Lam VB, Czyz CN, Wulc AE. The brow-eyelid continuum: an anatomic perspective. Clin Plast Surg. 2013; 40(1):1–19

[2] Kunjur J, Sabesan T, Ilankovan V. Anthropometric analysis of eyebrows and eyelids: an inter-racial study. Br J Oral Maxillofac Surg. 2006; 44(2):89–93

[3] Codner MA, Kikkawa DO, Korn BS, Pacella SJ. Blepharoplasty and brow lift. Plast Reconstr Surg. 2010; 126(1):1e–17e

[4] Clevens RA. Rejuvenation of the male brow. Facial Plast Surg Clin North Am. 2008; 16(3):299–312, vi

[5] Burroughs JR, Bearden WH, Anderson RL, McCann

JD. Internal brow elevation at blepharoplasty. Arch Facial Plast Surg. 2006; 8(1):36–41

[6] Zandi A, Ranjbar-Omidi B, Pourazizi M. Temporal brow lift vs internal browpexy in females undergoing upper blepharoplasty: Effects on lateral brow lifting. J Cosmet Dermatol. 2018; 17(5):855–861

[7] Cohen BD, Reiffel AJ, Spinelli HM. Browpexy through the upper lid (BUL): a new technique of lifting the brow with a standard blepharoplasty incision. Aesthet Surg J. 2011; 31(2):163–169

[8] Cintra HP, Basile FV. Transpalpebral brow lifting. Clin Plast Surg. 2008; 35(3): 381–392, discussion 379

[9] Mokhtarzadeh A, Massry GG, Bitrian E, Harrison AR. Quantitative efficacy of external and internal browpexy performed in conjunction with blepharoplasty. Orbit. 2017; 36(2):102–109

[10] Georgescu D, Anderson RL, McCann JD. Brow ptosis correction: a comparison of five techniques. Facial Plast Surg. 2010; 26(3):186–192

[11] Nahai FR. The varied options in brow lifting. Clin Plast Surg. 2013; 40(1):101–104

[12] Ramirez OM. Transblepharoplasty forehead lift and upper face rejuvenation. Ann Plast Surg. 1996; 37(6):577–584

[13] Langsdon PR, Metzinger SE, Glickstein JS, Armstrong DL. Transblepharoplasty brow suspension: an expanded role. Ann Plast Surg. 2008; 60(1):2–5

[14] Pedroza F, dos Anjos GC, Bedoya M, Rivera M. Update on brow and forehead lifting. Curr Opin Otolaryngol Head Neck Surg. 2006; 14(4):283–288

[15] Slivinskis IB, Faiwichow L, Lemos Dias FC. Transpalpebral approach to the corrugator supercilii and procerus muscles. Plast Reconstr Surg. 2000; 105(2): 803–804

[16] Lemke BN, Stasior OG. The anatomy of eyebrow ptosis. Arch Ophthalmol. 1982; 100(6):981–986

[17] Almousa R, Amrith S, Sundar G. Browlift—a South East Asian experience. Orbit. 2009; 28(6):347–353

[18] Leopizzi G. A transpalpebral approach to treatment of eyebrow ptosis. Aesthetic Plast Surg. 1999; 23(2):125–130

[19] Shah CT, Nguyen EV, Hassan AS. Asymmetric eyebrow elevation and its association with ocular dominance. Ophthal Plast Reconstr Surg. 2012; 28(1): 50–53

[20] Putterman A. Evaluation of the cosmetic oculoplastic surgery patient. In: Cosmetic Oculoplastic Surgery. New York, NY: Grune & Stratton, Inc; 1982:11–26

[21] Zoumalan CI, Roostaeian J. Simplifying Blepharoplasty. Plast Reconstr Surg. 2016; 137(1):196e–213e

[22] McCord CD, Doxanas MT. Browplasty and browpexy: an adjunct to blepharoplasty. Plast Reconstr Surg. 1990; 86(2):248–254

[23] Evans GR, Kelishadi SS, Ho KU, Plastic Surgery Educational Foundation DATA Committee. "Heads up" on brow lift with Coapt Systems' Endotine Forehead technology. Plast Reconstr Surg. 2004; 113(5):1504–1505

[24] Yalçınkaya E, Cingi C, Söken H, Ulusoy S, Muluk NB. Aesthetic analysis of the ideal eyebrow shape and position. Eur Arch Otorhinolaryngol. 2016; 273(2):305–310

[25] Karacalar A, Korkmaz A, Kale A, Kopuz C. Compensatory brow asymmetry: anatomic study and clinical experience. Aesthetic Plast Surg. 2005; 29(2): 119–123

[26] Mavrikakis I, DeSousa JL, Malhotra R. Periosteal fixation during subperiosteal brow lift surgery. Dermatol Surg. 2008; 34(11):1500–1506

[27] Presti P, Yalamanchili H, Honrado CP. Rejuvenation of the aging upper third of the face. Facial Plast Surg. 2006; 22(2):91–96

10　额中部提眉术

Krishnapriya Kalyam, John B. Holds

【摘要】

在评估患者面部上 1/3 的年轻化手术时，眉下垂问题不可忽视。目前有多种技术可以解决眉下垂问题，额中部提眉术已经运用了几十年。这是一种技术简单的手术，通过分级切除，可用于提升眉的任何部分，解决内侧眉下垂问题，对治疗面瘫伴眉下垂相当实用。

【关键词】

提眉，额中部提眉，面瘫

10.1 引言

随着年龄的增长，眉下垂越来越严重，势必引发功能性和美观性问题。组织容量和弹性的变化、重力的影响和眉毛的收缩等因素导致的前额或眉下垂，呈疲倦、衰老外观，严重时甚至引发视觉障碍。严重的单侧眉下垂也可由外伤后第Ⅶ对脑神经麻痹、Bell 麻痹或其他疾病引起。评估面部上 1/3 的年轻化手术时往往发现眉毛下垂伴随着横向额部皱纹和眉间纹。额肌的收缩导致水平皱纹，皱眉肌的动作导致眉间的垂直皱纹。这些皱纹随着年龄的增长而加深，并成为永久性。

根据眉下垂的程度、组织特性、发际线、前额高度、年龄、性别和对美容的期望，有多种方法可选择进行眉上提，包括非手术治疗如肉毒毒素降眉肌去神经化、埋线提眉术和内部眉固定术、眉上提眉术、额中部提眉术、发际线前入路提眉术、冠状切口提升术及内镜前额提升术。

Brennan 和 Rafaty 在 20 世纪 80 年代介绍了通过前额水平皱纹入路行额中部提眉术。对于发际线减退的患者，冠状入路或发际前入路可能会在发际线处留下不可接受的瘢痕。此外，额中部入路可以很容易探及需要切除或削弱的降眉肌肉。这项技术对于有明显眉下垂和麻痹侧无皱纹的面瘫患者具有非常好的效果。

根据需要行双侧或单侧手术，通过额中部较深的皱纹切开，可切除适量的额中部皮肤和皮下脂肪，获得良好的功能性和美容性效果。

10.2 适应证

- 根据需要抬高眉内侧、中央和（或）外侧。
- 将瘢痕隐藏在额部皱纹中。
- 不造成脱发，不影响发际线和眉毛形态。

10.3 手术风险

- 出血。
- 感染，罕见。
- 瘢痕。
- 前额感觉或运动障碍。

10.4　手术获益

- 双侧或单侧眉提升。
- 如果需要，可以轻松解剖到降眉肌肉。
- 前额皮肤皱褶中隐蔽瘢痕。
- 在面瘫的治疗中，可通过眉头的提升获得更自然的形态。

10.5　知情同意

- 包括手术风险和获益（如上）。
- 强调切口位置及切口发红和瘢痕软化需要数月时间。

10.6　禁忌证

- 前额很短（眉至发际线）。
- 不能接受这种切口的位置或愈合时间者。

10.7　术前评估

- 术前评估应在患者直立位，保持面部放松。
- 垂到外眦上方的多余眼睑皮肤提示眉外侧段下垂。
- 注意眉与眶缘的相对位置。
  - 女性眉静息状态下位于眶缘上方。
  - 男性眉静息状态下位于眶缘或靠近眶缘。
- 注意前额和眉内侧皱纹。

10.8　手术步骤

　　手术可以在局部麻醉、监测麻醉或全身麻醉下进行，门诊及住院手术室均可进行。手术可以单做一侧或同时做双侧。

10.8.1　所需器材

- Westcott 和 Kaye 剪刀。
- 持针器。

- 15 号 Bard-Parker 刀柄和刀片。
- Paufique 或 Heaver 镊。
- Knapp 四爪拉钩或相似尺寸拉钩。
- 缝线：
  - 4-0 和（或）5-0 聚乳酸 910（Vicryl）线。
  - 5-0 聚丙烯线，带 P-13（Covidien）或 P-3（Ethicon）针。
- 局部麻醉药：
  - 0.5% 布比卡因和 1∶100 000 肾上腺素。
  - 2% 利多卡因和 1∶100 000 肾上腺素。

10.8.2　手术过程

- 取患者直立位、额部放松状态下做标记（图 10.1）。沿额中部显著水平皱纹的一侧边缘标记切口，切口可向外侧延伸至颞线。皮肤切除的最宽处应该在需要最大程度提眉的部位，通常在外侧眉弓上方。基于两侧显著皱纹的高度不同，两侧切口高度也不同，这有利于进一步隐藏瘢痕。
- 麻醉可以使用从轻度镇静的局部麻醉到全身麻醉。视需要将稀释的麻醉剂（0.2% 利多卡因）注射到标记区域及下方待提升区域。所有的病例中均首先使用稀释的麻醉剂。注射

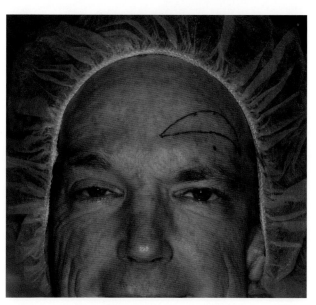

图 10.1　面神经麻痹致单侧眉下垂患者术前照片：标记切除区域。

含 1 : 100 000 肾上腺素的 2% 利多卡因或 0.5% 布比卡因，以收缩血管和延长麻醉时间，并施行眶上神经阻滞和滑车上神经阻滞麻醉（图 10.2）。肿胀麻醉技术可降低后期麻醉需求，并减少手术分离过程中的出血。

- 用 15 号刀片沿最上面的切口标记线垂直切开皮肤。另一种技术是向上倾斜 45°~75° 切开，与前额毛发提升手术的切口相反（图 10.3）。
- 锐性分离至额肌，剥离皮肤和皮下组织（图 10.4）。剥离范围可局限至眉毛下方。同样地，剥离平面要么位于所有主要神经血管束浅面的皮下，要么位于帽状腱膜的深部（图 10.5）。在内侧和外侧都要小心，避免损伤神经。完成剥离和帽状腱膜可推进后，上提剥离开的软组织和前额皮肤与切口上方皮肤交叠，以确定最初设计的切除量是否合适，并根据情况进行调整。

- 使用电凝止血。
- 两侧分别切除皮肤（与先前的垂直或斜切口相匹配）。
- 缝合两层。用 4-0 或 5-0 聚乳酸 910（Vicryl）缝线行深层间断缝合（图 10.6）。采用连续缝合闭合皮肤，以实现最佳的伤口对合和切缘外翻（图 10.7）。
- 典型的术前和术后结果，单侧病例如图 10.8 所示，双侧病例如图 10.9 所示。
  - 在双侧病例中，切口通常在垂直方向上错开。
  - 无需引流。

10.9　专家建议

- 如同促进毛发生长技术，皮肤上下切口的倾斜角度应该相同。
- 避免较深层次的剥离以防止损伤神经血管

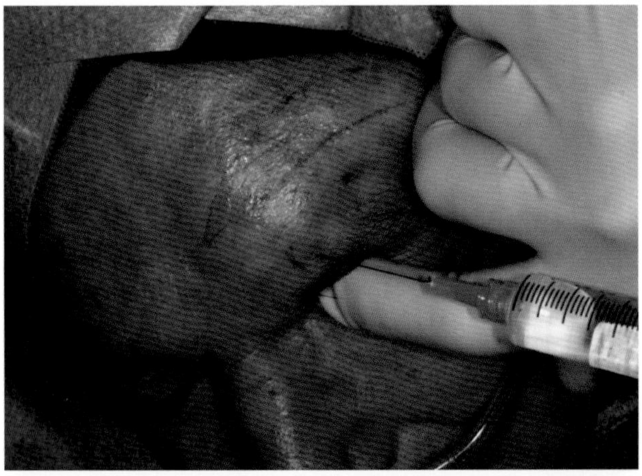

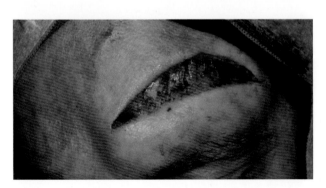

图 10.2　在切除区域进行局部浸润麻醉及眶上神经阻滞。

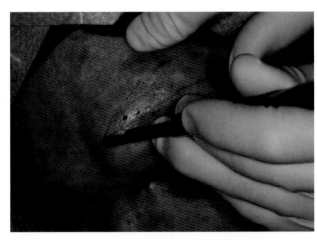

图 10.3　15 号刀片向上倾斜 45°~75° 的角度切开皮肤。

图 10.4　锐性剥离至下层额肌，切除多余皮肤和皮下组织。

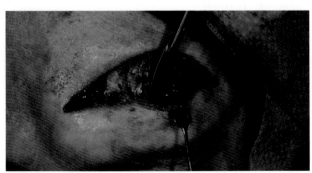

图 10.5　皮下进行剥离以提高眉毛。注意避免神经血管束损伤。

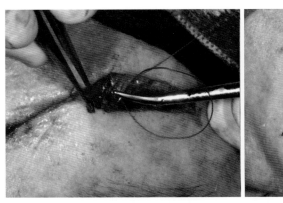
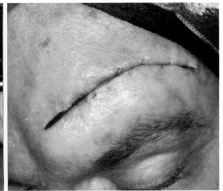

图 10.6　用 5-0 聚乳酸缝合线深层缝合。

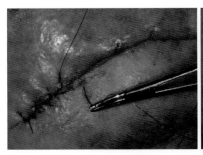
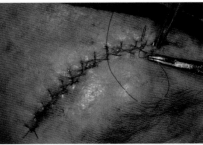
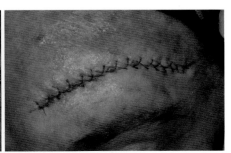

图 10.7　用 5-0 聚丙烯缝线连续缝合皮肤。

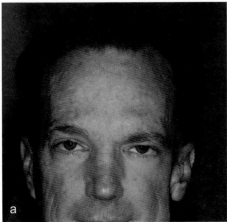
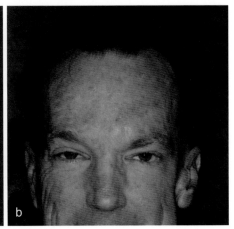

图 10.8　a、b. 左侧面瘫和左眉下垂患者，左侧额中部提眉术前（a）和术后 1 个月（b）。

结构。
- 良好的美容效果关键在于良好的伤口闭合，做到张力适当和切口外翻。

10.10 术后护理

- 手术部位需冰敷 48 小时。
- 建议患者睡眠时抬高床头。
- 术后用药：
  - 抗生素软膏（新孢菌素或杆菌肽），每日 3 次。
  - 口服止痛药，通常为对乙酰氨基酚 / 氢可酮，5 mg/325 mg。
- 术后 7~10 天拆线。

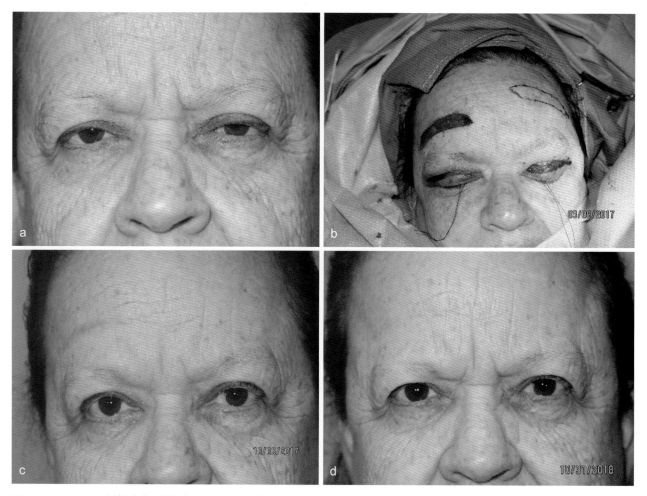

图 10.9　a~d. 双侧额中部眉提升、上睑下垂矫正和眼睑成形术，术前（a）、术中（b）、术后 6 周（c）和术后 1 年（d）。注意双侧切口垂直高度上的错开。6 周时右侧伤口出现红色瘢痕，1 年后消退。图片由 Michael A. Burnstine 博士提供。

10.11　并发症及其处理

- 出血，罕见：
  - 加压。
  - 打开伤口、电凝止血、缝合伤口。
- 感染：
  - 口服抗生素通常可以预防伤口感染。
- 矫正不足或形态异常：
  - 可以通过相同的切口部位重复该手术，以解决形态异常或矫正不足。
  - Botox 可用于对侧额肌，以改善两侧之间的对称性。
- 矫正过度：
  - 这种情况很少发生。肉毒毒素可用于同侧额肌。

- 如有必要，可将帽状腱膜进行折叠。但是随着时间的推移，眉毛会稍微松弛。
- 瘢痕：
  - 术后早期（前 2 个月）可在瘢痕处联合应用类固醇和 5- 氟尿嘧啶。
  - 术后 2 个月或更长时间，可以使用二氧化碳激光或铒激光焕肤术平整切口。

10.12　结论

额中部入路直接提眉术是面瘫患者和不介意恢复期较长的患者提眉的极佳方法，是每一位眼面部整形外科医生应具备的手术技术。

（赵莉娟　译，马晓荣　欧阳天祥　校）

参考文献

[1] Johnson CM, Jr, Waldman SR. Midforehead lift. Arch Otolaryngol. 1983; 109 (3):155–159

[2] Brennan HG, Rafaty FM. Midforehead incisions in treatment of the aging face. Arch Otolaryngol. 1982; 108(11):732–734

11　开放式冠状发际前眉提升术

Wesley L. Brundridge, Hans B. Heymann, Christopher M. DeBacker, David E. E. Holck

【摘　要】

眉提升术是面部年轻化美容不可或缺的一部分。前额年轻化能够恢复更年轻和美观的眉位置及面部容貌协调性。目前，有许多种方法用于前额年轻化。在这里，笔者介绍一种冠状发际前眉提升术以提升眉毛，并通过减少前额皱纹与改善眉毛到发际中点的距离，提升上面部颜值。

【关键词】

眉下垂，眉间，前额年轻化，眉提升术，冠状眉提升术，开放式眉提升术，发际前眉提升术

11.1　引言

开放式冠状发际前眉提升术可治疗眉下垂，持久解决前额衰老问题。手术可以选择发际前或发际后冠状切口[1-10]。由于该术式在眉间操作空间和视野上的便利性，对于具有明显的内侧眉下垂、机械性上睑下垂、垂直和水平眉间皱纹、高发际线和明显的鼻背根部衰老患者治疗效果良好[1-6]。由于明显的瘢痕，经冠状切口眉提升术对男性型秃发的男性患者不适用。不太注重前额皱纹或容貌的患者，以及希望手术仅仅是为了扩大视野的患者，可能不需要开放式眉部提升术。

11.2　冠状眉提升术的独特解剖学因素

年龄和遗传因素会导致眶周软组织下降和皱缩。眉下的纤维脂肪软组织（眼轮匝肌后脂肪垫，ROOF）下降，越过眶缘进入眼睑，并可能加重皮肤松弛和上睑眶脂肪疝出。这些变化可能会改变面部表情，表现出疲劳、愤怒、沮丧或悲伤的样子，

还会影响上方视野。通过开放式提眉术改善上面部容貌时，需要透彻理解眉部解剖，以提升美学效果，避免并发症。

11.2.1　眉部

理想眉部的特征已做描述。眉的理想高度和形态因年龄和性别而异。

眉的位置

眉的内侧起自经鼻翼和内眦的同一垂直平面，眉的外侧止于自鼻翼经外眦斜线的延长线上，眉的最高点位于角膜外侧缘正上方[11]。对于女性，眉毛开始于或略高于眶缘突出部，自内向外逐渐向上拱起，在眉的 2/3 处达到最高点。对于男性，美观的眉毛应该更平、更直，平于或略低于眶缘[2]。

眉毛方向

眉头部眉毛方向向上，眉体部眉毛方向相对水平，眉尾部眉毛方向微微向下。眉尾通常不会覆盖在额肌上，因为额肌不会延伸越过分隔外侧颞肌与

中央额肌的联合筋膜。随着年龄的增长，这种情况会加剧颞侧眉下垂。

11.2.2 解剖层次

头皮由五层组成：皮肤、皮下组织、腱膜、疏松结缔组织和骨膜。眉部和前额的皮肤很厚，布满皮脂腺。眶上嵴将面中部与前额分开，发际线将前额与头皮分开。帽状腱膜向前与额肌相连（额肌是主要的升眉肌），向后与枕肌相连。疏松的结缔组织为开放性眉部提升术提供了一个安全、可靠的分离平面，同时也易于探及眉间的皱眉肌和降眉间肌。皮下剥离又提供了另一个剥离平面。在皮下平面分离必须小心，避免皮肤张力过高导致皮肤缺血和坏死。

11.2.3 升眉和降眉肌肉

负责降眉的肌肉包括成对的皱眉肌、降眉间肌和眼轮匝肌[1, 4]。颞浅筋膜（TPF）位于颞部皮肤和皮下组织的深部，向下与浅表肌肉腱膜系统相连，向上与帽状腱膜相连。TPF的深部是颞深筋膜。颞深筋膜在眶上嵴分为颞中筋膜和颞深筋膜，两层之间有中间脂肪垫。颞浅、深筋膜之间的分离平面疏松，常可用手指分离。颞深脂肪垫位于深颞筋膜下。颞深脂肪垫的损伤可能导致其萎缩和颞部消瘦[4]。

11.2.4 感觉神经

前额和头皮的感觉神经支配包括滑车上支和三叉神经眼支的眶上支。这些神经在帽状腱膜下入路中很容易识别，并在分离过程中得以保留[4]。眶上神经从眶上切迹穿出，10%的病例中从眶上孔穿出[5]。眶上神经出眶上切迹或眶上孔时可分为数支。颧颞神经和耳颞神经（上颌神经的分支和三叉神经的下颌支）支配颞部感觉。头皮由这些神经的延伸支支配，也由颈部脊神经后支和颈丛的分支支配[1]。

11.2.5 面神经

眉提升术中必须注意面神经颞支的走行。面神经颞支从耳屏前约2.5 cm处的腮腺浅出，呈斜行走向。通过眶外缘的外侧1.5 cm处，在额肌深面走行并支配额肌运动[6]。它位于颧弓骨膜的浅面，然后向前走行至颞深筋膜的浅层，逐渐向上到达眉部肌肉组织深面。神经纤维在眶上缘上方约1 cm处进入额肌肌腹。术中仔细向深部的颞筋膜分离，并保持在颞深筋膜浅面，以避免神经损伤引起的功能性和美容性并发症（参见"2.11　上面部外科医生的独特注意事项：面部危险区域"）[1]。

11.2.6 血供

该区域的血管供应来自颈内和颈外动脉的分支[1, 4]。眶上动脉和滑车上动脉源于颈内动脉系统的眼动脉，供应前额中央和头皮。这些动脉从眉上方1 cm处的额肌穿出后走行表浅。其余的血液供应来自颈外动脉的分支，包括颞浅动脉、颧颞动脉、耳后动脉和枕动脉发出的分支。

11.3 患者评估

患者的术前评估是眉部提升手术的关键步骤。评估内容包括前额长度和轮廓，眉形和轮廓，前额皱纹和鼻根部衰老状态。

11.3.1 前额长度和轮廓

眉部提升时，需要考虑眉和发际线之间的距离。年轻人前额高度的标准距离为4.5~5.5 cm[3]，并与面上、下1/3相协调。较高的发际线会导致脸部显老，高发际线更适合做发际前开放式眉部提升切口，以避免不自然地前额延长。在规划手术切口时，发际线的轮廓还应被考虑。切口应平行于发际线的形状。有美人尖的患者应标记相应切口，以避免改变发际线的中部轮廓。

11.3.2 眉形和轮廓

针对具有鼻侧眉下垂、眉下降引起源自眉下降的机械性上睑下垂和眉外侧下垂问题的患者，可以采用发际前开放入路。

11.3.3 前额皱纹

将整个额肌、皮肤和皮下组织作为一个整体进行提升，以治疗较重的额部皱纹。采用发际前开放入路，很容易施行垂直于额肌肌纤维方向划开额肌的深面，以减轻水平方向皱纹。

11.3.4 鼻根

臃肿突出的鼻根可通过开放式眉间提升缓解。松解皱眉肌和降眉肌可以长期有效地减少眉间垂直和水平方向深纹。必须注意避免过度切除皱眉肌，以防止术后两侧眉头分离和眉间凹陷，以及感觉减退的风险。笔者偶尔在切除的皱眉肌周围区域注射软组织填充物，以避免凹陷并发症。

11.4 适应证

开放式眉提升术的主要目的是满足患者的预期，通过将整个眉毛作为一个整体进行提升来矫正功能受限或美学上欠缺的眉下垂及相关的前额皱纹[1]。

- 改善上方视野（功能性眉下垂合并机械性上睑下垂）。
- 提升眉的高度。
- 改善眉的轮廓。
- 减少眉间纹和鼻根部皮肤冗余。
- 改善额部皱纹的美容治疗效果。
- 缓解为改善眉部高度和轮廓而进行的非手术治疗所产生的症状，特别是神经毒素进入降眉肌群和填充物引起的臃肿。

11.5 手术风险

- 出血（皮瓣下血肿形成）。
- 感染（不常见）。
- 伤口裂开（不常见）。
- 眉部位置不对称。
- 发际线位置不对称。

- 矫正过度（不美观的过度提升）。
- 矫正不足。
- 面神经额（颞）支损伤，导致眉下垂。
- 感觉神经障碍（头皮和前额长期麻木、感觉异常、感觉障碍）[9, 10]。
- 兔眼，眉上提联合上睑成形术所致。
- 皮肤坏死。
- 显著或不规则的瘢痕。
- 暂时性或永久性眉毛脱落。
- 发部异常（发际后开放式眉提升术）。
- 软组织轮廓异常。

11.6 手术获益

- 改善上方视野和机械性上睑下垂。
- 增加上面部的美感，包括前额、眉毛和上眼睑。
- 改善眉间和鼻根。
- 改善眉部轮廓。
- 避免通过非手术项目（神经调节剂和填充物容量填充）获得期望的眉部高度和轮廓。
- 发际后冠状眉提升术后切口隐蔽，发际前冠状眉提升术后切口相对隐蔽。
- 严重并发症发生率低。

11.7 禁忌证

- 眼睑成形术、其他手术或外伤所致上眼睑皮肤不足导致的兔眼。
- 角膜保护机制差。
- 由于切口可见，高发际线或男性秃发是冠状切口眉提升术的相对禁忌证。

11.8 知情同意

- 告知内容包括风险、获益和禁忌证。
- 让患者用镜子展示其想要的眉部位置和轮廓。
- 告知并让患者理解功能性效果和美容性效果。

- 告知可能需要进行额外的手术，以解决上眼睑下垂、皮肤松弛和眶脂肪疝出、重睑再成形和（或）泪腺脱垂（如果存在）。
- 术前告知术后疼痛、肿胀和可能持续数周的瘀青。
- 告知可能的手术后遗症，暂时或长期麻木、感觉异常和感觉障碍、术后感觉障碍，如瘙痒或麻木会持续数月。
- 虽然面神经损伤少见，但手术同意书应包括面神经颞支的损伤。
- 告知术后早期可发生血清肿或血肿，有可能需要引流（不常见）。

11.9 手术步骤

手术可以在门诊（或流动的）手术中心、医院或设施完善的环境中进行。因为眉部年轻化手术需要深度麻醉，如果计划同时进行上睑下垂手术，则应在眉部年轻化手术之前进行。

11.9.1 所需器材（图 11.1）

- 无菌手术标记笔。
- 标尺。
- 局部麻醉（2% 利多卡因含 1 : 100 000 肾上腺素，与 0.75% 布比卡因 1 : 1 比例混合，注入切口）和肿胀局部麻醉 [生理盐水 90 mL、1% 利多卡因含 1 : 100 000 肾上腺素 60 mL、0.25% 布比卡因 40 mL 混合；30~40 mL、1.5 in（3.8 cm）的脊髓穿刺针]。
- Adson 镊（大齿）。
- 面部提升剪。
- Bishop Harmon 镊。
- 双极电灼器。
- 止血钳。
- 手术刀片，#10 和 #11。
- 4×4 纱布和纱布卷。
- Freer 骨膜剥离器。
- 大型双爪皮钩（2 个）。

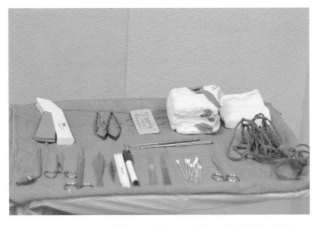

图 11.1　冠状发际前提眉术中需要的器械（详细说明见 "11.9.1 所需器械"）。

- 止血夹。
- 单极电灼器（可选）。
- Westcott 剪刀。
- 0.5 或 Bishop Harmon 镊。
- 头灯。
- 吸引器。
- 带照明拉钩。

11.9.2 所需缝线

- 5-0 铬制肠缝线，用于切口皮缘外翻缝合。
- 约 35 个常规皮吻合钉和吻合器。

11.9.3 术前核查

- 知情同意书，记录患者对眉高度、轮廓、眉间年轻化和切口位置的预期。
- 术前体检合格，停用所有抗凝药物（术前 10 天停用含阿司匹林的药物；术前 4~5 天停用非甾体类药物；术前 4~5 天停用营养补充剂，包括大蒜、银杏、人参和生姜，以及酒精）。
- 仪器随时可用。
- 术前照相记录 [正位、侧位（法兰克福平面）、斜位，并显示术前面神经功能]。这些记录用于术后对比。
- 手术开始前 1 小时内给予抗生素。
- 术前适当控制血压。
- 鼓励在手术前戒烟，以促进更好愈合。

11.9.4 手术过程

- 可在手术操作前 30 分钟给予 1 mg 劳拉西泮和 5 mg/325 mg 对乙酰氨基酚 / 氢可酮。
- 于患者端坐位进行术前设计。标记关键的解剖标志，包括：眶上切迹、眶上神经血管束和面神经额支的走行。发际线切口也应标记（图 11.2）。
  - 额部切口：
    - 在发际中点（正常发际线和发际中线的交点）后约 5 mm 处设计发际前切口。
    - 发际线后约 3~4 cm 设计发际线后切口。切口在颞部发际线后方延伸。前额越高，颞部延伸线越长。
    - 不规则切口可以最大限度地隐蔽切口（图 11.3）。
    - 对于皮下分离，切口位于发际中点后方约 5 mm 处，通常延伸至颞侧缘。对于颞部有遮盖的患者，应将分离范围扩大至颞嵴。在这类病例中，笔者将颞嵴标记为解剖的外侧范围。
    - 如果存在美人尖：①眉部提升最大的区域，在美人尖的两侧大约 5 cm 处。这通常对应于颞侧角膜缘。②一般来说，女性病例最大提升应该更偏向外侧，以获得更

女性化的弓形形态。
- 标记眉间纹，特别是希望改善这些皱纹的患者。
- 谨慎区域：
  - 眶上神经血管束。
  - 面神经额支的走行（参见"2.11 上面部外科医生的独特注意事项：面部危险区域"）。
- 术前应与患者共同商定眉部的形状和期望提升量。
- 沿规划的切口线行局部浸润麻醉，额部行肿胀麻醉，加强止血效果。
  - 如果预计需要解剖到帽状腱膜下层，则做深层次的肿胀浸润。
  - 如果计划进行皮下解剖，则在浅表皮下平面进行肿胀麻醉浸润。在头部包裹手术巾，将头发向后拉，使用巾钳或吻合器固定手术巾。
- 用 10 号（帽状腱膜下）或 11 号（皮下）刀片做斜切口（图 11.3）。
  - 10 号刀片做冠状切口或发际前切口至帽状腱膜下平面。
  - 额部切口的形状，一般是在额头发际线后 2.5~5.0 cm 行冠状切口，与发际线的形状平行。
  - 对于发际线前切口，许多外科医生主张采

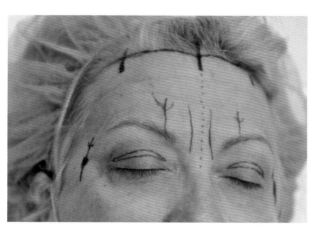

图 11.2 术前标记。发际前切口设计在发际线上约 5 mm 处。美人尖与对应于颞侧角膜缘（美人尖两侧约 5 cm）、预期提升高度最大之处做标记。标记面神经额支和眶上神经血管束的走向、眉间皱襞。

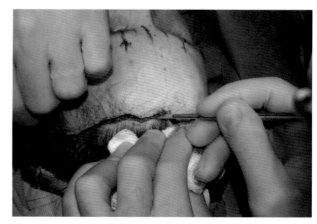

图 11.3 沿标记线做发际前倾斜切口。切口沿着发际线轮廓，呈不规则状态。

用不规则切口，帮助隐蔽瘢痕（图 11.3 和图 11.4）。

• 帽状腱膜下解剖平面由中央开始。通常这个平面疏松，可以使用面部提升剪刀或手指撑开分离，向下延伸。双爪皮钩牵开皮瓣以获得更好的视野（图 11.4）。

• 在帽状腱膜下分离中，颞区的分离面位于颞浅筋膜和颞深筋膜之间。这是一个疏松结缔组织平面，很容易用手指或具有撑开功能的面部提升剪刀来分离（图 11.5）。

• 皮下剥离可以通过面部提升剪刀或手指来推进（图 11.6）。

◦ 皮下层面肿胀麻醉使得分离更容易。

◦ 皮瓣下表面应避免烧灼，以避免被覆皮肤坏死。皮下解剖平面不要越过颞嵴。

• 颞部解剖平面通过分离覆盖在颞嵴上的联合筋膜与帽状腱膜下解剖平面相连接（图 11.7），面部提升剪刀面朝下沿嵴骨分离联合肌腱（图 11.8）。该操作可以形成上面部大面积松弛的皮瓣（图 11.9）。

• 当接近眶上缘时，用手指和（或）钝性剖离可避免损伤眶上和滑车上神经血管束，直至安全识别神经血管束。

• 面部提升用剪刀水平和垂直分离展开，或使

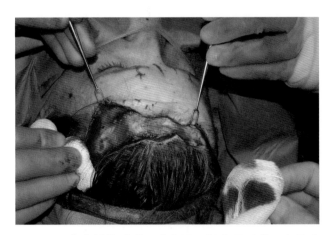

图 11.4 中央帽状腱膜下分离平面很容易形成，在此疏松平面内的剥离可通过手指或面部提升剪撑开完成。但当分离接近眶上缘和眶上神经血管束时，应保持谨慎。

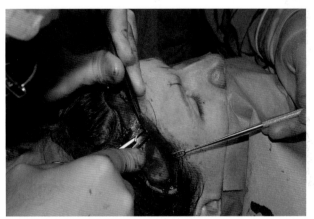

图 11.5 颞部解剖平面位于颞浅筋膜面和颞深筋膜面之间。在此疏松层内，可以用手指或面部提升剪撑开完成剥离。向下剥离至面神经额支是需要保持谨慎。

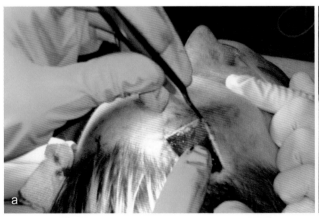

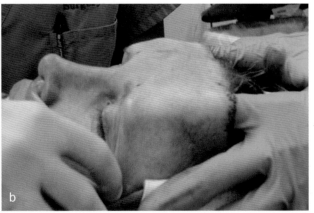

图 11.6 a.皮下层次进行分离。在皮下平面仔细浸润肿胀，以便于分离。斜切口以便更好进入该平面。分离平面的底面是具有鹅卵石外观的皮下脂肪。b.钝性分离操作可以通过面部提升剪和（或）手指撑开完成。外侧分离至颞嵴，并继续向眶上缘分离。

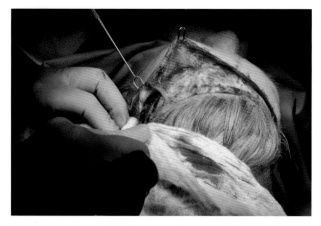

图 11.7　在中间的帽状腱膜下分离平面与颞叶分离平面之间，可以见到附着的联合筋膜。

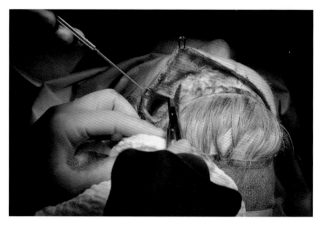

图 11.8　贴着骨膜面用面部提升剪松解联合筋膜。

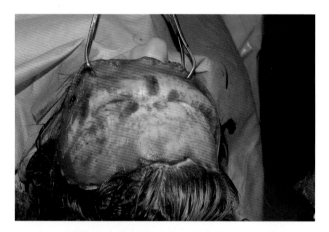

图 11.9　掀起分离的帽状腱膜下额部皮瓣，显露眶上神经血管束和眉间结构。

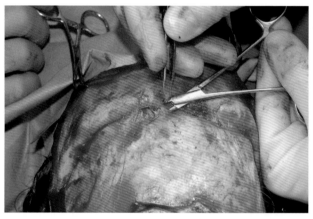

图 11.10　如果术前评估时计划松解皱眉肌，则将皱眉肌从邻近的眶上神经血管束上分离、暴露，并通过分段性弱化或横断进行处理。

用 Freer 骨膜剥离器在眶上缘水平，从一侧外眦到另一侧外眦，剥离至 ROOF，以获得最大程度的前额和眉部移动度。

- 如果鼻根部也是此处美学关注的部位，则继续向鼻根部分离，以移动和提升该区域的软组织。
- 用双极电凝进行止血。
  - 避免电凝前额皮瓣的深面。
  - 电凝时注意保护切口部位的毛囊。
- 用尖端精细的止血钳将皱眉肌与周围的神经血管结构和皮下软组织分开（图 11.10）。如果术前计划是：
  - 用双极电灼器和 Westcott 剪刀切断肌肉。
  - 为了避免软组织萎缩（凹陷），有时从切除

的前额皮瓣中分离出纤维脂肪组织，并使用 5-0 快吸收肠线将其固定在切除的皱眉肌的切缘之间（图 11.11）。

- 根据需要，可以沿着颞上眶缘放置相同的组织，以填充该区域的软组织萎缩（图 11.12和图 11.13）。
- 如果要解决水平眉纹，可在此步骤中从额部皮瓣的下表面切断额肌以削弱额肌。
- 用标记笔和标尺标出所需切除的皮肤和软组织（图 11.14）。
  - 手术切除量在术前决定。一般来说，中央大约去除 8~10 mm，颞侧大致切除 12~15 mm的组织，以获得合适的美学效果。
  - 在皮下分离中，中央大致切除 10~15 mm，

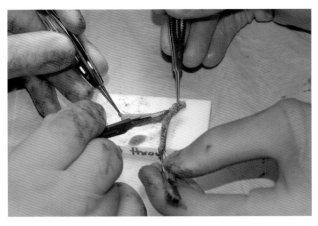

图 11.11 如果术前计划周全，则可以从切除的头皮真皮下平面中剖离纤维脂肪皮下组织。

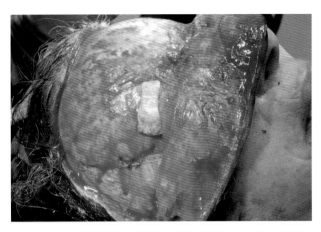

图 11.12 纤维脂肪组织固定于颞侧眉部，以向该区域提供软组织填充。

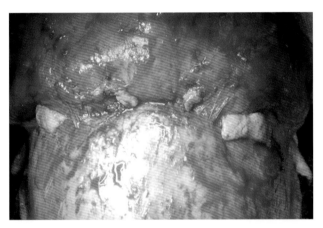

图 11.13 相同的纤维脂肪组织可以被缝合到切除的皱眉肌游离缘，以避免皱眉肌的退化萎缩导致皮下凹陷。

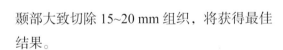

颞部大致切除 15~20 mm 组织，将获得最佳结果。

- 在中央和两侧最大提升高度处用皮肤吻合钉闭合（图 11.15），并检查眉提升术的对称性。
  - 如果需要进一步抬高，可以追加切除组织瓣。
  - 如果一侧或双侧眉毛过度矫正，帽状腱膜下分离可以使皮瓣下降。
- 用 10 号或 11 号刀片和面部提升剪刀去除发际前皮肤（图 11.16）。
- 不锈钢皮肤吻合钉关闭切口，或沿不规则切口线进行缝合（图 11.17）。
  - 缝合时，使用 Bishop Harmon 钳或 Adson 镊将伤口边缘外翻。

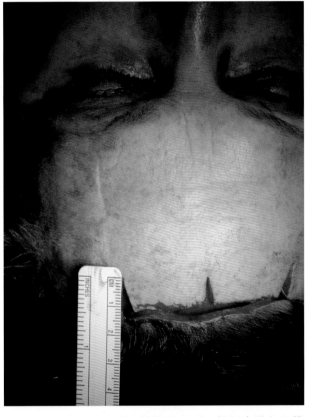

图 11.14 头皮瓣在眶上缘松解之后，额部皮瓣向上推进。标记术前计划要切除的组织，并在中央美人尖及最大提升部位（通常在美人尖两侧各 5 cm 处）区域进行回切。

  - 或者，可以使用间断缝线和连续缝线来外翻伤口边缘。注意避免伤口张力过高导致毛囊损伤。
- 将头发洗净后，在切口部位涂上抗生素软膏。使用预先清洗过的编织纱布绷带（例如

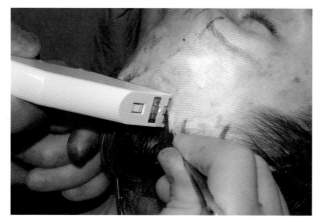

图 11.15　缝合钉固定推进的前额皮瓣。在切除头皮组织之前，需先评估对称性。

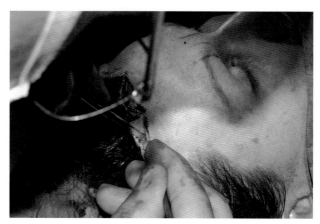

图 11.16　头皮组织的分段切除。切除的组织可以用于容量填充，如图 11.11~ 图 11.13 所示。

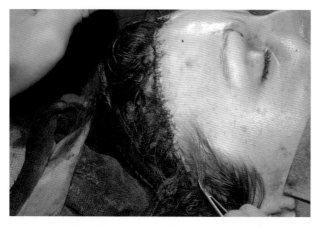

图 11.17　前额皮瓣用缝合钉固定。预先完成颞部软组织填充。

Kerlix Bandage Rolls，Covidien Ltd，Dublin，Ireland)，并以适度的松紧度包裹头部。加压包扎应围绕眉部切口，并包裹患者颏部以保持稳定。Kerlix 敷料覆盖有 Coban 自粘绷带，给皮瓣进一步施加压力。术者应注意颏下绷带的松紧度，以尽量减少患者的不适。

- 这种上面部手术方法可以获得良好的年轻化效果（图 11.18~ 图 11.20）。

11.10　专家建议

- 在进行眉提升术之前，记录其他已存在的情况，如面神经损伤、皮肤松弛症、眼睑脂肪变性程度、泪腺脱垂或上睑下垂。可在眉提升术之前或同时纠正先前存在的情况。
  - 需要患者配合的上睑下垂手术应在眉提升术前进行。
  - 眼睑成形术可在眉下垂矫正之前或之后进行。避免过多的组织切除是避免兔眼的最关键因素。
  - 如果同时进行眉部提升和眼睑成形术，眼睑成形术切口的几何形状可能会改变。颞部眉提升可以减少外侧上睑成形术扩大切口的需要。
- 在准备眉提升术时，应重点注意对眼睛的保护。应评估眼保护机制，特别是兔眼的程度、Bell 现象的完整性、眨眼反应和干眼问题。如果受到损害，建议少量切除组织实施抬眉术。
- 手术前必须讨论期望的眉高度和轮廓以及性别之间的审美差异。
  - 男性的眉位于眶上缘，往往更直、更厚。
  - 女性的眉毛通常不太突出，较高，并有侧弓。
- 两次测量，一次切割。
- 在发际线处做斜行切口，使头发穿过切口线生长。
- 随着时间的推移，不规则切口线可以比直线切口线更好地隐蔽瘢痕。
- 侧方（颞侧）分离的范围取决于前额高度和所需的颞侧提升量。
- 在额神经和面神经附近使用手动分离。

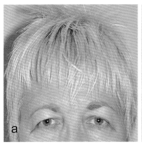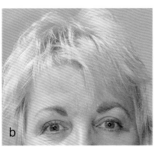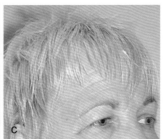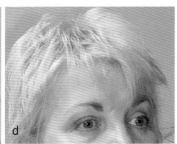

图 11.18　a~d. 开放式发际前眉提升术术前与术后照片。病例还同时接受了上、下眼睑成形术。开放式发际前眉提升术的术前与术后颞部效果展示。

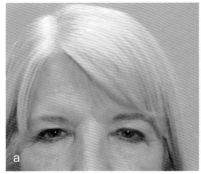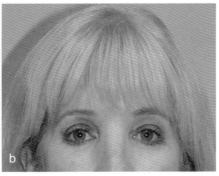

图 11.19　a、b. 联合上睑成形术的开放式眉提升术，手术前后效果。

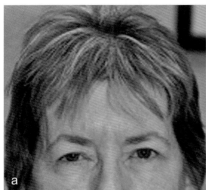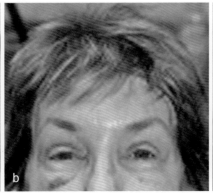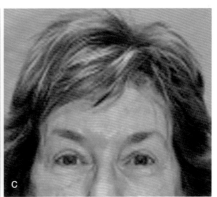

图 11.20　a~c. 经皮下入路的开放式（发际前）眉提升术，手术前后效果。

- 避免在颞部脂肪垫上方进行过激的剖离，以避免颞部凹陷。
- 在眶上神经血管束周围应该谨慎解剖。眶上神经有多个干，可以从周围组织中分离，以最大限度地松解鼻、眶上缘上方软组织。
- 用双极电凝止血。
  - 避免烧灼皮瓣的下表面，特别是沿面神经额支。
  - 注意：可在皮瓣下表面使用烧灼法以减少前额横纹。

- 在缝合之前，确保两侧对称。
- 清洁（洗发）头发并用 Kerlix 头巾包裹。
- 通常在前额提升术中不使用引流。

11.11　术后护理

- 术后第 1 周，不睡觉的时候在手术部位进行冷敷，冷敷 20 分钟，停歇 20 分钟。
- 建议患者睡觉时抬高床头。
- 患者第 2 天可以淋浴。用洗发水清洗头发时应远离手术切口。

- 伤口应保持清洁，并涂上杆菌肽抗生素软膏，每日 3~4 次。
- 术后给予药物治疗：
  - 抗生素眼膏用于眼睑的伤口，非眼科的局部抗生素用于头皮切口。
  - 口服抗生素。
  - 口服止痛药，通常为对乙酰氨基酚 / 氢可酮 5 mg /325 mg。
  - 必要时服用止吐药物。
- 手术后 10~14 天拆除缝线 / 缝钉，在此之前应避免锻炼和剧烈运动。
- 术后 1 周内应避免使用血液稀释剂，如阿司匹林和非甾体类药物。
- 建议患者保持 Kerlix/Coban 包扎 24~48 小时。
- 持续在切口上使用药膏，直到去除缝合钉。软膏可在缝合钉拆除后停止。
- 术后应控制好血压。可以口服两片 0.1 mg 的可乐定，以维持较低的静息血压。

11.12　并发症及其处理

根据笔者的经验，大多数冠状切口眉提升术出现的不理想效果都是由于术前计划不周造成的。以坦诚的态度处理任何并发症，披露并发症的性质、如何发生的，以及采取何种方式可以解决或减轻并发症。

11.12.1　进行性血肿

预防该并发症的最好方法是在手术前的适当时间内停止所有的抗凝治疗，术中细致止血，以及在手术后控制血压。有些患者可能从抗焦虑剂中获益。术后 24 小时内使用 Kerlix 和 Coban 加压包扎有助止血。可抽吸局灶性血肿并加压包扎。如果血肿范围较广，必须将皮瓣掀起并清除血肿。

11.12.2　瘢痕

对出现明显瘢痕情况的最好防范措施是卓越的

外科手术技术。如果切口位于发际线之前，切口可能会显露。在前发际线的后侧设计切口非常重要，因为前发际的头发较薄，密度也较低，所以切口设计到发际线后侧 5 mm 以上部位。术中倾斜切口可以使头发在切口线重新生长。此外不规则的锯齿状切口可使瘢痕相对不明显。手术后患者将头发披散下来，可以很好地隐藏瘢痕，直到伤口完全修复。如果瘢痕突起，可以注射类固醇制剂。皮肤磨削术或二氧化碳激光可以用来修复大面积、难看的瘢痕。

11.12.3　术后眉部不对称

通过术前评估眉部的位置和确定前额皮瓣的切除量，可以最大限度地减少眉部不对称情况的发生。术后，外科医生必须排除是否是不对称水肿或额神经无力。如果手术后不对称性持续存在，严重影响美容，则需要再次手术。在制订新的手术方案之前，神经毒素在术后作为一种临时解决方案使用。

11.12.4　面神经损伤

面神经的损伤并不常见，术中牵拉可导致面神经额支损伤。大多数病例在数周到数月内能够恢复。对侧额肌内使用肉毒杆菌神经调节剂可以暂时性减弱肌力，恢复对称性，直到一侧额肌无力症状消失。

11.12.5　头皮和前额麻木

术后常出现麻木、感觉异常、感觉障碍和其他感觉问题（例如瘙痒和疼痛），有时可能会持续数月。但随着时间的推移，这些感觉将逐渐消失。有报道称出现过永久性麻木病例，但非常罕见 [8]。治疗神经病变的药物，如加巴喷丁，可用于缓解其中的一些症状。

11.12.6　脱发

大范围脱发并不常见，但常见的是沿切口线发生脱发。这种并发症可以通过在手术时沿毛囊方向做斜切口，在切口边缘处尽量减少烧灼，并在毛发较厚的前发际后方至少 5 mm 设计切口来避免脱发的发生。此外，斜切口可使毛发在切口部位生长，以隐蔽瘢痕。

11.13　开放式眉提升术的替代方法

针对发际线偏低或正常的病例，可以采用带内镜引导或无内镜引导的发际后冠状切口或骨膜下入路的方式解决。在这些病例中，前额变长对最终的美学效果影响较小。发际线后冠状切口眉提升术具有术后即刻隐蔽切口的优点，其主要缺点是发际线升高、前额变长、沿切口有脱发的可能[6-10]。在笔者的实践中，无论是否有内镜引导，骨膜下入路方法已经取代了经典的发际后切口眉提升术。两者手术效果相似，但前者切口更小。

内侧眉提升术、直接眉提升术、前额中部提升术、颞部发际内小切口提升和填充、内镜眉提升术、脂肪填充术和神经毒素的应用情况总结详见表 7.1。每种手术的具体临床指征、性别偏好、风险和效果将在其他章节中详细介绍。

（赵莉娟　译，马晓荣　欧阳天祥　校）

参考文献

[1] Fett DR, Sutcliffe RT, Baylis HI. The coronal brow lift. Am J Ophthalmol. 1983; 96(6):751–754

[2] Dayan SH, Perkins SW, Vartanian AJ, Wiesman IM. The forehead lift: endoscopic versus coronal approaches. Aesthetic Plast Surg. 2001; 25(1):35–39

[3] Farkas LG, Eiben OG, Sivkov S, Tompson B, Katic MJ, Forrest CR. Anthropometric measurements of the facial framework in adulthood: agerelated changes in eight age categories in 600 healthy white North Americans of European ancestry from 16 to 90 years of age. J Craniofac Surg. 2004; 15(2):288–298

[4] Puig CM, LaFerriere KA. A retrospective comparison of open and endoscopic brow-lifts. Arch Facial Plast Surg. 2002; 4(4):221–225

[5] Elkwood A, Matarasso A, Rankin M, Elkowitz M, Godek CP. National plastic surgery survey: brow lifting techniques and complications. Plast Reconstr Surg. 2001; 108(7):2143–2150, discussion 2151–2152

[6] Stuzin JM, Wagstrom L, Kawamoto HK, Wolfe SA. Anatomy of the frontal branch of the facial nerve: the significance of the temporal fat pad. Plast Reconstr Surg. 1989; 83(2):265–271

[7] Paul MD. The evolution of the brow lift in aesthetic plastic surgery. Plast Reconstr Surg. 2001; 108(5):1409–1424

[8] Cilento BW, Johnson CM, Jr. The case for open forehead rejuvenation: a review of 1004 procedures. Arch Facial Plast Surg. 2009; 11(1):13–17

[9] Lighthall JG, Wang TD. Complications of forehead lift. Facial Plast Surg Clin North Am. 2013; 21(4):619–624

[10] Riefkohl R, Kosanin R, Georgiade GS. Complications of the forehead-brow lift. Aesthetic Plast Surg. 1983; 7(3):135–138

[11] Westmore MG. Facial cosmetics in conjunction with surgery. Paper presented at: Aesthetic Plastic Surgical Society; May 7, 1974. Vancouver, BC, Canada

拓展阅读

1. Angelos PC, Stallworth CL, Wang TD. Forehead lifting: state of the art. Facial Plast Surg. 2011; 27(1):50–57

2. Nahai FR. The varied options in brow lifting. Clin Plast Surg. 2013; 40(1):101–104

3. Lee H, Quatela VC. Endoscopic browplasty. Facial Plast Surg. 2018; 34(2):139–144

4. Isse NG. Endoscopic facial rejuvenation. Clin Plast Surg. 1997; 24(2):213–231

5. Glogau RG. Aesthetic and anatomic analysis of the aging skin. Semin Cutan Med Surg. 1996; 15(3):134–138

6. Fitzpatrick TB. The validity and practicality of sun-reactive skin types I through VI. Arch Dermatol. 1988; 124(6):869–871

7. Walrath JD, McCord CD. The open brow lift. Clin Plast Surg. 2013; 40(1):117–124

8. Hunt HL. Plastic Surgery of the Head, Face, and Neck. Philadelphia, PA: Lea and Febiger; 1926

9. Javidnia H, Sykes J. Endoscopic brow lifts: have they replaced coronal lifts? Facial Plast Surg Clin North Am. 2013; 21(2):191–199

10. Broadbent T, Mokhktarzadeh A, Harrison A. Minimally invasive brow lifting techniques. Curr Opin Ophthalmol. 2017; 28(5):539–543

11. McCord CD, Doxanas MT. Browplasty and browpexy: an adjunct to blepharoplasty. Plast Reconstr Surg. 1990; 86(2):248–254

12. Zarem HA. Browpexy. Aesthet Surg J. 2004; 24(4):368–372

13. Massry GG. The external browpexy. Ophthal Plast Reconstr Surg. 2012; 28 (2):90–95

14. Graham DW, Heller J, Kurkjian TJ, Schaub TS, Rohrich RJ. Brow lift in facial rejuvenation: a systematic literature review of open versus endoscopic techniques. Plast Reconstr Surg. 2011; 128(4):335e–341e

15. Vrcek I, Chou E, Somogyi M, Shore JW. Volumization of the brow at the time of blepharoplasty: treating of the eyebrow fat pad as an independent unit. Ophthalmic Plast Reconstr Surg. 2018; 34(3):209–212

16. Flowers RS, Ceydeli A. The open coronal approach to forehead rejuvenation. Clin Plast Surg. 2008; 35(3): 331–351

17. Sundine MJ, Connell BF. The open browlift. Facial Plast Surg. 2018; 34(2):128–138

12 颞部发际线前切口眉提升术

John J. Martin, Jr.

【摘 要】

随着年龄增长，许多患者眉毛外侧段组织容量缺失。这将导致眉下垂，进而导致多余的上睑皮肤遮盖上睑外侧部分。行上睑手术时，如果不能解决眉位过低的问题，可能会导致术后出现眉部沉重、矫正不足的外观。对于颞侧眉毛的提升方法既往已经有了很多介绍，这其中有许多方法是在前额侧面的发际线处或发际线后做切口，向下分离到眶缘。在本章中，笔者使用颞部发际线前皮肤和皮下组织的椭圆形切口。与既往报道的其他技术相比，本技术不在椭圆形切口周围剥离或破坏，而是用缝线或皮钉将深层和浅层组织直接缝合，关闭切口。该手术方法可持久提升外侧段眉毛数毫米，手术快速，且损伤小、肿胀轻。

【关键词】

眉提升，眉下垂，眼睑整形术，下垂

12.1 引言

在行上睑美容手术时，对眉毛位置的评估非常重要。随着年龄增长，许多患者眉外侧段组织容量缺失，导致眉下垂，进而导致多余的上睑皮肤遮盖上睑外侧部分。在行上眼睑手术时，如果不能解决眉位过低问题，可能会导致术后出现沉重的、矫正不足的外观。

关于上睑手术后眉下垂的情况，既往的报道存在一些争论[1-4]。根据个人经验，笔者发现有数例上睑手术患者术后出现眉下垂。对于大部分继发皮肤松弛下垂的患者，眉外段是主要下垂区域，许多手术都仅针对这一区域进行提升[5-10]。虽然所有这些手术技术都对外侧眉部进行了提升，但它们都是在皮下或者在颞深筋膜的浅面向眶缘分离。这些分离操作增加了手术时长，加重了术后淤青和肿胀，并且存在损伤面神经颞支的风险。本文介绍一种替代性手术方式，在颞部发际线前行椭圆形切口，切除皮肤和皮下组织，不需要向下分离。

12.2 适应证

- 改善外上视野。
- 提升下垂眉毛至正确的解剖位置。
- 改善上睑皮肤松弛和下垂。
- 减少眉提升术中神经毒素的需求。

12.3 手术风险

- 出血。
- 感染。
- 可见的瘢痕。

- 缝线肉芽肿。
- 眉毛不对称。
- 过矫。
- 欠矫。
- 面神经颞支损伤。

12.4　手术获益

- 改善外上视野。
- 提升眉外侧段下垂。
- 改善上睑皮肤松弛下垂。
- 减少眉提升术中神经毒素的需求。

12.5　禁忌证

- 颞部发际线低。
- 秃顶或颞部发际线严重后缩。

12.6　知情同意

- 包括风险、益处和禁忌证。
- 术后如果出现不对称，可能需要修复。

12.7　术前评估

- 面对任何对上眼睑手术感兴趣的患者，无论是上睑成形还是上睑下垂，检查者都应对其眼睑多余的皮肤进行评估。
  - 应该手动抬高眉毛，以确定皮肤松弛的程度和眉组织的滑动度。
  - 如果眉毛低于上眶缘，则需要进行提升，以防术后持续性的上睑皮肤下垂遮盖。
  - 有助于向患者演示行上睑手术同时行眉提升术所得到的美学改善。
- 所有颞部毛发生长良好的患者均可进行颞部发际线前切口眉提升术。
  - 如果患者的颞部发际线极低，这种手术可能不合适，因为它会使眉毛与发际线过于接近。
- 尽管切口瘢痕不明显，但仍应避免对短发以及头发向后梳的患者行颞部发际线前切口眉提升术，因其不能很好地遮盖切口瘢痕。
- 术前拍摄全脸照片很重要。
  - 拍摄正位和斜侧位照片对于术前和术后对比非常重要。

12.8　手术步骤

手术可在病房手术室或门诊手术室完成，采用局部麻醉或者镇静麻醉。

12.8.1　手术器械

- 手术记号笔。
- 局部麻醉：
  - 含 1:100 000 肾上腺素的 2% 利多卡因 5 mL。
  - 含肾上腺素 0.75% 布比卡因 4 mL。
  - 8.4% 碳酸氢盐 1 mL。
  - 一个 27G、1.5 in（3.8 cm）的针头。
- 一个 15 号 Bard-Parker 刀片。
- Adson-Brown 镊。
- 持针器（韦氏型）。
- 针尖带涂层的单极电凝。
- 缝线：
  - 一根 4-0 PDS 缝线。
  - 一根 4-0 Prolene 缝线或皮钉。

12.8.2　术前核查

- 知情同意。
- 设备和材料。
- 术前照片。

12.8.3　手术过程

- 手术前，在眉毛外上方标记一个椭圆形切口。将眉毛向发际线提拉，以确定获得最自然外观和最佳眉提升效果的切口位置。椭圆形切口通常长约 3 cm，宽 1~2 cm（图 12.1）。这

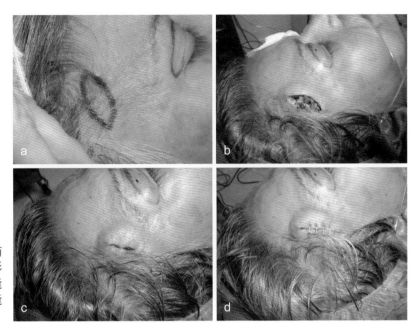

图 12.1　a. 在颞部发际线前标记一个椭圆形切口。b. 用剪刀或电刀切除椭圆形的皮肤和皮下组织。c. 4-0 PDS 缝线缝合皮下组织。d. 用皮钉或 4-0 Prolene 缝线缝合关闭皮肤切口。

可以通过手动提升眉毛到期望的高度来估计，测量并标记这个距离。

- 切开皮肤前 10 分钟局部注射局麻药。
- 术区消毒后，用 15 号刀片沿着标记线切开。
- 使用剪刀或者电刀切除切口范围内皮肤和皮下组织，保留尽可能多的皮下脂肪（图 12.1b）。
- 用单极或双极电凝止血。
  - 不向更深的平面分离，避免损伤面神经颞支。
  - 注意避免在毛囊底部烧灼，以减少术后脱发的风险。
  - 不在皮下进行分离。
- 分两层缝合伤口。
  - 皮下组织应用 4-0 PDS 缝线间断缝合（图 12.1c）。
  - 在缝合过程中，助手可以将眉部组织向上推，以减小伤口的张力。
  - 应用皮钉或 4-0 Prolene 缝线连续缝合关闭皮肤切口（图 12.1d）。
- 伤口局部外敷抗生素软膏。

12.9　专家建议

- 确保椭圆切口标记在眉毛需要提升的区域上。

- 通常情况下，你需要去除比你想象中更多的皮肤才能达到良好的提升效果。
  - 术中患者平躺于手术台上时，眉提升效果应该显得矫枉过正。
  - 应告知患者术后 1~2 周会呈现矫枉过正外观。
- 确保在皮下分离，避免损伤面神经。
- 将切口倾斜以减少瘢痕形成。
- 深层组织缝合后应重新对合伤口边缘。
- 皮钉或皮肤缝合线可在术后 10 天拆除。
  - 由于伤口张力较大，颞部切口拆线时间较上睑切口拆线时间更迟。
- 如果有明显的瘢痕，术后 2 周开始使用硅凝胶抗瘢痕。术后激光焕肤治疗可能对减少瘢痕形成有帮助。

12.10　术后护理

- 术后第一个 48 小时用冰敷，之后每天热敷 4 次，每次 10 分钟。
- 用双氧水清洗伤口。
- 局部涂抹抗生素软膏，一天 2 次。
- 术后第 1 天淋浴洗头。
- 术后第 1 周尽量少运动。

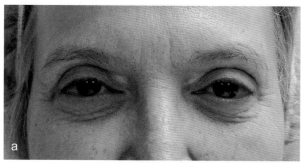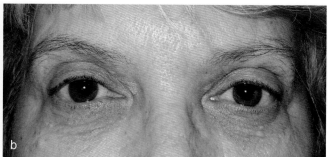

图 12.2　a. 仅行颞部发际线前切口眉提升术的患者术前照片。b. 行颞部发际线前切口眉提升术患者术后 6 个月照片。

・术后第 10 天拆除缝线或皮钉。

12.11　并发症及其处理

本手术方法的并发症包括瘢痕形成、肉芽肿形成、过矫或欠矫。因为切口在发际线前，不会造成脱发。

12.11.1　瘢痕

伤口在术后几周内通常会发红。非剥脱点阵激光焕肤和硅酮瘢痕膏可以帮助改善任何不规则的或愈合延迟的瘢痕的外观。几个月后几乎看不到遗留的瘢痕。

12.11.2　缝线肉芽肿

如果深部 PDS 缝线发生缝线肉芽肿，可短期应用抗生素治疗。如果缝线从伤口中排出则将其去除。

12.11.3　欠矫

如果术后眉毛位置仍较低，大约 6 个月后可以重复行此提眉手术。如果眉毛的高度合适，但眉毛和上睑缘之间仍有多余的皮肤，可以行一个小的外侧眼睑成形术。

12.11.4　过矫

笔者的经历中从未出现过矫枉过正的情况。眉提升为 2~5 mm。如果发生矫枉过正，可以在外侧额肌注射少量神经毒素，按摩也可以帮助降低眉毛位置。

12.12　结论

颞部发际线前切口提眉术是一种快速而有效的提眉方法。该手术不需要破坏过多组织，所涉及的剥离类似于直接提眉，切除的皮肤呈椭圆形，位于发际线前，而不是直接位于眉毛上方。通过将切口下方组织向远离眉毛的位置向上移动，需要切除更多的组织以获得类似的提升效果。分两层缝合伤口。将分离层面限制在皮肤和皮下组织层可避免潜在的神经损伤风险，并达到 2~5 mm 提升效果。患者通常对手术的效果感到满意。

（游远榕　译，吴海龙　欧阳天祥　校）

━━━━━━●　参考文献　●━━━━━━

[1] Prado RB, Silva-Junior DE, Padovani CR, Schellini SA. Assessment of eyebrow position before and after upper eyelid blepharoplasty. Orbit. 2012; 31(4): 222–226

[2] Lee JM, Lee TE, Lee H, Park M, Baek S. Change in brow position after upper blepharoplasty or levator

[3] Dar SA, Rubinstein TJ, Perry JD. Eyebrow position following upper blepharoplasty. Orbit. 2015; 34(6):327–330

advancement. J Craniofac Surg. 2012; 23(2):434–436

[4] Hassanpour SE, Khajouei Kermani H. Brow ptosis after

upper blepharoplasty. Findings in 70 patients.World J Plast Surg. 2016; 5(1):58–61

[5] Knize DM. Limited-incision forehead lift for eyebrow elevation to enhance upper blepharoplasty. Plast Reconstr Surg. 1996; 97(7):1334–1342

[6] McGuire CS, Gladstone HB. Novel pretrichial browlift technique and review of methods and complications. Dermatol Surg. 2009; 35(9):1390–1405

[7] Martin M, Shah CT, Attawala P, Neaman K, Meldrum M, Hassan AS. Objective brow height measurements following pretrichial brow lift and upper lid blepharoplasty. J Cutan Aesthet Surg. 2016; 9(2):93–96

[8] Nahai FR. The varied options in brow lifting. Clin Plast Surg. 2013; 40(1):101–104

[9] Broadbent T, Mokhktarzadeh A, Harrison A. Minimally invasive brow lifting techniques. Curr Opin Ophthalmol. 2017; 28(5):539–543

[10] Bidros RS, Salazar-Reyes H, Friedman JD. Subcutaneous temporal browlift under local anesthesia: a useful technique for periorbital rejuvenation. Aesthet Surg J. 2010; 30(6):783–788

13 微创 Su-Por 缝合颞侧眉提升：提升和填充技术

Michael A. Burnstine

【摘 要】

颞侧眉毛下垂是面部衰老的常见症状。本章将介绍如何应用 Su-Por（高密度多孔聚乙烯）处理组织下垂与容量缺失。该手术具有微创、切口小、恢复快等优点。

【关键词】

眉提升，小切口，微创，多孔聚乙烯，生物相容性，Su-Por

13.1 引言

目前已有许多出于功能和美学目的的提升和填充眉尾的方法。本章介绍的提升和填充方法也是为了提升和丰满眉外侧。本技术快速、微创地改善衰老状况，包括眼轮匝肌后脂肪（ROOF）萎缩和眉外侧的重力性下垂。本技术的创新之处在于应用一片薄的、可与组织融合的 Su-Por 植入物。

Su-Por 是由 Poriferous，LLC 生产的一种高密度多孔聚乙烯，是一种安全有效的植入物[1-3]。它在面部轮廓支撑手术中应用非常广泛。它的孔隙直径为 100~250 μm，这是纤维血管快速生长的最佳孔隙范围。与其他多孔材料相比，它的孔隙大小允许免疫细胞进入，进而可以减少感染和排出的风险。组织可以快速长入 Su-Pro 植入物，Su-Pro 假体植入体内后，软组织在一周之内可以长入，骨组织在 3 周内可以长入[1-6]。Romo 等在修复鼻整形术中发现，在 187 例患者中，多孔聚乙烯植入后的并发症发生率为 2.6%[7]。

与其他缝合悬吊技术和带刺缝线技术相比，提升填充技术的优点在于其广泛的组织融合。利用多孔支架将深层组织锚定到颞深筋膜层可提升和悬吊 ROOF。提升填充技术可以与上睑成形术同时进行，也可分开实施。手术可以在治疗室局部麻醉下进行，也可以在有监护的手术室在全身麻醉下进行。

13.2 适应证

- 抬高、稳定并增加眉外侧的体积。
- 改善术前眉外侧下垂情况下的视野。
- 面部最小的切口，避免了前额正中和冠状切口明显的瘢痕。
- 颞部发际线前或后的小切口可使脱发的发生率最小化。

13.2.1 手术风险

- 出血。
- 感染。
- 眉毛不对称。
- 植入物可触及。
- 植入物移位。

13.2.2 手术获益

- 上面部美学改善。
- 外侧眉尾提升。
- 年轻丰满的眉尾。

13.2.3 知情同意

- 包括风险和获益（如前所述）。
- 告知异物的植入。
- 虽然这种用途很新颖，但多孔聚乙烯在眼眶和面部重建中已经广泛使用了 35 年以上。

13.3 禁忌证

- 植入部位存在感染灶。

13.4 手术步骤

手术过程简单快速，可以在门诊手术室完成。

13.4.1 器械及材料（图 13.1）

- Su-Por Airo 眉部植入物（2 个）：
  - 型号 4442：小号，一个装。
  - 型号 4443：大号，一个装。

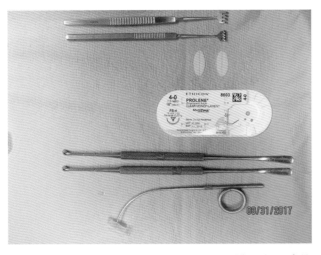

图 13.1 提升和填充技术的关键工具包括两个泪腺拉钩，双侧手术病例用两个 Su-Por Airo 眉部植入物、一根 4-0 Prolene 缝线、一个 Tenzel-Cottle 骨膜剥离子和一根 Wright 针。

- 型号 4444：小号，两个装。
- 型号 4445：大号，两个装。
- 尺子。
- Wright 针。
- Knapp 泪腺拉钩（2 个，B + L E4538）。
- Tenzel-Cottle 骨膜剥离子（B + L E4595）。
- 止血剂。
- 缝线。
  - 一根 4-0 Prolene 缝线，用于植入物固定。
  - 一根 6-0 Vicryl 缝线，用于缝合伤口。
  - 一根 6-0 Prolene 缝线，用于缝合伤口。

13.4.2 术前核查

- 知情同意。
- 仪器和材料。
- 植入物。

13.4.3 手术过程

手术可以在局麻、监护或全身麻醉的情况下进行，可以在门诊手术室或住院手术室中进行。该手术通常与上睑成形术一同实施。

- 标记眼睑成形术和眉部切口。
  - 发际线切口一般长 12 mm，在发际线前或后，通常位于鼻翼缘 - 外眦连线与发际线交界处（图 13.2）。
- 如果需要，眼睑成形术中可去除皮肤和脂肪。
- 眼睑成形术完成后，进行骨膜上剥离。
  - 使用泪腺拉钩将上眼睑切口向额部牵拉以利于解剖分离（图 13.3）。
- 在骨膜上平面应用骨膜剥离器分离。在颞侧眶上缘上方松解约 2 cm 宽的组织。
- 然后切开发际线处的 12 mm 切口。
- 切开皮肤、皮下组织和颞浅筋膜。
  - 在泪腺拉钩辅助下，应用血管钳在颞深筋膜层钝性剥离（图 13.4）。
  - 应用骨膜剥离子松解位于颞上线处连接帽状腱膜下与骨膜下平面的联合肌腱（图 13.5）。这并不是必需的。

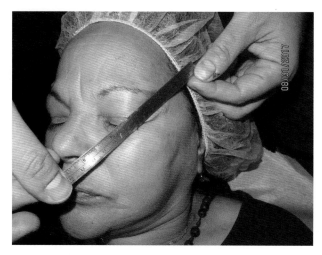

图 13.2 在眉外侧提升所需的锚定点处做眉部切口。通常位于鼻翼缘 – 外眦连线与发际线交界处。发际线切口平均长 12 mm。

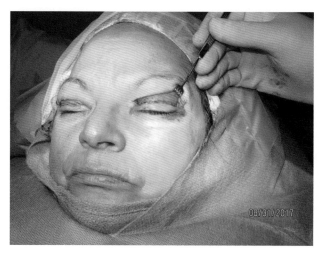

图 13.3 在切开眶缘组织之前，用泪腺拉钩将上睑切口拉至眶缘外侧。

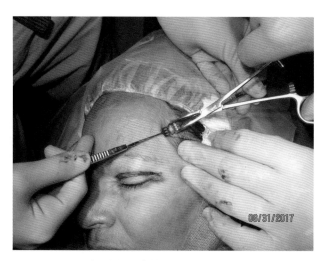

图 13.4 用止血钳由颞浅筋膜层钝性分离至颞深筋膜层，以达到所需的平面。

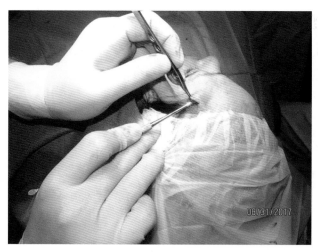

图 13.5 使用骨膜剥离子释放联合肌腱以获得更好的提升。

- 4-0 Prolene 缝线穿过 Su-Por 植入物的微通道（专利技术，图 13.6）。
- Wright 针从发际线切口穿过颞深筋膜至眶外侧缘的骨膜上平面（图 13.7）。
- 将缝合穿过 Su-Por Airo 眉部植入物的 Prolene 线两头均穿过 Wright 针的针眼（图 13.8）。
- 将 Wright 针从发际线切口退出。
- 将 Su-Por 植入物稍微折叠以支撑ROOF组织，然后将植入物置于所建立的平面上的准确的位置。
- 收紧缝合穿过颞深筋膜的缝线，牵拉固定眉外侧到所需的位置（图 13.9）。

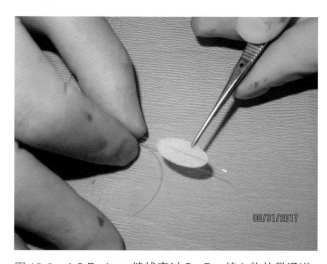

图 13.6 4-0 Prolene 缝线穿过 Su-Por 植入物的微通道。

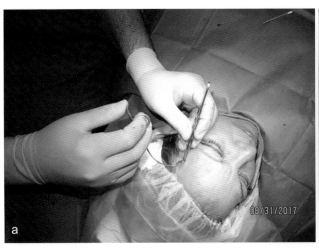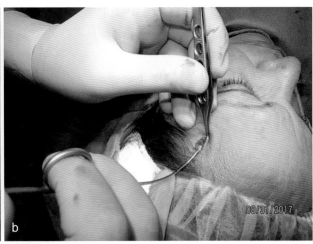

图 13.7　a、b. Wright 针穿过颞深筋膜（a），挂住颞深筋膜的一部分（b）。

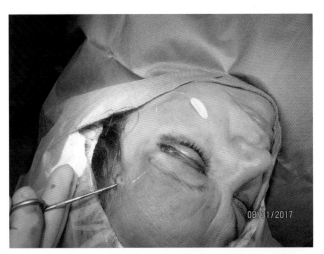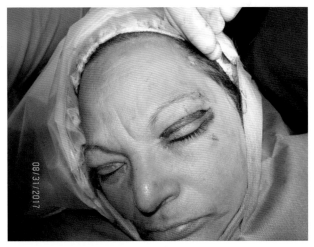

图 13.8　将 Prolene 缝线两头均穿过 Wright 针的针眼。

图 13.9　将眉毛提升至所需高度和轮廓后在发际线切口处收紧缝线。

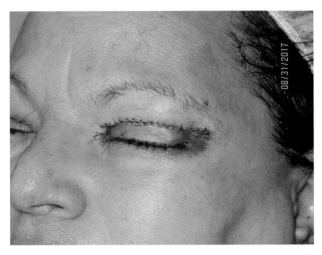

图 13.10　发际切口用 6-0 Vicryl 缝线和 6-0 Prolene 缝线缝合关闭，上睑切口只用 6-0 Prolene 缝线缝合关闭。

- 用 6-0 Vicryl 缝线缝合皮下组织，然后用 6-0 Prolene 缝线连续缝合发际线切口和眼睑切口（图 13.10）。
- 典型案例的术前和术后照片如图 13.11 所示。

13.5　专家建议

- 发际线处的 12 mm 切口应位于患者和医生所希望的提升的锚定点处，术前应与患者讨论确定。
- 眉外侧需进行骨膜上松解。然而，分离范围不可太大。手术的成功与否取决于组织的提

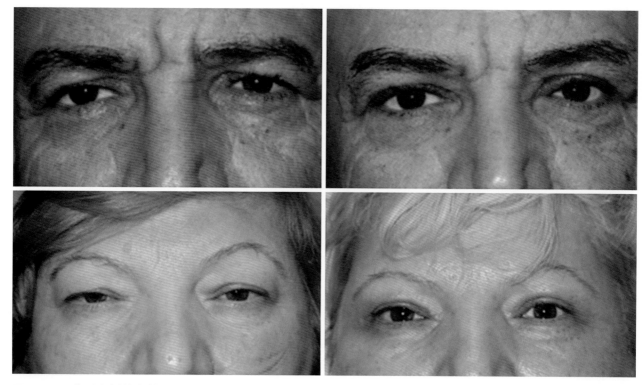

图 13.11　典型案例的术前（左侧）和术后（右侧）对比。两位患者均接受了双侧上睑下垂修复术、上睑成形术和 Su-Por 颞侧眉提升：提升和填充技术。

升和对 ROOF 的支撑。

- 医生在分离眉上切口时必须注意颞浅动脉及其分支在颞浅筋膜和颞深筋膜之间的走行（图 13.12）。

13.6 术后护理

- 手术部位冰敷 48 小时，清醒时敷 15 分钟，休息 15 分钟。
- 建议患者睡觉时抬高床头。
- 术后用药：
  - 伤口涂抹抗生素眼膏（推荐杆菌肽）。
  - 由于术中有植入物植入，口服抗生素。
  - 口服止痛药，一般是氨酚 / 氢可酮，5 mg/325 mg。

13.7 并发症及其处理

植入物缝合悬吊术是一项新技术，目前尚无并

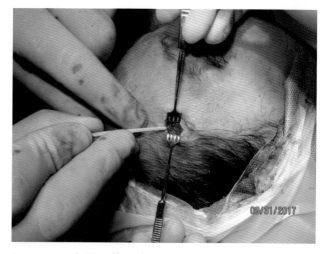

图 13.12　在颞深筋膜浅层钝性剥离时可能遇到颞浅动脉的分支，应注意避免损伤。

发症报告。理论上的并发症包括眉外侧下垂矫正不足或过矫、植入物可触及、植入物移位、血肿和感染。如果出现植入物可触及或其他问题，可以通过原来的眼睑成形术切口移除植入物。如果出现矫正不足或过矫，可以通过发际线切口调整高度。

（游远榕　译，吴海龙　欧阳天祥　校）

参考文献

[1] Rah DK. Art of replacing craniofacial bone defects. Yonsei Med J. 2000; 41(6): 756–765

[2] Wellisz T. Clinical experience with the Medpor porous polyethylene implant. Aesthetic Plast Surg. 1993; 17(4):339–344

[3] Berghaus A, Stelter K. Alloplastic materials in rhinoplasty. Curr Opin Otolaryngol Head Neck Surg. 2006; 14(4):270–277

[4] Park HK, Dujovny M, Diaz FG, Guthikonda M. Biomechanical properties of high-density polyethylene for pterional prosthesis. Neurol Res. 2002; 24(7): 671–676

[5] Lin G, Lawson W. Complications using grafts and implants in rhinoplasty. Oper Tech Otolaryngol Head Neck Surg. 2007; 18(4):315–323

[6] Silver W, Dickson M, DeJoseph L. Implants and fillers for facial plastic surgery. In: Stucker F, de Souza C, Kenyon G, Lian T, Draf W, Schick B, eds. Rhinology and Facial Plastic Surgery. Berlin: Springer; 2009

[7] Romo T, III, Sclafani AP, Sabini P. Use of porous high-density polyethylene in revision rhinoplasty and in the platyrrhine nose. Aesthetic Plast Surg. 1998;22(3):211–221

14 内镜辅助上面部及眉提升术

Francesco P. Bernardini, Alessandro Gennai, David B. Samimi

【摘　要】

　　本章作者介绍了用于眼周上面部年轻化的微创垂直内镜提升技术（MIVEL）。此项技术强调采用无瘢痕的方法来改善上面部的退行性改变。通过对下垂眉部垂直向量上的提升和三维方向上的容积恢复改善组织缺失。

【关键词】

　　面部衰老，微创手术，内镜眉提升，眉年轻化，面部年轻化

14.1 引言

　　许多研究均指出眼睛在面部年轻化中的重要作用。在 Nguyen 等的研究中，使用了动眼追踪系统来显示年龄和疲劳判断是基于对眼部区域的优先关注。因此，实现该区域的美学改善可能是改善个人面部外观的最有效的干预措施之一[1]。在最近的一项针对女性美容患者的研究中，绝大多数（75%）指出衰老的最初迹象出现在眼睛周围，并且大多数人渴望实现该区域的年轻化[2]。

　　对眼周衰老的关注并不新奇。古典画家认识并呈现了眼周区域老化的迹象。在《带金链的老人》(芝加哥美术馆) 这幅画中，伦勃朗通过帽子和胡须掩盖了人物的大部分面部，突出了眼周区域的衰老特征（图 14.1）。在上面部亚单位中，我们注意到额部和眉下降（尤其是外侧），会加深上外侧的凹陷。1645 年，伦勃朗同样通过眼周征象来展现一位荷兰妇女年轻、美丽外观（图 14.2），画中对象前额无皱纹，眉部丰满呈高拱形，泪沟区饱满，缘褶距较小。

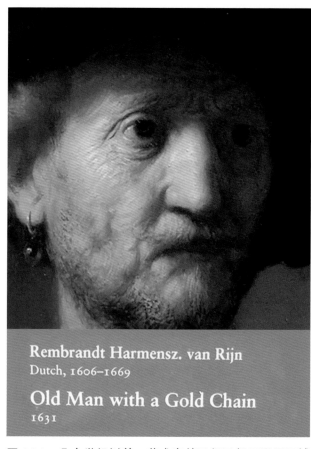

图 14.1　几个世纪以前，艺术家就已经了解了眼周区域在传达衰老面部的核心作用。

专注于眼周区域的外科医生应将对衰老的关注超越眼睑，要关注眼睑以外更广泛、更复杂的问题。眼睑的衰老性改变与邻近软组织的老化密切相关。在示意图（图 14.3）上，我们将上面部眼周美学单元定义为由如下几部分组成：上复合体（SC），包括前额，眉毛和上眼睑；外复合体（LC），由颞部、颧袋、外眦形成；下复合体（IC），由下眼睑和面颊组成。在上复合体中，重力和下拉肌肉（皱眉肌、降眉肌、降眉间肌和眼轮匝肌）的持续作用是衰老的重要原因。容量缺失亦对衰老起到一定的作用，尤其是眉部，这会导致眉部组织变薄，凹陷加深以及上睑失去支撑，皮肤松弛下垂。在外复合体水平，位于上方的颞嵴与下方颧弓之间的颞筋膜没有下垂空间，它的衰老主要表现为组织容量的缺失。为了使上面部更自然的年轻化，需要让下垂的组织复位并恢复流失的体积[3]。在这里，笔者讨论应用微创垂直内镜提升技术（MIVEL）进行面部年轻化。具体来说，包括组织松解、复位和容量填充[4-7]（图 14.4）。

14.2 干预目标

• 上面部美学单元（尤其是眼周区域）的自然年轻化。

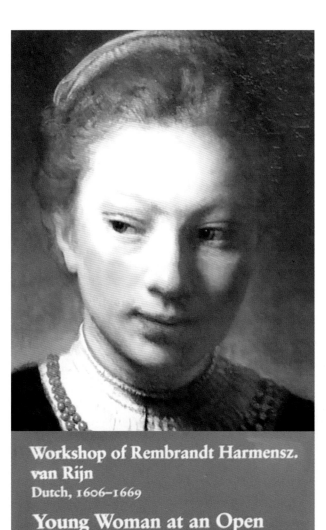

图 14.2　年轻面孔的典型眼周区域：下眼睑－面颊平滑过渡，杏仁状睑裂，周围组织容积充足，皮肤紧致。

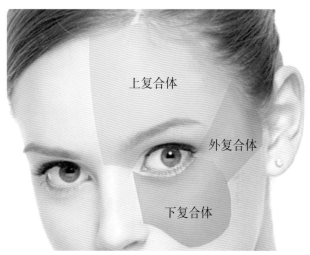

图 14.3　定义眼周美学单位。

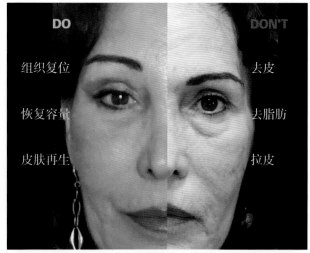

图 14.4　面部年轻化的现代概念。"DON'T"部分描述了以往的操作，而现代理念是基于生理性改善的概念。

- 通过体积恢复实现三维方向的年轻化（有关脂肪移植的详细信息，请参见"16 眉部的脂肪扩容"）。
- 保持面部的动态表情。
- 采用垂直提升，避免使用将皮肤沿水平面拉动的传统面部提升术。
- 避免明显的瘢痕。

14.3　手术风险

- 头皮感觉异常。
- 切口处脱发。
- 面神经额支损伤。
- 血肿。
- 矫正不足。

14.4　知情同意

　　所有患者应意识到手术后很可能出现短暂的前额和头皮感觉异常。应告知患者非手术替代疗法，例如肉毒毒素、脂肪或透明质酸填充，以及术后可能需要肉毒毒素来维持疗效。尽管罕见，但也应在同意书中列出脱发和面神经额支损伤的风险，并得到患者的知情同意。

14.5　适应证

- 与年龄有关的上面部下垂和容量缺失。

14.6　禁忌证

- 患者的期望不切实际。
- 先前手术造成的过分填充或过度提升。
- 术前已有脱发而致的头发稀疏。
- 发际线明显退缩，术前额部较长。

14.7　手术步骤

　　手术通常在门诊手术室全麻或有监测的静脉麻醉下进行。

14.7.1　术前核查

- 签署知情同意书。
- 手术前一段时间内已停止使用血液稀释剂。
- 需要使用的无菌器械。
- 拍摄全面部术前照片。

14.7.2　需要的设备（图 14.5）

- 带拉钩的 30°光纤内镜，外科医生在观察组织时可以单手牵拉。
- 内镜专用器械（从左到右）：
  - 长而规则的骨膜剥离子（Karl Storz # 58210 FGA and UKA）。
  - 中面部剥离子（Karl Storz，Mode 50205 ZL）。
  - 精细剥离子（Anthony Products Inc # 67-20-53E）。
  - Farabeuf 拉钩（Hayden Medical Inc # 105-112）。

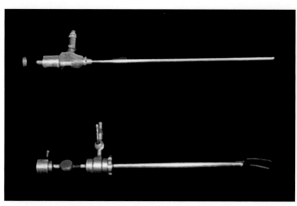
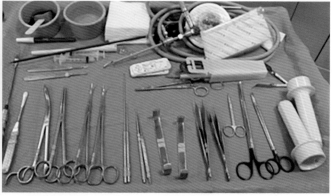

图 14.5　手术器械。上图所示的带拉钩的 30° 光纤内镜是最重要的部分，外科医生可以单手牵拉和观察组织。

○ Reverdin 针（中间，大血管钳右侧；类似于 Wright 针的器械，仅比其更长、更直、更细，通常用于骨科手术）（KLS Martin # 20-721-19-07）。

– 可以使用 Wright 针代替 Reverdin 针（FCI Ophthalmics # WF-1000u）。

14.7.3　缝合

• 颞骨和旁正中固定：首选 3-0 Vicryl 角针（SH 针）。

• 皮钉用于闭合发际线后面的皮肤切口。

14.7.4　局部麻醉药

• 额、颞和颧骨区的肿胀麻醉溶液：约 40 mL 含 1∶400 000 肾上腺素的 0.25% 卡巴卡因或利多卡因。

• 局部麻醉溶液（20 mL 1% 卡巴卡因或利多卡因与 1∶100 000 肾上腺素）用于上睑周、外眦、眉间和切口位置。

14.7.5　脂肪移植

• 应用 Coleman 技术进行面部脂肪填充 [8]。

• 最近，笔者应用微粒脂肪移植注射于浅层，注射更细的脂肪可以同时使面部皮肤年轻化 [4]（图 14.6）。

• 脂肪的获取和注射通常在切开之前进行，以最大限度地减少从采集到注射的时间。

• 关于眉部脂肪移植的详细内容详见"16 眉部的脂肪扩容"。

14.7.6　切口位置（图 14.6）

• 垂直切口：总共 3 个，长度均为 1.5 cm，紧邻发际线之后。

  ○ 中央 1 个：位于中线处。

  ○ 旁正中位 2 个：女性两侧离中央切口通常为 5 cm，男性为 4 cm。旁正中切口到中线的距离取决于高弓最高的位置，因此在女性患者中更靠外侧。

• 颞部切口：每侧 1 个，长 3 cm，平行于发际线并在其后 1 cm 处。切口不应延伸至颞肌的上方，以确保可以固定在颞深筋膜。术前让患者咬合可以触摸到颞肌的上缘。

14.7.7　手术技术

手术技术有四个基本组成部分：不使用内镜进行的盲剥，颞部内镜下分离，额部内镜下分离，以及各部固定。

盲剥区域

• 静脉麻醉，局部注射局麻药以及无菌准备和铺单后，用 # 15 刀片于标记处切开。

• 在额部，可以在骨膜下平面中快速盲剥，尽量保持骨膜完整。该操作会在上眶缘上方 2 cm 上方的"安全区域"形成一个可视腔隙。额部的剥离范围可以向上至发际线后方的颞部融合线，也称为联合肌腱。

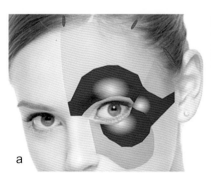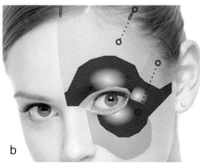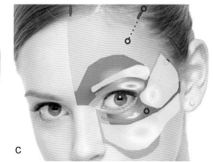

图 14.6　a. 红色实线显示中央、旁正中和颞侧切口。蓝色区域显示了整个眼周单元中内镜下的剥离范围。b. 虚线表示旁正中和外侧固定的垂直向量。必要时，应用与颞部骨平行的向量用于颧部固定。c. 将脂肪植入黄色区域的真皮层中，并植入眶下的橙色区域。

在颞区，在颞深筋膜浅层形成一个光学腔隙。从颞部分离，可以释放联合肌腱（颞融合线）以连接额部和外侧腔隙。从外侧向内侧分离联合肌腱可确保手术在安全平面内进行；额部区域骨膜下分离，颞区在颞深筋膜浅层分离（图 14.7）。

内镜辅助颞部剥离

- 一旦盲剥完成，将内镜通过颞部切口进入，在颞深筋膜浅层的平面朝外眦方向。遇到的第一个标志是哨兵静脉，应注意保护避免损伤。
- 在哨兵静脉外侧钝性分离，暴露神经血管束、

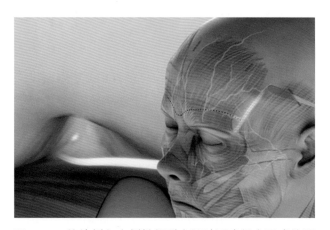

图 14.7　从外侧向内侧松解联合肌腱可确保在正确的平面中形成单个光学腔隙：外侧位于颞深筋膜浅层，内侧位于骨膜下。

颞面神经和静脉。此束的外侧是颧颞静脉和神经。这三个结构就像电线杆一样，面神经的额支在其上方走行（图 14.8）。看到这些标志后，就可以选择剥离位置了。

- 在哨兵静脉和颞面神经之间剥离可分离至眼轮匝肌下脂肪（SOOF）。
- 在颞面神经和颧颞神经之间剥离分离至面中部。
- 哨兵静脉的内侧是外侧支持韧带和外眦韧带。
- 为了进行完整的侧向剥离，需要在颧弓处完整分离组织，提升 SOOF，并释放外侧支持韧带。

内镜辅助额部剥离

- 内镜从旁正中切口进入，一旦到达眶缘，从外侧至内侧钝性分离骨膜，会遇到眶上神经血管束。神经血管束周围的骨膜均需要分离。骨膜非常坚固，即使残留一小部分的连接也会妨碍额部皮瓣的移动。
- 在眶上神经内侧，向眉间分离，松解皱眉肌和降眉肌。滑车上神经纤维走行在皱眉肌纤维之间。

固定

在旁正中和颞深区进行固定。

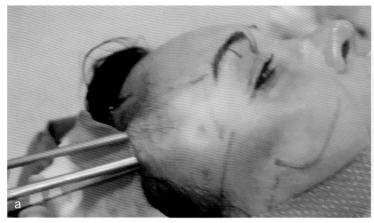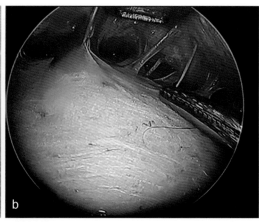

图 14.8　外部视图（顶部）和内镜视图（底部）看到的解剖标志。在内镜视图中，眶外侧在左侧。在哨兵静脉外侧剥离，显示颧颞区域（蓝色箭头）和颞面神经血管束（黄色箭头）。在颧颞神经血管束周围和前面，颧皮韧带（橙色箭头）被显露并钝性分离。隧道内剥离可以确保安全地进行颧弓及颞肌表面的颞前间隙分离，从而保护在其下方走行的面神经颞支（经允许引自 Dr. Francesco P. Bernardini）。

旁正中固定

应用 Gennai 针进行旁正中固定，该固定确定眉的最高点（图 14.9 和图 14.10）。

- 在额头上旁正中切口下方 1~2 cm 处每侧穿刺一个小的水平切口，两侧切口位于同一水平。
  - 旁正中切口与穿刺切口的距离越大，额部抬升越牢固。但是，术后会出现更多的组织聚集现象。

- 将 Reverdin 针（一种与 Wright 筋膜针类似的器械，并且可以用其替代）在骨膜下平面中从前额穿刺切口穿行至旁正中切口。Reverdin 针穿上缝合线，将针从前额穿刺切口中拉出，使缝合线的尾巴和针头离开正中切口。Reverdin 针带缝合线在皮

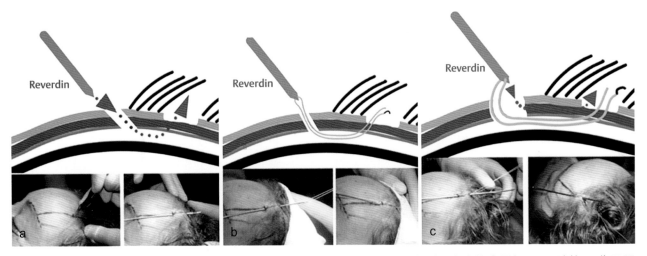

图 14.9　用于旁正中固定的 Gennai 针。a. 在额头上旁正中切口下方每侧穿刺一个小的水平切口，两侧切口位于同一水平。将 Reverdin 针（一种与 Wright 筋膜针类似的器械，并且可以用其替代）在骨膜下平面中从前额穿刺切口穿行至旁正中切口。b. Reverdin 针穿上缝合线，将针从前额穿刺切口中拉出，使缝合线的尾巴和针头离开正中切口。c. Reverdin 针带缝合线在皮下额肌上层向上从穿刺切口穿行至旁正中切口。然后将缝合线从 Reverdin 针上松开，将线尾从正中切口中拉出。

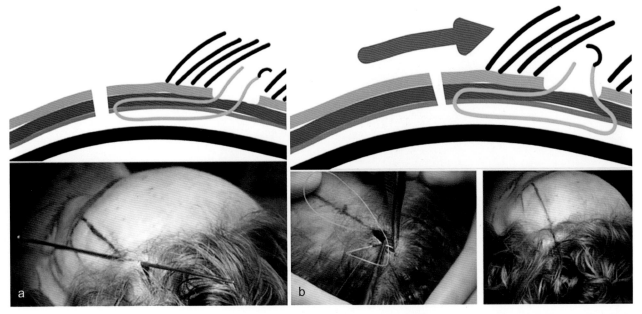

图 14.10　用于旁正中固定的 Gennai 针。a. 在准备行额部提升时，将缝合线放置在额肌的前部和后部。b. 缝合针在旁正中切口后缘挂住深部的帽状腱膜组织。缝合线打结收紧后，将两个切口之间的所有深层组织聚集在一起，在额头和头皮切口之间形成多余组织的临时折叠。

下额肌上层向上从穿刺切口穿行至旁正中切口。然后将缝合线从 Reverdin 针上松开，将线尾从正中切口中拉出；将额肌和帽状腱膜作为额部提升的锚定点。

- 在旁中正切口的后缘缝挂皮下深层组织。
- 缝线打结后两个切口之间的深层组织会堆积在一起，在额部和头皮切口之间形成暂时的多余的皮肤折叠。
  - 眉提升的量取决于缝线绑紧的程度以及穿刺切口至旁正中切口的距离。距离越长，提升越多。

颞深区固定

用 3-0 Vicryl 缝线将提升皮瓣的皮下深层组织固定在颞深筋膜上。应用角针尖最大程度地减少创伤，并最大程度地减少颞深筋膜处的切割效应。这种固定可使眉尾、颧颞区和外眼角向上外侧提升，延长了睑裂。

结果

术前、术后的照片如图 14.11 所示。

14.8 术后护理

- 所有缝线都隐藏在发际线后，无需局部用药。
- 笔者建议患者在术后 1 个月内梳头时不要拉扯头发。
- 预防性口服抗生素 1 周。
- 术后 10 天避免提重物和剧烈活动。
- 在术后第一次就诊时和手术后的前几个月应用肉毒毒素，以减少降眉肌、外侧眼轮匝肌和降眉间肌向下的牵拉力。

14.9 专家建议

- 固定装置：过去过分强调固定的强度，使用骨隧道、牵引和螺钉进行牢固固定以支撑组织抵抗重力。应用这些固定装置而仅对组织做有限的分离，尤其是颞区、外侧支持韧带和内侧额部的骨膜。笔者认为，手术成功的关键是分离获得完整的无张力皮瓣，包括前额、颞部区域、外侧支持韧带、SOOF 和颧弓等区域的分离。一旦从头皮到颧骨处的软

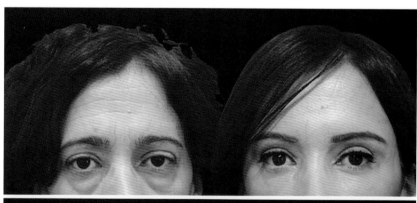
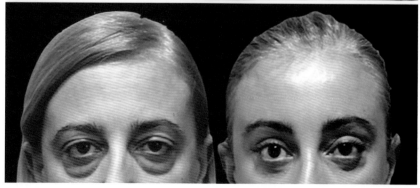

图 14.11　患者术前、术后照片。所有患者均接受微创垂直内镜提拉术（MIVEL）进行上面部和下眼睑整形术，同时进行上、中面部脂肪移植（经允许引自 Dr. Francesco P. Bernardini）。

组织分离到位，就可以使用简单、安全且经济、高效的缝合线进行固定。

· 固定的作用是帮助将剥离的组织保持在最佳位置，直到在愈合过程中重新定位到新位置为止。

· 组织瘢痕愈合稳定所需的时间一般短于缝合线吸收的时间。

· 不需要用永久性器械固定，也不建议切除头皮组织，这会导致脱发和可见的瘢痕，并且对深层固定没有任何价值。之前笔者已使用内镜辅助牢固固定技术为 300 例患者做了手术。之后笔者转向了缝线固定技术，该技术目前已在超过 200 名患者中使用[3]。与牢固固定技术相比，缝线固定技术提升量更大，稳定性更强，并且术后并发症较低。

· 在缝线固定组中，除了前两周前额皮肤皱褶明显鼓胀以外没有其他并发症发生，而前额皮肤皱褶在术前已告知患者。

· 固定位置：在设计固定位置和眉的最终形态时，要牢记女性自然的眉毛形状，并仔细检查每个患者的术前照片。

· 抬高眉尾和眉体部，直到形成最终自然拱起的形状，眉尾略微抬高。

· 额部旁正中切口的位置距额中线越远，对尾部的影响越大。距额中线越近则对眉头和眉体部的影响越大。

· 平均而言，旁正中切口的位置在女性患者中距离中线 5 cm，在男性患者中距离中线 4 cm。

· 额部的穿刺点越低，固定的拉力越大，前额皮肤的皱褶就越大。因此，较重的前额（如男人的前额）将需要更强的拉力，从而导致更明显的皮肤皱褶。

· 手术引流：应用 10-F 导管和 Jackson-Pratt 型吸引球，将引流管穿过其中一个颞部伤口，并在闭合伤口之前穿过额部骨膜下放置在眶上缘上方。通过吸引，可减轻面部水肿，并

且该导管可用作注入 0.25% 布比卡因麻醉剂溶液的通道，用于术后疼痛管理或拔除皮钉前的局麻。引流管可在拆除皮钉之前或拆除皮钉时拔除。

14.10 并发症及其处理

· 面神经（Ⅶ）麻痹：在手术解剖过程中靠近面神经额支，其存在损伤的可能。在正确的平面钝性分离，并避免在神经附近（特别是在神经横过颧弓时）进行烧灼，可将神经受损的风险降至最低。掌握这些原则，神经损伤很少见。如果出现神经损伤可以通过在对侧注射肉毒杆菌毒素来治疗，从而最大程度地减少患者对功能障碍的关注，直至恢复。

· 三叉神经（Ⅴ）损伤：三叉神经的眶上和上睑支（V_1）可能会在额部剥离时损伤。在内镜下仔细进行骨膜下剥离，可以使神经从骨膜附着上分离，而不会造成损伤。患者通常会抱怨头皮感觉过敏长达 8~12 个月，笔者从未遇到过永久性头皮麻木的情况。

· 矫正不足：可以通过神经毒素注射以放松眉毛下拉肌肉，必要时向颞部和眉部注射填充剂。

· 矫正过度：可能在术后即刻发现眉毛过度弯曲或抬高。外科医生应保证在恢复过程中此问题能够解决。如果需要，可以将肉毒毒素注射在额部需要的部位，直至消退。笔者从未遇到过抱怨矫正过度的患者。

14.11 结论

上面部年轻化应该解决每个眼周区域中发生的特定衰老变化。笔者对上睑－眉毛亚单位的美学改善的方法是一种微创的"无瘢痕"技术，该技术解决了组织垂直方向的下垂。建议在有指征的情况下同时进行脂肪移植来恢复组织容积。需要时，也可以采用保守的方法去除眼睑的皮肤和（或）脂肪。

（游远榕 译，吴海龙 欧阳天祥 校）

参考文献

[1] Nguyen HT, Isaacowitz DM, Rubin PA. Age-and fatigue-related markers of human faces: an eye-tracking study. Ophthalmology. 2009; 116(2): 355–360

[2] Sobanko JF, Taglienti AJ, Wilson AJ, et al. Motivations for seeking minimally invasive cosmetic procedures in an academic outpatient setting. Aesthet Surg J. 2015; 35(8):1014–1020

[3] Bernardini FP, Gennai A, Izzo L, Devoto MH. Minimal incisions vertical endoscopic lifting and fat grafting as a systematic approach to the rejuvenation of the periocular esthetic unit. Ophthal Plast Reconstr Surg. 2013; 29(4):308–315

[4] Bernard, ini FP, Gennai A, Izzo L, et al. Superficial enhanced fluid fat injection (SEFFI) to correct volume defects and skin aging of the face and periocular region. Aesthet Surg J. 2015; 35(5):504–515

[5] Ramirez OM. The central oval of the face: tridimensional endoscopic rejuvenation. Facial Plast Surg. 2000; 16(3):283–298

[6] Citarel, la ER, Sterodimas A, Condé-Green A. Endoscopically assisted limited incision rhytidectomy: a 10-year prospective study. J Plast Reconstr Aesthet Surg. 2010; 63(11):1842–1848

[7] Bernardini FP, Skippen B, Gennai A, Zambelli A. Minimal incisions vertical endoscopic lifting (MIVEL) for the management of lateral canthal and lower eyelid malposition. Aesthet Surg J. 201 9; 39(5):472–480

[8] Coleman SR. Facial recontouring with lipostructure. Clin Plast Surg. 1997; 24(2):347–367

15 非手术操作技术：填充剂和神经调节剂

Jean Carruthers, Helen A. Merritt

【摘 要】

"魔力三角"（magic triangle）的 2/3 是由眉部和眼周部位组成的，这揭示了该部位在社交方面和心理学上起到的重要作用。因此，眉部整形成为面部美容手术中最普遍的选择，其中全世界最流行的要数神经调节剂的应用。随着年龄的增长，额部和眼周的骨骼及软组织逐渐丢失，从而造成结构的重塑。眉部的逐渐下垂导致了眉间和外眦部的线条及皱纹，而颞部的空虚则进一步让人看起来憔悴而苍老。近年来，神经调节剂和透明质酸填充剂逐渐兴起，成为此类抗衰治疗的理想工具。神经调节剂可以通过提升眉部来减少皱眉纹、鱼尾纹及水平方向的额纹。透明质酸填充剂可以柔化和重塑内侧眉间复合体，从而使前额、颞部及眼周区域再度饱满。

【关键词】

神经调节剂，填充剂，软组织增大，再成形，联合疗法，维持疗法

15.1 引言

眼周神经调节剂和填充剂的临床应用进一步扩大了眼周衰老的治疗范围。在这些治疗出现之前，患者事先只能等待，直到他们在中年接受眼睑整形术、面部提升术以及眉部提升术。现在，患者通常在更为年轻的时候开始关注自身的美容问题，并结合其具体情况在眼周区域或更广泛的区域接受神经调节剂治疗以及联合治疗[1-3, 4-7]。随着全球学界对平衡的机体健康和情感完整性（心身医学）理解的逐渐深入，患者通常在七八十岁的年龄继续接受相关治疗。更进一步讲，还有相关研究显示神经调节剂可以起到减少抑郁、增加自信心的作用[8, 9]。简而言之，这些注射疗法为患者们的抗衰治疗提供了新的选择和参考。

15.2 肉毒毒素和眼周填充剂的性质

理解注射物的性质和注射后的结果非常重要。外科医生拥有丰富的解剖学知识，他们可以将自己独特的临床经验和患者的目标结合起来，从而给患者提供一个自然的、锦上添花的美容效果。一定要避免过度矫正。

15.2.1 肉毒毒素的性质

眼周区域的肉毒毒素治疗是现代医学美容实践的重要组成部分。理解不同类型的肉毒毒素、作用时长以及稀释方法是获得良好疗效和提升患者满意度的重要途径。

肉毒毒素的作用机制

肉毒梭菌是一种厌氧菌，可以分泌 8 种不同血

清类型的肉毒毒素（BoNT，A~H）。所有血清型均可以作用于骨骼肌，它们主要在运动神经元的神经肌肉接头突触前膜处阻碍乙酰胆碱的释放，从而使肌肉化学去神经化。不同的肉毒毒素血清型通过不同的分子机制作用于细胞，而产生相应的生物学效应。

A 型肉毒毒素（BoNT-A）是由旧金山眼科学先驱——Alan Scott 医生首先报道的。他最开始用肉毒毒素治疗斜视和眼睑痉挛[10]，而肉毒毒素用于医学美容则紧随其后[11]。自从美国食品药品监督管理局（FDA）批准了 onabotulinumtoxinA（Botox/Botox Cosmetic）的临床应用之后，更多的肉毒毒素剂型被研发出来，并进一步通过了 FDA 的审核，包括 abobotulinumtoxinA（Dysport/Reloxin）和 incobotulinumtoxinA（Dysport/Reloxin）。B 型肉毒毒素（BoNT-B）在北美也可以买到。rimabotulinumtoxinB（Myobloc/NeuroBloc）是在 2000 年由 FDA 批准的用于治疗宫颈肌张力障碍的药物，但目前它也作为非处方药，用于治疗面部皱纹[12]。

A 型肉毒毒素制剂仍然是美容外科临床应用的最佳选择。相较而言，B 型肉毒毒素作用时间更短，注射时更加疼痛，还具有更多的不良反应[12]。肉毒毒素注射后一般 24~48 小时开始起效，5~7 天完全起效，30 天左右达到效用峰值，3~6 个月后作用减退。所有批准使用的肉毒毒素具有不同的效力和临床作用，因此它们的注射单位并不能相混淆。我们有必要参考对应产品的说明书以及同行评议的相关文献来确定更多的信息。

肉毒毒素治疗的不良反应

肉毒毒素治疗的最大不良反应是矫正过度或者矫正不足。矫正过度会随着时间的流逝逐渐好转，再次注射则可以解决矫正不足的问题。

15.2.2　眼周填充剂的性质

和肉毒毒素的应用类似，为了达到患者的需求，医生需要详细地了解面部解剖、面部比例（体积）以及眼周的脂肪分布情况。基于填充剂的分子特性，医生更需要了解填充剂的作用机制和作用持续时间。透明质酸（HA）是人体组织中含量最为丰富的糖胺聚糖。它作为一种多聚体，是细胞外基质的重要结构成分，负责结合胶原蛋白和弹性纤维、稳定细胞间结构以及参与细胞增殖和迁移。透明质酸由 N- 乙酰葡萄糖胺和糖醛酸的重复亚单位组成，在自然非交联状态下可在数日内通过代谢降解。商业化生产的可注射填充剂则处于交联状态，可以有效地抵抗降解效应。填充剂注射后通常可持续 4~12 个月。虽然不同的工业生产途径可制造不同种类的注射用透明质酸填充剂，但它们都是通过马链球菌的发酵修饰作用得来的。为了达到组织稳定性，透明质酸必须处于交联状态。

由于视力的重要性，眼周注射必须注意安全[13, 14]。透明质酸酶的存在使透明质酸填充具有可逆性，这也使其具有独特的优势。另外，眼周皮肤比面部其他部位的皮肤更薄、更精致，因此眼周注射应该采用更加顺滑、更加精细的填充剂以及更加细致的注射技术，这样才能产生积极的美容效果，使得轮廓和皮肤质地都能达到理想的状态[15]。

作用机制：容量填充和胶原新生

透明质酸填充剂最开始被认为仅有容量填充的功效。近年来更多的研究显示透明质酸可以通过改变皮肤成纤维细胞的结构和功能而诱导胶原新生[16-18]。其他非透明质酸填充剂，例如微晶瓷（Radiesse）和聚左旋乳酸（Sculptra）则更多地被用于中下面部，或者胸部和手部。为了增加患者的舒适度和耐受性，在透明质酸中加入 0.3% 利多卡因已成为注射的标准流程。

- 凝胶硬度（G′）：凝胶硬度是指在一定程度压力的施加下，凝胶移动的数量。硬性凝胶（high G′）对于形变的抵抗力更强，要求更高的注射压力，也让注射部位的皮肤更加紧实。软性凝胶则适用于皮肤较薄的部位，如眼周皮肤。
- 交联程度：凝胶中的非交联（可溶性）透明质酸和交联（非可溶性）透明质酸的含量影响了凝胶黏性。低交联水平的透明质酸可以让注射过程更加流畅，但是维持时间更短，减少交联透明质酸的含量同样也降低了凝胶的硬度。

- 微粒凝胶 *vs.* 非微粒凝胶：最原始的透明质酸填充剂是一个非黏性的二相系统，交联透明质酸悬浮在非交联透明质酸中，后者起到润滑剂的作用。这些产品（Restylane 和 Restylane lyft）透明质酸的浓度为 20 mg/mL，采用非动物稳定化生产技术，意即将透明质酸凝胶碎化为体积均一的颗粒，再将其与未络合的透明质酸均匀混合，以期注射时能在组织间顺畅流动[19]。

非微粒凝胶是均一、柔顺的单相系统。Juvéderm Ultra、Ultra Plus、Voluma、Volift 和 Volbella 这些品牌产品都是单相、单一密度的填充剂。和双向的微粒凝胶相反，单相凝胶无碎化过程，具有均一的密度。基于不同的生产工艺，单相凝胶具有多个家族，譬如 Hylacross technology（Juvéderm Ultra，透明质酸浓度 24 mg/mL）以及 Vycross technology（Juvéderm Voluma，透明质酸浓度 20 mg/mL；JuvédermVolift，透明质酸浓度 17.5 mg/mL；Juvéderm Volbella，透明质酸浓度 15 mg/mL）。黏性单相多密度凝胶（Belotero range）是最近研发的新品。和单一密度的填充剂不同，这种产品的生产采用了黏性多密度基质（CPM）技术，使凝胶具有了非均一交联的特性。并且和同类填充剂相比，分子量和黏度都更低。这些特性可以使该凝胶更加均匀地分布在真皮层。

交联技术、颗粒的均一性和大小、凝胶的剂型以及透明质酸填充剂的浓度都决定了其黏弹性特质以及临床功效。高黏性的填充剂（Restylan 和 Restylane Lyft）虽然可以提供牢固的支持功能，但对于表层填充却弥散不佳。Belotero Balance 拥有极佳的弥散能力和组织整合能力，这都归功于其低弹性和低黏性的特质。Hylacross 填充剂（Juvéderm 家族）具有中等的弹性和黏性。Vycross 填充剂譬如 Juvéderm Voluma，和 Restylane and Restylane Lyft 一样具有低弹性，适用于结构支持，然而更具弹性和弥散特性的产品譬如 Juvéderm Ultra 和 Belotero

Basic 则更适用于皮肤表层的填充。

不良反应和透明质酸酶

和透明质酸相关的不良反应通常是暂时的，并且表现轻微，包括注射部位的疼痛、淤青、水肿及红斑。另一个不良反应是丁达尔效应，即透明质酸表层注射后对蓝光的反射，这一点在眼周区域尤其明显。一般小剂量的透明质酸酶即可消化治疗后形成的结节。透明质酸酶也可用来解决对称性的问题。

不良反应还包括迟发性的炎性结节。笔者团队针对 Juvéderm Voluma（HA-V）治疗的患者做过一项回顾性的表格调查。这些患者在 2009 年 2 月 1 日到 2014 年 9 月 30 日之间接受了治疗，之后我们评估其迟发性结节产生情况。对于总量高达 11 460 mL 的 4 702 次治疗，其中 23 例患者（0.5%）经历了迟发性结节。从注射到结节形成的中位时间为 4 个月，从结节形成再到消融的中位时间为 6 周。值得一提的是，9/23（39%）的患者在结节产生之前都有一次免疫功能的触发，比如流感。基于笔者的经验，口服泼尼松、皮损处糖皮质激素以及透明质酸酶的注射均是有效的治疗方法。所有结节均非感染所致，笔者认为这些都是机体对 HA-V 中的短链透明质酸产生的免疫反应。虽然迟发性结节只是 HA-V 治疗的低概率事件（0.5%），但我们仍然需要知道它的重要性，并事先做好应对方案。

我们可能无意间将透明质酸注射进浅表血管，例如滑车上血管中。但由于该处血管有广泛的吻合，缺血症状将会更加有限。血管内注射也可能发生在面部血管，如果局部有血液逆流，透明质酸栓子有可能阻塞视网膜中央动脉，而在视网膜组织坏死之前只有一个有限的治疗时间窗。目前已有多篇文献报道了在透明质酸通过球后、滑车上以及眶上注射阻塞视网膜中央动脉之后，视力经治疗得到了部分或全部的恢复[23-25]。

- 细针 *vs.* 套管针：理论上讲，套管针穿透血管以及造成栓塞的风险更低。但和细针注射类似，这些并发症仍有可能发生。缓慢的、小剂量的注射以及熟练的血管分布相关解剖学知识显得尤其重要。笔者在实际操作时两种方法均会采用，并且喜欢顺行性注射，这样可以使柔滑的玻尿酸而不是锐性的针尖直接接触血管，从而可以避开血管。尽管细针和套管针在实践中同样能达到良好的美容效果，深层区室内注射更推荐采用套管针以减少并发症的发生 [26]。

- 避免血管并发症：从 1906 年到 2015 年，一共有 98 例填充剂致盲的病例报道 [27]。与之对应，从 2016 年到 2017 年，美国美容整形外科医师协会和美国皮肤外科协会共统计了 300 万例注射治疗。

虽然只是一个罕见事件，医生在进行眼周和中面部注射治疗时应该熟练掌握面部及血管分布解剖，并且精通复杂的注射技巧，以规避风险。同时也需要学会应对眼周及面部血管内注射所引起的并发症 [30]。

15.3 上面部的单一治疗及联合治疗

过去，人们认为神经调节剂更适用于上面部，而填充剂则适用于下面部。而现在我们知道对上面

部和下面部的联合治疗才是提高临床效果和延长效用时长的良方 [31]。下面，笔者将讨论不同面部单元的治疗。

15.3.1 眉间纹

皱眉肌和眼轮匝肌使眉毛向内侧移动，而降眉间肌和降眉肌则使眉毛向下移动，从而造成一种皱眉的表情。神经调节剂治疗的目标即是弱化这些肌肉的力量，但不至于使上面部僵化而无法做出表情。

作为医生，需要掌握个性化的注射位点、注射剂量等注射技能，从而达到符合期望的美学效果，而这些技能需要以熟练的解剖学知识和患者的期望效果作为支撑。目前，笔者治疗眉间纹通常采用 3~5 个注射位点，并且根据具体情况变换剂量。这些操作有效地柔化了静态和动态眉间纹，可持续 3~4 个月 [32, 33]（图 15.1）。

眉间纹通常由皱眉动作产生，但对于年纪偏大的患者也可出现静态眉间纹。对于后者，我们通常采用神经调节剂和额部真皮内及皮下注射填充剂的联合治疗，以期达到一个同时照顾了动态和静态眉间纹的、更加和谐的效果（图 15.2）。一项对照研究显示联合治疗的美学效果可以持续 30 个月，而

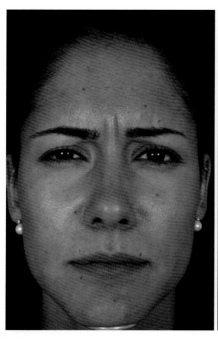
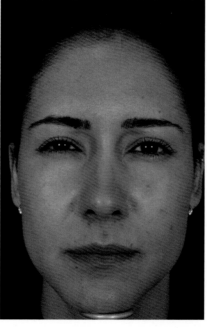

图 15.1　患者 32 岁，A 型肉毒毒素治疗眉间纹。

神经调节剂或填充剂的单独治疗效果仅能维持 16 个月[35]。

15.3.2 鱼尾纹

鱼尾纹是由于眼轮匝肌的收缩，从外眦部辐射状发出的皱纹。医生根据具体情况确定注射位点和剂量；笔者根据需要的临床效果均匀分配注射量，通常选取 1~4 个注射位点。临床效果一般持续 3 个月（图 15.3）。

鱼尾纹随着年龄的增长而逐渐加长，让人显得疲惫和衰老。令人遗憾的是，引用神经调节剂治疗鱼尾纹会弱化颧肌的力量，从而造成单侧嘴角下垂。采用填充剂的附加治疗可以提升颧部，从而使得苍老的容颜再次焕发，让面颊部轮廓更加年轻化。

15.3.3 水平额纹

自主抬眉往往导致额肌的重复收缩，而这常见于同时伴有眼睑或眉毛下垂的患者。额肌是一块垂直分布的肌肉，也是控制眉毛的主要提肌；额肌的上部移行为帽状腱膜，下部插入眉部的皮下组织。为了减少水平额纹而弱化额肌的力量可以导致眉毛下垂以及表情僵化。理想状态下，患者在经过治疗后依然能进行抬眉动作（也许程度减轻）。笔者认为降眉肌也总是需要和额肌同时进行治疗，关于这项技术的详细情况将在"15.3.4 眉部提升和塑形"进行介绍。

稀释的透明质酸填充剂可以用于水平额纹的治疗，起到淡化额部蚀刻线条的作用。在经过了讨论、照相及知情同意之后，标记额部的滑车上、眶

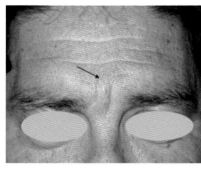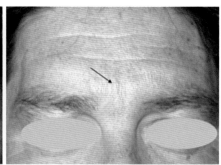

图 15.2　眼周 A 型肉毒毒素注射以及眉间真皮层填充剂注射。

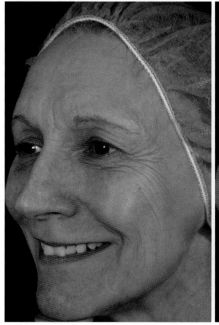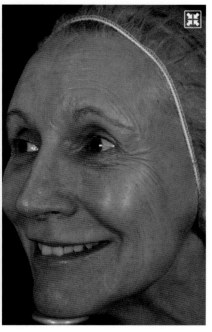

图 15.3　A 型肉毒毒素治疗鱼尾纹。

上及颞部血管来避免注射。笔者采用稀释的交联透明质酸产品，如 HA-V，注射时采用 1 mL 注射器和一个无菌的点涂式螺纹连接头（Braun Bethlehem，PA，FDC1000）将 0.5 mL 的 HA-V 转移到另一个无菌的 1 mL 聚碳酸酯螺纹注射器中。这样就有了两个装有 0.5 mL HA-V 产品的注射器。接着再用两个注射器分别抽取 0.05 mL 的含有 2% 利多卡因和 1 : 200 000 肾上腺素的混合液，这样每支注射器的溶液总体积达到 0.55 mL。最后，再分别抽取 0.45 mL 的灭菌生理盐水，以达到 50% 的稀释程度。之后，将上述的混合液通过点涂式螺纹连接头来回推注 20 次以达充分混合。再将此 50% 混合液的一半体积用 0.25 mL 的灭菌生理盐水重新稀释并来回推注 20 次。这项操作可以减少黏度，并增加所需的可塑性。患者在每次注射前后均拍摄照片，这些数码相片会打印出来并归档，同时留存电子记录。

额部注射一般选取 3~5 个位点：中央点处于两条滑车上血管之间，两侧靠内的位点在眶上血管和滑车上血管之间，两侧靠外的位点在滑车上血管和颞部血管之间[36, 37]。

15.3.4　眉部提升和塑形

随着年龄的增长，眉部下垂会越发明显，造成一种愤怒的、闷闷不乐的表情。眉毛的形状和高度决定于抬升眉部的额肌力量和降眉肌群力量的相互制衡。内侧的降眉肌群包括皱眉肌、降眉间肌以及眼轮匝肌的内侧部位；外侧的降眉功能由颞部融合线处的外侧眼轮匝肌承担。先前笔者认为眉部的提升是由降眉肌群的失活造成的。然而，对两项计量研究的进一步分析显示 20~40 单位女性眉间（最外侧注射点位于瞳孔中线）的单部位 BoNT-A 注射可以造成外侧眉毛的显著提升，并且完整的提眉效果在术后

12 周达到峰值[32, 33]。有趣的是，过于少量的 BoNT-A（10 单位）会导致眉毛位置的轻度下移。笔者现在认为女性眉间部位注射导致的眉毛移动是因为 BoNT-A 弥散到下部额肌，这就导致其余的额肌肌紧张程度提高，从而改变了眉毛的位置（图 15.5）。

15.3.5　眼轮匝肌肥大

我们通过睑板前眼轮匝肌的收缩来控制眨眼动作。我们微笑时睑板前眼轮匝肌的收缩降低了垂直向睑裂的高度。当眼轮匝肌肥大时，下眼睑的眼轮匝肌可以导致"果冻卷"样的外观。并且部分患者抱怨说这让他们看起来显得超重。笔者在下眼睑睑板前眼轮匝肌注入 2 单位 BoNT-A，使得睑裂在静息和微笑状态下都有开大的效果（图 15.6）。眶外侧的注射和下眼睑睑板前注射具有协同作用，可以被看作是一种增强下眼睑治疗效果的安全方法[40]。这项操作仅适用于小剂量注射测试的人员。对于先前接受过下睑剥脱式换肤术以及不伴有眦成形术（来支持下睑缘的正常位置）的下睑缘成形手术的患者，该方法不适用。

15.3.6　中面部

神经调节剂治疗还可以减弱上部鼻肌的力量，也可以有效地弱化鼻根部的"兔子线"。"兔子线"通常和眉间复合体一起治疗。

对于鼻梁平坦的患者，稀释的透明质酸填充剂的序贯微滴注射技术尤其有效，这可以帮助他们获得一个令人愉悦的上面部外观。笔者采用 30G 中胚层疗法的注射针头，在注射的同时用辅助手将鼻背的皮肤及皮下的血管网捏起以使其和下面的骨膜分离。每次注射均回抽确定针头不在血管内。该处仅需小剂量填充。

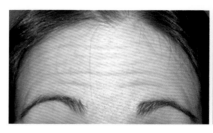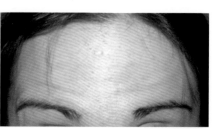

图 15.4　A 型肉毒毒素治疗水平额纹。

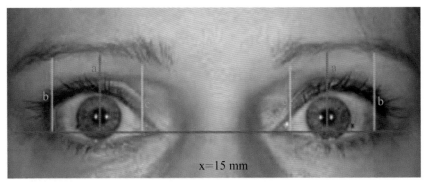

x=15 mm

术前 ● 右侧：　　　高度 a=23.6 mm　　　左侧：　　　高度 a=23.9 mm
　　　　　　　　　高度 b=22.4 mm　　　　　　　　　高度 b=23.6 mm
　　　　　　　　　高度 c=20.1 mm　　　　　　　　　高度 c=19.9 mm

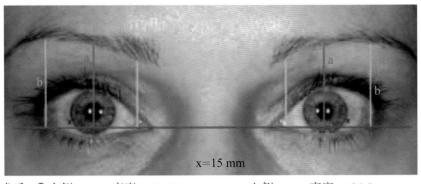

x=15 mm

图 15.5　神经调节剂未注射情况下，
A 型肉毒毒素治疗眉间纹造成外侧眉
部的提升。

术后 ● 右侧：　　　高度 a=24.8 mm　　　左侧：　　　高度 a=24.5 mm
　　　　　　　　　高度 b=26.6 mm　　　　　　　　　高度 b=25.3 mm
　　　　　　　　　高度 c=19.9 mm　　　　　　　　　高度 c=20.2 mm

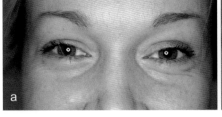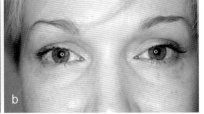

图 15.6　A 型肉毒毒素治疗眼轮匝肌
肥大，同侧鱼尾纹注射进一步使睑裂
增大。

下部鼻肌的收缩加重了鼻翼外扩的程度。一些患者会在公共场合重复且尴尬地扩张他们的鼻翼。当鼻孔显著扩张时，鼻小柱和鼻中隔都更加清晰可见。对于一些患者这是口下颌肌张力障碍的临床表现。小剂量（2~10 单位）的 BoNT-A 注射即可减少不自主的鼻翼扩张动作，这种令人满意的临床效果可以持续 3~4 个月。

15.3.7 颞部

颞部的容量缺失是衰老的早期而微妙的标志。这更容易体现在低体脂的患者身上，并导致眶外侧部位的骨性组织凸显[41]。用透明质酸钠进行颞部填充可以改善眉部和颧弓之间的凸度，从而让患者的眉部及面部的整体轮廓和外观显得更加年轻（图 15.7）。拥有更高 G′ 值和黏度的透明质酸填充剂更适合于颞部注射，这样可以为更下部的结构和中面部提供支撑。注射时细针和套管针都可以采用[42]。

对该区域复杂血管分布的熟练掌握是安全注射的前提。最佳注射位点位于颞浅血管和颞中静脉之间，大概沿颞部融合线，眶外侧缘后 1 cm，再垂直向下 1 cm 处（图 15.8）。开始透明质酸注射剂量为 0.5~1.0 mL。操作者在两侧每次采用缓慢的、控制

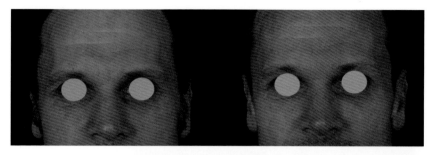

图 15.7　颞部的透明质酸填充治疗。

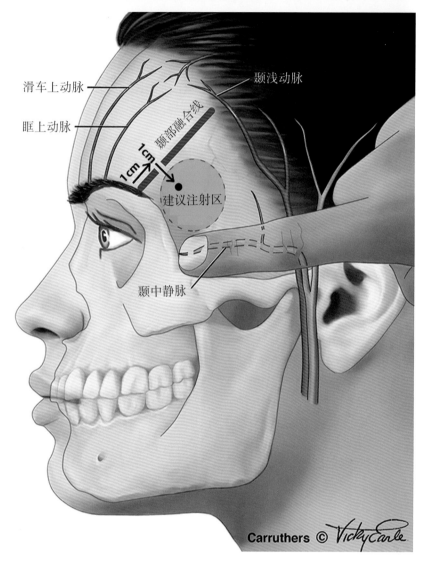

滑车上动脉

眶上动脉

颞浅动脉

颞部融合线

1cm

1cm

建议注射区

颞中静脉

Carruthers © VickyEarle

图 15.8　推荐的颞部安全注射点在上外侧骨性眶缘后侧，沿颞部融合线下方 1 cm，颧骨上方一横指处。

性的点状注射技术 [41, 42]。虽然提及了皮下和浅表注射技术 [41]，笔者更建议采用深度达骨膜上、颞肌下的注射技术，来减少血管相关的并发症和致盲的发生 [42, 43]。

15.4　结论

　　神经调节剂和填充剂的应用显著地扩大了接受美容手术的患者年龄范围。患者同样知道填充剂的面部重塑作用以及神经调节剂的面部放松和提升作用之间令人惊异的协同效应。大多数疗法需要经年的维持治疗。神经调节剂和填充剂的联合治疗更为有效，并且可以增加其他治疗，如手术、能源设备和激光治疗的疗效。除了偶然由填充剂诱发的栓塞，这些治疗相当安全。

（舒在悦　译，杨超　欧阳天祥　校）

参考文献

[1] Morris D. Manwatching: A Field Guide to Human Behavior. New York, NY: H. N. Abrams; 1977

[2] Cather JC, Cather JC, Menter A. Update on botulinum toxin for facial aesthetics. Dermatol Clin. 2002; 20(4):749–761

[3] American Society of Plastic Surgeons. 2017 Plastic Surgery Statistics. 2017 Top Five Cosmetic Minimally-Invasive Procedures. 2017. Available at: https:// www. plasticsurgery.com

[4] Richard MJ, Morris C, Deen BF, Gray L, Woodward JA. Analysis of the anatomic changes of the aging facial skeleton using computer-assisted tomography. Ophthal Plast Reconstr Surg. 2009; 25(5):382–386

[5] Rohrich RJ, Pessa JE. The fat compartments of the face: anatomy and clinical implications for cosmetic surgery. Plast Reconstr Surg. 2007; 119(7):2219–2227, discussion 2228–2231

[6] Carruthers J, Humphrey S, Beleznay K. Suggested safe injection zones for the temple. Dermatol Surg. 2017; 43:756–757

[7] Lambros V. Observations on periorbital and midface aging. Plast Reconstr Surg. 2007; 120(5):1367–1376, discussion 1377

[8] Hexsel D, Brum C, Siega C, et al. Evaluation of self-esteem and depression symptoms in depressed and nondepressed subjects treated with onabotulinumtoxinA for glabellar lines. Dermatol Surg. 2013; 39(7):1088–1096

[9] Kruger TH, Wollmer MA. Depression–An emerging indication for botulinum toxin treatment. Toxicon. 2015; 107 Pt A:154–157

[10] Scott AB. Botulinum toxin injection into extraocular muscles as an alternative to strabismus surgery. Ophthalmology. 1980; 87(10):1044–1049

[11] Carruthers JDA, Carruthers JA. Treatment of glabellar frown lines with C. botulinum-A exotoxin. J Dermatol Surg Oncol. 1992; 18(1):17–21

[12] Carruthers A, Carruthers J, Flynn TC, Leong MS. Dose-finding, safety, and tolerability study of botulinum toxin type B for the treatment of hyperfunctional glabellar lines. Dermatol Surg. 2007; 33(1 Spec No.):S60–S68

[13] Carruthers JD, Fagien S, Rohrich RJ, Weinkle S, Carruthers A. Blindness caused by cosmetic filler injection: a review of cause and therapy. Plast Reconstr Surg. 2014; 134(6):1197–1201

[14] Hong DK, Seo YJ, Lee JH, Im M. Sudden visual loss and multiple cerebral infarction after autologous fat injection into the glabella. Dermatol Surg. 2014; 40(4):485–487

[15] Carruthers J, Carruthers A, Humphrey S. Introduction to fillers. Plast Reconstr Surg. 2015; 136(5) Suppl:120S–131S

[16] Wang F, Garza LA, Kang S, et al. In vivo stimulation of de novo collagen production caused by cross-linked hyaluronic acid dermal filler injections in photodamaged human skin. Arch Dermatol. 2007; 143(2):155–163

[17] Turlier V, Delalleau A, Casas C, et al. Association between collagen production and mechanical stretching in dermal extracellular matrix: in vivo effect of cross-linked hyaluronic acid filler. A randomised, placebo-controlled study. J Dermatol Sci. 2013; 69(3):187–194

[18] Quan T, Wang F, Shao Y, et al. Enhancing structural support of the dermal microenvironment activates fibroblasts, endothelial cells, and keratinocytes in aged human skin in vivo. J Invest Dermatol. 2013; 133(3):658–667

[19] Monheit GD, Narins RS, Mariwalla K. NASHA family. In: Carruthers J, Carruthers A, Dover JS, Alam M, eds. Procedures in Cosmetic Dermatology: Soft Tissue Augmentation. New York, NY: Elsevier; 2013:10–22

[20] Humphrey S, Fitzgerald R. Juvederm family. In Carruthers J, Carruthers, A, eds. Soft Tissue Augmentation. New York, NY: Elsevier; 2018:25–33

[21] Sundaram H, Cassuto D. Biophysical characteristics of hyaluronic acid soft-tissue fillers and their relevance to aesthetic applications. Plast Reconstr Surg. 2013; 132(4) Suppl 2:5S–21S

[22] Beleznay K, Carruthers JDA, Carruthers A, Mummert ME, Humphrey S. Delayed-onset nodules secondary to a smooth cohesive 20 mg/mL hyaluronic acid filler: cause and management. Dermatol Surg. 2015; 41(8): 929–939

[23] Humphrey S, Weiss RA. Reversers. In: Carruthers J, Carruthers A, eds. Soft Tissue Augmentation. New York, NY: Elsevier; 2013:200–207

[24] Chesnut C. Restoration of visual loss with retrobulbar hyaluronidase injection after hyaluronic acid filler. Dermatol Surg. 2018; 44(3):435–437

[25] Goodman GJ, Clague MD. A rethink on hyaluronidase injection, intraarterial injection and blindness. Is there another option for treatment of retinal artery embolism caused by intraarterial injection of hyaluronic acid? Dermatol Surg. 2016; 42(4):547–549

[26] Chopra R, Graivier M, Fabi S, Nestor M, Meuse P, Mashburn J. A multi-center, open-label, prospective study of cannula injection of small-particle hyaluronic acid plus lidocaine (SPHAL) for lip augmentation. J Drugs Dermatol. 2018; 17(1):10–16

[27] Beleznay K, Carruthers JDA, Humphrey S, Jones D. Avoiding and treating blindness from fillers: a review of the world literature. Dermatol Surg. 2015; 41(10):1097–1117

[28] American Society of Aesthetic Plastic Surgery. 2016 Cosmetic Surgery National Database. 2016. Available at: https://www.surgery.org

[29] American Society for Dermatologic Surgery. ASDS Survey on Dermatologic Procedures. 2017. Available at: https://www.asds.net

[30] Fagien S, Carruthers J. Commentary on restoration of visual loss with retrobulbar hyaluronidase injection after hyaluronic acid filler. Dermatol Surg. 2018; 44(3):437–443

[31] Carruthers J, Burgess C, Day D, et al. Consensus recommendations for combined aesthetic interventions in the face using botulinum toxin, fillers, and energy-based devices. Dermatol Surg. 2016; 42(5):586–597

[32] Carruthers A, Carruthers J, Said S. Dose-ranging study of botulinum toxin type A in the treatment of glabellar rhytids in females. Dermatol Surg. 2005; 31(4):414–422, discussion 422

[33] Carruthers A, Carruthers J. Prospective, double-blind, randomized, parallelgroup, dose-ranging study of botulinum toxin type A in men with glabellar rhytids. Dermatol Surg. 2005; 31(10):1297–1303

[34] Carruthers J, Carruthers A, Maberley D. Deep resting glabellar rhytides respond to BTX-A and Hylan B. Dermatol Surg. 2003; 29(5):539–544

[35] Carruthers J, Carruthers A. A prospective, randomized, parallel group study analyzing the effect of BTX-A (Botox) and nonanimal sourced hyaluronic acid (NASHA, Restylane) in combination compared with NASHA (Restylane) alone in severe glabellar rhytides in adult female subjects: treatment of severe glabellar rhytides with a hyaluronic acid derivative compared with the derivative and BTX-A. Dermatol Surg. 2003; 29(8):802–809

[36] Carruthers J, Carruthers A. Three-dimensional forehead reflation. Dermatol Surg. 2015; 41(1) Suppl 1:S321–S324

[37] Carruthers JDA, Carruthers Appreciation of the vascular anatomy of aesthetic forehead reflation. Dermatol Surg. 2018;44(Suppl 1):S2–S4

[38] Huilgol SC, Carruthers A, Carruthers JDA. Raising eyebrows with botulinum toxin. Dermatol Surg. 1999; 25(5):373–375, discussion 376

[39] Carruthers A, Carruthers J. Eyebrow height after botulinum toxin type A to the glabella. Dermatol Surg. 2007; 33(1 Spec No.):S26–S31

[40] Flynn TC, Carruthers JA, Carruthers JA. Botulinum-A toxin treatment of the lower eyelid improves infraorbital rhytides and widens the eye. Dermatol Surg. 2001; 27(8):703–708

[41] Buckingham ED, Glasgold R, Kontis T, et al. Volume rejuvenation of the facial upper third. Facial Plast Surg. 2015; 31(1):43–54

[42] Breithaupt AD, Jones DH, Braz A, Narins R, Weinkle S. Anatomical Basis for Safe and Effective Volumization of the Temple. Dermatol Surg. 2015; 41 Suppl 1:S278–S283

[43] Carruthers J, Humphrey S, Beleznay K, Carruthers A. Suggested Injection Zone for Soft Tissue Fillers in the Temple? Dermatol Surg. 2017; 43(5): 756–757

16 眉部的脂肪扩容

Juliana Gildener-Leapman, Morris E. Hartstein

【摘　要】

年轻的眼睑－眉－颞部复合体呈现出饱满、有凸度的外观。随着年龄的增长，脂肪萎缩和随之而来的容量缺失导致了外侧眉部的萎陷和下垂。自体脂肪是一种生物相容性优良的材料，可以经提取后单独注射或与上眼睑成形术联合治疗眉部萎陷，以期恢复眉部自然的容量和凸度。

【关键词】

自体脂肪移植，眉部下垂，眉部塑形，上眼睑成形术，容量，负性矢量，眉部年轻化

16.1 引言

对于任何接受手术或非手术治疗的患者，医生针对眉部衰老相关的美学和生理学的理解是确定合适治疗方案的关键。在不同的文化背景中，眉部审美都经历了重大的演化过程，这也提示并不存在单一理想的眉部形状和轮廓。很多研究[1-5]都试图寻找客观化眉部美学的统一原则，但学界对此尚未达成一致，理想的眉部轮廓形状仍然是一个持续演化的概念。

尽管有以上分歧，大部分学者仍然认同年轻的上眼睑－眉－颞部复合体具有饱满的外观和自然的凸度。衰老过程伴随着脂肪萎缩和容量缺失，并最终导致外侧眉部的萎陷和下垂[6, 7]。基于衰老导致容量缺失的认识，自体脂肪和填充剂均可以取得良好的治疗效果，特别是在下眼睑和面颊区域[8, 9]。但直到现在，人们认为眉部，特别是眉尾的下垂主要是由于重力作用的结果，这也使得手术干预（提眉术）仍是治疗眉部下垂的主要方法。

研究显示，衰老引起的眉部下垂并不如之前学界认为的那样显著[10]。一些病例呈现矛盾的现象：由于额肌肌张力增强以补偿眼睑下垂，内侧眉部随着衰老反而有所提升。内侧眉部的反常性抬高和外侧眉部软组织的萎陷使外侧眉部显得比实际更为下垂。眉部提升术只关注了对抗重力的作用（导致皮肤松弛和软组织下垂），而未关注容量缺失所带来的巨大影响。衰老伴随的容量缺失导致骨性眶缘愈发明显，而外侧眉部则更加退缩。骨性眶缘和颞窝之间的凹陷形成阴影区域，遮挡了眉尾部（这在年轻人脸上是清晰可见的）。单纯的手术提眉治疗会使眶缘骨骼更加凸显，造成一个过度提升的、非自然外观的眉部形状[11]。Lambros[10, 12, 13]及其他学者[14-20]讨论了上眼睑及眉下部容量替代在眶周年轻化治疗中的重要性。基于这些知识，衰老眉部的治疗方案已向透明质酸和脂肪容量填充方向转变。

自体脂肪含量丰富、生物相容性良好，并且易于提取，维持时间长[6, 7, 21, 22]。理想情况是患者在接受上眼睑成形手术的同时接受眉部和颞窝的脂肪填充，这样可以加强年轻化治疗的效果。在笔者的临床实践中，自体脂肪填充和上眼睑成形术同时进行

具有明显的协同效应，可恢复眉 – 颞部复合体的自然凸度（图 16.1 和图 16.2）。这是一项安全、快速且可信的操作技术。和其他治疗方法相比，自体脂肪生物相容性良好，且维持时间更长，因而可给予患者自然的填充外观。一些患者在接受上睑成形术的同时并不愿意接受提眉术，他们担心这样会造成不自然的眉部外形，那么脂肪填充正是解决该问题的良方。这里，笔者介绍眉部自体脂肪注射经验，这是标准化上睑成形术的有效辅助治疗。

16.2 干预目标

- 采用自体脂肪恢复眉部的容量和自然凸度。
- 用自体脂肪增强上眼睑成形术的疗效。
- 减少上眼睑成形术造成的皮肤冗余。

16.3 手术风险

- 轮廓线不规则。
- 眉毛和眼睑不对称。

- 矫正不足 / 矫正过度。
- 感染。
- 脂肪移位。
- 脂肪坏死。
- 脂肪栓塞（中风和失明）。

16.4 手术获益

- 眉部轮廓年轻化以及轻度提升。
- 风险系数低，操作安全。
- 自体脂肪组织相容性高，可永久留存。

16.5 知情同意

所有接受治疗的患者均需签署知情同意书。知情同意包括前述风险、获益以及这些操作的替代治疗。

16.6 适应证

接受睑成形术，同时具有轻度眉下垂、眉部凸

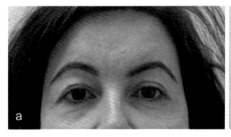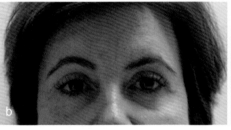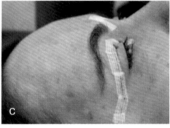

图 16.1　a. 术前正面照：显示患者皮肤松弛、外侧眉部下垂以及颞部凹陷。b. 术后正面照：患者眉部和颞部接受自体脂肪移植之后，眉尾的前后向突出情况以及颞部凹陷得到了改善。c. 术后即刻侧面照显示脂肪移植术后眉部和颞部容量提升、轮廓更加柔和。

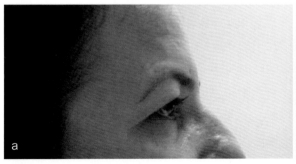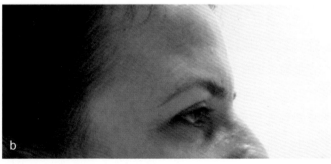

图 16.2　a. 术前照片显示皮肤松弛，外侧眼睑皮肤悬垂，上外侧眶缘塌陷导致眉部下垂。b. 术后照片显示接受上眼睑成形手术及自体脂肪移植手术后，外侧眉部有了微妙的提升，外形更加饱满，伴随更显年轻的突出度。

度缺失以及颞部凹陷的患者。

16.7 禁忌证

- 患者期望值过高。
- 可获取的脂肪太少。
- 医学方面的不稳定因素导致无法手术。

16.8 手术步骤

　　术前，最重要的是明确的知情同意、术前拍照以及完备的手术器材。手术可以在设备精良的日间手术室、手术中心或者医院进行。可以采用局麻、静脉监护麻醉或者全身麻醉。

16.8.1 手术器械

- 标准睑成形术手术器械。
- 18G 注射针头。
- 脂肪抽取套管针。
- 10 mL 螺纹注射器。

- 脂肪转移器材（转接头或三通管）。
- 1 mL 螺纹注射器（脂肪注射）。
- 注脂套管针（0.9 mm、1.2 mm）。
- 离心机（可选）。
- 带 PC-3 型缝针的 6-0 Prolene 缝线。

16.8.2 手术技术

准备
- 术前上眼睑标记。
- 静脉镇静。
- 眼球表面麻醉。
- 眼睑、眶周和脂肪获取部位的局部麻醉。
- 术区消毒铺巾。

脂肪获取（图 16.3）
- 以 15 号刀片在股外侧或脐部做小切口。
- 以稀释的利多卡因溶液（0.1% 利多卡因和 1∶1 000 000 肾上腺素混合液）行肿胀麻醉，脂肪抽取前至少等待 10~15 分钟。
- 采用 10 mL 螺纹注射器及套管针（Tonnard

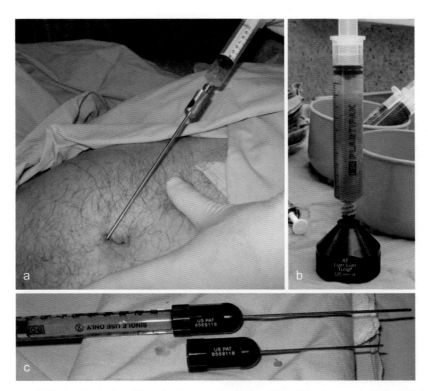

图 16.3　a. 应用 10 mL 螺纹注射器低负压抽吸脂肪。b. 采用静置 / 转移装置（Tulip）将脂肪从上下层混合液中分离出来。c. 将脂肪装载于 1 mL 注射器中备用。

或者 Sorenson）抽取脂肪。

• 排除上层和下层成分（过滤或离心）。

• 用转移装置（转接头或三通管）将脂肪装入 1 mL 螺纹注射器中。

• 用 6-0 Prolene 缝线缝合切口。

上眼睑成形术

• 皮肤切开。

• 如果需要，去除部分皮肤和肌肉。

• 电凝止血。

• 如果需要，去除疝出的脂肪垫。

• 以 6-0 Prolene 缝线连续缝合切口。

眉下脂肪移植（图 16.4）

• 用 18G 锐针在眉尾颞侧穿刺开口。

• 采用 0.9 mm 或 1.2 mm 的套管针，按标准化流程（小量，低压）转移脂肪。

• 脂肪注射移植：眉部，在真皮下平面转移脂肪；颞区，在眉后和眉的上方。用套管针斜向下进行注射。

• 每侧眉部移植脂肪 1~2 mL。

• 按摩移植脂肪区。

16.9 专家建议

• 这项手术对中度前额皮肤松弛和明显颞部凹陷的患者最为适宜。

• 深部注射和按摩可以保证平滑过渡。

• 患者需知晓该手术的上眼睑肿胀比单纯的标准睑成形术更加明显和持续时间更久。

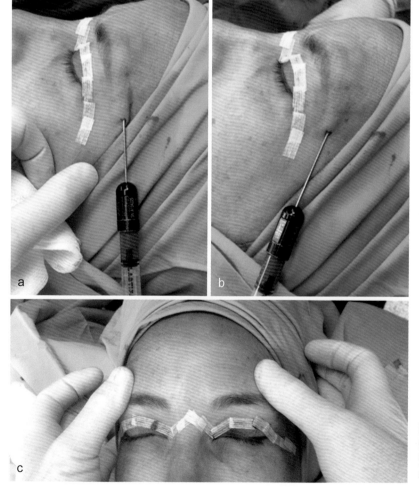

图 16.4 a~c. 在眉部（a）及颞区眉上部（b）用 0.9~1.2 mm 套管针小剂量注射脂肪，随后按摩脂肪移植区，以获得柔滑的轮廓（c）。

16.10　术后护理

- 抗生素 / 激素药膏（如 Maxitrol）。
- 冷敷 24~48 小时。
- 1 周后随访拆线。

16.11　并发症及其处理

- 移植物吸收：换用另一种填充剂，如透明质酸。
- 矫正不足：用透明质酸补充，或者再次进行脂肪移植。

- 矫正过度：如果 6 个月后仍然存在，考虑手术切除或者激素注射。
- 轮廓不规则：激素注射或者追加填充剂。
- 组织坏死或者栓塞：考虑高压氧舱治疗。
- 感染：如果需要，口服抗生素治疗。

16.12　结论

为使衰老的眉部年轻化，恢复其容量和凸度，脂肪扩容是手术治疗改善上眼睑 – 眉部复合体形态的有力补充。

（舒在悦　译，杨超　欧阳天祥　校）

参考文献

[1] Hamamoto AA, Liu TW, Wong BJ. Identifying ideal brow vector position: empirical analysis of three brow archetypes. Facial Plast Surg. 2013; 29(1):76–82

[2] Freund RB, Nolan WB. Correlation between brow lift outcomes and aesthetic ideals for eyebrow height and shape in females. Plastic Reconstr Surg 1996;97(7):1343–1348

[3] Gunter JP, Antrobus SD. Aesthetic analysis of the eyebrows. Plastic Reconstr Surg 1997;99(7):1808–1816

[4] Griffin GR, Kim JC. Ideal female brow aesthetics. Clin Plast Surg. 2013; 40(1): 147–155

[5] Baker SB, Dayan JH, Crane A, Kim S. The influence of brow shape on the perception of facial form and brow aesthetics. Plast Reconstr Surg. 2007; 119(7): 2240–2247

[6] Collar RM, Boahene KD, Byrne PJ. Adjunctive fat grafting to the upper lid and brow. Clin Plast Surg. 2013; 40(1):191–199

[7] Ciuci PM, Obagi S. Rejuvenation of the periorbital complex with autologous fat transfer: current therapy. J Oral Maxillofac Surg. 2008; 66(8): 1686–1693

[8] Coleman S, Saboeiro A, Sengelmann R. A comparison of lipoatrophy and aging: volume deficits in the face. Aesthetic Plast Surg. 2009; 33(1):14–21

[9] Pu LL, Coleman SR, Cui X, Ferguson RE, Jr, Vasconez HC. Autologous fat grafts harvested and refined by the Coleman technique: a comparative study. Plast Reconstr Surg. 2008; 122(3):932–937

[10] Lambros V. Observation on periorbital and midface aging. Plastic Reconstr Surg 2007;120(5):1367–1376; discussion 1377

[11] Chen HH, Williams EF. Lipotransfer in the upper third of the face. Curr Opin Otolaryngol. Head Neck Surg. 2011; 19:289–294

[12] Lambros V, Amos G. Three-dimensional facial averaging: a tool for understanding facial aging. Plast Reconstr Surg. 2016; 138(6):980e–982e

[13] Lambros V. Volumizing the brow with hyaluronic acid fillers. Aesthet Surg J. 2009; 29(3):174–179

[14] Rohrich RJ, Pessa JE. The fat compartments of the face: anatomy and clinical implications for cosmetic surgery. Plast Reconstr Surg. 2007;119(7):2219–2227

[15] Bucky LP, Kanchwala SK. The role of autologous fat and alternative fillers in the aging face. Plast Reconstr Surg. 2007; 120(6) Suppl:89S–97S

[16] Holck DE, Lopez MA. Periocular autologous fat transfer. Facial Plast Surg Clin North Am. 2008; 16(4):417–427, vi

[17] Sozer SO, Agullo FJ, Palladino H, Payne PE, Banerji S. Pedicled fat flap to increase lateral fullness in upper blepharoplasty. Aesthet Surg J. 2010; 30(2): 161–165

[18] Massry GG. Nasal fat preservation in upper eyelid blepharoplasty. Ophthal Plast Reconstr Surg. 2011; 27(5):352–355

[19] Lam SM, Glasgold R, Glasgold M. Analysis of facial aesthetics as applied to injectables. Plast Reconstr Surg 2015;136(5, Suppl):11S–21S

[20] Sykes JM, Cotofana S, Trevidic P, et al. Upper face: clinical anatomy and regional approaches with injectable fillers. Plast Reconstr Surg. 2015; 136(5) Suppl:204S–218S

[21] Yaremchuk MJ, O'Sullivan N, Benslimane F. Reversing Brow Lifts. Aesth Surg J 2007;27(4):367–375

[22] Jatana KR, Smith SP, Jr. The scientific basis for lipotransfer: is it the ideal filler? Facial Plast Surg Clin North Am. 2008; 16(4):443–448, –vi–vii

上面部眼整形
上睑下垂、上睑皮肤松弛及眉下垂

第 3 部分

退化性上睑下垂

17 退化性上睑下垂：病因和治疗

Farzad Pakdel, Helen A. Merritt

【摘 要】

由于上睑提肌腱膜及提肌相关的改变，如断裂、变薄等原因，退化性上睑下垂成为最常见的一种上睑下垂。多种病因和诱发因素可能导致这种眼睑位置异常的后天性上睑下垂。典型的临床表现为睑裂变窄、向下注视时下垂量加大、边缘反射距离 1（MRD1）减少、上睑皮肤皱褶向上移位、上睑提肌肌力正常或接近正常。退化性上睑下垂对功能性和美观性有着双重影响。这种类型的上睑下垂应该与其他类型的获得性上睑下垂进行区别，因为其中一些可能继发于严重的甚至危及生命的其他病因，手术成功与否取决于上睑下垂的严重程度和对去氧肾上腺素试验的反应。

【关键词】

退化性上睑下垂，腱膜性眼睑下垂，上睑下垂

17.1 引言

由上睑提肌腱膜离断、撕脱引起的退化性上睑下垂，是获得性上睑下垂最为常见的一种[1]。其典型特征：边缘反射距离 1（MRD1）减少、上睑提肌肌力正常、上睑皱褶线和皱褶向上移位、向下注视时睑裂变窄。

在大型三级医学转诊中心，退化性上睑下垂是眼整形中最常见的上睑下垂种类，其比例超过 60%。发病率随着年龄增加，平均发病年龄为 70 岁；然而，年轻人也会偶发[2-4]。这类患者往往关注眼部美观、抱怨视野缺陷。准确评估并鉴别其他类型获得性上睑下垂至关重要。在本章中，笔者将提供资料来理解和治疗退化性上睑下垂。

17.2 病因

退化性上睑下垂主要是由上睑提肌腱膜离断（断裂）或者变薄导致的。术中解剖发现，还可能包括睑板外侧移位和 Whitnall 韧带内侧支裂开。术中组织病理学显示部分上睑提肌脂肪变性，这表明在部分病例中可能同时存在肌源性病变成分[5]。

发生退化性上睑下垂的典型高危因素包括习惯性揉搓眼睛、佩戴隐形眼镜及眼部手术史。因结膜炎、睑缘炎反复刺激或干眼症的患者经常揉搓眼睛会导致上睑提肌的轻度损伤。同样，配戴硬性或软性角膜接触镜者，戴镜、摘镜和反复眨眼都可能对上睑提肌造成慢性轻度损伤[6]，随着时间的推移，造成上睑提肌腱膜离断（图 17.1）。慢性眼睑炎症也可能导致上睑提肌离断[7]（图 17.2）。上睑皮肤松弛综合征是反复发作的、特发的上睑水肿，与原

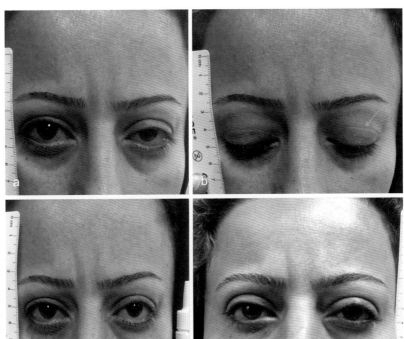

图 17.1　32 岁女性圆锥角膜患者，配戴角膜硬性接触镜后引起退化性上睑下垂。a. 左眼上睑下垂，边缘重睑皱褶距离（MFD）变大。b. 向下注视时，上睑皮肤皱褶向上移位（蓝色剪头）。c. 苯肾上腺素试验阳性，上睑下垂得到矫正。d. 经结膜入路 Müller 肌切除术后 1 个月，上睑下垂得到矫正，双侧 MFD 对称。

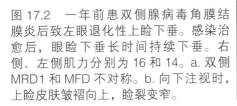

图 17.2　一年前患双侧腺病毒角膜结膜炎后致左眼退化性上睑下垂。感染治愈后，眼睑下垂长时间持续下垂。右侧、左侧肌力分别为 16 和 14。a. 双侧 MRD1 和 MFD 不对称。b. 向下注视时，上睑皮肤皱褶向上，睑裂变窄。

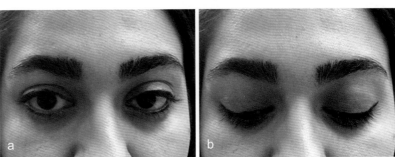

发或复发退化性上睑下垂相关[8]。

　　眼部手术后引起上睑提肌腱膜断裂导致上睑下垂，可视为退化性上睑下垂的一个类型。肌源性、神经源性或混合性因素较少引起术后上睑下垂[9]。术后上睑下垂病因可能是多因素的，包括软组织炎症、麻醉剂的肌肉毒性、上睑提肌医源性损伤（表17.1）。白内障、青光眼、玻璃体视网膜手术、翼状胬肉和屈光手术后引起上睑下垂也有广泛报道。眼内、眼表手术后上睑下垂平均发病率 6%（范围：4%~21%）[10, 11]。通常情况下，上睑下垂是暂时性的，持续时间不足 6 个月[12]。白内障手术由囊外摘除到超声乳化技术的转变显著降低术后上睑下垂的发病率[13]。此外，也曾观察到 Tenon 囊下注射糖皮质激素后也引起上睑提肌腱膜离断[14, 15]。

表 17.1　眼部术后致上睑下垂的病因

眼睑水肿

血肿

继发于刺激、疼痛、畏光和炎症的眼睑痉挛

麻醉药的肌肉毒性

开睑器致上睑提肌损伤

缝线固定致上睑提肌损伤

开睑器水平牵拉眼睑

17.3　临床表现

　　退化性上睑下垂的典型临床表现：单侧或双侧睑裂减小；向下注视时睑裂变小；MRD1 减小；上睑皮肤皱褶向上移位，表现为重睑增宽；提肌行程

（LE）正常（图 17.3）[16]。患者通过收缩额肌和抬眉动作代偿上睑下垂。因此，通过前额注射肉毒毒素放松额肌可能会暴露或加重上睑下垂。伴有一些上睑提肌腱膜离断和皮肤白皙的患者，透过眼睑皮肤可以清晰看见虹膜和瞳孔。部分退化性上睑下垂也会伴有睫毛下垂[17]。

根据上睑下垂的严重程度，临床症状表现从美观受损到视功能受损不等。由于向下注视时眼睑下垂，视野障碍患者可能会抱怨上方或外侧视野缺损或阅读困难[18]。

美容方面的主诉通常与眼睑 – 眉复合体的美学亚单位解剖变化有关，包括眼睑或眉毛的高度、皱褶不对称性以及皮肤松垂（图 17.4）。另外，有些患者会抱怨因长期额肌收缩导致的头痛或前额疲劳不适感。

17.4 评估

认真评估上睑下垂患者对正确识别病因，确定对功能和美观的影响，以及指导治疗，都是很重要的。全面的病史应包括全身状况、抗凝血剂和抗血小板药物治疗以及既往眼部手术史或外伤史。专科病史应包括上睑下垂症状的发生、发展、减轻和加重因素，以及上睑下垂对美学或日常活动产生的影响。回顾过去的照片可能有助于阐明疾病发展、进展程度及与之相关的疾病。同时要注意伴随的其他退化性变化，如眉下垂、皮肤松弛、下睑错位和面部不对称等。此外，要进行全面的眼科检查，尤其要注意视力和眼表情况。

上面部外科医生必须将退化性上睑下垂与后天性神经源性疾病（如重症肌无力、第Ⅲ脑神经麻痹、霍纳综合征等）鉴别。在进行治疗前，发现任何非典型特征，必须强制性再进行全面检查（表 17.2）。应仔细评估患者并发复视、眼外肌运动受限、斜视和上睑下垂可变 / 易疲劳的症状与体征，因为这些不是退化性上睑下垂的典型特征。

此外，照相和视野检查对于记录退化性上睑下垂患者的术前发现和确定视觉功能非常重要。

17.4.1 眼睑评估

退化性上睑下垂患者眼睑量化评估对正确诊断和指导治疗至关重要。应注意以下测量数据。

睑裂（PF）

取患者第一眼位、眉部放松、对侧眼睑自然抬起状态下，检查者测量患者上、下睑缘间的垂直距离。

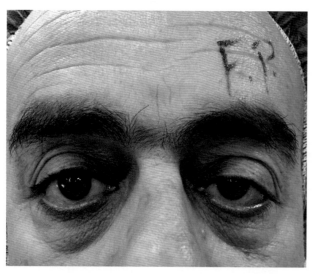

图 17.3　左侧睑板腺囊肿切除术后致左上睑腱膜性上睑下垂。双侧眼睑形态不对称。

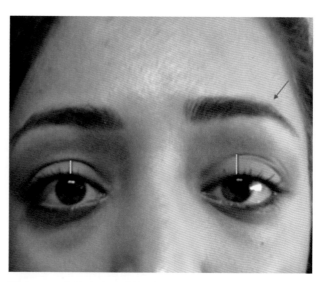

图 17.4　女性患者左侧轻度退化性上睑下垂，最明显的眼部美学问题是双侧 MFD 不对称。黑色箭头指示左侧眉部代偿性抬高。

表 17.2 后天性上睑下垂危险征兆

临床表现	潜在疾病
异常眼外肌运动	第Ⅲ脑神经麻痹，遗传性或后天性肌病或神经病变
双侧瞳孔不对称	霍纳综合征，第Ⅲ脑神经麻痹
可变的上睑下垂（在不同场合或疲劳状态下眼睑高度变化）	重症肌无力，退化性上睑下垂或肌病
同侧面部出汗减少或消失	霍纳综合征
偶发眼睑肿胀	眼睑皮肤松弛症，眼眶炎症性疾病
上睑臃肿	眼眶炎性疾病，眼眶肿瘤
肌病家族史	慢性进行性眼麻痹，强直性肌营养不良，眼咽肌营养不良
眼球下垂	黏液囊肿，眼眶肿瘤，先天性或获得性眼眶畸形

下视睑裂（dPF）

患者下视时，检查者测量患者睑裂的垂直高度。退化性上睑下垂患者下视时睑裂高度窄于第一眼位[18]。对侧眼睑自然抬起。

边缘反射距离 1（MRD1）

在患者眉部放松状态、第一眼位、对侧眼睑自然抬起状态下，测量瞳孔反光点与上睑缘的距离。依据 MRD1 数值来确定上睑下垂的严重程度。在非对称上睑下垂的病例中，基于赫林法则，通过抬高对侧眼睑以评估双眼 MRD1 数值来发现潜在上睑下垂。

边缘折痕距离（MCD）

评估眼睑折痕的形状、数量和位置。鉴别出主要折痕，并以 mm 为单位进行测量。患者眉毛轻微上抬，双眼向下注视时测量眼睑折痕高度。眼睑折痕高度可能因年龄、性别和种族而异，女性和白种人可能更高。正常情况下，白种人女性的折痕为 8~10 mm，而男性为 6~8 mm。在退化性上睑下垂中，眼睑折痕可能会抬高、多重褶或缺失。

上睑提肌行程（LE）

通过测量按压眉部时上眼睑由向下注向视到上注视的移动距离，确定上睑提肌的肌力或功能。LE 低于 12 mm 者，视为异常。腱膜性上睑下垂患者的上睑提肌肌力通常正常。但是，有部分退化性上睑下垂患者肌力测量值处于临界值或者偏低[16]。

边缘重睑皱褶距离（MFD）

MFD 是患者第一眼位注视时上睑缘与上睑皱褶间的距离，相当于睑板高度[19]。MFD 是一项重要的眼睑美学测量参数。伴有退化性上睑下垂的患者双眼 MFD 不对称或距离增大（图 17.4）。充分考虑 MFD 这个美学参数，对术后患者的双侧对称性和满意度至关重要。

去氧肾上腺素试验

将去氧肾上腺素（2.5% 或 10%）局部应用于下垂的眼睛，3~5 分钟后测量 MRD1。约 60% 退化性上睑下垂患者于术前去氧肾上腺素试验后可能产生 MRD1 的变化值 > 1.5 mm[20]。这是指导治疗的关键性试验，因为对去氧肾上腺素试验敏感且良好提肌肌力的患者，在经结膜 Müller 肌切除术（MMCR）后可能得到最佳效果[21]。

17.5 治疗

矫正退化性上睑下垂的主要方法是上睑提肌腱膜复位或前徙术。其手术的目标包括睑裂对称，MRD1、MCD 和 MFD 的改善。上睑下垂的严重程度和对去氧肾上腺素的反应可指导手术治疗方案。尽管在一些眼部整形外科医生对皮肤入路或结膜入路矫正眼睑下垂的决定是一个有争议的话题，但本章旨在以公平和循证基础上简要地介绍各种技术。退化性眼睑下垂的矫正手术方式包括：皮肤入路上睑提肌手术，经结膜 Müller 肌切除术（MMCR）和睑板肌肉切除术（Fasanella-Servat 术）。本书其他章节将详细阐述这 3 种手术方式。

手术医生必须决定每个患者的最佳术式。对于轻度至中度上睑下垂（1~3 mm）且对去氧肾上腺素试验反应良好的患者，可进行后入路经结膜 Müller 肌切除术（MMCR）矫正上睑下垂[22, 23]。其优势包括手术时间更短、恢复更快，术后眼睑肿胀最轻和眼睑轮廓变形的可能性更低[23]。另外，后入路手术不需要患者的配合。对去氧肾上腺素反应不敏感或反应较差或更严重的退化性上睑下垂的患者，可应用 MMCR 加上睑板切除术或考虑进行 Fasanella-Servat 术[24, 25]。

对于中度至重度上睑下垂，去氧肾上腺素试验反应不良或上睑提肌功能下降的患者，可能需要经皮肤入路行上睑提肌和腱膜手术。皮肤入路提肌手术包括上睑提肌折叠、提肌前徙和提肌缩短。通常，当患者具有单纯的上睑提肌腱膜断裂且具有良好的提肌功能时，提肌前徙更为有效[26, 27]。轻度上睑下垂并且具有良好的提肌功能的患者可考虑使用提肌折叠。提肌缩短术具有矫正更严重的上睑下垂的能力，尤其是在提肌功能下降的患者中[26, 27]。这些手术技术将在其他章节中介绍。

退化性上睑下垂的患者经常并发皮肤松垂。反之，那些寻求上眼睑整形术的人可能会有一定程度的退化性上睑下垂。可以同时通过后入路或前入路上睑下垂矫正的方式来实施上眼睑整形术。上睑下垂矫正的最终目标是使患者在视野得到改善的同时，获得对称的眼睑高度、轮廓、重睑线高度和重睑皱褶高度。

（吴海龙 译，马晓荣 欧阳天祥 校）

参考文献

[1] Dortzbach RK, Sutula FC. Involutional blepharoptosis. A histopathological study. Arch Ophthalmol. 1980; 98(11):2045–2049

[2] Lim JM, Hou JH, Singa RM, Aakalu VK, Setabutr P. Relative incidence of blepharoptosis subtypes in an oculoplastics practice at a tertiary care center. Orbit. 2013; 32(4):231–234

[3] Hashemi H, Khabazkhoob M, Emamian MH, et al. The prevalence of ptosis in an Iranian adult population. J Curr Ophthalmol. 2016; 28(3):142–145

[4] Gonzalez-Esnaurrizar G. The epidemiology and etiology of ptosis in a ophthalmic center. Invest Ophthalmol Vis Sci. 2008; 49(13):640

[5] Shore JW, McCord CD, Jr. Anatomic changes in involutional blepharoptosis. Am J Ophthalmol. 1984; 98(1):21–27

[6] Hwang K, Kim JH. The risk of blepharoptosis in contact lens wearers. J Craniofac Surg. 2015; 26(5):e373–e374

[7] Fujiwara T, Matsuo K, Kondoh S, Yuzuriha S. Etiology and pathogenesis of aponeurotic blepharoptosis. Ann Plast Surg. 2001; 46(1):29–35

[8] Collin JR. Blepharochalasis. A review of 30 cases. Ophthal Plast Reconstr Surg. 1991; 7(3):153–157

[9] Baggio E, Ruban JM. [Postoperative ptosis: etiopathogenesis, clinical analysis, and therapeutic management. Apropos of a series of 43 cases]. J Fr Ophtalmol. 1998; 21(5):361–373

[10] Mehat MS, Sood V, Madge S. Blepharoptosis following anterior segment surgery: a new theory for an old problem. Orbit. 2012; 31(4):274–278

[11] Altieri M, Truscott E, Kingston AE, Bertagno R, Altieri G. Ptosis secondary to anterior segment surgery and its repair in a two-year follow-up study. Ophthalmologica. 2005; 219(3):129–135

[12] Bernardino CR, Rubin PA. Ptosis after cataract surgery. Semin Ophthalmol. 2002; 17(3–4):144–148

[13] Puvanachandra N, Hustler A, Seah LL, Tyers AG. The incidence of ptosis following extracapsular and phacoemulsification surgery: comparison of two prospective studies and review of the literature. Orbit. 2010; 29(6):321–323

[14] Song A, Carter KD, Nerad JA, Boldt C, Folk J. Steroid-induced ptosis: case studies and histopathologic analysis. Eye (Lond). 2008; 22(4):491–495

[15] Ideta S, Noda M, Kawamura R, et al. Dehiscence of levator aponeurosis in ptosis after sub-Tenon injection of triamcinolone acetonide. Can J Ophthalmol. 2009; 44(6):668–672

[16] Frueh BR. The mechanistic classification of ptosis. Ophthalmology. 1980; 87 (10):1019–1021

[17] Malik KJ, Lee MS, Park DJ, Harrison AR. Lash ptosis in congenital and acquired blepharoptosis. Arch Ophthalmol. 2007; 125(12):1613–1615

[18] Olson JJ, Putterman A. Loss of vertical palpebral fissure height on downgaze in acquired blepharoptosis. Arch Ophthalmol. 1995; 113(10):1293–1297

[19] Goldberg RA, Lew H. Cosmetic outcome of posterior approach ptosis surgery (an American Ophthalmological Society thesis). Trans Am Ophthalmol Soc. 2011; 109:157–167

[20] Grace Lee N, Lin LW, Mehta S, Freitag SK. Response to phenylephrine testing in upper eyelids with ptosis. Digit J Ophthalmol. 2015; 21(3):1–12

[21] Maheshwari R, Maheshwari S. Muller's muscle resection for ptosis and relationship with levator and Muller's muscle function. Orbit. 2011; 30(3):150–153

[22] Putterman AM, Urist MJ. Müller's muscle-conjunctival resection ptosis procedure. Ophthalmic Surg. 1978;

9(3):27–32

[23] Dresner SC. Further modifications of the Müller's muscle-conjunctival resection procedure for blepharoptosis. Ophthal Plast Reconstr Surg. 1991; 7(2): 114–122

[24] Patel RM, Aakalu VK, Setabutr P, Putterman AM. Efficacy of Muller's muscle and conjunctiva resection with or without tarsectomy for the treatment of severe involutional blepharoptosis. Ophthal Plast Reconstr Surg. 2017; 33(4): 273–278

[25] Samimi DB, Erb MH, Lane CJ, Dresner SC. The modified Fasanella-Servat procedure: description and quantified analysis. Ophthal Plast Reconstr Surg. 2013; 29(1):30–34

[26] Thomas GN, Chan J, Sundar G, Amrith S. Outcomes of levator advancement and Müller muscle-conjunctiva resection for the repair of upper eyelid ptosis. Orbit. 2017; 36(1):39–42

[27] Ben Simon GJ, Lee S, Schwarcz RM, McCann JD, Goldberg RA. External levator advancement vs Müller's muscle-conjunctival resection for correction of upper eyelid involutional ptosis. Am J Ophthalmol. 2005; 140(3):426–432

18 保留眼轮匝肌的外入路上睑提肌前徙术

Magdalene Y. L. Ting, Jessica R. Chang, Sandy Zhang-Nunes

【摘　要】

　　外入路上睑提肌前徙术对于重度腱膜上睑下垂是一种合适的手术方式。该技术的优势在于通过一个切口同时处理皮肤松弛症和上睑下垂。通过对解剖结构的精确认知和该手术的实施，手术医生能够精准掌控眼睑轮廓、高度和对称性。本章介绍通过保留眼轮匝肌进行外入路提肌前徙来维持眨眼和尽量减少暴露性角膜炎和兔眼。

【关键词】

　　腱膜性上睑下垂，退化性上睑下垂，外入路提肌腱膜前徙术

18.1 引言及干预目标

　　外入路上睑提肌前徙术（ELA）是一种主要用于治疗腱膜性/退化性上睑下垂（由上睑提肌腱膜变薄导致提肌腱膜延长或者从睑板上离断）的手术方式[1-3]。腱膜性上睑下垂表现为平视和下视时睑裂（PF）变小、边缘反射距离 1（MRD1）减少、边缘折痕距离（MCD）和边缘重睑皱褶距离（MFD）增加、Bell 征阳性和提肌肌力正常（大于 10 mm，图 18.1）[2, 3]。术前需要评估：皮肤松垂、眉下垂、眼睑闭合不全和干眼症。

　　ELA 的主要目标包括：提升上睑缘高度（MRD1）来改善平视时上方的视野，改善阅读位下视时的睑裂大小，改善眼睑轮廓和对称性，避免兔眼。为了达到最佳效果，采用局麻加可逆性镇静，以便患者可以配合医生进行术中眼睑高度、轮廓和对称性的调整。对于有经验的医生来说，这种方法对于建立良好的眼睑位置非常有效，报道的成功率为 77%~95%[4, 5]。初眼行外入路提肌手术远没有再次修复手术复杂[6]。实践中发现，ELA 单独应用或对

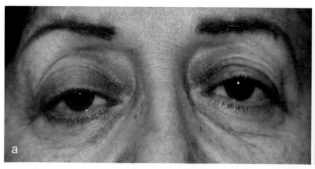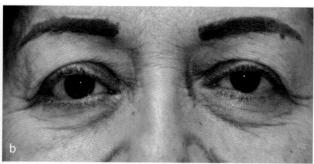

图 18.1　a. 右上睑外切口提肌前徙矫正术前照片，上睑折痕抬高和代偿性眉抬高。b. 术后 6 个月照片，显示右侧上睑下垂矫正，双侧眉毛放松，MFD 降低。患者当时不想治疗导致遗留皮肤松垂。

于同时存在皮肤松垂和上睑下垂的患者合并应用上
睑成形术是一种具有前瞻性并且成功的手术方式。

18.2 手术风险

对外科医生来说，上睑下垂矫正是一种选择性
的手术，与患者进行全面的术前讨论至关重要。主
要手术风险包括：

- 眼睑（包括下睑）长时间瘀青、肿胀。
- 暴露性角膜炎造成干眼症状加重或引发干眼症。
- 眼睑轮廓异常。
- 矫正不足。
- 矫正过度。
- 瘢痕。
- 兔眼（眼睑闭合不全）。
- 眶内出血。
  - 外入路提肌手术比眼睑成形术或不打开眶隔的结膜入路手术的风险可能要高。
  - 严重的眶内出血会导致视力丧失。
  - 少数严重的血肿可能导致伤口愈合延迟和（或）复发性上睑下垂。
- 对邻近结构的损伤，包括：
  - 内侧的滑车神经，引起复视[7]。
  - 外侧泪腺损伤。
- 伤口感染或裂开。

18.3 手术获益

- 改善 MRD1、PF 和上方视野。
- 改善面部美学外观。
- 无需额外切口，可同时行眼睑成形术。
- 重建或调整重睑皱褶宽度。
- 术中调整眼睑轮廓和治疗泪腺脱垂（详见"26 泪腺脱垂的治疗"）。

18.4 知情同意

- 什么是上睑下垂？

- 上睑下垂矫正的手术步骤。
- 上睑下垂手术如何改善视野和外观？
- 手术的主要风险和并发症。
- 手术矫正的替代方法：
  - 不做手术。
  - 仅做重睑手术。
  - 后入路法矫正上睑下垂。
- 麻醉风险。

18.5 适应证

- 患者术中配合能力。
- 通过改善 MRD1 和 PF 来改善面部美学。
- 正常提肌肌力（大于 10 mm）。
- 上方视野的缺失，导致生活质量和功能降低，例如阅读困难，影响驾驶或行走的外周视野差，或难以胜任一些工作。

18.6 相对禁忌证

- 瞬目反射严重下降（如帕金森病患者）。
- 角膜敏感性下降。
- 严重的干燥性角膜结膜病变及由此引起的暴露性角膜炎。
- 眼轮匝肌麻痹或无力。
- Bell 征阴性（用力闭眼时眼球不自觉地向上翻转缺失）。
- 提肌肌力下降（小于 10 mm）。
  - 外入路提肌切除适合一些提肌肌力在 5~10 mm 的患者（详见"30 上睑提肌肌力在 4~10 mm 的静止性先天性上睑下垂的手术方法"）。
  - 额肌悬吊适合肌力小于 4 mm 的患者（详见"29 上睑提肌肌力小于 4 mm 的手术方法"）。

18.7 手术步骤

在诊所、门诊手术中心、医院手术室，局部或麻醉监护下进行手术。

18.7.1 术前检查

- 检查病历，以确认患者及其签署的知情同意书，同时了解患者的手术史、用药史和眼部病史。
- 确定是腱膜性上睑下垂：平视和下视时 PF、MRD1 变小，睑缘折痕距和 MFD 增加，肌力正常。
- 确定上睑下垂不发生变化，以排除肌源性（或神经源性）上睑下垂。
- 确定没有严重的干眼症或兔眼，Bell 征阳性。
- 与患者讨论上重睑折痕和皱褶的高度，以确定是否需要同时实施眼睑成形术（详见"6 重睑术"）。
  - 在欧洲人中，上睑折痕高度设置为 8~10 mm。
  - 东亚人希望有重睑，则把折痕高度设定在 6~8 mm。
- 术前拍照记录上睑下垂（正位和斜位）。
- 凝血状态。

18.7.2 需要的仪器

- Castroviejo 钳。
- 15 号 Bard-Parker 刀片。
- Westcott 剪（尖头、钝头）。
- 0.3 mm Castroviejo 镊。
- 弯曲的 Castroviejo 持针器。
- 小型双爪皮肤牵开器。
- 22 号针头。

18.7.3 缝合线

- 5-0 角针 Vicryl 缝线（或不可吸收的 6-0 尼龙或 Prolene 缝线，经常在修复手术中使用）。
- 6-0 Prolene 缝线，或 6-0 快速吸收缝线，或普通肠线缝合皮肤。

18.7.4 详细手术步骤

- 患者直立位，标记上睑折痕高度（距边缘 8~10 mm）。
  - 如在同时行眼睑整形手术时，需要切除皮肤时应标记适度椭圆形去皮区。
- 患者仰卧于手术床。
- 用 5% 酮碘消毒眼部和面部，眼整形手术铺单通常要暴露全面部，并根据需要使用鼻导管吸氧。
- 酮碘消毒后，用 2% 盐酸利多卡因注射液与 0.5% 布比卡因 1 : 1 等量配比含有 1 : 100 000 肾上腺素（每 10 mL 可加入约 0.2 mL 的透明质酸酶）于双上睑等量局部浸润麻醉。
  - 每侧眼睑注射量不超过 1.5 mL 以最大限度地降低肾上腺素对 Müller 肌的影响。
- 去皮量标记，术前通过仰卧位夹捏试验，反复测量、确认。
- 用 15 号 Bard-Parker 刀片沿着标记线切开。用 Westcott 剪和 0.3 mm 镊子去除多余皮肤，保留其下的眼轮匝肌，以最大限度地保证术后眼睑闭合功能。用最小能量的双极或单极针烧灼止血。
- 评估患者的基础眼睑水平。肾上腺素的使用和患者的仰卧体位会缓解上睑下垂。了解这种状态下的眼睑水平有助于评估术中过矫的数值。
- 用镊子夹住皮肤切口下缘，用 Westcott 剪从切口切开直达睑板。切口内侧延伸泪点前，向外延伸到外眦鼻侧 3 mm。
- Colorado 针尖烧灼和"棉签卷技术"，可用于局部烧灼止血。
- 助手在切口下缘的瞳孔水平置双爪皮钩，并向下牵拉。
- 用镊子将眼轮匝肌向上提起，Westcott 剪向上倾斜，打开眶隔，将眼轮匝肌从眶隔上分离出来，注意在分离过程中不要损伤提肌腱膜。由于分离是在睑板下方开始，提肌已无附着，所以认清并仔细辨别提肌腱膜的下缘非常重要。
- 打开眶隔，暴露上方的眶隔（提肌腱膜前）

脂肪。

○ 在解剖结构上提肌正好位于脂肪团的后面，使用钝性分离暴露（图18.2）。

○ 为了暴露提肌腱膜，可以要求患者上看、下看来观察提肌的运动。

○ 用齿钳夹住提肌，让患者向上看时向下牵拉提肌腱膜，可以测试提肌产生的张力。如果没有感觉到任何张力，手术医生最有可能夹住了眶隔。

• 用尖头Westcott剪小心地将Müller肌从提肌腱膜下分离出来以方便前徙的进行。如果损伤Müller肌，会引起大量出血。

• 嘱患者睁开眼睛，在前徙之前重新检查确认眼睑水平后再进行前徙，因为提肌腱膜的暴露可能会缓解上睑下垂。

• 按预设高度用5-0聚乳酸羟基乙酸角针缝线（或6-0 Prolene或尼龙缝线）水平褥式缝合睑板和提肌。

• 在缝合线穿过睑板之前提起眼睑，避免伤及眼球。角膜保护器可用于防止眼球损伤。在距离睑缘约8 mm的位置穿过部分睑板（图18.3a）。缝合睑板时能感受到睑板的韧性。翻转眼睑观察，以避免缝线完全穿透睑板。

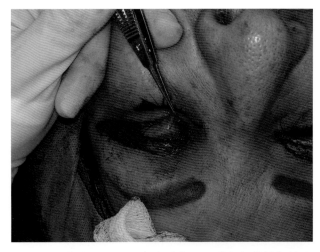

图18.2　将眶隔和眶隔脂肪剥离后，观察向前提起的上睑提肌。

• 缝合线再次向相反方向穿过提肌，以完成水平褥式缝合（图18.3c）。缝合线打活结以评估眼睑水平（图18.4）。

• 重新评估眼睑水平，嘱患者上视、下视、平视。手术医生必须注意局部麻药和肾上腺素对眼轮匝肌和提肌的影响。

• 为了支撑中间的缝线，在内侧和外侧再做两个褥式缝合，以调整轮廓。将中央和内侧缝线打活结，重新评估患者眼睑水平（图18.5）。

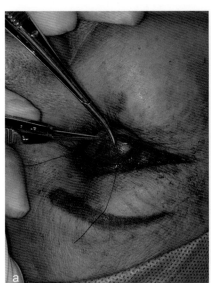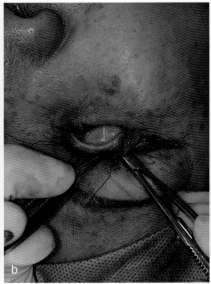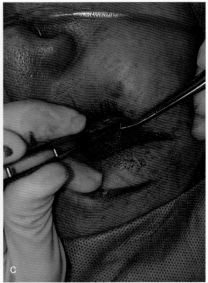

图18.3　a.在将5-0 Vicryl缝线穿过预定高度的提肌腱膜后，针头穿过大约在睑缘上方8 mm处的睑板。b.翻转眼睑，防止针头穿过眼睑全层。c.然后，针头再穿过提肌，完成水平褥式缝合。

- 如果眼睑的轮廓或高度需要调整，则抽出线尾，松开线结。
  - 可以通过暂时打滑结的方式来拆开缝线。

- 如果需要前徙提肌，则重新调整缝挂提肌的位置（图 18.6），抽出缝线重新缝合。
- 待调至理想的眼睑轮廓和水平（图 18.7），缝

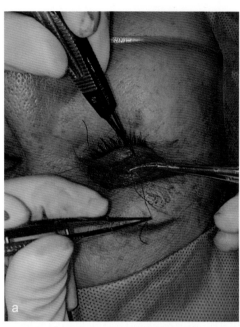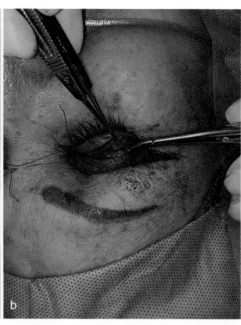

图 18.4　a. 缝线打活结，以便术中评估眼睑水平。b. 滑结。

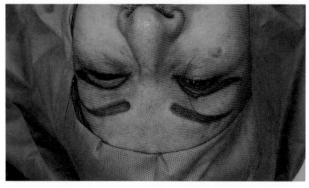

图 18.5　在右上睑缝线打活结，重新评估患者的眼睑水平。右上睑提肌已前徙，左侧尚未前徙。

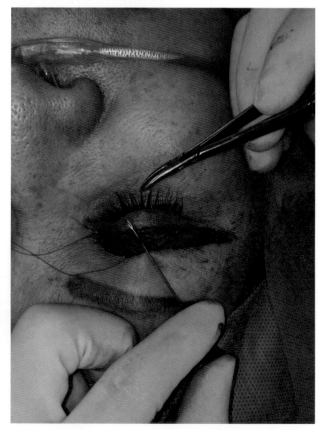

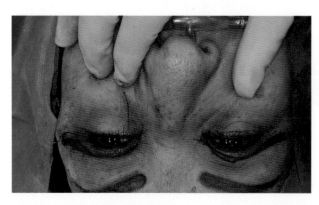

图 18.7　在两侧提肌腱膜都暂时性前徙后，评估眼睑的对称性、高度和轮廓。

图 18.6　为避免去除整条缝线或使用多条双针缝线，可使用 22G 针头穿过预期的提肌位置。

合线打死结固定，注意不要从暂时固定点来调整提肌腱膜达至预期水平（图 18.8）。

- 缝线结扎过紧可能导致睑板切割，前移或卷曲提肌腱膜。

- 眼轮匝肌重新复位在前徙的提肌腱膜上。可以将眼睑重新注射局部麻药，以保证缝合切口或者去皮时患者的舒适性。用 6-0 Prolene 缝线或肠线缝合皮肤。手术目标是使患者得到出色的眼睑高度、轮廓、重睑折痕和对称的重睑皱褶（图 18.9）。

18.8　术后护理

- 将混有抗生素和类固醇的药膏涂抹在眼睛和切口，每日 2 次，1~2 周。

- 术后早期几天，清醒状态下使用冰袋减少眼睑肿胀和疼痛（敷 20 分钟，歇 20 分钟）。术后在恢复室即可开始冰敷。

- 患者第二天可以淋浴，擦干。术后早期避免：反复擦脸、将脸浸入水中、弯腰、提重物和剧烈活动。

- 如果患者已经俯卧位熟睡，则用眼罩和医用胶带包扎，然后将患者护送到家。术后前几天睡觉时，患者应将头部抬高到心脏水平以上，以减少肿胀。

- 患者术后可以使用常见的家庭药物。抗凝药除外，如若使用，则可能术后第二天才能应用。

- 术后 1~2 周预约评估手术效果。

18.9　专家建议

- 眼周其他问题也需同时要解决。
  - 严重的皮肤松弛可引起机械性眼睑下垂，眼睑成形术可改善手术效果。
  - 眉下垂可能导致机械性眼睑下垂。有时可能需要同时进行眉下垂矫正以充分暴露上

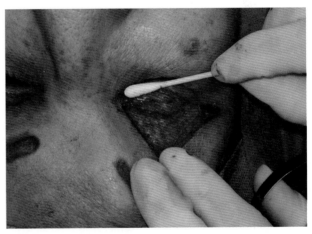

图 18.8　一旦达到理想的轮廓和高度，依次将缝线打结固定，注意不要从暂时的缝挂位置来调整提肌腱膜。缝线不宜过紧。

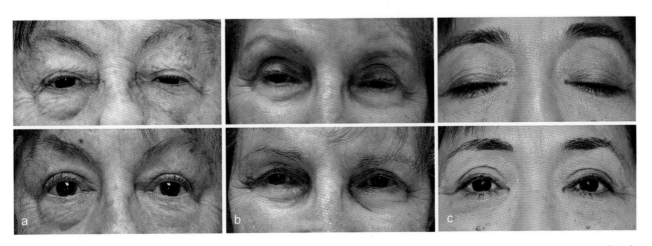

图 18.9　代表性的外入路提肌腱膜前徙术前、术后对比照。a. 双侧上睑提肌前徙术前（上）和双侧上睑下垂矫正术后 1 年（下）。b. 在双侧外入路提肌前徙术前（上）和术后 1 周（下）。c. 双侧外入路提肌前徙、重睑术术前（上）和术后 9 个月（下）。

方视野，特别是颞侧。

  ◦ 应注意存在的泪腺脱垂并给予处理（详见"26 泪腺脱垂的治疗"）。

- 上睑折痕形成：

  ◦ 在欧洲人中，折痕高度设置为 8~10 mm。

  ◦ 在希望做重睑的东亚人中，折痕高度设置为 6~8 mm。

- 过度去除眼睑皮肤会引起眼睑闭合不全。

- 重复测量两次，一次完成切除。

- 如果计划同时进行眼睑成形术，在患者仰卧位时检查术前标记，用 Castroviejo 卡钳对患者进行重新测量，至少保留 20 mm 的皮肤，确保眼睑闭合。例如，设计折痕高度 8 mm，则在上方切口与眉毛下缘之间至少要保持 12 mm 距离。用夹捏试验来确定切除的皮肤量，以防止术后出现眼睑闭合不全。

  ◦ 许多患者修剪了眉毛（纤毛）。因此，上方位置应确定为眼睑皮肤到较厚的眉毛皮肤过渡之处，而不是眉毛开始的地方。

  ◦ 如果眉下垂没有得到纠正，并且夹捏试验表明还可以去除更多的皮肤，则可以接受剩余的皮肤量略少于 20 mm。

- 可以将提肌前徙分级，对于有眼轮匝肌功能下降、既往存在的干眼和（或）Bell 征阴性的患者，可以通过欠矫来减轻其角膜暴露的严重程度。

- 用或不用透明质酸酶（在 10 mL 制剂中约 0.2 mL），每侧都要注入等量的局部麻醉剂。无论使用哪种手术技巧，都应预判手术结果。

- 缝线部分穿过睑板时应小心，眼睑需要外翻，以确保没有穿透全层，透过全层的缝线会导致角膜擦伤，引起术后眼痛。如果缝线穿透睑板，则需拆除、重缝。

- 如果需要睫毛上翘，在睫毛上方 8 mm 穿过睑板缝合；但是，在眼睑外形上出现成角畸形的风险更大，尤其是眼睑松软者。

- 术中调整眼睑位置和形态。

  ◦ 为了避免去除整个缝线或使用多个双针缝合线，可以使用 22G 针头使缝线末端穿过所需提肌位置（图 18.6）。

  ◦ 22G 针头可以穿过提肌上所需的位置。

  ◦ 从提肌中牵出 5-0 Vicryl 缝线的一端，通过 22 mm 针的针腔，将其重新穿过提肌的新位置。

  ◦ 缝线的两端都可以按此操作，除非一端仍然有针，则将其简单地回退，并在提肌腱膜上所需的较高位置进行更换。

  ◦ 这种方法避免了反复穿刺睑板，能够将睑板和睑板腺的损伤降至最低。

- 由于仰卧位和肾上腺素对 Müller 肌的影响，所以纠正患者的上睑下垂应进行轻微的过度矫正。

- 如果不确定患者的眼睑是否充分抬高至所需的水平，并达到合适的眼睑外形，可让患者术中坐起来进一步评估。

- 对于一些要做重睑成形术的患者，睑板上方的固定缝线可以替换成 6-0 或 7-0 Vicryl 缝线。

  ◦ 将切口下唇皮下眼轮匝肌与切口位置的提肌腱膜固定在一起，固定 3~4 针。

  ◦ 如果需要较浅的折痕，缝合皮肤时，每一针可以通过夹取小束切口下方的提肌腱膜，然后将其一起固定。

18.10 并发症及其处理

上睑下垂手术最难之处在于重建和保持双侧眼睑的对称性[1-5]。

18.10.1 欠矫

矫正不足是最常见的并发症。

- 轻度欠矫，3 个月后重新评估，以确保上睑下垂矫正不足不是术后水肿所致。

- 严重欠矫，可于 1 周内尽早再手术。

- 需要提醒患者，手术矫正效果并不是永久的。上睑下垂可随着时间的推移而复发。如果他们睡觉时喜欢朝向特定的一侧（眼睑受影响，限制提肌）、戴隐形眼镜或戴框架眼镜，则可能很快出现下垂复发。

18.10.2 过矫

- 轻度者，拉拽 / 按摩眼睑可能有助于拉伸提肌 [当患者向上看时，向下牵拉睫毛和（或）眼睑，将回缩的眼睑降下来]。笔者首先在诊室中示教，然后指导患者做此动作，每天 5 次，每次 5 分钟。
- 严重者，可能需要尽早打开，并将提肌回退至所需位置。

18.10.3 眼睑闭合不全

眼睑闭合不全，是指眼睑闭合不能完全关闭，通常是暂时的，需使用润滑眼膏。如果这种方法不能解决闭合不全，现有的干眼症和暴露性角膜病加重，则可能需要尽早进行修复。

18.10.4 眼睑轮廓不理想或重睑折痕不对称

眼睑轮廓不满意或重睑折痕不对称，可能需要手术修复或使用透明质酸填充，如瑞兰（适应证外使用）。

18.10.5 切口感染

由于眼睑血供丰富，切口感染很少见，通常可以通过口服抗生素治疗。如果有脓肿形成，则必须引流。

18.10.6 球后血肿

球后出血是一种罕见但严重的并发症，有永久性视力丧失的风险。

- 如果血肿张力较高，则需要紧急打开切口作为主要减压措施。
- 如果眼压和眶压仍在升高，则需紧急行眦切开松解术。一旦可以轻松地将下眼睑从眼球上拉开，眼球上的压力降低，减压才充分。
- 应继续监测患者的视力和眼压。在极少数情况下，可能需要其他医疗和外科手术干预。

18.11 结论

ELA 具有可靠且可重复性的优点，有效改善眼球暴露度，改善面部外观，对于解决腱膜性上睑下垂是一种极好而有效的方法。

（吴海龙 译，马晓荣 欧阳天祥 校）

参考文献

[1] Part II Periocular Soft Tissues. 11 Periocular malpositions and involutional changes. In: Foster JA, eds. Basic and Clinical Science Course (BCSC), Section 07: Orbit, Eyelids, and Lacrimal System. American Academy of Ophthalmology; 2016–2017:209–221

[2] Dortzbach RK, Sutula FC. Involutional blepharoptosis. A histopathological study. Arch Ophthalmol. 1980; 98(11):2045–2049

[3] Frueh BR. The mechanistic classification of ptosis. Ophthalmology. 1980; 87 (10):1019–1021

[4] McCulley TJ, Kersten RC, Kulwin DR, Feuer WJ. Outcome and influencing factors of external levator palpebrae superioris aponeurosis advancement for blepharoptosis. Ophthal Plast Reconstr Surg. 2003; 19(5):388–393

[5] Older JJ. Levator aponeurosis surgery for the correction of acquired ptosis. Analysis of 113 procedures. Ophthalmology. 1983; 90(9):1056–1059

[6] Bassin RE, Putterman AM. Full-thickness eyelid resection in the treatment of secondary ptosis. Ophthal Plast Reconstr Surg. 2009; 25(2):85–89

[7] Wang Y, McCulley TJ, Doyle JJ, Chang J, Lee MS, McClelland CM. Brown syndrome following upper eyelid ptosis repair. Neuroophthalmology. 2017; 42 (1):49–51

19 小切口上睑提肌前徙

Mark J. Lucarelli

【摘　要】

　　上睑提肌腱膜性上睑下垂对有功能异常和（或）有美容需求的患者来说是一个普遍面临的问题。外路法提肌矫正术和经结膜 Müller 肌切除术都是经典的手术方法。一部分上睑下垂患者是采用改良切口进行外路法提肌矫正的良好受术者，小切口外入路提肌矫正仅做 8 mm 的切口。本章介绍通过稍大切口进行的改良小切口提肌矫正术。

【关键词】

　　上睑下垂，外路法提肌矫正，小切口提肌矫正，微创上睑下垂矫正

19.1 引言

　　眼面部外科手术会议上的一个经常争论的话题是经结膜 Müller 肌切除术和外路法提肌矫正术哪个术式更好。实际上，两者都是极好的外科手术方式，也各有优缺点，有经验的眼面部手术医生均应掌握。

　　本章重点介绍通过局段性重睑折痕切口进行外入路提肌矫正的方法[1-7]。当患者不需要上眼睑整形时，小切口提肌矫正术在时间和效率、减少术后水肿和瘀斑等方面有明显优势，并能提高准确性。采用小切口的主要缺点是术野暴露不佳。本章所述的改良式外入路提肌矫正术结合了全切口上睑下垂矫正术（同时行上眼睑成形术）和先前介绍的 8 mm 眼睑折痕小切口外入路提肌矫正的优点。对于有全切口外入路提肌矫正术经验的手术医生，该方法很容易掌握。

19.2 目标/适应证

- 提升上睑 [即增加边缘反射距离 1（MRD1）]。
- 改善患明显上睑下垂患者的视觉功能和视野。
- 增加美容效果。
- 避免并发症，例如过矫或欠矫。

19.3 手术风险

- 出血。
- 感染。
- 上眼睑不对称。
- 重睑皱褶异常。
- 过矫或欠矫。
- 暴露性角膜炎/干眼症状加重。
- 兔眼。

19.4 手术获益

- 改善视野和视功能。
- 改善眼周美观。

19.5 禁忌证

19.5.1 绝对禁忌证

- 提肌乏力。
  - 肌力小于 5 mm，通常推荐做额肌悬吊。
  - 对于肌力在 5~10 mm 的提肌，通常可选用全切口提肌矫正。
- 多次眼睑手术史。

19.5.2 相对禁忌证

- 有角膜表面失代偿风险的患者（即角膜感觉缺失、瞬目障碍、Bell 现象不佳或严重干眼症）。

19.6 知情同意

- 如上所述，仔细讨论风险和收益。
- 患者应了解其手术期间需要保持清醒，并在术中坐起，向上看、向下看，来调节眼睑的高度。这种术中评估有助于提高手术的准确性。

19.7 手术步骤

19.7.1 所需器材

- 记号笔。
- 标尺。
- 角膜保护器。
- 手术器械：手术刀，文式剪和针状单极电凝装置。
- 组织颞（0.5 mm）。
- 缝线：
  - 蓝色 6-0 Prolene 缝线，用于将前徙的提肌

腱膜固定到睑板上。
  - 7-0 Vicryl 缝线缝合眼轮匝肌。
  - 6-0 快速吸收缝线或 6-0 Prolene 缝线缝合皮肤。

19.7.2 术前核查

- 知情同意。
- 可用器械。

19.7.3 手术技术

- 患者仰卧位，直视天花板，在靠近上睑缘的皮肤上标记瞳孔位置。
- 于患者第一眼位状态，标记从角膜内缘到角膜外缘的眼睑折痕。12 mm 的切口可提供合理舒适的手术空间，同时保留了小切口性质（图 19.1）。
- 将局部麻醉剂（2% 利多卡因与 1:100 000 肾上腺素等量混合 0.5% 马卡因与 1:100 000 肾上腺素等量混合）注射到眼睑折痕处。常规注射 0.5 mL。
- 沿着眼睑折痕的标记切开皮肤（图 19.2）。
- 助手轻柔向下方牵拉，通过解剖轮匝肌和眶隔到达上睑提肌复合体。钝性解剖，确认腱

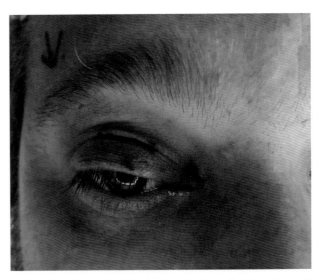

图 19.1 患者处于第一眼位注视状态，瞳孔上方切口的位置。

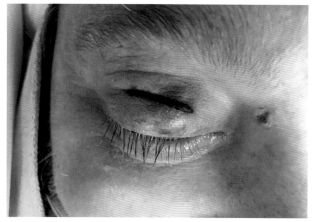

图 19.2　延长的 12 mm 眼睑折痕切口提供了足够的操作空间，并保留了该术式的小切口性质。

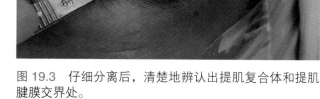

图 19.3　仔细分离后，清楚地辨认出提肌复合体和提肌腱膜交界处。

膜前脂肪。对于有上睑沟凹陷的患者（这项技术对他们特别有用），腱膜前脂肪可能非常少，而且有点难以识别。确认肌肉腱膜交接处（图 19.3）。上睑提肌腱膜无需特别释放，上睑提肌与 Müller 肌之间的无需剥离。

- 确定切口区域睑板前的上 1/3（图 19.4）。用 Westcott 剪刀清除睑板上附着的结缔组织。

- 单针 6-0 Prolene 缝线向下穿过肌肉腱膜交界处，然后在先前瞳孔所对应的眼睑皮肤标记处水平方向非全层穿过睑板。接着，缝线返回上方，并从提肌腱膜下方穿过肌腱膜交界处。然后将缝线打活结。同法将第二根 6-0 Prolene 缝线于外侧，打活结，从而建立正确的眼睑外侧轮廓。

- 嘱患者无镇静状态下坐起，观察其平视、上看和下看时的眼睑高度和轮廓，还有评估闭眼状态。然后根据需要使用平钳调整 Prolene 缝线。如果需要，内侧也可以放置缝合线，但这很少用到。

- 用弯持针器将 Prolene 缝线线结打死。

- 用 7-0 Vicryl 线将眼轮匝肌间断缝合。

- 用 6-0 快速吸收肠线连续缝合皮肤。

- 术后 1~2 周随访患者。术后第 1 周，如果手术的眼睑出现明显的过度矫正或矫正不足的情况，可以在术后 2 周内调整。

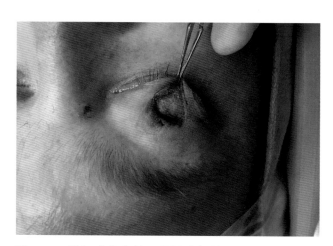

图 19.4　按标准分离技巧暴露睑板的上 1/3，然后以经典方式完成外入路提肌矫正。

19.8 专家建议

- 无或有轻度眼睑皮肤松弛者，可以避免上睑皮肤切除，是最佳受术者（图 19.5 和图 19.6）。

- 如果在受监测的镇静状态下操作该手术，则麻醉团队需要了解患者需要完全清醒和坐起的时间安排。异丙酚为达此目的的优良药物。

- 在进行此小切口手术之前，手术医生应熟练掌握标准的上眼睑整形术切口进行外入路提肌矫正术，并且十分有经验。

- 如果预计会出现严重的瘢痕（例如上睑多次手术或严重的撕裂伤后的状况），则标准的外入路提肌矫正术可能更合适。

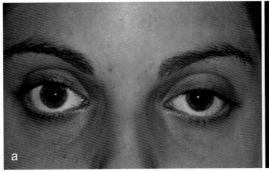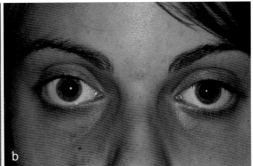

图 19.5　a、b. 单侧眼睑上睑下垂伴轻微皮肤松弛的患者手术前后的效果。

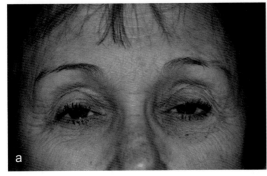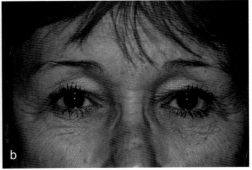

图 19.6　a、b. 双侧上睑下垂和上睑沟凹陷的患者手术前后的效果。注意上睑沟轮廓和上睑下垂的改善。

19.9　术后护理

- 术后 48 小时内，患者清醒时，手术部位冰敷。
- 建议抬高床头。
- 类固醇抗生素软膏每天 3 次涂抹切口，持续 1 周。对于过敏体质患者，在切口上使用凡士林或白凡士林。

19.10　并发症及其处理

- 最好在患者清醒或者镇静作用很小甚至没有镇静的情况下，仔细评估手术时的眼睑高度，以避免过度矫正或矫正不足。
- 如果有过度矫正或矫正不足，则在术后第 2 周或第 3 周进行矫正。3 周后则很难进行再次修复，最好推迟至完全愈合后。

（吴海龙　译，马晓荣　欧阳天祥　校）

参考文献

[1] Lucarelli MJ, Lemke BN. Small incision external levator repair: technique and early results. Am J Ophthalmol. 1999; 127(6):637–644
[2] Lucarelli MJ, Cook BE Jr, Lemke BN. Small-incision external levator repair. In: Brazzo BG, ed. Complications in Ophthalmic Plastic Surgery. New York, NY: Springer; 2003:103–112
[3] Baroody M, Holds JB, Sakamoto DK, Vick VL, Hartstein ME. Small incision transcutaneous levator aponeurotic repair for blepharoptosis. Ann Plast Surg. 2004; 52(6):558–561
[4] Frueh BR, Musch DC, McDonald HM. Efficacy and efficiency of a small incision, minimal dissection procedure versus a traditional approach for correcting aponeurotic ptosis. Ophthalmology. 2004; 111(12):2158–2163
[5] Bernardini FP, de Conciliis C, Devoto MH. Mini-invasive ptosis surgery. Orbit. 2006; 25(2):111–115
[6] McDonald H. Minimally invasive levator advancement: a practical approach to eyelid ptosis repair. Semin Plast Surg. 2007; 21(1):41–46
[7] Lucarelli MJ. Small incision external levator repair. In: Harstein M, Holds J, Massry G, eds. Pearls and Pitfalls in Cosmetic Oculoplastic Surgery. New York, NY: Springer; 2008:494–496

20 Müller 肌 – 结膜切除术

Allen M. Putterman

【摘　要】

　　对于使用 10% 去氧肾上腺素滴眼液可以使上睑抬高至正常睑裂大小的上睑下垂患者，建议使用 Müller 肌 – 结膜切除术（MMCR）。MMCR 通常适用于轻度的先天性上睑下垂和不同程度的腱膜性下垂患者。MMCR 相对于睑板肌肉切除术和外入路提肌前徙术的优势在于：可以保留睑板并可预测具有极好的上眼睑轮廓。

【关键词】

　　Müller 肌 – 结膜切除术，上睑下垂，上睑下垂手术

20.1 引言

　　在笔者职业生涯的早期，笔者和 Martin Urist 医生开创了一种治疗甲状腺相关眼病患者上睑退缩的术式。它包括从 Müller 肌上分离睑结膜，然后从睑板上缘逐步离断 Müller 肌，将 Müller 肌从与上睑提肌腱膜之间的疏松附着部位分离出来。

　　该术式开创后不久，笔者决定证明睑板肌肉切除术是通过切除 Müller 肌而不是 Fasanella 所认为的缩短提肌来矫正上睑下垂的。笔者采用了与甲状腺上睑退缩术相同的方法进行治疗，结果发现 Müller 肌切除术可以矫正上睑下垂。由于 Müller 肌和结膜之间的分离非常困难，甚至一些眼科医生也很难做到，Urist 和笔者将此手术简化成 Müller 肌 – 结膜切除术（MMCR）[1, 2]。对于患有腱膜性上睑下垂 [其定义为睑裂减小、下视时睑裂减小、边缘反射距离 1（MRD1）减小、上睑边缘折痕距离（MCD）和边缘重睑皱褶距离（MFD）增加、上睑肌力 > 10 mm（去氧肾上腺素试验阳性）] 的患者

而言，这是理想的手术方法。

20.2 术前特殊注意事项

　　眼睑测量可指导手术治疗。决定是否施行 MMCR 的两个关键指标是 MRD1 和对去氧肾上腺素试验的反应。

20.2.1 边缘反射距离 1

　　在进行去氧肾上腺素试验之前，重要的是要通过 MRD1 来评估上眼睑的水平（图 20.1）[3]。手术医生将手电置于患者眼睛正前方，进行照射。从角

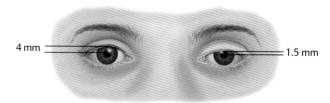

4 mm — — 1.5 mm

图 20.1　测量边缘反射距离 1（MRD1）。光线自正前方照射，并抬起对侧眼睑，测量角膜反光点和眼睑边缘之间的距离。

膜反光点到上睑缘中间的距离为 MRD1，以正毫米数记录。如果眼睑在瞳孔中线以下，则手术医生抬高眼睑直到看到角膜反光点，测量被抬起的上睑的高度的毫米数为 MRD1，以负毫米数记录。健侧与下垂侧对比，MRD1 的差值表明上睑下垂的程度。正常的 MRD1 约为 4.5 mm，此数字在双侧病例中用作参考。MRD1 可以测量上睑下垂程度而不是睑裂大小。因为下眼睑中的 Müller 肌也可以对去氧肾上腺素作出反应，去氧肾上腺素滴眼后测量睑裂大小会导致错误判断上睑水平，所以 MRD1 作为首选测量方法。

20.2.2 去氧肾上腺素试验[4]

为了避免引起不良反应，例如心肌梗死、高血压和急性青光眼，在滴入去氧肾上腺素滴剂之前，应确保患者没有心脏或浅前房的问题。患者的头部向后仰，提起上眼睑，并指示患者向下注视。在上睑和眼球之间滴入数滴 10% 的去氧肾上腺素，在滴眼过程中，检查者的手指按压泪小管 10 秒钟，以最大限度地减少去氧肾上腺素流到鼻腔和全身吸收的潜在副作用，即刻重复两次。1 分钟后，再滴两滴。2~4 分钟后，测量 MRD1（图 20.2）。

20.2.3 结膜 Müller 肌切除量

MMCR 切除量取决于对去氧肾上腺素试验的反应。如果上睑提升至正常或对侧水平，并且仅行单侧手术，笔者将做 8.5 mm 的切除。如果去氧肾上腺素试验导致眼睑高于或低于期望值，笔者将根据反应程度不同，切除 6~10 mm，甚至在切除

10 mm 后还可以将睑板切除 1~2 mm[5]。一般而言，手术医生会根据 MMCR 的手术经验判断切除量。

20.3 手术风险

- 过矫。
- 欠矫。
- 角膜擦伤。
- 出血。
- 结膜瘢痕和眼睛不适。

20.4 手术获益

- 可预期、可复制的眼睑提升。
- 在门诊或办公室手术环境中轻松完成。

20.5 知情同意

- 包括风险和获益。

20.6 禁忌证

- 瘢痕性结膜疾病，即黏膜类天疱疮。
- 重度干眼症伴有暴露性角膜病变。
- 对去氧肾上腺素反应不良的肌源性或神经源性上睑下垂。
- 合并较大的上睑无血管结膜疱疹青光眼手术患者。

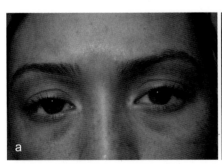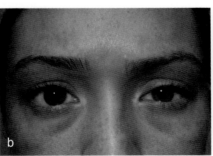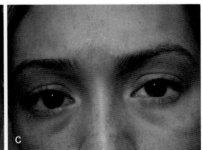

图 20.2　a. 右侧上睑下垂患者。b. 右侧滴去氧肾上腺素后，右上睑上升，对侧上睑下降。c. 在左眼滴去氧肾上腺素后的眼睑高度相等。

20.7 手术器材

- Castroviejo 持针器。
- 镊子。
- Desmarres 牵开器。
- 15 号刀片。
- 卡尺。
- Putterman 上睑下垂夹。
- 止血钳。
- 缝合线：
  - 4-0 真丝 G-3，双针。
  - 5-0 普通肠线，S-14 针，双针。
  - 6-0 缝合丝线，S-14 针，双针。

20.8 术前核查

- 知情同意。
- 器材完备。
- 术前照片以确认手术部位。
- 术前应用去氧肾上腺素试验前后的测量值和照片。

20.9 手术步骤

在诊所手术间、门诊手术室或医院中进行局麻、监测麻醉或全身麻醉下进行手术。

- 局部麻醉：

- 使用额部神经阻滞同时进行局部麻醉，以避免单纯局部浸润麻醉造成上眼睑肿胀，导致手术操作困难且不精确。23G 球后型针从上眶缘中间插入（图 20.3）。
  - 插入过程中，针头应沿着眶顶部，并向前推进直到到达 4 cm 的深度。
  - 注射约 1.5 mL 含肾上腺素的 2% 利多卡因。
- 在上睑缘上方的中央皮下注射 0.25 mL 局部麻醉药（图 20.4）。
- 在上睑缘睫毛上方中部 2 mm 处，4-0 黑色丝线穿过皮肤，眼轮匝肌和表层睑板做牵引缝线（图 20.5）。

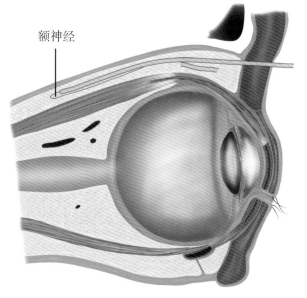

额神经

图 20.3 为让患者感到舒适，在局麻或监控麻醉下给予额部神经阻滞。

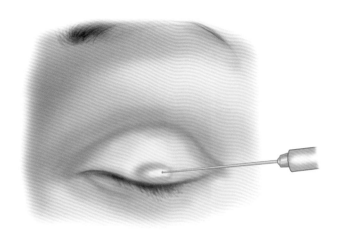

图 20.4 上眼睑中央局部麻醉。

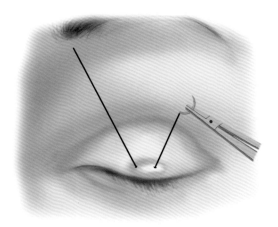

图 20.5 用 4-0 丝牵引缝线于上睑缘上方 2 mm 穿过皮肤、眼轮匝肌和部分睑板。

- 使用 Desmarres 牵开器将上睑外翻，从而使睑结膜从睑板上缘暴露至上穹隆位置。在患者清醒状态时，将丁卡因滴眼液滴于上睑结膜。
- 将卡尺设置成 MMCR 所需的量，一侧贴于上睑板上缘，利于 6-0 黑色丝线穿过上睑板上方的结膜（图 20.6）。于中央，及距中央其 7 mm 的鼻侧、颞侧共缝 3 针作为标记缝线。
  - 通常将在上睑板缘上方 8.25 mm 处缝合一针，如果上眼睑水平对去氧肾上腺素试验的反应大于或小于期望值，则可以在睑板上缘上方 6~10 mm 做缝线标记。
- 在睑板上缘和标记缝线之间用一把齿镊夹住结膜和 Müller 肌，从提肌腱膜和 Müller 肌之间的疏松结缔组织间剥离出 Müller 肌（图 20.7）。
  - 之所以可以进行此操作，是因为 Müller 肌与结膜粘连紧密，与提肌腱膜结合疏松。
- 用专用夹钳（Putterman MMCR 夹钳，Storz Company，Manchester，MO）的刀刃放在标记缝线水平处，刀刃的每个齿都贴紧缝线并穿过睑结膜（图 20.8）。然后，将夹钳的外刃于睑板上缘钳持结膜和 Müller 肌，缓慢松开 Desmarres 牵开器（图 20.8）。手术医生用手指将夹住的睑板组织拉出（图 20.9）。压紧并

- 锁住夹钳，钳持住睑板上缘至标记缝线之间结膜和 Müller 肌。
- 然后提起上睑皮肤，同时沿相反的方向同时拉动夹钳（图 20.10）。
  - 如果在此操作过程中手术医生感到皮肤与夹钳之间有连接感，则说明无意中夹到了提肌腱膜。如果出现此种情况，应松开夹钳，然后将其重新正确安装。
  - 这个方法可行之处在于提肌腱膜向眼轮匝肌和皮肤延续形成眼睑皱褶。
- 向上提起夹钳，沿着夹钳下方 1.5 mm 处，用 5-0 双针肠线以水平褥式沿颞侧向鼻侧的方向，在睑板上缘和标记缝线处 Müller 肌和结膜进行缝合，同法完成另一侧手术（图 20.11）。
  - 针距大约为 2~3 mm。
- 缝线和夹钳之间，用 15 号手术刀片切除钳夹的组织（图 20.12）。
  - 刀刃略微倾斜，沿着夹钳一侧进行切除。手术医生和助手要注意切除钳夹的组织时，不要切断缝线。
- 轻轻提起中央的 4-0 黑色牵引丝线，Desmarres 牵开器再次使眼睑外翻。位于鼻侧的缝线沿鼻侧向颞侧方向，缝合睑板上缘、Müller 肌

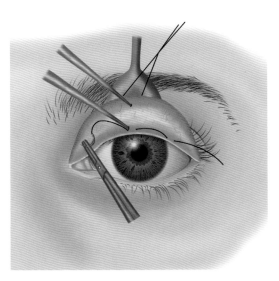

图 20.6　在切除部位缝 6-0 丝线作为标记，使用 Castroviejo 卡尺以毫米为单位进行测量。切除量应在术前评估时确定。

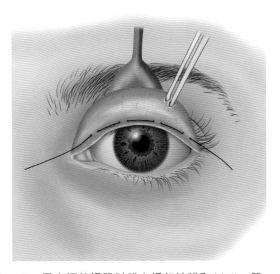

图 20.7　用齿镊从提肌腱膜上提起结膜和 Müller 肌。

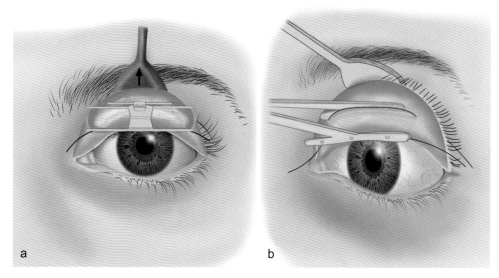

图 20.8　a、b. 翻转 Desmarres 牵开器（b），夹钳夹住组织后移开牵开器（a）。在 Desmarres 牵开器翻转之前夹钳，应贴合上睑结膜。

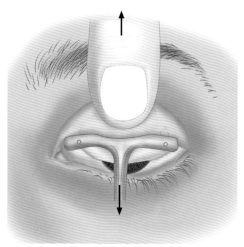

图 20.9　如果夹钳夹到睑板组织，则轻轻松开夹钳，用手指轻轻移除夹到的睑板组织，重新固定夹钳。

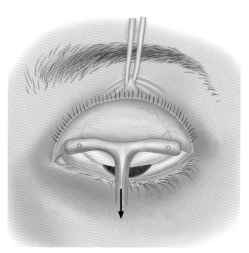

图 20.10　将上睑皮肤和眼轮匝提起，以确保提拉腱膜不会被误夹到夹钳中。

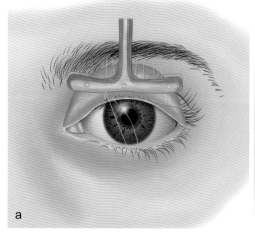

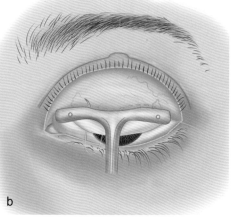

图 20.11　a、b. 从结膜一侧（a）和睑板结膜一侧（b）可以看到用 5-0 普通肠线从切口的颞侧到鼻侧进行水平褥式缝合。

和结膜，针距 2 mm（图 20.13）。

○ 手术医生必须小心翼翼，以免在连续缝合过程中切断褥式缝线。为此，可以使用一根小的缝合针（S-14 spatula），助手沿切口边缘持续吸引血液，每次缝针时观察褥式缝合线的位置。

• 当双针均缝到眼睑颞侧时，穿过切口上下唇的结膜和 Müller 肌（图 20.14），由切口颞侧末端穿出，然后将缝线打 4~5 个结，贴着线结剪线，将上睑切口处结膜翻转，将线结埋在结膜下，从而减少出现缝线 / 角膜摩擦术后角膜病变问题的可能。

20.10 专家建议 [6]

• 笔者的大多数病例都是双侧上睑下垂患者。这些患者中的许多人认为他们只有单侧上睑下垂，但根据赫林神经支配定律，当用手指或去氧肾上腺素试验来提起严重侧上睑下垂的眼睑时，对侧眼睑就会下降（图 20.2）。对于上述问题，笔者建议使用双侧 MMCR。

• 为了确定在双侧病例中 Müller 肌 / 结膜要切除的量，MRD1 和去氧肾上腺素试验很重要。在用检查者的手指抬起对侧眼睑的同时，测量每一侧的 MRD1 至关重要，这样可以消除赫林定律的神经支配影响。

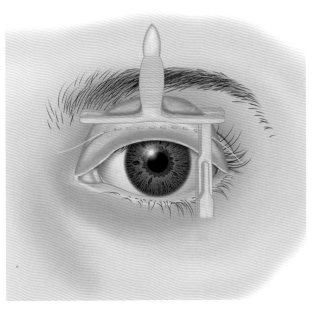

图 20.12　缝合完毕后，用 15 号刀片从眼睑上切下被夹持的组织。

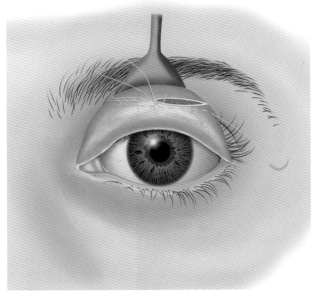

图 20.13　再次应用 Desmarres，5-0 普通肠线从鼻侧向颞侧，将睑板上缘结膜 Müller 肌重新缝合。这从内部前徙了提肌腱膜。

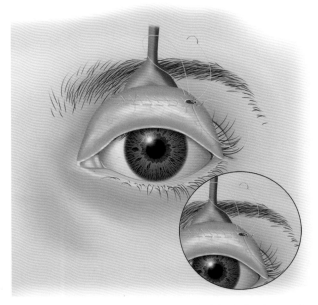

图 20.14　5-0 肠线的每侧缝线从结膜穿过进入切口。打结后将切口处的眼睑结膜内翻，线结埋入眼睑的内部。

- 通常双侧眼睑 MRD1 每相差 1 mm，笔者都会切除 2 mm 组织。例如，如果两侧眼睑之间的 MRD1 相差 0.5 mm，切除则相差 1 mm；1 mm 的差别导致切除相差 2 mm；1.5 mm 的差别导致切除相差 3 mm；2 mm 的差别导致切除相差 4 mm。

- 在少量切除结膜和 Müller 肌时（6.25~7.25 mm），有时很难确保睑板上缘不被夹钳所夹持。在这种情况下，缝上标记缝线后，双针 6-0 缝线于睑板上缘和标记缝线中间的鼻侧和颞侧贯穿结膜和 Müller 肌再次缝针（图 20.15a），然后打结固定，保留长线。在将夹钳的三个齿插入缝线标记位置的结膜后，手术医生打开 Desmarres 牵开器，助手将两根缝线提起（图 20.15b），然后夹钳夹闭锁定（图 20.15c）。拆掉两根缝线，按照上述方式进行缝合和切除。

- MMCR 手术矫正上睑下垂通常会导致上眼睑皮肤增加，同时会造成第一眼位注视时重睑宽度减小（图 20.16）。由于患者视物时不再需要抬眉、上眼睑位置提高，同时提肌腱膜的前徙导致的眼睑皱褶下降，从而导致上眼睑皮肤冗余加重。眼睑获得提升的同时，伴随着眼睑多余皮肤的增加。在这种情况下，除行 MMCR 上睑下垂手术外，通常还需切除上眼睑皮肤（眼轮匝肌和脂肪）来重塑重睑形态[7]（图 20.17 和图 20.18）。

20.11　术后护理

- 眼睛局部使用抗生素（如红霉素）。
- 术后 24 小时眼睑冰敷。
- 术后第 1 周眼睛外用抗生素药膏，每天 2 次。术后第 2 周每天 1 次。

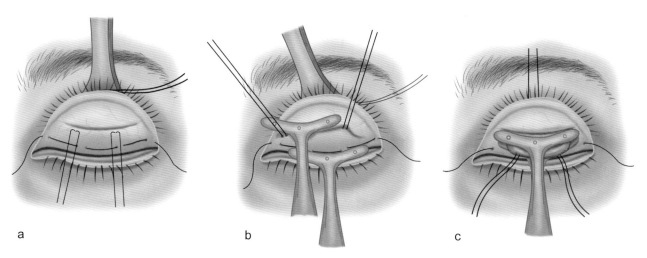

图 20.15　a~c. 在更具挑战性的切除量较少的手术中，采用另一种方法来应用夹钳。于标记缝线和上睑板上缘（a）的中间放置两根缝线。当助手提起缝线时放置夹钳（b），闭合夹钳（c）。"21 Dresner 改良 Müller 肌 – 结膜切除术"将进一步详细讨论该技术。

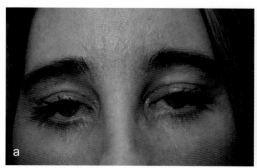
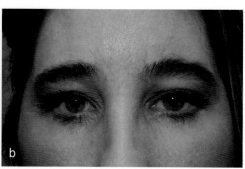

图 20.16　a、b. 典型患者，术前（a）和 MMCR 术后（b）。注意 MRD1 的增加和双侧上眼睑冗余皮肤增多，这与重睑高度变窄有关。

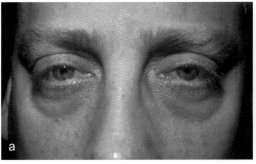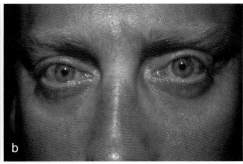

图 20.17 a、b.经历过 4 次眼整形手术的典型男性患者，术前（a）和 MMCR 术后（b）。

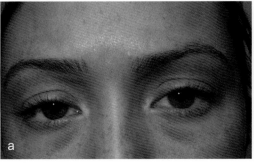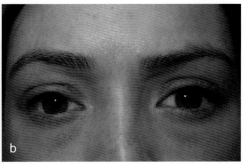

图 20.18 图 20.2 中的患者施行 MMCR（右眼 > 左眼）和双侧上眼睑成形术。a. 术前。b. 术后。

20.12 并发症及其处理 [8]

- 肠线引起的术后角膜擦伤：缝线的进针点应靠近睑板，远离结膜，以减少这种并发症的发生。如有发生，术后可戴软性隐形眼镜 2~7 天，直到缝线溶解。

- 上睑位置不正：约 3%~5% 的手术可能出现过度矫正或矫正不足。
  - 如果矫正过度，可以在术后即刻进行向下揉推眼睑。每天将眉往上推，眼睑向下推。眼睑通常在术后 3~6 周达到其最终水平。如果过度矫正持续存在，则可以通过提肌退缩手术进行治疗 [9]。

  - 如果发生矫正不足，下一步治疗则是提肌前徙，折叠，缩短手术。然而，笔者对许多对去氧肾上腺素试验有反应的患者进行了二次 MMCR 修复。

- 暴露性角膜病变：可以用人工泪液和（或）外用药膏治疗。

20.13 致谢

图 20.1、图 20.3 至图 20.15 经允许引自 Slack Incorporated 出版的 Levine 的第四版 *Manual of Oculoplastic Surgery*。

（赵莉娟 译，马晓荣 欧阳天祥 校）

参考文献

[1] Putterman AM. How the Müller's muscle-conjunctival resection ptosis procedure was developed. Ophthal Plast Reconstr Surg. 2016; 32(2):156–157

[2] Putterman AM, Urist MJ. Müller muscle-conjunctiva resection. Technique for treatment of blepharoptosis. Arch Ophthalmol. 1975; 93(8):619–623

[3] Putterman AM. Margin reflex distance (MRD) 1, 2, and 3. Ophthal Plast Reconstr Surg. 2012; 28(4):308–311

[4] Glatt HJ, Fett DR, Putterman AM. Comparison of 2.5%

and 10% phenylephrine in the elevation of upper eyelids with ptosis. Ophthalmic Surg. 1990; 21(3): 173–176

[5] Patel RM, Aakalu VK, Setabutr P, Putterman AM. Efficacy of Müller's muscle and conjunctiva resection with or without tarsectomy for the treatment of severe involutional blepharoptosis. Ophthal Plast Reconstr Surg. 2017; 33(4): 273–278

[6] Putterman AM. Pearls for Müller's muscle-conjunctival resection ptosis procedure combined with upper

blepharoplasty. In: Hartstein ME, Massry GG, Holds JB, eds. Pearls and Pitfalls in Cosmetic Oculoplastic Surgery, 2nd ed. New York: Springer; 2015:655–657

[7] Putterman AM. Müller's muscle-conjunctival resection-ptosis procedure combined with upper blepharoplasty. In: Putterman AM, ed. Chapter in Cosmetic Oculoplastic Surgery, 2nd ed. Philadelphia, PA: W.B. Saunders; 1993:168–186

[8] Putterman AM, Fett DR. Müller's muscle in the treatment of upper eyelid ptosis: a ten-year study. Ophthalmic Surg. 1986; 17(6):354–360

[9] Putterman AM. Eyelid finger manipulation in the treatment of overcorrected blepharoptosis and postblepharoplasty ectropion-retraction. Plast Reconstr Surg. 2015; 135(6):1073e–1074e

21 Dresner 改良 Müller 肌 – 结膜切除术

Steven C. Dresner, Margaret L. Pfeiffer

【摘 要】

Müller 肌 – 结膜切除术是一种从后路矫正 1~3 mm 上睑下垂的手术方式。该手术最先由 Putterman 和 Urist 报道，用于矫正上睑提肌功能良好的轻到中度上睑下垂患者。随后，其他外科医生也发明了一些诺模图。本章将讨论 Dresner 改良 Müller 肌 – 结膜切除术与诺模图。

【关键词】

Müller 肌 – 结膜切除术，上睑下垂，上睑下垂矫正术

21.1 引言

Müller 肌 – 结膜切除术 (MMCR) 是一种后入路矫正 1~3 mm 上睑下垂的外科手术。该手术最初由 Putterman 和 Urist 提出，用于矫正上睑提肌功能良好的轻、中度上睑下垂患者[1, 2]。Weinstein 和 Buerger，Guyuron 和 Davies，以及 Dresner 相继报道并对该术式进行了改良[3-5]。

21.2 适应证

该手术适用于轻至中度上睑下垂（下垂度 1~

3 mm），上睑提肌功能良好（> 10 mm），眼睑形态正常且去氧肾上腺素试验阳性的患者（图 21.1）。术前测量患者双侧上边缘反射距离 1 (MRD1)。然后下垂眼单眼或双眼滴（2.5%）去氧肾上腺素，在 3~5 分钟内复查双眼 MRD1。上眼睑抬高 2 mm 及以上可判断去氧肾上腺素试验阳性，可以按计划实施手术治疗。

Dresner 设计了一个诺模图，可以准确地指导 Müller 肌与结膜的切除量（图 21.2）。对于上睑下垂量为 1 mm、1.5 mm、2 mm 和 3 mm 的患者，分别需切除 4 mm、6 mm、8 mm 和 10 mm 的 Müller 肌与结膜。此诺模图的缺点是对于重度上睑下垂无指导意义。

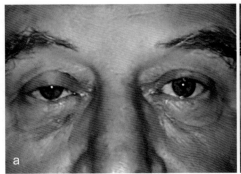
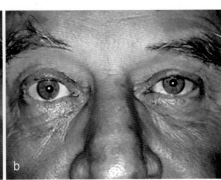

图 21.1 a. 患者就诊时。b. 右眼滴入去氧肾上腺素 5 分钟后。

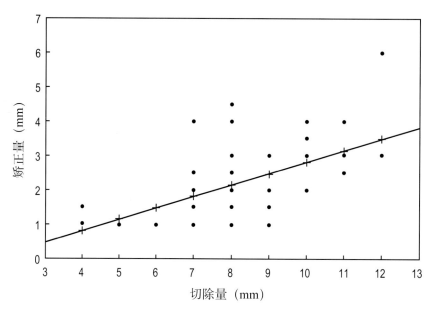

图 21.2　Dresner 设计的诺模图根据上睑下垂程度精确评估 Müller 肌 – 结膜切除量。

21.3　手术风险

- 矫正过度。
- 矫正不足。
- 角膜损伤。
- 出血。

21.4　手术获益

- 可精准预估上睑矫正程度。
- 手术操作简单，患者体验感好。

21.5　知情同意

- 包括风险和获利。

21.6　禁忌证

- 结膜瘢痕性疾病，如黏膜类天疱疮。
- 严重的干眼症和暴露性角膜病变会导致外科医生减少眼睑提升。
- 既往结膜上方入路青光眼手术，尤其是小梁切除术是相对禁忌证。

21.7　手术器材

- Castroviejo 持针器。
- 镊子。
- Desmarres 开睑器。
- 15 号刀片。
- 卡尺。
- 无菌标记笔。
- 上睑下垂夹（Putterman 夹或改良的 MMCR 夹）。
- 止血钳。
- 缝合线：
  ○ 2 根 4-0 双针 G-3 型丝线。
  ○ P-3 型 6-0 Prolene 缝线。

21.8　术前核查

- 知情同意书。
- 手术器材。
- 术前临床照相，核验手术部位并记录去氧肾上腺素试验前后的变化值。

21.9 手术步骤

该手术可以在诊室、门诊手术室或住院部手术室等地点进行。麻醉方式：局麻或全麻。

- 取患者直立位标记瞳孔轴线。
- 取患者仰卧位，在上睑眶隔前区皮下注射 1% 利多卡因、肾上腺素和透明质酸酶混合液，行局部浸润麻醉。
- 结膜表面局部滴丁卡因。
- 消毒铺巾后，以 4-0 丝线缝合术前瞳孔轴上的眼睑边缘标记点。

- Desmarres 牵引器外翻上睑。在结膜上切除量一半处，分别和内侧、中间、外侧标记。
- 标记总切除范围的中点 (图 21.3)。
- 3 条 4-0 丝线于中间距离标记点缝合结膜和 Müller 肌 (图 21.4)。
- 取下 Desmarres 牵引器，将睑缘悬吊线用止血钳固定于上方手术洞巾上。
- 将缝合线分成两束，分别由主刀与助手提拉 (图 21.5)。
- 上睑下垂钳夹住切除范围内的组织 (图 21.6)。

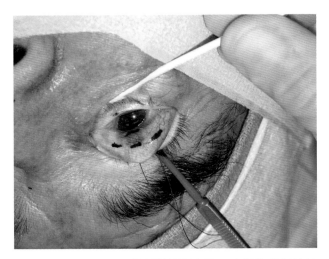

图 21.3　Desmarres 牵引器外翻上睑。在切除范围的结膜中间距离点处分别做内侧、中间、外侧标记。在总切除范围的中点的位置标记。

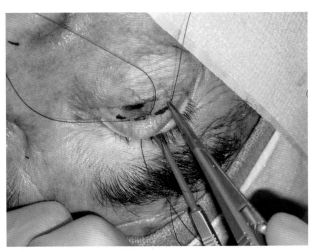

图 21.4　3 条 4-0 丝缝线于中间距离标记点缝合结膜和 Müller 肌，并将缝线分成两束。

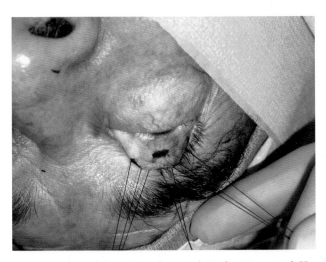

图 21.5　将睑缘标记线固定于上方洞巾后取下开睑器，将缝合线分成两束，分别由主刀和助手提起。

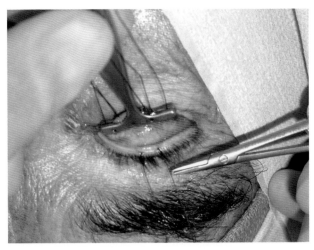

图 21.6　上睑下垂夹夹住切取组织范围处的标记点。

- 在夹钳下方用 6-0 Prolene 缝线，从外侧皮肤穿入睑板前组织。
- 在钳下约 1 mm 处多次间断缝合，缝线向外穿出眼睑皮肤（图 21.7）。
- 用 15 号刀片在钳夹和缝合线之间切开（图 21.8）。无需电凝止血。
- Prolene 缝线在皮肤表面打结（图 21.9）。
- 拆除牵引线。无需包扎。

21.10　专家建议

- 检查伤口是否有残留的<u>丝线</u>，<u>丝线</u>可能是被 15 号刀片不慎割断导致残留的。
- 在皮肤表面缝合不需要结扎太紧。让线结贴

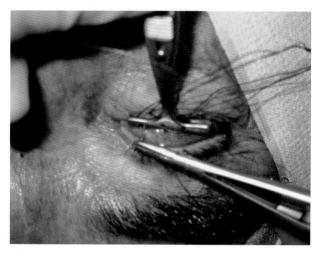

图 21.7　在钳夹下方约 1 mm 处用 6-0 Prolene 缝线多次间断缝合睑板前眼睑组织。

于皮肤表面即可，防止打结过紧，这样可以防止眼睑肿胀。
- 告知患者术后有少量渗血正常，可局部压迫和闭眼冰敷减轻术后出血。

21.11　手术疗效

对于 1 mm、1.5 mm、2 mm 的上睑下垂可精准治疗（图 21.10）。该术式可与上睑成形术联合应用。

21.12　并发症及其处理

术后并发症包括上睑下垂矫正不足、矫枉过正以及罕见的角膜擦伤。矫正过度可以去除缝线后点压按摩。必要时可用棉签按压 Müller 肌。至水肿消失后再观察是否存在矫正不足。再次手术通常采用 Fasanella-Servat 术或提肌修复术。角膜擦伤可佩戴角膜接触镜治疗。

21.13　结论

对于去氧肾上腺素试验阳性的上睑下垂患者，MMCR 手术是一种极佳的手术方法，具有术后结果可精准预判且术后恢复快等特点。手术时可联合上睑成形术同时完成。

（吴海龙　译，马晓荣　杨超　校）

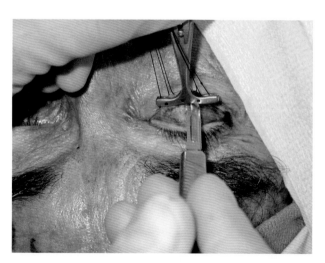

图 21.8　15 号刀片在切开钳夹和缝合线之间的组织。

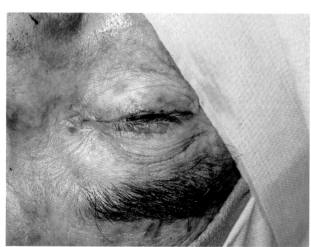

图 21.9　Prolene 缝线在睑板前区皮肤打结。

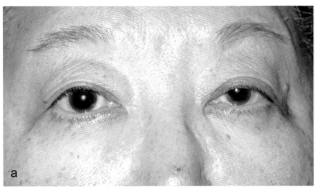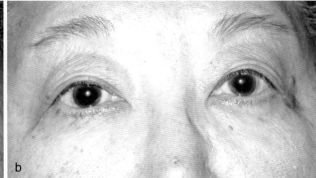

图 21.10　a. 术前。b. 术后。

参考文献

[1] Putterman AM, Urist MJ. Müller's muscle-conjunctival resection ptosis procedure. Ophthalmic Surg. 1978; 9(3):27–32

[2] Putterman AM, Urist MJ. Müller muscle-conjunctiva resection. Technique for treatment of blepharoptosis. Arch Ophthalmol. 1975; 93(8):619–623

[3] Weinstein GS, Buerger GF, Jr. Modification of the Müller's muscle-conjunctival resection operation for blepharoptosis. Am J Ophthalmol. 1982; 93(5): 647–651

[4] Guyuron B, Davies B. Experience with the modified Putterman procedure. Plast Reconstr Surg. 1988; 82(5):775–780

[5] Dresner SC. Further modifications of the Müller's muscle-conjunctival resection procedure for blepharoptosis. Ophthal Plast Reconstr Surg. 1991; 7(2): 114–122

[6] Brown MS, Putterman AM. The effect of upper blepharoplasty on eyelid position when performed concomitantly with Müller muscle-conjunctival resection. Ophthal Plast Reconstr Surg. 2000; 16(2):94–100

22 后入路白线前徙术

Katja Ullrich, Raman Malhotra

【摘　要】

后入路白线技术以及由此衍生的治疗先天性上睑下垂的上睑提肌固定术是后入路上睑下垂修复术的两种术式。它们分别用于轻度至重度退行性上睑下垂与先天性上睑下垂。后入路白线前徙法可用于薄弱的睑板，并且根据术前测量可调整前徙距离，以获得良好的术后疗效。

【关键词】

上睑下垂，手术技术，后入路上睑下垂矫正，上睑提肌固定术，白线前徙术

22.1 引言

Putterman 和 Urist 在 1975 年报道[1] 的 Müller 肌 – 结膜切除术（MMCR）是 Fasanella-Servat 手术的改良术式，适用于去氧肾上腺素试验阳性以及上睑提肌功能（LF）良好的轻度至中度上睑下垂患者。手术过程中无需切除睑板。

后入路 Müller 肌切除术通过前徙提肌腱膜发挥手术疗效。对手术原理的掌握有助于理解 Collin 提出的后入路分离上睑提肌并前徙的概念[2]，以及后来 Malhotra 报道的改良术式——白线前徙术[3]。上睑提肌前徙与白线前徙的区别在于白线前徙技术从后面入路暴露并前徙提肌腱膜，不破坏眶隔与睑板。

笔者更倾向于后入路治疗严重退行性上睑下垂，因为撕脱或退缩的上睑提肌腱膜位于眶隔深面，相比于后入路，前入路方式需要进行更多层次的解剖才能找到提肌腱膜，增加了手术创伤。另外，对于严重的退行性上睑下垂患者，很难将提肌腱膜缝合固定于变薄的睑板上，并且缝合针很容易

穿透睑板。同时，对于薄弱的睑板的部分，全层缝合又容易在早期造成睑板撕裂。

腱膜性上睑下垂的白线前徙技术随后被改良为治疗先天性上睑下垂的上睑提肌固定术。上睑提肌固定术是将上睑提肌进行折叠，从而模拟上睑提肌切除术，这有助于增加边缘反射距离 1（MRD1），减少边缘重睑皱褶距离（MFD）。这一折叠增加了上睑的容积，同时也增加上睑饱满度而达到更好的美容效果。根据提肌功能的不同，缝合位置也会有所不同，外科医生可以根据患者的具体需要对手术入路进行合理的选择[4]。

22.2 相关解剖

Müller 肌是一种平滑肌，与上睑提肌共同提拉上睑。Müller 肌的起源位于上睑提肌腱膜的下方，并受交感神经支配。

解剖中发现 Müller 肌延伸至睑板上缘[5]，向内侧和外侧分别延伸至内直肌和外直肌滑车处。Müller 肌继续向外侧延伸穿过泪腺筋膜，逐渐变细。

因此，Müller 肌被认为是眼周平滑肌的一部分，而不是一个单独的解剖结构[6]。

上睑提肌（LPS）起源于蝶骨小翼，向前延伸约 36 mm 后移行为上睑提肌腱膜[7]。在提肌与腱膜交界处的 Whitnall 韧带具有悬吊上睑提肌的作用及改变提肌滑动方向的作用[8]。Whitnall 韧带内侧延伸至上斜肌滑车，外侧延伸至 Whitnall 结节（在外侧眶壁上），分隔外侧泪腺组织。

上睑提肌腱膜来源于上睑提肌，分前、后 2 层，均包含平滑肌成分[9]。前层包含较多的纤维组织，后层则含有较多的平滑肌成分及较少的纤维组织[9]。

上睑提肌腱膜后存在脂肪垫早在 20 世纪 80 年代末已有相关的文献报道[10]。直到最近才有研究分别从微观与宏观进一步证实了这一脂肪垫的存在[11]。该脂肪垫位于 Müller 肌与提肌腱膜后层平滑肌之间的腔隙内，Kakizaki 及其团队也从解剖观察中发现提肌腱膜后脂肪位于两块平滑肌之间[9]。提肌腱膜后脂肪分布于中央和内侧，覆盖于 Müller 肌上并向上延续至上睑提肌。此脂肪垫呈弥散性，有一些则呈明显的分叶状[11]在儿童和成人均发现该脂肪垫的存在。

提肌腱膜后脂肪垫是上睑下垂手术中一个重要的解剖标志，可以指导眼整形医生分离 Müller 肌与上睑提肌腱膜，要注意与腱膜前脂肪垫鉴别。

22.3　适应证

- 所有轻至重度的退行性上睑下垂。
- 先天性上睑下垂，且患者要求施行可以避免皮肤切口和皮肤折痕的后路手术。

22.4　手术风险

- 角膜擦伤。
- 矫正不足。
- 过度校正。
- 眼睑轮廓异常。

22.5　手术优势

- 无皮肤切口，无外部瘢痕。
- 术后矫正结果和眼睑形态可预测。
- 缝线的固定位置与上睑缘轮廓相关而与双眼水平凝视时瞳孔位置无关。
- 保持眶隔膜完整性，尤其是避免了内侧眶隔纤维断裂，从而减少了破坏向前移行为眶隔的提肌腱膜内侧角的风险[16, 17]。
- 可以结合运用皮瓣或肌皮瓣进行眼睑成形术。
- 成人和儿童均可在局部麻醉、监测麻醉或全身麻醉下进行手术。

22.6　知情同意

- 告知手术目的。
- 术式的优势（如上所述）。
- 术式的风险（如上所述）。
- 替代方案：如腱膜性上睑下垂患者使用 MMCR 或外入路上睑提肌前徙术。
- 在肌力差的先天性上睑下垂的患者（肌力 < 4~10 mm）中选择上睑提肌缩短术替代上睑提肌固定术。

22.7　禁忌证

白线前徙术有一些相对禁忌证。包括：
- 结膜瘢痕症患者（类天疱疮、Stevens-Johnson 综合征和穹隆缩窄）。
- 有水疱的青光眼患者或应避免结膜瘢痕的患者（即考虑进行滤过手术的患者）。

22.8　手术器材

- 外科手术记号笔。
- 局部麻醉：
  - 0.5% 的布比卡因和 1 : 200 000 的肾上腺素。
  - 注射器和针头，首选 25~27G 规格。

- 外科皮肤消毒，例如聚维酮碘。
- 手术巾单。
- 常规持针器（弯针和直针）、齿镊和剪刀。
- 电凝 / 电刀。
- 15# 刀片。
- 缝合线：
  ○ 4-0 丝线。
  ○ 5-0 Vicryl 双针缝合线（笔者更喜欢 S-24，8.0 mm、1/4 弧角针）。
- 抗生素软膏。

22.9　术前核查

常规术前核查包括：
- 患者姓名。
- 患者住院号。
- 患者出生日期。
- 拟行的手术名称。
- 拟行左眼、右眼或双眼手术。
- 患者过敏史。
- 手术 / 麻醉 / 护理风险。
- 手术知情同意书及麻醉知情同意书的患者签字。

22.10　手术步骤

笔者提出一种经结膜上睑提肌前徙术治疗退行性上睑下垂（白线前徙术）。随后该手术技术发展为经后入路上睑提肌折叠术或者上睑提肌固定术[4]。这种手术方法具有后入路矫正上睑下垂手术的所有优点，包括：没有皮肤切口，可预测术后良好的眼睑形态，同时避免切除组织。

22.10.1　白线前徙术治疗腱膜性上睑下垂

白线前徙技术已被详细描述并总结如下[3, 18, 19]。白线前徙技术将暴露的提肌腱膜后表面前徙来纠正上睑下垂，并且还可以形成明显的重睑皮肤皱褶。

- 0.5% 布比卡因和 1 : 200 000 肾上腺素配比，

1 mL 麻醉药局部浸润重睑处皮肤及皮下，0.5 mL 麻醉药浸润结膜下（图 22.1a、b）。
- 将 4-0 丝线于灰线处缝合做牵引，用 Desmarres 牵开器使眼睑外翻（图 22.1c）。
- 在拟定的结膜切口处电凝灼烧（图 22.1d）。
- 用 15 号刀片沿睑板上缘切开结膜（图 22.1e）。
- 剥离 Müller 肌和结膜复合皮瓣，暴露出代表提肌腱膜后界的白线（图 22.1f）。
- 进一步分离提肌腱膜后表面和结膜，暴露腱膜后脂肪垫和上睑提肌后面（图 22.1g）。
- 将一根 5-0 Vicryl 双针缝线（5-0 Ethicon Vicryl、polyglactin 910、白色、S-24、8.0 mm、1/4 圆针、角针）穿过位于睑板中央最高点垂直线上的白线与 LPS 融合处（图 22.1h）。
- 然后将缝线穿过睑板上缘下 1 mm 的结膜表面，再穿过皮肤（图 22.1i、j）。
- 确保缝合线在重睑皱褶处穿过皮肤（图 22.1k）。
- 确保双针穿入与穿出皮肤位置相同，以便埋藏线结。
- 评估眼睑高度和眼睑形态，并将缝线进行打结（图 22.1l）。
- 如果缝合后下唇高度过低，松解缝线，把缝线穿过更高位置的白线，并与对应的睑板和皮肤缝合。
- 如果在第一次缝合后上眼睑形态出现成角畸形，松解缝线（仅需要使缝线松一些），并将第二根缝合线缝合于成角位置的内侧。这样，第二根缝合线的位置就可以改变和调整上睑的位置，而无需拆除第一根缝合线。
- 在大多数情况下，使用第二根缝合线时不需要拆除第一根缝合线。第二根缝合线可以系得比较松，作为"支持"而不是"主要缝合线"。
- 缝线可自行溶解吸收，Müller 肌 – 结膜复合瓣粘连愈合。
- 上述方法可联合单纯皮肤或皮肤 – 肌肉重睑成形术，避免了眶隔的破坏。

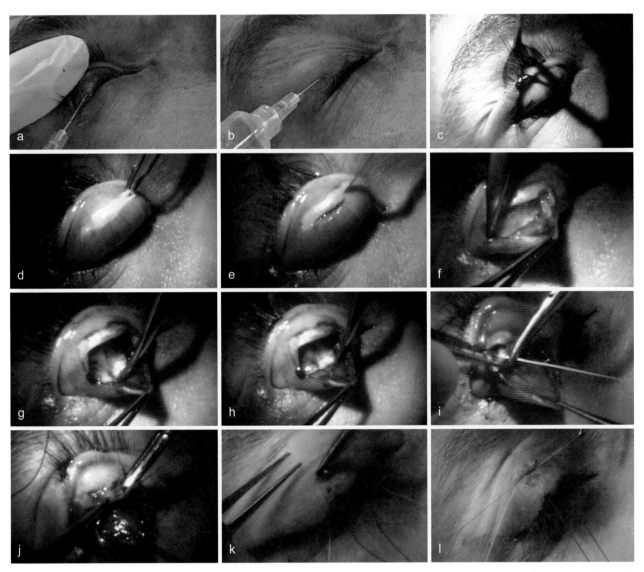

图 22.1　白线前徙技术。a、b. 将 1 mL 的 0.5% 布比卡因和 1：200 000 肾上腺素混合的麻醉药注射于眼睑重睑皱褶处及瞳孔中央前区行皮下注射浸润麻醉。c. 4-0 丝线缝合在灰线中作为牵引，用 Desmarres 牵开器使眼睑外翻。d. 紧靠睑板上缘用低温电刀烧灼结膜。e. 用 15 号刀片沿睑板上缘切开结膜。f、g. 分离 Müller 肌和结膜复合瓣，暴露白线，这也意味着暴露了上睑提肌腱膜。h~j. 5-0 Vicryl 双针缝线穿入白线后表面的中央处（h）。将缝线穿过睑板上缘结膜表面下 1 mm 的结膜表面（i），然后穿过皮肤（j）。k. 在皮肤皱褶处穿出缝线。l. 手术结束时观察眼睑的形态及高度。

- 根据需要使用抗生素软膏及敷料加压包扎。
- 采用该手术方法可以获得良好的对称效果（图 22.2）。

22.10.2　先天性上睑下垂的上睑提肌固定术

对于上睑提肌肌力良好到肌力差（< 4~10 mm）的先天性上睑下垂患者，上睑提肌固定术是很好的选择[4, 20, 21]。该手术方法可获得与前入路手术相近的结果[22-24]，可根据外科医生的个人习惯在全身或局部麻醉下进行。

22.11　专家建议

- 在白线前徙手术和上睑提肌固定术中，区分白线和"伪白线"至关重要。上睑提肌腱膜有两层，前层较厚，肌纤维较少，向前延伸至睑板上缘与眶隔融合，后层含有较多平滑肌，向前延伸附着于睑板下 1/3 区域和皮下组织。有可能将缝线错误地置于"伪白线"，即为上睑提肌前部的眶隔。在这里，腱膜后脂肪垫是一个很有用的解剖标志；当使用以

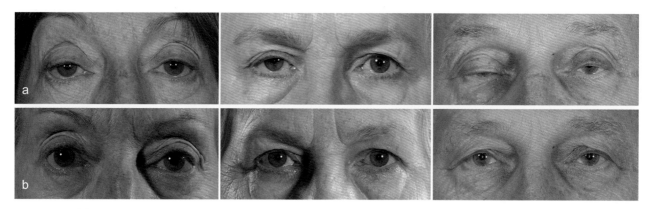

图 22.2　3 例腱膜性上睑下垂患者接受双侧后入路白线前徙术。a. 术前照片。b. 术后 3 个月随访照片。

上术式剥离结膜和 Müller 肌复合瓣时，则发现位于 Müller 肌前、腱膜后的脂肪垫。腱膜后脂肪垫是腱膜后间隙内呈弥散片状的脂肪，位于 Müller 肌与腱膜后层的平滑肌层之间。然后继续解剖，直至见到腱膜后表面的白色片状结构。将缝线穿过白色片状结构，而不是眶隔中。如果将缝线置于伪白线内，可能会矫正不足。

- 基于术前评价（表 22.1），缝线的位置对于术后疗效至关重要。在上睑提肌腱膜后表面和结膜之间进行分离，直至暴露上睑提肌后表面，可放置缝线。
  ◦ 对于上睑提肌退行大于 10 mm 的退行性上睑下垂，如去氧肾上腺素试验阳性，则要将缝线置于腱膜内。如果去氧肾上腺素试验结果为阴性，则要将缝线置于白线腱膜和上睑提肌的融合处。
  ◦ 对于先天性上睑下垂，缝线的位置就略微多变。
- 在开始剥离 Müller 肌 - 结膜瓣时取出 Desmarres 牵开器，以增加暴露。可以让助手向尾侧方向牵拉皮瓣。
- 术者穿针时必须确保缝挂少量的腱膜组织，避免缝挂过深引起眶隔嵌顿。对于先天性上睑下垂患者需要行上睑提肌固定术，针头穿过上睑提肌较高位置，再次注意不要嵌顿眶隔。

- 将缝线穿过睑板上缘下 1 mm 的结膜表面，然后穿过皮肤重睑皱褶处或略低于重睑皱褶处皮肤（图 22.3）。
  ◦ 避免在眼睑外翻时缝挂住眶隔。
  ◦ 缝针应从重睑皮肤折痕区域穿出，离睑缘

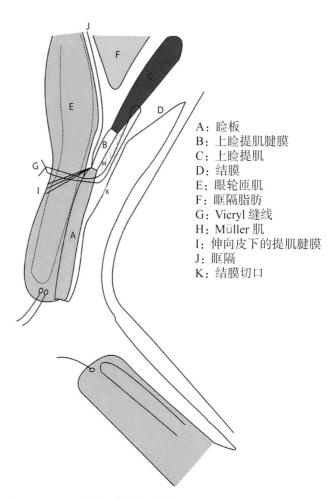

A：睑板
B：上睑提肌腱膜
C：上睑提肌
D：结膜
E：眼轮匝肌
F：眶隔脂肪
G：Vicryl 缝线
H：Müller 肌
I：伸向皮下的提肌腱膜
J：眶隔
K：结膜切口

图 22.3　正确的缝线路径横截面解剖示意图。

表 22.1　缝线的穿针位置

提肌肌力	先天性上睑下垂		退行性上睑下垂	
	去氧肾上腺素试验阳性	去氧肾上腺素试验阴性	去氧肾上腺素试验阳性	去氧肾上腺素试验阴性
LF > 10 mm	在白色腱膜和 LPS 融合处	在白色腱膜和 LPS 融合处上方 1 mm	提肌腱膜处缝合	在白色腱膜和 LPS 融合处，根据眼睑高度调整
LF > 8 mm	白色腱膜和 LPS 融合处的上缘	在白色腱膜和 LPS 融合处上方 2 mm	—	—
LF < 4 mm	—	在白色腱膜和 LPS 融合处上方 > 4 mm	—	—

注：LF，上睑提肌功能；LPS，上睑提肌。

1　沿重睑线皮肤及皮下局部浸润麻醉（0.25% 布比卡因，1:200 000 肾上腺素）。上眼睑外翻后，进一步在睑板上方的结膜下区域注射麻药（见旁边的图像）

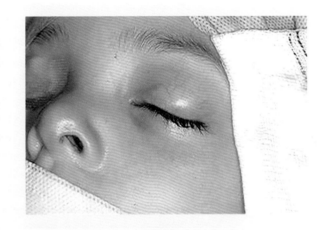

2　将一根 4-0 丝线缝合于上睑缘灰线处做牵引，在 Desmarres 牵开器的辅助下将睑板外翻（见旁边的图像）

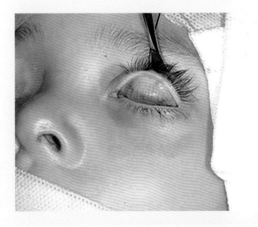

3　紧靠睑板上缘用低温电刀烧灼结膜，以尽量减少缝线时的出血（见旁边的图像）

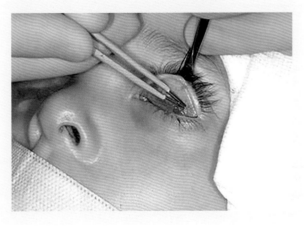

4   使用 15 号手术刀片切开结膜，注意沿着睑板上缘切开结膜（见旁边的图像）

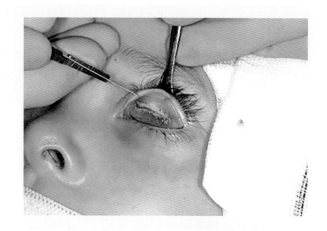

5   切开后，剥离 Müller 肌 – 结膜的复合瓣，直至暴露白线，白线代表上睑提肌腱膜的后表面。此时，外科医生通常会见到可引导剥离的腱膜后脂肪垫。进一步剥离以确定暴露上睑提肌的后表面（见旁边的图像）

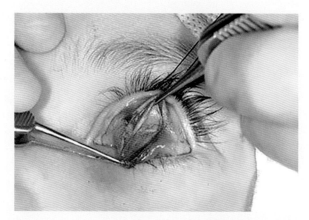

6   5-0 Vicryl 双针缝线，白色，带 1/4 弧角针。将该缝线（正手）穿过位于睑板中线上距上睑提肌腱膜上缘约 1 mm 处的上睑提肌后表面（见旁边的图像）

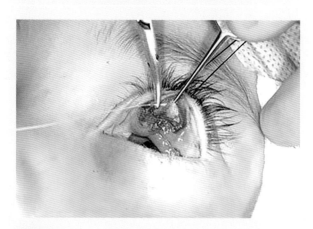

7   缝线穿针的位置很关键，缝针应穿过两次，每次缝针带上少量上睑提肌组织。然后将缝线穿过睑板上缘下 1 mm 以下的结膜表面，随后在重睑的皱褶区域穿出皮肤。双针从同一位置穿进穿出，以便埋藏打结的缝线（图 22.3，也可参见旁边的图像）

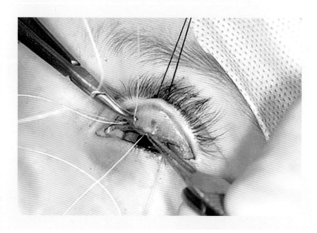

8 缝线穿针的位置很关键，缝针应穿过两次，每次缝针带上少量上睑提肌组织。然后将缝线穿过睑板上缘下 1 mm 以下的结膜表面，随后在重睑的皱褶区域穿出皮肤。双针从同一位置穿进穿出，以便埋藏打结的缝线（图 22.3，也可参见旁边的图像）

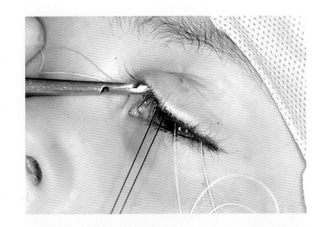

9 以与上述相同的方式穿过上睑提肌放置第二根缝线。该缝线应位于与第一根缝线相同的垂直高度，但在第一根缝线的内侧 2 mm 范围内。再次穿过在第一针缝线内侧 2 mm 的睑板，然后穿过皮肤（见旁边的图像）

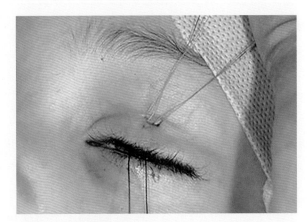

10 可以先将缝线打活结，若睑缘形态满意，可在皮内打结。无需拆线，留 Müller 肌 - 结膜瓣自行愈合。手术结束时涂抹抗生素软膏（见旁边图像）

典型的先天性上睑下垂术前和术后照片 [平均 LF 11 mm（5~15 mm）] 见图 22.4

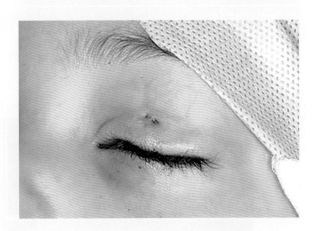

小于 10 mm。如果穿出位置过高，位于眶隔前区域，隔膜容易嵌顿，应该重新穿引缝线。

○ 在退行性上睑下垂矫正术中破坏内侧眶隔造成提肌腱膜内侧角的损坏可能导致术后的眼睑内侧下垂。前入路小切口方法也会有较好的矫正效果，同时也保留了眶隔的完整性[16, 17]。

● 缝线穿好以后，将缝线打结，以评估眼睑高度和形态。

○ 如果在第一次缝合后眼睑高度太低，可松解此缝合，并通过第二次更高位的经白线、睑板、皮肤的缝合来进行调整。

○ 如果在缝线打结后上眼睑出现成角畸形，则将其松解，并将第二根缝线放置在成角位置更中心的位置。通过这种方式，第二根缝线的位置可以改变和调整睑缘位置，而不必拆除最初的缝线。

22.12 并发症及其处理

白线前徙术和上睑提肌固定术的并发症极少。通过仔细的术中评估，可以避免眼睑成角畸形。术后 6~8 周才能最终确定术后眼睑位置，尤其是眼睑存在明显水肿或血肿情况下。

- 角膜擦伤：上文已经讨论了缝线正确穿刺的位置，应防止将任何缝线全层穿过睑板，以避免角膜损伤。若缝线未贯穿睑板全层，且存在角膜损伤，应使用抗生素软膏对症治疗，直到角膜损伤愈合。可佩戴角膜镜，一般不需要拆除缝线。
- 切口感染：应使用规范的方式处理感染的切口，必须监测患者（尤其是年龄较小的儿童）是否发生继发性眶蜂窝织炎。
- 矫正不足：矫正不足可能随着围手术期水肿的消退而改善；持续的矫正不足可能需要在术后约 3 个月进一步手术治疗。
- 过度矫正：通过规范的术前评估，过度矫正

罕见。轻微的过度矫正可以轻微按摩。严重过度矫正需松解缝线。
- 眼睑形态异常：此类手术后眼睑形态异常并不常见。术中可识别各类眼睑成角。如果在第一次缝合后上眼睑轮廓出现成角畸形，则将其松解，并将第二根缝线放置在成角位置更中心的位置。通过这种方式，第二根缝线的位置可以改变和调整睑缘的位置，而不必拆除最初的缝线。
- 干眼症：各类上睑下垂手术均存在术后干眼症的风险。可以叮嘱患者眨眼。同时结合外用润滑的滴眼液。干眼的症状通常可在数周内改善。

22.13 结论

白线前徙技术可用于各类轻至重度的退行性上睑下垂。可根据去氧肾上腺素试验结果选取手术方式。上睑提肌固定术对于先天性上睑下垂是有效的，特别是选择后入路切口形成重睑皱褶时。两种手术结果一致，术后眼睑形态良好。

（黄惠真　译，马晓荣　杨超　校）

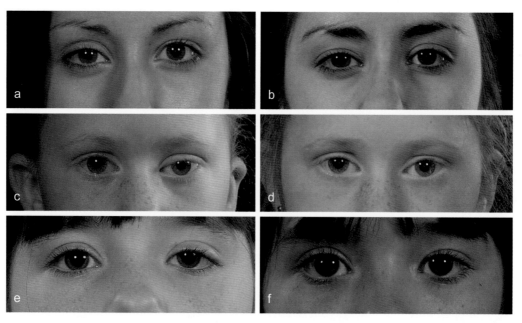

图 22.4　上睑提肌固定术治疗先天性上睑下垂。a、c、e. 术前照片。b、d、f. 术后 6 个月随访照片。

参考文献

[1] Putterman AM, Urist MJ. Müller muscle-conjunctiva resection. Technique for treatment of blepharoptosis. Arch Ophthalmol. 1975; 93(8):619–623

[2] Collin JR. A ptosis repair of aponeurotic defects by the posterior approach. Br J Ophthalmol. 1979; 63(8):586–590

[3] Patel V, Salam A, Malhotra R. Posterior approach white line advancement ptosis repair: the evolving posterior approach to ptosis surgery. Br J Ophthalmol. 2010; 94(11):1513–1518

[4] Al-Abbadi Z, Sagili S, Malhotra R. Outcomes of posterior-approach 'levatorpexy' in congenital ptosis repair. Br J Ophthalmol. 2014; 98(12):1686–1690

[5] Kakizaki H, Malhotra R, Selva D. Upper eyelid anatomy: an update. Ann Plast Surg. 2009; 63(3):336–343

[6] Kakizaki H, Takahashi Y, Nakano T, et al. Müller's muscle: a component of the peribulbar smooth muscle network. Ophthalmology. 2010; 117(11):2229–2232

[7] Ng SK, Chan W, Marcet MM, Kakizaki H, Selva D. Levator palpebrae superioris: an anatomical update. Orbit. 2013; 32(1):76–84

[8] Kakizaki H, Lay-Leng S, Asamoto K, Nakano T, Selva D, Leibovitch I. Dissection of the eyelid and orbit with modernised anatomical findings. Open Anat J 2010;2:5–24

[9] Kakizaki H, Zako M, Nakano T, Asamoto K, Miyaishi O, Iwaki M. The levator aponeurosis consists of two layers that include smooth muscle. Ophthal Plast Reconstr Surg. 2005; 21(5):379–382

[10] Bartley GB, Waller RR. Retroaponeurotic fat. Am J Ophthalmol. 1989; 107(3): 301

[11] Malhotra R, Mahadevan V, Leatherbarrow B, Barrett AW. The post-levator aponeurosis fat pad. Ophthal Plast Reconstr Surg. 2015; 31(4):313–317

[12] Choudhary MM, Chundury R, McNutt SA, Perry JD. Eyelid contour following conjunctival müllerectomy with or without tarsectomy blepharoptosis repair. Ophthal Plast Reconstr Surg. 2016; 32(5):361–365

[13] Peter NM, Khooshabeh R. Open-sky isolated subtotal Muller's muscle resection for ptosis surgery: a review of over 300 cases and assessment of longterm outcome. Eye (Lond). 2013; 27(4):519–524

[14] Malhotra R, Salam A, Then SY, Grieve AP. Visible iris sign as a predictor of problems during and following anterior approach ptosis surgery. Eye (Lond). 2011; 25(2):185–191

[15] Antus Z, Salam A, Horvath E, Malhotra R. Outcomes for severe aponeurotic ptosis using posterior approach white-line advancement ptosis surgery. Eye (Lond). 2018; 32(1):81–86

[16] Frueh BR, Musch DC, McDonald HM. Efficacy and efficiency of a small-incision, minimal dissection procedure versus a traditional approach for correcting aponeurotic ptosis. Ophthalmology. 2004; 111(12): 2158–2163

[17] Gire J, Robert PY, Denis D, Adenis JP. [Small-incision, minimal dissection procedure (Frueh's procedure) in correction of involutional and congenital ptosis: A retrospective study of 119 cases]. J Fr Ophtalmol. 2011; 34(7):439–447

[18] Malhotra R, Salam A. Outcomes of adult aponeurotic ptosis repair under general anaesthesia by a posterior approach white-line levator advancement. Orbit. 2012; 31(1):7–12

[19] Patel V, Malhotra R. Transconjunctival blepharoptosis surgery: a review of posterior approach ptosis surgery and posterior approach white-line advancement. Open Ophthalmol J. 2010; 4:81–84

[20] Feldman I, Brusasco L, Malhotra R. Improving Outcomes of Posterior Approach Levatorpexy for Congenital Ptosis With Reduced Levator Function. Ophthal Plast Reconstr Surg. 2018; 34(5):460–462

[21] Lee JH, Aryasit O, Kim YD, Woo KI, Lee L, Johnson ON, III. Maximal levator resection in unilateral congenital ptosis with poor levator function. Br J Ophthalmol. 2017; 101(6):740–746

[22] Krohn-Hansen D, Haaskjold E. A modified technique for levator resection in congenital ptosis. J Plast Surg Hand Surg. 2013; 47(4):243–247

[23] Skaat A, Fabian D, Spierer A, Rosen N, Rosner M, Ben Simon GJ. Congenital ptosis repair-surgical, cosmetic, and functional outcome: a report of 162 cases. Can J Ophthalmol. 2013; 48(2):93–98

[24] Jordan DR, Anderson RL. The aponeurotic approach to congenital ptosis. Ophthalmic Surg. 1990; 21(4):237–244

23 Fasanella-Servat 手术

Steven C. Dresner, Margaret L. Pfeiffer

【摘　要】

Fasanella-Servat 手术最初是由 Fasanella 和 Servat 报道的，用于矫正上睑提肌功能良好的轻、中度上睑下垂患者。因为术后易发生轮廓异常、角膜擦伤且无法预估手术疗效等问题，该手术近年来已经不受欢迎。为了尽可能减少上述手术引起的术后眼睑形态异常和角膜擦伤等并发症，Samimi 等人提出了一种改良的 Fasanella-Servat 手术。

【关键词】

上睑下垂，上睑下垂手术，Fasanella-Servat

23.1 引言

Samimi、Erb、Lane 和 Dresner 提出了一种改良的 Fasanella-Servat 手术，用于矫正上睑提肌功能良好（肌力 > 10 mm）的轻至中度上睑下垂患者[1]。因为术后易发生轮廓异常、角膜擦伤且无法

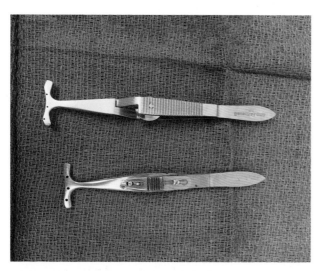

图 23.1　Putterman 上睑下垂钳（上）和 Dresner/Uzcategui 钳（下）。

预估手术疗效等问题，该手术近年来已经不受欢迎。Samimi 等人提出了一种改良的 Fasanella-Servat 手术[2]。改良的 Fasanella-Servat 手术不再使用最初描述的两种止血钳，而是使用了 Putterman 钳或改良的 Putterman 钳，如 Dresner/Uzcategui 钳（图 23.1）。这些夹钳的使用最大限度地减少了眼睑形态异常的概率。同时，用 6-0 Prolene 缝线代替普通缝线，最大限度地减少了角膜擦伤。此外，他们提出了一个诺模图，可精确地指导外科医生通过上睑下垂量确定切除量：对每 1 mm 的上睑下垂，切除 2 mm 的睑板以及相应的 Müller 肌和结膜。

23.2 适应证

Fasanella-Servat 手术适用于下垂度在 1~ 2.5 mm，上提睑肌功能良好，眼睑形态正常且去氧肾上腺素试验阴性的患者。去氧肾上腺素试验阳性，轻至中度上睑下垂的患者，更适合 Müller 肌－结膜切除术。Fasanella-Servat 手术对于去氧肾上腺素试验阴

性的患者是理想的手术方式。该手术同时适用于 Müller 肌－结膜切除术或外入路上睑肌矫正术矫正不足的患者。手术时可联合上睑成形术同时完成。

23.3 手术风险

- 矫正过度。
- 矫正不足。
- 角膜损伤。
- 出血。

23.4 手术优势

- 可精确预估上睑矫正程度。
- 手术室操作简单，患者体验感好。
- 为外入路上睑提肌前徙术或者 Müller 肌－结膜切除术后因上睑下垂矫正量不足所需的二次手术的绝佳选择。

23.5 知情同意

- 包括风险和获益。

23.6 禁忌证

- 严重的干眼症和暴露性角膜病变可能会导致医生减少眼睑提升。

23.7 手术器材

- Castroviejo 持针器。
- 镊子。
- Desmarres 开睑器。
- 15 号刀片。
- 卡尺。
- 无菌标记笔。
- 上睑下垂夹 (Putterman 夹或改良的 MMCR 夹)。
- 缝合线：

  ○ 1 根 4-0 双针 G-3 型丝线，中间剪断。
  ○ P-3 型 6-0 Prolene 缝线。

23.8 术前核查

- 知情同意书。
- 手术仪器。

23.9 手术步骤

该手术可以在诊室、门诊手术室或住院部手术室等地点进行。麻醉方式：局麻或全麻。

- 患者直立位在睑板前皮肤标记瞳孔轴距。
- 将 1% 利多卡因、肾上腺素和透明质酸酶混合液注入上穹隆进行局部浸润麻醉。眼表面局部滴丁卡因。
- Desmarres 牵引器外翻上睑，用无菌记号笔在睑板上标出切除量。切除总量从上睑边缘开始测量，且标记与孔轴对齐 (图 23.2)。
- 将 4-0 丝缝线剪成两半，两端分别缝合于上睑缘内侧和外侧作为牵引缝线 (图 23.3)。
- 每根缝线都自身打结形成环。
- 移除 Desmarres 牵引器，并由外科医生和助手提起牵引缝线 (图 23.4)。
- 上睑下垂夹置于睑板上标记的待切除组织处 (图 23.5)。

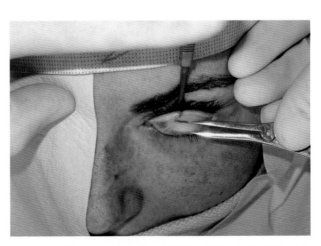

图 23.2 用 Desmarres 牵引器外翻上睑，从与孔轴对齐的睑板上缘开始标记切除总量。

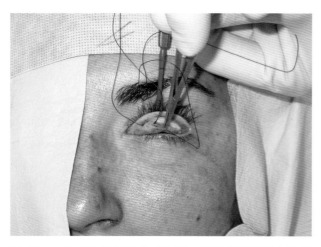

图 23.3   将 4-0 丝缝线剪成两半，两端分别置于上睑缘内侧和外侧作为牵引缝线。每根缝线都自身打结形成环。

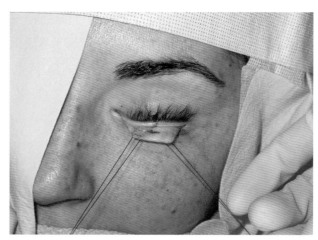

图 23.4   移除 Desmarres 牵引器，并由外科医生和助手提起牵引缝线。

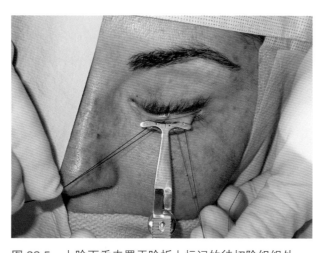

图 23.5   上睑下垂夹置于睑板上标记的待切除组织处。

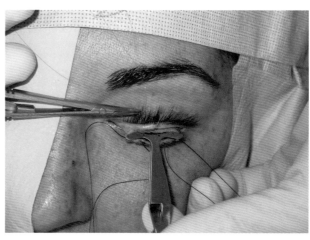

图 23.6   在钳下约 1 mm 处用 6-0 Prolene 缝线连续间断缝合，缝线向外穿出眼睑皮肤。

- 在钳下约 1 mm 处用 6-0 Prolene 缝线连续间断缝合，缝线向外穿出眼睑皮肤（图 23.6）。
- 使用 15 号刀片切除夹钳和缝线之间的组织（图 23.7）。无需电凝止血。
- 将睑板翻回正常位置，并将缝线在睑板前区打结（图 23.8）。无需包扎。

23.10 专家建议

- 若使用 Desmarres 牵引器很难保持眼睑外翻，可在标记切除量之前先穿丝缝线。然后助手可提起牵引缝线，以方便外科医生进行标记。
- Prolene 缝线较大的 P-3 针比较小的针更容易

穿引，尤其是在开始时从睑板皮肤穿入被夹住的组织，以及结束时从被夹住的组织穿入睑板皮肤这个过程。

- 缝线无需紧系于睑板前区。笔者更喜欢用缝线打结并附于睑板前皮肤，从而不产生太多张力，否则会导致眼睑肿胀。

23.11 手术疗效

对于 1 mm、1.5 mm、2 mm 的上睑下垂可精准治疗（图 23.9）。该术式可与上睑成形术联合应用。由于睑板切除术的局限性，2.5 mm 是该技术可以矫正的最大上睑下垂量。

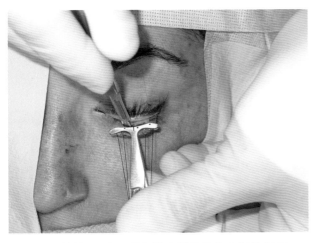

图 23.7 使用 15 号刀片切除夹钳和缝线之间的组织。

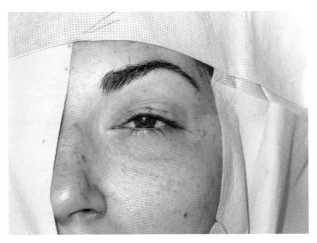

图 23.8 将睑板翻回正常位置，并将缝线以适当的张力系在睑板前区域。

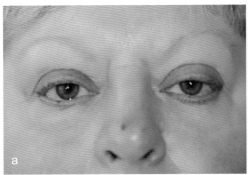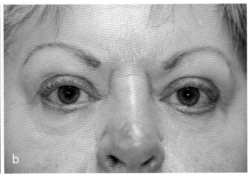

图 23.9 a、b. 一名苯肾上腺素试验阴性患者双侧接受 Fasanella-Servat 手术的术前（a）和术后（b）照片。

23.12 并发症及其处理

使用这种改良的技术很少出现眼睑形态异常。虽然不太可能出现矫正过度，但可以通过拆除缝线和手指按摩来解决。矫正不足需要进行上睑提肌修复，尽管之前有做过睑板切除术，但仍可轻松完成。角膜对 Prolene 缝线耐受性良好，很少观察到角膜病变。

23.13 结论

改良的 Fasanella-Servat 手术是一种有效的外科手术方式。对于苯肾上腺素试验阴性，以及上提睑肌矫正术或 MMCR 术后上睑下垂矫正量不足的患者是一种绝佳的手术方式。它易于与上睑成形术结合，并能在门诊手术室进行。使用诺模图，结果可预测。

（黄惠真 译，马晓荣 杨超 校）

── 参考文献 ──

[1] Fasanella RM, Servat J. Levator resection for minimal ptosis: another simplified operation. Arch Ophthalmol. 1961; 65:493–496

[2] Samimi DB, Erb MH, Lane CJ, Dresner SC. The modified Fasanella-Servat procedure: description and quantified analysis. Ophthal Plast Reconstr Surg. 2013; 29(1):30–34

24 联合眼睑成形术的上睑下垂矫正术

Steven C. Dresner, Eric B. Hamill, Margaret L. Pfeiffer

【摘　要】

　　许多接受上睑成形术的患者同时伴有肌源性上睑下垂病；同样，许多上睑下垂的患者伴有上睑皮肤松弛。上睑下垂手术术前的辨别和评估对手术的成功和患者满意度至关重要。外科医生往往会将上睑成形术与 Müller 肌－结膜切除术、Fasanella-Servat 术和（或）上睑提肌腱膜修复术相结合。

【关键词】

　　上睑下垂，上睑下垂手术，眼睑成形术，Fasanella-Servat 术，Müller 肌－结膜切除术

24.1 引言

　　许多接受上睑成形术的患者都伴有或明显或不明显的上睑下垂。通常，其上睑下垂量极小（2 mm 或更小），并且上睑提肌肌力在正常范围内（肌力 > 10 mm）。在进行眼睑整形术时，有多种方法可同时修复上睑下垂，如 Müller 肌－结膜切除术（MMCR）、Fasanella-Servat 术或上睑提肌腱膜矫正术。

24.2 临床评估和手术适应证

　　初步检查应评估视力、眼表健康情况、是否存在干眼症、眼外肌的运动能力和眼前节。应该注意眉毛的位置、皮肤松弛度和突出的眼眶脂肪的分布。应评估边缘反射距离 1（MRD1）。应记录上睑提肌肌力、Bell 现象、兔眼量和下眼睑皮肤松弛度。虽然在上睑下垂术前咨询期间没有统一要求，但是边缘反射距离 2（MRD2）可以给眼整形外科医生提供有用的信息。

　　在进行上述初步评估后，对接受上睑下垂患者进行去氧肾上腺素试验。记录 MRD1 后将一滴去氧肾上腺素滴在下垂眼的眼表面。5 分钟后复查并记录双眼 MRD1。用药眼抬高 2 mm 或以上被视为去氧肾上腺素阳性反应，表明可选择 MMCR 进行上睑下垂修复。去氧肾上腺素试验阴性表明 MMCR 术不适用，患者接受 Fasanella-Servat 术或上睑提肌矫正术会更合适。在去氧肾上腺素试验呈阴性的情况下，如果每侧上睑下垂量小于 2.5 mm，Fasanella-Servat 术是很好的选择。如果上睑下垂量大于 2.5 mm 或上睑下垂极不对称，则首选上睑提肌矫正术。

　　上睑下垂通常为双侧，但也有一些病例是单侧的。在这些患者中，根据赫林定律，患侧去氧肾上腺素试验阳性可能诱发对侧上睑下垂。应评估和记录对侧眼睑的变化。以上的情况应考虑双侧同时修复，术前确定手术方法和矫正量。

　　患者年龄和术中配合能力很重要。不能主动配合的患者不宜做上提睑肌修复术，手术最好在患者配合的局麻或监测麻醉下进行。采用全麻的患者最好接受 MMCR 或 Fasanella-Servat 联合上睑成形术，因为这些手术不需要患者的术中配合。

24.3 联合 Müller 肌 – 结膜切除的眼睑成形术

该手术可在局麻、监测麻醉或全麻下进行。无需患者配合。根据标准诺模图（参见"21 Dresner 改良 Müller 肌 – 结膜切除术"）确定 Müller 肌和结膜切除量，当与眼睑成形术联合进行时，无需进行调整。麻醉前，患者取坐位，在上眼睑上标记瞳孔轴。标记要切除的皮肤量。局部注射麻醉。手术的顺序无标准。笔者倾向于先进行标准的 MMCR 手术（参见"21 Dresner 改良 Müller 肌 – 结膜切除术"）。眼睑成形术最好在切除皮肤时保留下方的眼轮匝肌。可通过内侧切口进入内侧和中央脂肪团。进行上睑成形术时，勿切断 MMCR 缝线。术后无需包扎。

24.4 Fasanella-Servat 术和眼睑成形术结合

该手术无需患者配合，可在局麻或全麻下进行。根据标准诺模图（参见"23 Fasanella-Servat 手术"）确定要切除的睑板量，当与眼睑成形术联合进行时，无需进行调整。如前所述标记眼睑。Fasanella-Servat 术以标准方式进行，可在眼睑成形术之前或之后进行（参见"23 Fasanella-Servat 手术"）。笔者倾向于先进行 Fasanella-Servat 术。在眼睑成形术中，同样保留轮匝肌以不影响眼睑闭合功能，避免出现干眼症。不要切断 Fasanella 缝线。术后无需包扎。

24.5 上睑提肌腱膜前徙术和眼睑成形术结合

该手术通常在局麻或监测麻醉下进行。全麻患者无法配合手术，因此无法获得预期的手术效果。不同于 MMCR 和 Fasanella-Servat 术需在眼睑成形术之前进行上睑下垂修复，与上睑提肌腱膜前徙术结合时应先进行眼睑成形术。这样更容易分离地睑

板和眶隔。

24.5.1 手术适应证

• 上睑提肌功能正常的腱膜性上睑下垂。

24.5.2 手术禁忌证

• 严重干眼症。

24.5.3 手术器材

• Castroviejo 持针器。
• 镊子。
• 15 号刀片。
• Westcott 剪刀。
• 单极和高温电凝。
• 两个拉钩。
• 角膜保护器。
• 无菌丁卡因。
• 缝线：
  ◦ 1 根双针 5-0 polyglactin S-14。
  ◦ 6-0 Prolene P-1 用于皮肤缝合。

24.5.4 术前核查

• 知情同意书。
• 手术器械。
• 确认手术部位和测量值的术前临床照片。

24.5.5 手术步骤

联合上睑提肌矫正术的上睑成形术术中需要患者配合，应在局麻、监测麻醉下进行。

• 患者取坐位，在睑板前皮肤上标记出经瞳孔的轴线。
• 患者取仰卧位，标记切口下缘。通常在患者正常的眼睑皱褶处，男性患者可以适当降低高度。采用改良的"夹捏"技术评估眼睑成形术切口的上缘。
• 皮下注射利多卡因和肾上腺素混合液局部浸润麻醉。不建议使用透明质酸酶，以防止上睑提肌麻痹。眼球表面使用角膜保护器。

- 15 号刀片切开皮肤切口。分离皮瓣，保留眼轮匝肌（图 24.1）。
- 助手向下方牵引皮瓣，用 Westcott 剪刀沿眼轮匝肌向睑板剥离（图 24.2）。
- 从眼轮匝肌剥离至眶隔。助手向下、向上牵引，使用 Westcott 剪刀切开眶隔，露出下方眶脂肪和上睑提肌腱膜（图 24.3）。
- 电刀继续向上分离，并在上睑提肌和 Müller

肌之间向 Whitnall 韧带剥离。手术区域可局部使用丁卡因以补充麻醉。
- 将带有 S-14 针的双针 5-0 可吸收缝线横穿瞳孔中线上睑板 1/3 处，部分穿透睑板（图 24.5）。然后分别将两侧的缝针向上穿过上睑提肌腱膜（图 24.6）。
- 助手向下牵引上睑提肌腱膜，将缝线打活结，检查患者睑缘的高度和形态（图 24.7）。如有

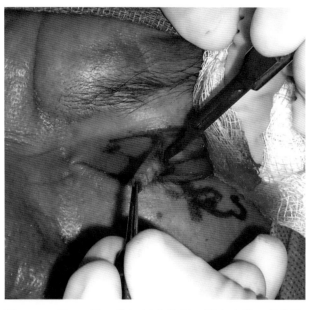

图 24.1　用 15 号刀片切开皮肤后，剥离皮瓣，保留眼轮匝肌。

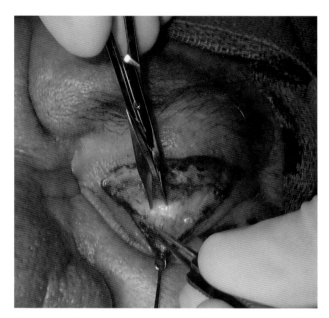

图 24.2　用 Westcott 剪刀沿眼轮匝肌下向下剥离至睑板。

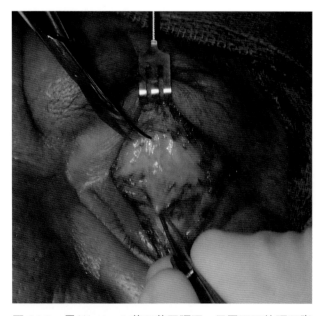

图 24.3　用 Westcott 剪刀剪开眶隔，显露下面的眶隔脂肪和上睑提肌腱膜。

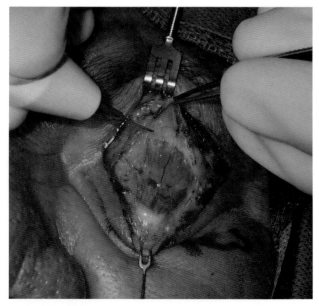

图 24.4　用电刀在上睑提肌和 Müller 肌之间向 Whitnall 韧带方向分离。

需要，患者可取坐位。需要略微过度矫正以获得最终的预期效果。

- 如果需要调整眼睑高度或形态，可将缝线从腱膜中拉出并重新穿过。无需额外缝合。

- 将缝线打死结，并用 Westcott 剪刀或电刀去除多余的腱膜（图 24.8）。

- 可根据需要处理和去除眶内脂肪，并使用 6-0 Prolene P-1 缝合皮肤，每隔 1 针带上睑

板组织。

- 联合上睑提肌前徙的睑袋整形术的术前和术后效果照片参见图 24.9~ 图 24.11。

24.6 专家建议

- 术中要获得满意的眼睑高度和形态往往需要多次调整缝合线。笔者经常在仰卧位和坐位

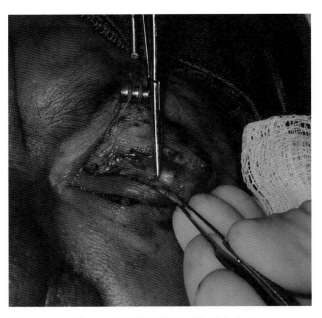

图 24.5 双针 5-0 可吸收缝线穿过睑板中央上 1/3。

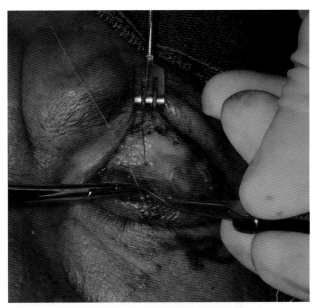

图 24.6 分别将 5-0 可吸收缝线的两侧缝针向上穿过上睑提肌腱膜。

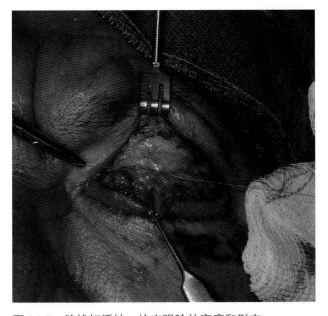

图 24.7 缝线打活结，检查眼睑的高度和形态。

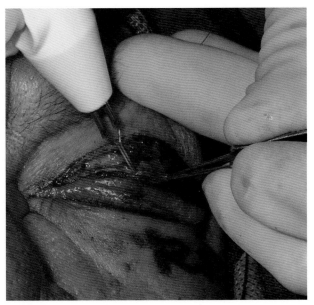

图 24.8 缝线打死结，用电刀或 Westcott 剪刀修剪多余的腱膜。

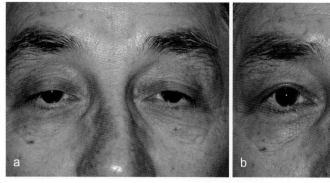
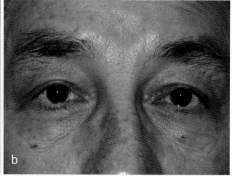

图 24.9　接受联合上睑提肌腱膜矫正的上睑成形术患者。a. 术前照片。b. 术后照片。

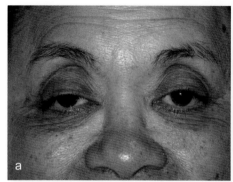
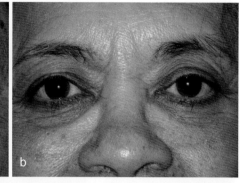

图 24.10　接受联合上睑提肌腱膜矫正的上睑成形术患者。a. 术前照片。b. 术后照片。

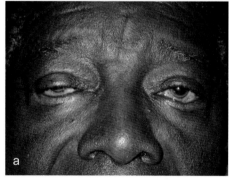
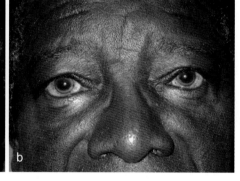

图 24.11　接受联合上睑提肌腱膜矫正的上睑成形术患者。a. 术前照片。b. 术后照片。

检查眼睑的位置。

- 避免注射过多的局部麻醉剂，双眼注射量尽量一致。局部丁卡因注射可作为补充麻醉，特别是在分离上睑提肌腱膜时可以应用。

24.7　术后护理

患者在创面上使用抗生素 – 类固醇复方软膏，每日 3 次。术后 1 周拆除缝线。

24.8　并发症及其处理

并发症包括矫正不足、矫正过度、眼睑形态异常和睑板扭曲。矫正不足可以通过 Fasanella-Servat 术或重复上睑提肌前徙术进行治疗，笔者更倾向于前者。形态异常通常需要重复进行上睑提肌修复，但也可以通过睑板切除治疗。过度矫正最初可通过向下按摩缓解，有时可能需要将上睑提肌后徙。

（黄惠真　译，李璐　吴海龙　校）

25 眼睑松弛综合征合并上睑下垂的修复

Krishnapriya Kalyam, John B. Holds

【摘 要】

　　眼睑松弛综合征患者的眼睑松垂表现为一系列解剖缺陷，包括眼睑横向水平疏松、睫毛下垂和上睑下垂等。针对此类患者，矫正眼睑下垂和处理慢性眼部刺激症状通常需要将眼睑做横向缩短并结合上睑提肌腱膜前徙术。

【关键词】

　　眼睑松弛综合征，上睑下垂修复

25.1 引言

　　眼睑松弛综合征（FES）的特征为眼睑松弛度增加，导致慢性眼部刺激症状，且眼睑轻轻一拉就可轻易被翻转（图 25.1），最初于 1981 年提出[1]。FES 病因受多因素影响，涉及弹性蛋白纤维减少和基质金属蛋白酶增多[2]。睑板上方全层组织松弛，延展性增加，容易被提拉和外翻，靠近颞侧尤为明显。腱膜性上睑下垂、睫毛下垂、睫毛内翻或外翻常导致视觉障碍和眼部刺激症状（瘙痒、红肿、黏液分泌物增多、异物感和对光敏感）。已发现眼睑松弛综合征与阻塞性睡眠呼吸暂停（OSA）、肥胖、

乳头状结膜炎和圆锥角膜存在关联[3]。由于阻塞性睡眠呼吸暂停有一定的发病率和死亡率，所以有必要对 FES 患者常规进行睡眠呼吸暂停评估。

　　对于 FES 轻症患者，采用局部用药治疗，如使用人工泪液、睡前使用眼药膏，并结合眼睑遮盖或外敷料包扎[4]。针对中度患者，除保守治疗外可结合眼睑全层楔形切除紧缩术。严重的 FES 患者通常需要多项手术联合治疗，包括眼睑全层楔形切除、上睑提肌腱膜前徙和睫毛下垂修复术。单独行眼睑全层楔形切除术也可能矫正眼睑横向松弛、眼睑下垂和睫毛下垂。

　　对症状逐渐加重的患者而言，各类手术治疗眼睑

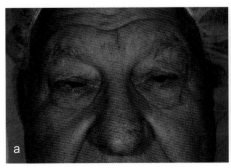
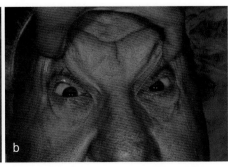

图 25.1　a、b. 患者上睑下垂及眼睑松弛的外观。

松弛和上睑下垂都有着良好的短期效果，但都在后续几个月到几年内有复发趋势。若同时联合上睑下垂矫正术和水平眼睑紧缩术，能改善术后效果，提高修复的成功率。24 年来，笔者一直采用将眼睑在外眦眼角处收紧并结合上眼睑下垂修复术来治疗 FES 患者。通过将外眦韧带缩短并重新固定到眶缘来解决水平方向的松弛，利用提肌前徙 / 重建来矫正腱膜性上睑下垂，通过重睑固定缝合法来反转矫正睫毛下垂。

25.2　干预目标

- 提升眼睑，改善上睑下垂引起的视觉障碍。
- 减少因 FES 引起的眼部刺激和不适。
- 减少患者在睡眠时包扎遮盖眼睛。

25.2.1　手术风险

- 出血。
- 感染。
- 瘢痕形成，尤其是外眦区。
- 术后复发，原因包括病理机制、术后睡眠时压迫患侧、患者揉搓眼睑等。

25.2.2　手术获益

- 解除睡眠时眼睑外翻。
- 提高眼球舒适度。
- 减少夜间眼部遮盖和频繁滴眼来保持眼部润滑。
- 同时解决上睑下垂和睫毛下垂，使视觉障碍和睫毛下垂分别得到改善。

25.3　知情同意

- 包括风险和获益（如上所述）。
- 讨论因复发、矫正不足或矫正过度等需要再次手术调整。过度矫正极为罕见。

25.4　禁忌证

- 患者身体状况不允许手术。

25.5　术前评估

- 术前评估应在直立位进行，面部肌肉放松。
- 通过测量边缘反射距离 1（MRD1）评估上睑下垂程度。
- 冗余的眼睑组织通过侧向牵引进行评估，了解眼睑翻转的难易度（图 25.1）。
- 测量多余的皮肤量。
- 应用裂隙灯检查评估是否存在乳头状结膜炎、结膜刺激和角膜暴露性病变。

25.6　手术步骤

该手术可在诊所操作室、门诊手术室或住院部手术室采用局麻或全麻监护下施行。一般同时行双侧矫正。

25.6.1　手术器材

- Westcott 剪刀。
- Castroviejo 持针器。
- 15 号手术刀片和刀柄。
- Paufique 钳。
- Desmarres 眼睑拉钩。
- Knapp 四爪牵开器。
- 缝线：
  - G-1 带针 6-0 丝线（Ethicon）。
  - P-21 带针 5-0 可吸收线（Covidien）或 5-0 Vicryl P-2 带针线（Ethicon）。
  - P-3 带针 6-0 聚丙烯缝线（Ethicon）。
- 局麻药物：
  - 0.5% 布比卡因加 1∶100 000 肾上腺素。
  - 2% 利多卡因加 1∶100 000 肾上腺素。

25.6.2　手术技术

- 上睑重睑设计画线，确定拟去除的多余皮肤。去皮量通常明显小于单纯用眼睑成形术修复上睑下垂术。标记从外眦向重睑切口延伸的斜线。

- 镇静麻醉状态下，在标记区注射稀释后的局麻药（0.03% 利多卡因加肾上腺素），消毒铺巾后，再将 2% 利多卡因加 1 : 100 000 肾上腺素注射到标记区域。
- 15 号刀片切开皮肤。用剪刀去除皮肤和切口下方一条眼轮匝肌。
- 用剪刀打开眶隔，暴露提肌腱膜（图 25.2）。
- 在靠近睑板上缘处去除变薄和多余的提肌腱膜。
- 双极电凝止血。
- 用 15 号刀片在睑板上缘以下 2 mm 处横向做一切痕，深达睑板厚度的 30%~50%。

- 将分离暴露的提肌腱膜前徙至睑板上缘，以 6-0 丝线间断缝合。另一侧同样操作。分别在仰卧位和坐位检查上睑高度和形态，加缝 6-0 丝线。最后，调整缝线，打结系紧（图 25.3）。
- 用 15 号刀片沿标记的外眦向重睑睑切口的斜线切开皮肤及眼轮匝肌（图 25.4）。
- 松解外眦韧带的上睑支（图 25.5）。水平切开眼睑缘上方约 4 mm 处的睑板，形成睑板条，随后将睑板条前层锐性松解下来（图 25.6）。不同于下眼睑，通常只去除 1~4 mm 下睑板，而此处上睑板则缩短了 4~12 mm。注意避免损伤泪腺导管。

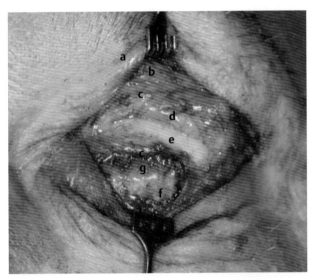

图 25.2　上睑解剖示意图。a，皮肤；b，眼轮匝肌；c，眶隔边缘；d，腱膜前脂肪垫；e，提肌腱膜；f，睑板；g，Müller 肌。

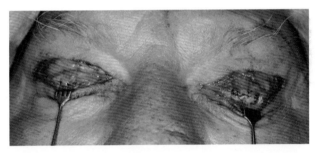

图 25.3　双侧上睑下垂修复术中。适当切除提肌腱膜后，将提肌腱膜用 6-0 丝缝线间断缝合固定于睑板，检查双侧眼睑高度后打结固定。

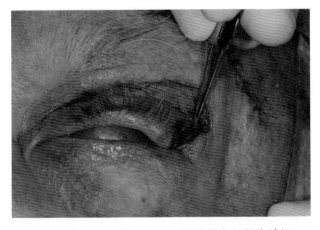

图 25.4　用 15 号刀片从外眦向重睑线方向做皮肤切口。剪刀分离眼轮匝肌。

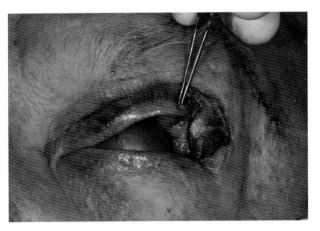

图 25.5　使用 Westcott 剪刀松解外侧上睑。注意避免损伤泪腺。

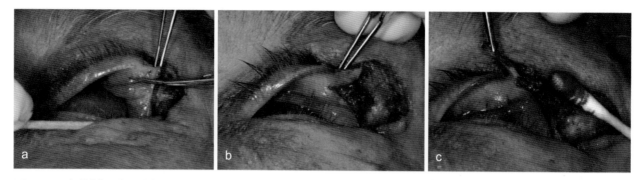

图 25.6 在外侧形成一睑板条。注意避免损伤泪腺导管。

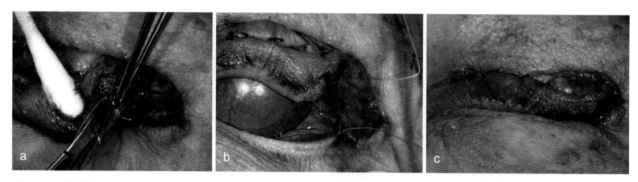

图 25.7 外侧睑板条用 5-0 可吸收线重新固定于眶缘。外眼角用 5-0 吸收线缝合重建。

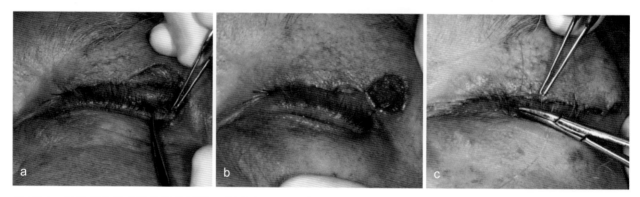

图 25.8 切除多余的皮肤和眼轮匝肌。皮肤用 7-0 聚丙烯缝线间断或连续缝合。

- 将外眦韧带重新固定于眶缘内侧。用 5-0 可吸收线带 P-21 针 (Covidien) 或 5-0 Vicryl 带 P-2 针 (Ethicon) 缝合固定 (图 25.7)。
- 重睑固定缝合，使用 6-0 聚丙烯 (P-13 针、Surgipro、Covidien 或 P-3 针、Prolene 和 Ethicon) 缝线间断缝合，将皮肤连同眼轮匝肌固定到提肌腱膜，提升切口下方眼睑前层，使睫毛缘外转 (图 25.8)。
- 皮肤缝合，用 6-0 聚丙烯缝线连续缝合。多余的皮肤临时修剪、重新排布后同样缝合

(图 25.9 和图 25.10)。

25.7 专家建议

- 在睑缘上方 4 mm 处分离释放睑板时，避免损伤泪腺导管。
- 为尽可能地减少术后复发，上睑下垂修复术中要在睑板和提肌腱膜间做 3~4 针非常牢靠的缝合。
- 在上睑下垂修复前避免过量使用局麻药。

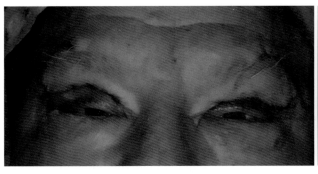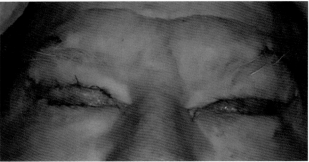

图 25.9　术后即刻效果。

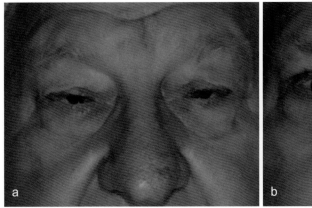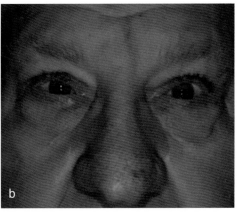

图 25.10　a、b. 典型病例。术前（a）和术后 3 个月效果（b）。

25.8　术后护理

- 术后 48 小时内，手术部位可冰敷。
- 建议患者抬高床头位睡觉。
- 术后用药：
  - 抗生素软膏（新孢霉素或红霉素）1 日 3 次。
  - 口服止痛药，一般使用对乙酰氨基酚 / 氢可酮，5 mg/325 mg。
- 术后 8~13 天检查伤口，拆除缝线。

25.9　并发症及其处理

- 眼睑血肿，可通过负压引流治疗。
- 伤口感染，可根据需要治疗。
- 矫正不足或矫正过度，在上睑下垂修复部分中可参照其他腱膜性上睑下垂调整方式处理。

（黄莹滢　译，李璐　方硕　校）

参考文献

[1] Culbertson WW, Ostler HB. The floppy eyelid syndrome. Am J Ophthalmol. 1981; 92(4):568–575

[2] Schlötzer-Schrehardt U, Stojkovic M, Hofmann-Rummelt C, Cursiefen C, Kruse FE, Holbach LM. The Pathogenesis of floppy eyelid syndrome: involvement of matrix metalloproteinases in elastic fiber degradation. Ophthalmology. 2005; 112(4):694–704

[3] Young T, Peppard PE, Gottlieb DJ. Epidemiology of obstructive sleep apnea: a population health perspective. Am J Respir Crit Care Med. 2002; 165(9):1217–1239

26 泪腺脱垂的治疗

John D. Ng, Jennifer Murdock

【摘　要】

泪腺脱垂是指泪腺的位置下降至眼眶前方的一种退行性改变。脱垂的泪腺压迫上睑导致机械性上睑下垂，且眼睑外形不美观。治疗泪腺脱垂可采取门诊手术将泪腺缝合复位。眼睑的其他疾病往往会掩盖泪腺脱垂，在各项眼睑手术过程中都要留意可能会与泪腺脱垂不期而遇。

【关键词】

泪腺脱垂，泪腺固定术，眼睑成形术

26.1 概述与解剖

泪腺位于额骨的泪腺窝内，由悬韧带及 Whitnall 韧带的外侧延伸部分共同固定。这些韧带在解剖学上把泪腺分成眶部和眼睑部两个分叶。眶叶泪腺的排泪管穿入睑叶泪腺内并和睑叶排泪管相连，睑部泪腺更靠近眼睛。正常解剖位置下，外翻眼睑后可透过颞上穹隆处结膜看到睑叶泪腺。泪腺和身体其他部分一样，在衰老过程中受到重力作用影响，固定的悬韧带逐渐松弛，最终导致泪腺脱垂（LGP）。

LGP 多见于引起眼睑和眶周组织松弛的疾病，如睡眠呼吸暂停和眼睑松弛综合征。机械性刺激、过敏引起的复发性眼周水肿，也都可使患者易患泪腺脱垂。在引起眶周组织薄弱的先天性疾病中也很常见，如先天性上睑下垂和颅缝早闭。

LGP 常伴发其他眼睑退行性病变，例如老年性上睑下垂或年轻患者的眼睑松弛症。泪腺脱垂修复可与眼睑成形术和上睑下垂修复术联合进行。在最初的报道中，临床可诊断为 LGP 的患者大约有 15% 是在做眼睑整形手术评估时发现的。然而，针对平均年龄为 78 岁的老年患者群体的研究显示，60% 的老年病例在手术探查时都发现了泪腺脱垂。

LGP 通常表现为眼周肿块或软组织肿胀（图 26.1 和图 26.2）。眼睑外翻时，可透过结膜看到泪

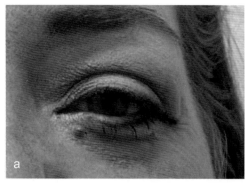
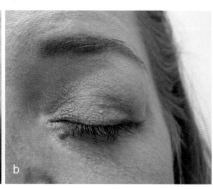

图 26.1　a、b. 颞上眶骨前方的泪腺脱垂表现为上眼睑外侧肥厚。平视（a）及向下注视（b）可见颞侧眼眶充盈饱满。

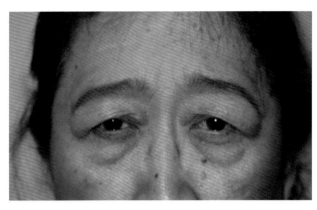

图 26.2 双侧泪腺脱垂，伴其他退行性改变，包括颞侧眉下垂、腱膜性上睑下垂和上睑皮肤松弛（经允许引自 Michael A. Burnstine，MD）。

腺睑叶，泪腺眶叶则表现为颞侧上睑软组织的鼓胀饱满。通过触诊可鉴别泪腺脱垂与脂肪疝出，触诊时泪腺组织比脂肪团质地更硬。

26.2 干预目标

- 将泪腺重新复位到泪腺窝恰当的位置。
- 通过上睑重睑切口矫正 LGP，可改善外观，减少瘢痕。
- 解除 LGP 机械性压迫导致的上睑下垂，恢复被遮挡的视野。

26.3 手术风险

- 出血 / 血肿。
- 泪腺损伤，导致泪液分泌减少和眼睛干涩。
- LGP 复发，需再次手术。

26.4 手术获益

- 术前评估时有上方视野遮挡的患者，术后可缓解。
- 改善上眼睑的美容效果。

26.5 禁忌证

- 泪腺恶性肿瘤。

- 如患者有严重干眼症病史，建议小心避免损伤泪腺。

26.6 手术步骤

手术可以在诊所手术室或门诊手术中心进行。

26.6.1 手术器材

- 切口：15 号 Bard-Park 手术刀片或切口激光。
- 拉钩：双爪皮肤拉钩、四爪拉钩和 Demarres 牵开器。
- 解剖分离：电刀或锋利的解剖剪。
- Bishop 或 Manhattan 齿镊。
- Castroviejo 持针器。
- 缝线：
  - 泪腺复位：5-0 或 6-0，不可吸收单丝线或可吸收编织缝线。
  - 眼轮匝肌缝合：6-0 可吸收编织缝线。
  - 皮肤缝合：6-0 或 7-0 不可吸收单丝线或可吸收肠线。

26.6.2 手术技巧：循序渐进

- 标记重睑线切口，上睑注射局部浸润麻醉。利多卡因、肾上腺素和布比卡因混合局麻药能起到很好的麻醉效果并使局部血管收缩。
- 用 15 号 Bard-Park 刀片或切割激光做眼睑切口。使用激光时要确保置入角膜激光防护眼盾。
- 用双爪皮肤拉钩、四爪拉钩和 Desmarres 牵开器拉开组织，充分暴露术野。用电刀或剪刀打开眼轮匝肌和眶隔，暴露颞上眶骨，在眼眶前方看到脱垂的腺体（图 26.3）。轻压眼球可使腺体明显向前脱垂，便于观察（图 26.4）。
  - 覆盖在泪腺上的肿大脂肪团通常来自中央脂肪垫，多数外科医生建议在处理泪腺之前先用电刀或剪刀去除这部分脂肪团。
- 根据泪腺脱垂的程度采用不同治疗：
  - 轻度泪腺脱垂（2 mm 或以下），分离出泪

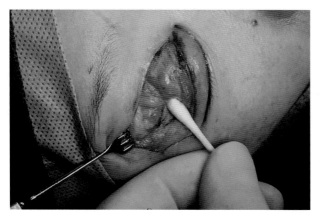

图 26.3　经上睑切口细致分离，充分牵拉暴露眶隔后方，可见脱垂的泪腺。

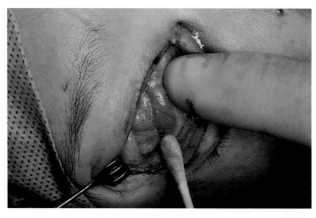

图 26.4　轻压眼球，使泪腺明显向前方脱垂，便于观察。

腺后烧灼其周围包膜和软组织，可使泪腺稍回缩。

○ 中度（3~5 mm）至重度（6 mm 及以上）泪腺脱垂，建议将腺体复位并缝合固定。

- 使用 5-0 或 6-0 不可吸收单丝（Ethilon 尼龙）或可吸收编织缝线（Polysorb 或 Vicryl）重复两次穿过泪腺的眶叶部分（图 26.5）。
- 将缝线穿过眶缘后方泪腺窝的骨膜（图 26.6）。
- 泪腺复位后，将缝线打结固定（图 26.7）。
- 此时轻推眼球，泪腺无明显脱垂，确认泪腺已被悬吊缝合复位。

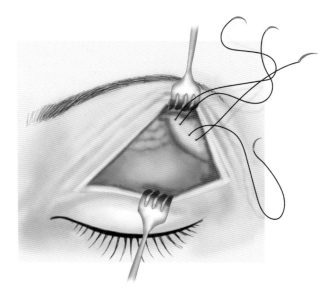

图 26.5　单根或双股缝线（尼龙或聚丙烯）穿过眶叶泪腺尖端。

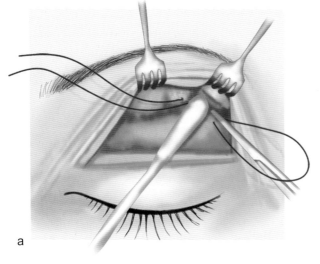

a

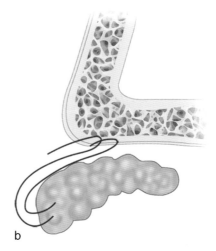

b

图 26.6　a、b. 缝线穿过眶缘后方泪腺窝的骨膜。收紧缝线使腺体复位（a），并将缝线顺眶壁反折出针（b）。

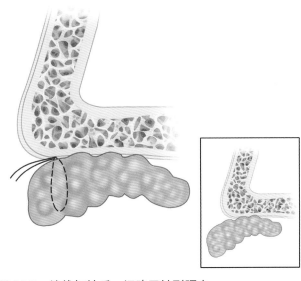

图 26.7　缝线打结后，泪腺回纳到眶内。

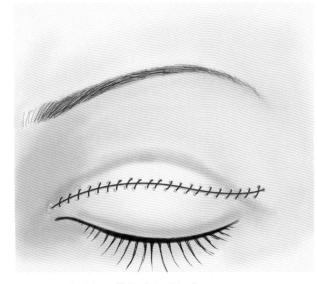

图 26.8　上睑切口按标准方式闭合。

图 26.9　a、b.一例 78 岁女性患者泪腺复位术前（a）和术后（b），同时行双侧上睑下垂修复、眼睑成形术和 AIRO 提眉术（经允许引自 Michael A. Burnstine, MD）。

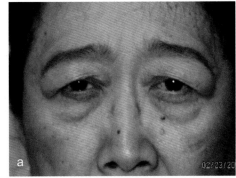
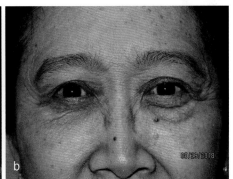

- 泪腺复位后，上睑皮肤也将回退至适当高度。眼轮匝肌可用 6-0 可吸收缝线闭合。眼睑皮肤切口选用可吸收肠线或不可吸收缝线，以连续或间断方式缝合关闭（图 26.8）。

26.7　专家建议

- 术前评估时建议行基础泪液分泌试验，记录泪液产生的基线情况。
- 术中打开眶隔的操作都必须谨慎止血，以防术后眶内出血。
- 由于泪腺解剖位置紧邻眼球，术中可轻按眼球，使泪腺向前下垂，便于识别（图 26.4）。
- 当缝线穿过泪腺前端之后，可用小牵引拉钩或镊子的手柄将泪腺推回到眼眶中，腾出空

间让缝针容易进入深面，缝合颞上眶缘内面的骨膜（图 26.6）。

26.8　术后护理及并发症处理

- 手术部位冰敷 48 小时，切口外用眼膏。
- 务必注意观察术后出血，出血可能在眼球后间隙，形成球后血肿导致永久失明。预先告知患者，必须警惕术后出现疼痛加剧或视力下降的情况，一旦出现紧急情况尽快鉴别并处理。
- 术后应避免揉眼，通常建议患者在夜间使用护目镜避免睡眠时缝线裂开。该注意事项对于进行性眼眶周围软组织松弛的睡眠呼吸暂停患者尤为重要（图 26.9）。

（黄莹莹　译，李文琳　方硕　校）

参考文献

[1] Jordan DR, Germer BA, Anderson RL, Morales L. Lacrimal gland prolapse in craniosynostosis syndromes and poor function congenital ptosis. Ophthalmic Surg. 1990; 21(2):97–101

[2] Massry GG. Prevalence of lacrimal gland prolapse in the functional blepharoplasty population. Ophthal Plast Reconstr Surg. 2011; 27(6):410–413

[3] Beer GM, Kompatscher P. A new technique for the treatment of lacrimal gland prolapse in blepharoplasty. Aesthetic Plast Surg. 1994; 18(1):65–69

第 4 部分

肌源性上睑下垂

27 肌源性上睑下垂：病因和治疗

Jessica R. Chang

【摘　要】

　　肌源性上睑下垂是指由上睑提肌本身固有原因引起的一系列病症，下垂并非由神经支配或结缔组织（提肌腱膜）因素导致。本章介绍了静止性肌源性上睑下垂和进行性肌源性上睑下垂两类疾病，并概述了此类疾病的评估和处理，并将在接下来各章节中进行更详细的探讨。

【关键词】

　　肌源性（肌病性）上睑下垂，先天性上睑下垂

27.1 引言

　　肌源性上睑下垂（亦称肌病性上睑下垂），是指上睑的牵缩肌（即上睑提肌，LPS）本身固有原因引起的睑下垂，而非神经支配或结缔组织（提肌腱膜）因素引起。肌源性上睑下垂有静止性和进行性两种类型，分别与先天性和获得性上睑下垂相对应（表 27.1）。

表 27.1　肌源性上睑下垂概述

肌源性上睑下垂	静止性（先天性）	进行性
睑裂（平视）	减小	减小
睑裂（向下注视）	增大	变化不确定
MRD1	减小	减小
MCD	正常或无法测量	正常
MFD	增大	增大
Bell 现象	通常正常[a]	减轻
手术选择		
LE < 4 mm	FS	FS 或 SB
LE 4~10 mm	LR 或 LA	LA、LR 或 SB
LE > 10 mm	LA 或 MMCR	LA、MMCR 或 SB

注：FS，额肌悬吊；LA，提肌前徙；LE，提肌缩短全程；LR，提肌切除；MCD，边缘折痕距离（向下凝视位）；MFD，边缘重睑皱褶距离（平视位）；MMCR，Müller 肌 – 结膜切除术；MRD1，边缘反射距离 1；SB，超最大睑成形术。
[a] 某些先天性病例伴有眼肌麻痹，也会伴有 Bell 现象减弱。

两种类型的睑裂（PF）和边缘反射距离 1（MRD1）均减小。部分病例上睑没有重睑折痕，在有重睑折痕的病例中，边缘折痕距离（MCD，向下注视时重睑折痕到睑缘之间的距离）通常为正常，而边缘重睑皱褶距离（MFD，平视位从眼睑边缘到重睑皱褶的距离）通常会增加。先天性上睑下垂向下注视时睑裂增大。进行性肌病性上睑下垂常影响 Bell 征（眼睑闭合时眼球向上转动）。本章重点介绍了这两组肌源性上睑下垂具体的常见病因，并简要介绍了其临床表现和治疗。

27.2 静止性肌源性上睑下垂

　　孤立性上睑提肌发育异常引起的单纯性先天性上睑下垂，是目前为止静止性肌源性上睑下垂最常见的表现，发病率达 0.18%[1]，可表现为双侧上睑下垂，但大多数为单侧发病，左侧略多见（55%）[2]。先天性上睑下垂既有散发病例，也有家族聚集性发病[1, 2]。组织病理学显示 LPS 纤维化伴肌纤维减少，但确切的发病机制尚不清楚。发病理论假说包括肌肉发育和（或）神经支配障碍，甚至产伤引发的上

睑提肌断裂 [1, 3]。

先天性上睑下垂也可能与其他眼外肌的先天性异常有关，如单眼抬高不足（旧称双上转肌麻痹）和眼外肌先天性纤维化（CFEOM）。

先天性上睑下垂也是睑裂狭小 – 眼睑下垂 – 反向型内眦赘皮综合征（先天性睑裂狭小综合征）的一个组成部分，也可能存在于其他几种发育性颅面综合征，如 Noonan 综合征、Saethre-Chotzen 综合征和淋巴水肿 – 双层睫毛综合征（详见"32 综合征性上睑下垂"）[4]。

先天性上睑下垂的治疗取决于许多因素，根据上睑下垂的严重程度、双侧下垂程度不一、上睑提肌的功能（提肌上提程度）以及伴发弱视的风险等因素决定。单侧上睑下垂导致剥夺性弱视或屈光参差性弱视的风险很大，双侧上睑下垂同样可能导致严重的散光和弱视。手术修复主要以提肌收缩能力为参考，包括对提肌收缩距离大于 10 mm 的患者行经结膜入路 Müller 肌切除术，收缩距离大于 4 mm 的行上睑提肌前徙或缩短术，提肌收缩距离小于 4 mm 的行额肌悬吊术（表 27.1）。如遇到像 CFEOM 一样 Bell 征缺陷的病症，手术应趋于保守。

27.3 进行性肌源性上睑下垂

后天性肌源性上睑下垂的病程随时间推移而进展，主要病因为遗传性疾病。上睑提肌、眼轮匝肌和眼外肌与其他横纹肌的生理学特性略有不同，故只有某些类型的肌病会引起上睑下垂，许多常见的肌营养不良症并不影响眼睑或眼球运动 [5]。当怀疑患者有进行性肌源性上睑下垂时，病征的遗传模式可能被变异基因的外显率差异所掩盖，或者突变本身可能为零星散发的，获得完整的家族史仍然非常重要。在一些罕见情况下，毒性作用对肌肉的影响同样会导致进行性肌源性上睑下垂，如 HIV 药物诱导的肌病 [6, 7]。肌炎也是获得性肌源性上睑下垂的一个比较罕见的原因，可通过伴发的疼痛、发病时间和影像学表现加以鉴别 [8]。进行性肌源性上睑下垂最常见的病因是慢性进行性眼外肌麻痹（CPEO）、眼咽肌营养不良（OPMD）和 1 型强直性肌营养不良（MD1）。

CPEO 见于影响线粒体功能的多种遗传缺陷。患者通常在青年期（18~40 岁）发病，眼外肌、上睑提肌和眼轮匝肌功能逐渐减弱。瞳孔反射得以保留。CPEO 最常见原因是影响线粒体功能的基因发生了偶然突变。这种情况也可能为家族遗传性，当线粒体 DNA 受到影响时，表现出母系遗传模式，而核 DNA 受到影响时则表现为常染色体遗传（隐性或显性）模式。通过肌肉活检可确诊，典型表现为蓬毛样红纤维和细胞色素 C 氧化酶缺乏 [9]。

CPEO 病可单发，也可作为线粒体综合征的一部分（有时称为"PEO+ 综合征"）。例如，Kearns-Sayre 综合征以色素性视网膜病变、心脏传导系统缺陷、脑脊液蛋白升高和小脑共济失调为特征。其他形式的 CPEO 也以色素性视网膜病为特征，有些还可能有视神经病变。外周神经病变是某些综合征的特征，包括感觉性共济失调性神经病、构音障碍、眼肌麻痹 [10, 11] 和线粒体神经胃肠脑肌病（MNGIE）。除了上睑下垂和眼肌麻痹之外，MNGIE 还表现为胃肠运动障碍、外周脱髓鞘性神经病和白质脑病 [12]。也有报道称 CPEO 症状与 OPA1 基因的某些突变相关，而这种突变与显性视神经萎缩（另一种线粒体疾病）有关 [9]。

OPMD 是与 PABPN1 基因中三核苷酸扩增相关的常染色体显性或隐性遗传疾病 [13]。患者在中年发病，出现进行性上睑下垂、吞咽困难和特征性发声困难。发病年龄在 45 岁之前预示病程更为严重，一些患者出现近端肢体无力。通过基因测试可确诊。约 60% 的患者上视减少，40% 的患者面神经衰弱，但大多数患者闭眼时都有 Bell 现象 [13]。

MD1，又称 Steinert 病，也与三核苷酸扩增突变有关，但与 OPMD 不同，它始终为常染色体显性遗传。检测 DMPK 基因可明确诊断。三核苷酸重复数量的范围从 50 个到大于 1 000 个不等，数量与病情的严重程度和发病年龄大致相关 [14]。患者全身具有多种系统性特征，包括肌强直、心脏传导缺陷和秃顶。情况最严重的病例出生时即发病，并可能伴有智力残疾、呼吸系统损害和明显的面神经衰弱[14]。典型眼科表现为"圣诞树状"白内障，几乎所有 MD1 患者均有此征象，大约半数患者可能同时伴有眼肌麻痹和上睑下垂[5, 15]。

当患者出现进行性肌源性上睑下垂时，适当的病情评估包括了必要时转诊给其他专科医生，以及进行系统性检查，例如，对 Kearns-Sayre 综合征患者要评估是否存在潜在性危及生命的心律失常，对 OPMD 患者应当进行吞咽评估。

进行性肌源性上睑下垂的外科修复视情况而定，决定因素包括上睑下垂程度、保护角膜的能力和提肌收缩能力（表 27.1）。对于提肌收缩小于 4 mm 的严重进行性肌病性上睑下垂，一般采用额肌悬吊术或上睑皮肤整复术，或使用带支具的眼镜进行非手术矫正。进行性肌病性上睑下垂的手术治疗受薄弱的眼轮匝肌和 Bell 现象减弱等限制，这些现象使患者出现兔眼症和暴露性角膜病变的风险大大增高，在 CPEO 和 MD1 患者身上尤为明显。也有方案提出利用下眼睑上抬的辅助方法来减轻睑裂关闭不全[17, 19]。之后的章节将更详细地探讨静止性和进行性肌源性上睑下垂的评估和治疗。

（黄莹滢　译，李文琳　方硕　校）

参考文献

[1] SooHoo JR. Davies BW, Allard FD, Durairaj VD. Congenital ptosis. Surv Ophthalmol. 2014; 59:483–492

[2] Griepentrog GJ, Diehl NN, Mohney BG. Incidence and demographics of childhood ptosis. Ophthalmology. 2011; 118(6):1180–1183

[3] Bosley TM, Abu-Amero KK, Oystreck DT. Congenital cranial dysinnervation disorders: a concept in evolution. Curr Opin Ophthalmol. 2013; 24(5):398–406

[4] Dollfus H, Verloes A. Dysmorphology and the orbital region: a practical clinical approach. Surv Ophthalmol. 2004; 49(6):547–561

[5] Aring E, Ekström AB, Tulinius M, Sjöström A. Ocular motor function in relation to gross motor function in congenital and childhood myotonic dystrophy type 1. Acta Ophthalmol. 2012; 90(4):369–374

[6] Chapman KO, Lelli G. Blepharoptosis and HAART related mitochondrial myopathy. Orbit. 2014; 33(6):459–461

[7] Pfeffer G, Côté HCF, Montaner JS, Li CC, Jitratkosol M, Mezei MM. Ophthalmoplegia and ptosis: mitochondrial toxicity in patients receiving HIV therapy. Neurology. 2009; 73(1):71–72

[8] Court JH, Janicek D. Acute unilateral isolated ptosis. BMJ Case Rep. 2015; 2015:2015

[9] Fraser JA, Biousse V, Newman NJ. The neuro-ophthalmology of mitochondrial disease. Surv Ophthalmol. 2010; 55(4):299–334

[10] Van Goethem G, Martin JJ, Dermaut B, et al. Recessive POLG mutations presenting with sensory and ataxic neuropathy in compound heterozygote patients with progressive external ophthalmoplegia. Neuromuscul Disord. 2003; 13(2):133–142

[11] Weiss MD, Saneto RP. Sensory ataxic neuropathy with dysarthria and ophthalmoparesis (SANDO) in late life due to compound heterozygous POLG mutations. Muscle Nerve. 2010; 41(6):882–885

[12] Hirano M. Mitochondrial neurogastrointestinal encephalopathy disease. In: Adam MP, Ardinger HH, Pagon RA, et al, eds. GeneReviews® [Internet]. Seattle, WA: University of Washington, Seattle; 2005 [Updated January 14, 2016]. Available at: https://www.ncbi.nlm. nih.gov/books/NBK1179/

[13] Trollet C, Gidaro T, Klein P, et al. Oculopharyngeal Muscular Dystrophy. In: Adam MP, Ardinger HH, Pagon RA, et al, eds. GeneReviews® [Internet]. Seattle (WA): University of Washington, Seattle; 2001 [Updated February 20, 2014]. Available at: https:// www.ncbi.nlm.nih.gov/books/NBK1126/

[14] Bird TD. Myotonic dystrophy type 1. In: Adam MP, Ardinger HH, Pagon RA, et al, eds. GeneReviews® [Internet]. Seattle (WA): University of Washington, Seattle; 1999 [Updated October 22, 2015]. Available at: https://www.ncbi. nlm.nih.gov/books/NBK1165/

[15] Ikeda KS, Iwabe-Marchese C, França MC, Jr, Nucci A, Carvalho KM. Myotonic dystrophy type 1: frequency of ophthalmologic findings. Arq Neuropsiquiatr. 2016; 74(3):183–188

[16] Burnstine MA, Putterman AM. Upper blepharoplasty: a novel approach to improving progressive myopathic blepharoptosis. Ophthalmology. 1999; 106 (11):2098–2100

[17] Doherty M, Winterton R, Griffiths PG. Eyelid surgery in ocular myopathies. Orbit. 2013; 32(1):12–15

[18] Vemuri S, Christianson MD, Demirci H. Correcting myogenic ptosis accompanying extraocular muscle weakness: The "Bobby Pin" procedure. Orbit. 2016; 35(5):267–270

[19] Holck DE, Dutton JJ, DeBacker C. Lower eyelid recession combined with ptosis surgery in patients with poor ocular motility. Ophthalmology. 1997; 104(1):92–95

28 静止性肌源性上睑下垂：评估和处理

Jeremy Tan, Jill A. Foster

【摘　要】

　　静止性肌源性上睑下垂可由多种先天性上睑提肌发育不良或相关综合征引起。最常见类型为出生时即存在的先天性上睑下垂。其他原因包括睑裂狭小－上睑下垂－反向型内眦赘皮综合征、眼外肌先天性纤维化、单眼抬高缺陷（旧称双上转肌麻痹）、Marcus Gunn 下颌瞬目上睑下垂、Duane 眼球后退综合征和外伤性上睑下垂。本章探讨了此类疾病的评估和手术管理。

【关键词】

　　先天性上睑下垂，弱视，额肌悬吊，上睑提肌切除术，睑裂狭小

28.1 引言

　　静止性肌源性上睑下垂的特征是出生时即存在的眼睑睑裂（PF）高度和边缘反射距离 1（MRD1）稳步下降，可单侧或双侧发病。与正常眼睑相比，边缘折痕距离（MCD）和边缘重睑皱褶距离（MFD）可能减小、缺失或抬高（图 28.1）。先天性眼睑下垂的特征是，在眼睛向下注视时，病变侧的睑缘位置要比健侧或病变较轻一侧更高（图 28.2）。在眼睛向上注视时，上睑提肌肌力（LE）显著减少，使上睑缘位置降低，睑缘到角膜下缘的距离

（MLD）缩短（图 28.3）。组织病理学研究提示正常横纹肌纤维被纤维组织和脂肪组织替代，导致上睑

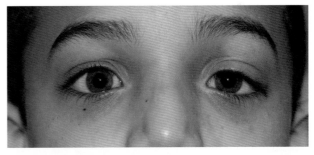

图 28.1　左侧先天性上睑下垂，第一眼位。可见左侧 PF 减小，左侧 MRD1 减少，左侧 MFD 增加，左侧额肌活动大于右侧。

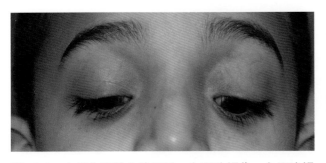

图 28.2　左侧先天性上睑下垂，向下注视位。向下注视时左侧 PF 增大。

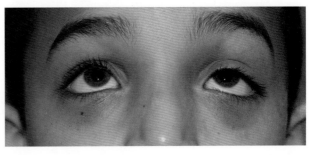

图 28.3　先天性上睑下垂，向上注视位。右侧 LE 为 16mm，左侧为 6~7 mm。左侧 MLD 减小。

提肌复合肌群（LPS）收缩不良、弹性降低[1]。根据平视时眼睑的位置高低、眼部运动的完整度和协调性、上睑提肌复合体发育不良的严重程度以及由此导致的上睑提肌功能缺失程度等，最终综合以上各因素后决定处理措施。

　　由于静止性先天性上睑下垂患者的年龄普遍较小，需特别注意考虑对视力发育的影响。眼睑先天性下垂有导致弱视的风险。先天性上睑下垂可引起散光导致屈光性弱视，或遮挡视轴形成剥夺性弱视。此外，先天性上睑下垂可能迫使患者代偿性抬头视物，引起眼性斜颈和不良姿势体态。矫正上睑下垂可保护视觉发育，扩大视野，改善外观美容。

28.2　静止性肌病性上睑下垂的病因及相关综合征

　　静止性肌病性上睑下垂可分为单发的先天性上睑下垂、伴有眼周异常的静止性肌病性上睑下垂和异常神经支配综合征。临床医生应了解这些相关综合征，根据具体情况调整治疗计划、提供遗传咨询以及处理系统并发症。本节将逐一讨论各种静止性肌病性上睑下垂。进展性肌病综合征将在"32 综合征性上睑下垂"讨论。

28.2.1　单发的先天性上睑下垂

　　静止性先天性上睑下垂最常见的原因和单纯性先天性上睑下垂一样，由 LPS 肌群先天发育异常引起。每 842 个新生儿中就有 1 例先天性上睑下垂；左侧更为常见，约占 55%[2]。上睑下垂和 LE 的程度不同。虽然单发的先天性上睑下垂病例多为散发型，但常染色体显性遗传和 X 伴性遗传模式都有报道[3, 4]。治疗方案取决于上睑下垂的程度、LE 值和角膜保护机制。

28.2.2　静止性病性上睑下垂伴眼周异常

　　这些疾病包括睑裂狭小 - 上睑下垂 - 反向型内眦赘皮综合征（BPES）、先天性眼外肌纤维化（CFEOM）和单眼抬高缺陷。眼周异常可通过相关症状进一步确诊，如 BPES 与其他眼睑及面中部畸形相关，CFEOM 和单眼抬高不足则与眼外肌失调相关。

睑裂狭小 - 上睑下垂 - 反向型内眦赘皮综合征

　　BPES 是一种遗传性的面中部畸形伴上睑下垂。患病率未知。患者症状表现为水平方向眼睑变窄（水平睑裂收缩）、上睑下垂、下眼睑垂直缩短，以及靠近内眼角处的下睑皮肤向上折叠（内眦赘皮）。此外还伴有眼距增宽，即双眼内眦间距增加（图 28.4）。BPES 患者也可能伴有鼻梁增宽、低位耳或鼻唇间距离缩短（短人中）。

　　FOXL2 基因突变导致 BPES Ⅰ 型和 Ⅱ 型发病。

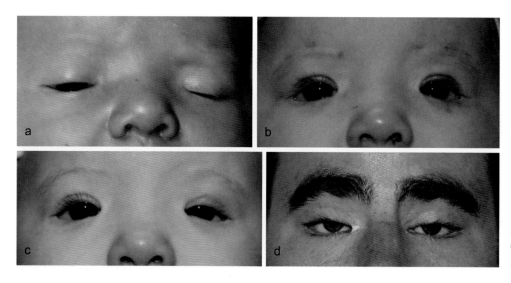

图 28.4　a~c. 患有 BPES 女性患儿，双侧额肌悬吊术后 1 周，术后 8 周外观。d. 该患儿父亲有既往手术史。

FOXL2 基因产生一种作用于眼睑和卵巢的蛋白质，它可能参与眼睑肌肉的正常发育。导致 FOXL2 蛋白功能完全丧失的突变通常引起 I 型 BPES。这些严重的突变会损害眼睑发育，影响卵巢的各种功能，从而导致上述眼睑异常，加速卵巢细胞成熟，引起卵细胞的过早死亡。II 型突变导致 FOXL2 蛋白功能部分丧失，表现为眼睑异常，但并无卵巢功能早衰[5]。生育年龄的患者应考虑遗传咨询，根据确诊的亚型，必要时至生殖生育门诊咨询。

由于上睑下垂通常为重度，鼓励早期对引起弱视的上睑下垂进行手术干预，以改善视力发育。在极少数情况下，内眦位置也可能限制水平方向视野。内眦成形术可考虑与上睑下垂矫正同时进行或分期进行。当上睑下垂修复和内眦复位术同时进行时，内眦的牵拉可能会影响垂直方向的眼睑上提。

尽管从某些方面而言，重建手术最好在患者年龄较小时进行，但有时亦需谨慎决定。改善美容外观的手术应延后进行，让组织得到充分的生长和发育，改善视觉功能的手术则应尽早进行。外科医生根据每个患者具体情况判断选择同期完成手术或进行分期手术。

先天性眼外肌纤维化

CFEOM 是一种表现为先天性上睑下垂和眼球运动减弱的疾病。有五种表现：CFEOM 1 型、CFEOM 2 型、CFEOM 3 型、Tukel 综合征和 CFEOM 3 型伴多小脑回。此外，至少有 8 种遗传性斜视综合征（CFEOM 1A 型、CFEOM 1B 型、CFEOM 2 型、CFEOM 3A 型、CFEOM 3B 型、CFEOM 3C 型、Tukel 综合征和 CFEOM 3 型伴多小脑回）。CFEOM 1 型最为常见，每 23 万人中就有 1 例。1 型和 3 型 CFEOM 为常染色体显性遗传。引起 CFEOM 1A 型和 CFEOM 3B 型的是致病性 *KIF21A* 基因突变。*KIF21A* 负责产生驱动蛋白，这是一种在头面部神经发育中起到关键作用、不可或缺的细胞转运蛋白[6]。在 CFEOM 1B 型和其他 CFEOM 3 变异型（A、C 和 3 型伴多小脑回）中，已发现 *TUBB3* 和 *TUBB2* 基因异常[6-8]。CFEOM 2 型为常染色体隐性遗传，并与 *PHOX2A* 基因突变相关。*PHOX2A* 基因参与第 III 对和第 IV 对脑神经发育[9]。Tukel 综合征符合常染色体隐性遗传特征，尚未阐明其具体致病基因位点。目前的研究提示病变位于第 21 号染色体[10]。

该先天性、非进展性综合征在临床表现上对双眼均有不同程度影响，最常累及上直肌，表现为各种平视受限（图 28.5）。双眼活动的对称性和头位姿势各有不同，由于下直肌缺乏拮抗，通常患侧眼在平视时呈现向下注视状态，患者视物时采取抬下巴姿势。1 型 CFEOM 无其他相关表型。2 型 CFEOM 可能伴有视网膜功能障碍。3 型 CFEOM 表现为更明显的双眼不对称、智力缺陷及社交障碍、面肌无力、声带麻痹、Kallmann 综合征、周

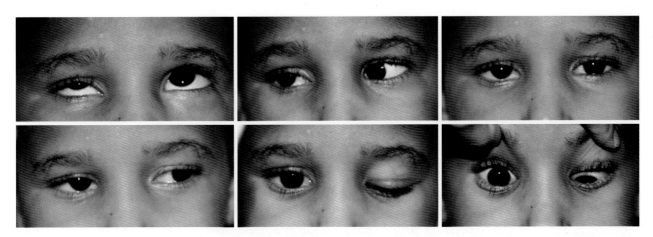

图 28.5　先天性眼外肌纤维化。右侧眼球的外展、内收和向下的运动不足，而向上运动相对较充分。第一眼位时，PF、MRD1 和 MRD2 较对称。其不对称主要是平视时眼球偏上斜引起下方巩膜暴露增多和右侧角膜遮挡增加。右侧的 LE 最小。

期性呕吐、痉挛和进行性感觉运动轴索多神经病。Tukel 综合征表现类似 3 型 CFEOM，伴有远轴（朝向尺侧第 5 指）少指或并指畸形。最后，CFEOM 3 型伴多小脑回也表现出智力障碍、多小脑回和小头畸形[10]。

由于眼睑位置会根据眼外肌的变化而发生相应改变，因此 CFEOM 患者应在眼睑整形手术之前先进行斜视手术。考虑到上睑提肌功能差、眼外肌运动受限以及 Bell 现象减弱都增加了术后角膜暴露的风险，上睑下垂的修复应趋于保守。

单眼抬高缺陷

单眼抬高缺陷（旧称双上转肌麻痹）是另一种影响眼睑正常位置的斜视。这种眼球运动障碍的特征是患侧眼在任意注视方向区域都不能抬起，最先由 White 描述，后由 Dunlap 将其命名为双上转肌麻痹[11, 12]。最初认为病因是上直肌和下斜肌（两个眼睑上转肌）麻痹，故得此命名。进一步研究证实了病因还包括同侧下直肌纤维化，因此"单眼抬高缺陷"这个名称更为准确[13]。综合征患者也可能存在非遗传性的上直肌运动功能障碍[13]。通常还合并假性上睑下垂和真性上睑下垂相，患侧眼下斜视可影响眼睑位置[14]。故应当优先对潜在的斜

视进行手术治疗，随后在考虑上提眼睑[15]。当眼睑位置异常纯粹是由患侧眼下斜视而引起的假性上睑下垂时，斜视得到矫正后不需要重新调整眼睑位置。

28.2.3　神经支配异常的先天性上睑下垂

有两种先天性上睑下垂相关的综合征存在异常神经支配（脑神经功能交叉错构）。分别为 Marcus Gunn 下颌瞬目综合征（MGJW）和 Duane 眼球后退综合征（DRS）。以下详细进行讨论。

Marcus Gunn 下颌瞬目综合征

Robert Marcus Gunn 于 1883 年首次描述该现象，表现为单侧上睑下垂，伴有翼内肌或翼外肌（更为常见）眼睑联动[16]。这一临床表现可能是由于第 III 对脑神经与第 V 对脑神经下颌支（V_3）的运动分支交叉融合所致（图 28.6）[17]。组织病理学研究大多数支持异常神经支配导致上睑下垂的病因假说，因为多数研究显示上睑提肌肌群的横纹肌正常，而不像其他类型的上睑下垂那样横纹肌被脂肪组织浸润[1]。

针对 MGJW 上睑下垂的治疗方案很微妙。减少视轴遮挡避免引起弱视至关重要。但解决张口瞬

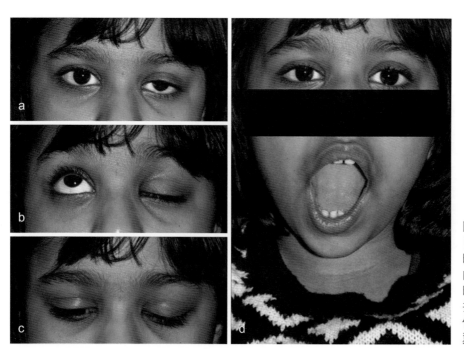

图 28.6　Marcus Gunn 下颌瞬目综合征。a~c. 下颌肌肉静止时，分别显示第一眼位（a）、向上注视（b）及向下注视（c）时患侧眼睑位置。d. 下颌张大并偏向患侧对面时，患侧眼睑位置抬高，显示其与同侧的左翼外肌存在联动。

目的现象需要进一步探讨，因为消除或减少"眨眼"症状只能通过减弱上睑提肌复合体的收缩来实现，这和已经存在的上睑下垂症状似乎互为矛盾。

有些外科医生倾向于完整保留下颌瞬目的联动机制，因为部分患者会自己调整下颌活动来减轻眼睑运动。这种情况的治疗目标是：当翼状肌处于静止状态时双侧眼睑在第一眼位获得更好的对称性。然而，术后眼睑位置被"调高"，当翼状肌收缩时，眼睑将过度抬高并震颤，同时使上方巩膜暴露增多。选择这种治疗方案时，术前必须充分沟通，设定适当的期望值。对于眼睑位置遮挡引起弱视的儿童，或者家长不愿承担过多解剖结构改变的手术风险（但可能更好改善美容外观），选择这种方案是较为适当的妥协。

另一方面，如果患者和家属的目标是明确要求减少眨眼联动，则手术时必须减弱提肌功能。有多种手术方法减少提肌活动，包括将提肌腱膜从睑板释放切除，在 Whitnall 韧带上方切除提肌，或完全切除提肌腱膜复合体[18]。这些选择受到眨眼幅度和医生偏好的影响。

有些术者倾向于仅在患侧进行手术，方法是将患侧上睑提肌功能去除后插入额肌悬吊。这样可限制患者眼睑的活动，减少受影响眼睛的联合运动，相当于制造了 LE 较小的单侧上睑下垂，然后用额肌悬吊治疗上睑下垂。然而，当一侧眼睑由上睑提肌控制而另一侧眼睑由额肌控制时，运动的对称性和轮廓可能不那么理想。单侧额肌悬吊术的缺点将在"30 上睑提肌肌力在 4~10 mm 的静止性先天性上睑下垂的手术方法"中讨论。

也有外科医生倾向于用双侧额肌悬吊术使双侧提肌功能丧失，使患者达到完全控制及保持对称的目的[17]。但是，外科医生和家属必须接受牺牲未受累一侧的正常上睑提肌，并导致医源性上睑下垂。虽然达到面部运动能最大程度对称的最终效果，但双侧眼睑功能仍然是异常的。

手术治疗的决策取决于上睑下垂和潜在弱视的程度、下颌瞬目联动的情况，并与患者和家属进行彻底讨论，以评估他们的目标。

Duane 眼球后退综合征

这种同向性斜视现象早在 19 世纪就已被描述，但直到 1905 年 Alexander Duane 才报道了 54 例病例可能的病因和治疗策略[19]。这是一种先天性眼球运动异常，伴有不同程度的水平方向缺陷，由于试图内转时眼球退缩而导致 PF 变窄，伴有不同程度的上斜视和下斜视。最近被归类为先天性颅神经支配障碍（CCDD），其展神经与外直肌的联通有障碍[20]。这可能是原发性神经支配缺失导致接受肌纤维化，或者是由于其他脑神经异常神经支配引起的继发性问题。CCDD 是非进展性的，并且经常有异常的骨融合[21]。

DRS 的分型有多种方法，可根据肌肉的异常收缩、肌电图分析或整体临床表现来区分[20]。临床表现有以下三种类型。

- 第 1 型：外展明显受限，内收相对正常。
- 第 2 型：内收明显受限，外展相对正常。
- 第 3 型：缺少明显受限的外展和内收。

症状还包括原发性内斜视或伴有代偿性头部旋转的外斜视。此外，尽管眼球总是在内转时出现伴有上斜视和下斜视的眼球退缩。从上睑下垂的角度看，正是由于眼球的回缩导致了 PF 的缩小。Isenberg 和 Urist 发现大约 52% 的 DRS 患者伴随下眼睑升高而出现上眼睑下降[22]。Kekunnaya 等人描述了一个从 0（无变窄）到 4（≥ 75% 变窄）的分级系统[23]。

治疗 DRS 的手术目标是改善第一眼位时的眼球平衡，纠正头部姿势，改善眼球运动的限制，减少眼球伴随上斜视或下斜视的眼球退缩，扩大双眼视野[20]。针对眼睑异位，通常不建议直接对提肌（或下睑缩肌）进行手术，因它们协同内直肌和外直肌收缩，将眼球牵拉入眶，并将眼睑拉拢闭合。这些肌肉力量的减弱有助于减轻收缩，从而减少对眼睑的牵拉。所需要的切除量可能很大且可能需要固定于周围的骨膜[24]。实施切除术时，还必须考虑修复第一眼位的失衡。由于长期存在协同收缩，肌肉纤维化变性，成年人需要切除的量更大[25]。

28.2.4 外伤

上睑提肌外伤也可导致静止性肌源性上睑下垂。应对这些病例进行全面的眼科检查，评估周围组织损伤。视敏度差、瞳孔异常或眼压升高提示可能存在颅内、眼眶、视神经或眼球受损。眼外运动评估可发现潜在的脑神经病变或伴压迫症状的眶骨骨折。必须仔细检查是否有眼球破裂或其他相关损伤。

提肌损伤的严重程度对眼睑位置影响变化范围很大，从轻微的外观不对称到上睑完全下垂。外伤引起上睑下垂的病理生理机制各不相同，可由提肌或提肌腱膜直接撕脱引起，也可能是因为眶壁骨折或眶内异物引起的解剖结构被破坏导致肌肉活动改变、挫裂伤后上睑下垂、瘢痕形成、神经性损伤，或术后引起[26]。外伤性上睑下垂的成年患者，手术应延后到眼睑位置和眼睑抬高程度稳定后进行，可能需等待 6~12 个月。外伤性上睑下垂的患儿有致弱视的风险，因此必须仔细监测视力。在等待手术时机阶段，可采用单侧眼轮流遮挡（阶段遮挡法）

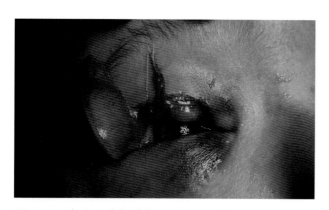

图 28.7　右上眼睑撕脱伤。图示眶内脂肪及上睑近 3/4 睑板游离脱垂。急诊行修复手术，将提肌缘与睑板复位贴合，吻合前内眦韧带成形，将撕脱的肌腱后脚与骨膜重新缝合固定。

的治疗方法，有助于预防弱视（图 28.7 和图 28.8）。

28.3 病史

针对当前病情获得完整病史，包括出生史和上睑下垂的家族史。这对综合治疗先天性上睑下垂至关重要，有助于明确诊断。

28.3.1 上睑下垂个人史

评估儿童上睑下垂首先要采集眼睑高度发生变化的发病时间、程度、持续时间和稳定性等信息。进行系统性回顾，尤其是了解儿童是否存在其他先天性畸形，或有无先天畸形家族史，具有一定参考价值。虽然静止性先天性上睑下垂在出生时就存在，但随孩子生长发育，与家长互动增多之后才逐渐明显。回顾既往照片可能会提示细微的变化，有助于向父母说明情况。上睑进行性下垂或急速变化可排除静止性先天性上睑下垂，外科医生应鉴别上睑下垂的其他病因。

28.3.2 上睑下垂家族史

上睑下垂可能存在家族史，也可能直接在父母身上观察到症状（如 BPES）。应仔细回顾患儿出生史和疾病史，这些内容可提示创伤产生的病因，同时提醒临床医生注意是否存在使手术和麻醉产生额外风险的系统性疾病，如先天性心脏病[27]。

28.4 体检

除详细了解病史外，还要进行完整的眼睑和眼科检查。

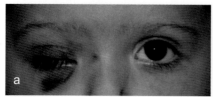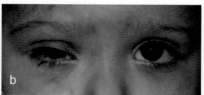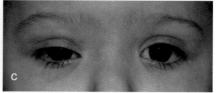

图 28.8　a. 眼睑复合撕脱伤（见图 28.7）修复术后 1 周结果。右侧 MRD 为 –3 mm，上睑抬起动作时仅有轻微颤动。b. 修复后 6 周，上睑抬高幅度为 3~4 mm，MRD 改善至 0 mm。c. 修复后 4 个月，MRD 改善至 1 mm，上睑抬高幅度为 6~8 mm。恢复情况有待进一步观察。

28.4.1 眼睑和眼附属器检查

检查儿科患者对于那些不是经常评估儿童的临床医生来说具有挑战性。可以轻轻固定患儿头部，可使用玩具、灯光、颜色和声音来吸引患儿注意，鼓励视物。给患儿一个有趣的视觉任务，临床医生能够更好地判断患儿用眼的适应机制。

头部位置

头部可能会呈现出一个适应性的体位，有视觉目标时更为明显。这种适应性的姿势和头位在行矫正手术之前可以保留，有助于促进双眼发育和形成立体视觉。如果单侧患眼有遮挡，且没有产生适应性体位时，手术可适当提前进行，也可能需要对另一侧眼行遮挡疗法。查体者通过让患者做出左右摆动下颌、咀嚼或吮吸动作来寻找眼部联动，即 Marcus Gunn 下颌瞬目动作。最后观察额肌运动。如发现额肌有潜在活动减弱或两侧肌力不对称，可能需要调整额肌悬吊的手术方案。

眼睑测量

标准的眼周测量法对评估上睑下垂非常重要，包括 PF、下视时的睑裂大小、固定额肌后测量的 LE、MRD1（需要时在眼内点去氧肾上腺素，点滴前后分别测量）、MCD 和 MFD。如本章开头所述，静止性先天性上睑下垂患者向下注视时，由于上睑提肌复合体纤维化改变限制了眼睑的弹性，可能导致眼睑位置变高。MFD 和 MCD 是衡量眼睑美容对称性的重要指标。LE 是患者确定哪种手术方法最适合的关键指标（表 28.1）。

表 28.1 根据上睑提肌肌力（LE）决定手术方式

上睑提肌肌力	手术方式
< 4 mm	额肌悬吊术
4~8 mm	额肌悬吊术或上睑提肌切除
6~12 mm	上睑提肌切除
> 12 mm	上睑提肌切除 / 上睑提肌腱膜前徙

估算眼睑轻微闭合时存在的闭合不全（LAG）

程度和眼睑闭合时眼球的运动和位置变化（Bell 现象）。当存在明显 LAG 和角膜覆盖不良时，要采用较保守的手术方案保护眼球表面。观察到有慢性角膜暴露时，应在术前立即处理，保持眼球表面润滑。

28.4.2 眼科检查

首次发现上睑下垂时，应进行全面的眼科检查。检查一侧眼睛视力时，将另一侧眼用立体的眼罩黏合遮盖。如眼罩边缘周围不贴合牢靠，年幼患儿会利用各种方法"作弊"和"偷看"。应行全面的感觉运动检查来评估潜在的斜视，因为在眼睑复位之前可能需要先纠正斜视。运动功能检查有助于诊断与系统性疾病或综合征（如 DRS、重症肌无力或甲状腺相关眼病）相关的上睑下垂。仔细检查眼部前节和后节，排除如白内障或眼组织缺损等病变，避免在眼睑下垂纠正后发现仍然存在其他阻碍视力的情况。观察到颅面或眼眶畸形时，则可能需要整形外科、耳鼻喉科或颅面外科医生共同参与治疗。

松弛睫状肌后验光很重要。即使上睑下垂遮盖没有超过瞳孔边缘，松弛睫状肌后验光能鉴别出眼睑异位相关的屈光参差性散光。屈光不正性弱视可以通过屈光矫正和遮盖法来治疗，但发现后推荐早期行手术矫正。

28.5 处理

静止性肌源性上睑下垂的处理方案取决于视觉功能、上睑下垂程度、LE 和角膜上皮保护机制（LAG 程度、Bell 现象的存在和干眼状态）。

28.5.1 观察

并非所有静止性先天性上睑下垂都需要立即手术。若瞳孔没有被完全遮挡，且双眼视觉功能对称，可继续随访检查，直到出现需要手术干预的指征。如果视觉发育正常，眼位对齐，屈光对称，且头部未出现强迫性适应体位，外科医生和患者可继续观察上睑下垂情况，选择合适的手术时机。随访观察期可以让组织充分生长，待患儿成长发育，可得到更确切的眼科检查测量结果，并将新生儿麻醉风险减到最小。

28.5.2 手术干预的时机

儿童早期手术优点：对日常生活的干扰较少，伤口愈合快，减少对手术压力的记忆。在儿童发育过程中有一些具里程碑意义的时期，有助于确定适当的手术时机。在儿童医院，患儿到 12 个月龄时麻醉风险降至正常水平[28]。12 个月儿童视物方向从卧位转变为直立体位，上睑下垂会对视力造成更大的破坏。在 4、5 岁时，患儿对自己身体上差异的感知会妨碍社交的发展。随着患儿进入青春期，可以开始尝试在局部麻醉下行上睑下垂手术，对美容方面的考虑也会影响最终决策。

上睑下垂引起弱视应立即进行手术。如果中度上睑下垂但不引起弱视，合适的干预年龄大约为 12 个月。如果轻度上睑下垂且对视野没有影响，或影响很小，家属可以共同参与决定手术时机。为减少先天性上睑下垂对患儿社交产生影响，幼儿园入院前的夏天是改善眼睑高度的标准时间。随着患儿发育成熟，可以配合更精确的眼科检查和测量，耐受在局麻下手术，取得更对称的手术效果。

28.5.3 手术方法

手术的目的是避免视觉发育障碍，获得对称性美容外观以及保护眼表。手术修复方法的选择基于上睑下垂的程度和 LE（表 28.1）。在少数情况下 LE 正常（LE > 12 mm），可尝试上睑提肌腱膜前徙手术，但与成年患者相比前徙幅度需更大。在 LE < 4 mm 情况下，使用额肌悬吊术解决上睑提肌的局限性。对于 LE 在 8~12 mm 的患者，最可能采用上睑提肌切除的手术方式。对于 LE 在 4~8 mm 的患儿，其他相关检查有助于指导手术方案决策；是否存在运动障碍，术前 LAG（上睑闭合不全）的程度，是否存在角膜上皮形态不规则，额肌功能是否良好，以及下垂一侧眼的优势，以上因素都是外科医生考虑选用额肌悬吊术的因素。

上睑提肌切除术非常具有挑战性。目标是在保护眼表的同时获得良好的眼睑高度和轮廓。已经开发了许多算法来确定手术切除提肌的量。如此多的算法可供选择，说明目前尚不存在一种完美的技术。LE 和上睑下垂的程度仍然是这些算法的核心。

20 世纪 60 年代，Berke 发表了一系列文章，描述在手术中基于 LE 值来定位眼睑高度，最终获得理想手术结果，总结在表 28.2[29-31]。然而术中出现的一些可以影响眼睑高度的情况，如麻醉、血肿或注视位置的变化等，使以上指导原则的应用变得较为复杂。同时也说明，即使运用其他更公式化的上睑下垂修复技术时，Berke 的术中观察方法仍可用于术中评估眼睑位置。

表 28.2　Berke 提出的根据上睑提肌肌力确定术中眼睑最终高度[29-31]

上睑提肌肌力	上睑缘对应角膜的位置
> 10 mm	角膜缘下方 3~4 mm；术后睑缘抬高 2~3 mm
8~9 mm	角膜缘下方 3 mm；术后睑缘抬高 1~2 mm
6~7 mm	角膜缘下方 2 mm；睑缘位置不变
5~6 mm	角膜缘下方 1 mm；术后睑缘下降 1~2 mm

20 世纪 70 年代，Beard 提供了一种算法，根据术前的 LE 值和眼睑高度切除特定量的提肌腱膜，总结在表 28.3 中[32]。该种算法免除了 Berke 方法在术中测量的步骤。这个诺模图至今仍有许多眼面部外科医生在使用。

表 28.3　Beard 提出的根据上睑下垂程度及上睑高度来确定上睑提肌切除的量[32]

上睑下垂程度	上睑高度	提肌切除量
2 mm（轻重）	0~5 mm（弱）	22~27 mm
	6~11 mm（中等）	16~21 mm
	≥ 12 mm（良好）	10~15 mm
3 mm（中度）	0~5 mm（弱）	30 mm（最大量）
	6~11 mm（中等）	22~27 mm
	≥ 12 mm（良好）	16~21 mm
> 4 mm（重度）	0~5 mm（弱）	30 mm（最大量）
	6~11 mm（中等）	25~30 mm
	≥ 12 mm（良好）	25~30 mm

1985 年，Putterman 和 Sarver 开发了另一种算法，添加 MLD 作为确定 LE 的指标。这是指放松患侧额肌抬起对侧眼睑向上注视时，患眼角膜下边缘正中点和上睑缘之间的距离（图 28.9）。患侧眼和健康眼之间的差值即代表了 LE 的差值。将该值乘以 3，就是要切除的提肌量。健康眼 MLD 的平均值为 9 mm，可用作参考值减除后获得上述差值（表 28.4）。该算法不适用于垂直斜视患者。Putterman 将他的测量结果与 Berke 的算法进行了比较，有严重偏差时可调整切除量使其更接近 Berke 的计算结果[33]。

此后又发展了一些算法，例如最近的一篇综述中提到每 1 mm 上睑下垂可切除 4 mm 提肌的简单比例[27]。外科医生多熟悉几种不同算法的应用是有益的，每个外科医生都可以找到适合的计算模式去获得最可预测的结果。

表 28.4　根据 Putterman 的 MLD 公式计算上睑提肌切除量[33]

单侧上睑下垂	（正常眼 MLD－患侧眼 MLD）×3 = 提肌切除量
双侧上睑下垂	（MLD 平均正常值 9－上睑下垂 MLD）×3 = 提肌切除量

注：MLD，边缘角膜距离。注意，患者如有垂直方向斜视，本测量工具无效。

28.6 结论

静止性肌源性上睑下垂的诊断基于全面的病史，包括家族史和体格检查。治疗要根据对视力的影响、上睑下垂的程度、LE 和角膜保护机制的评估。成功的外科手术是明智的方案选择、出色的技术执行以及与患者和家属充分沟通的结果。

（黄莹莹　译，李文琳　方硕　校）

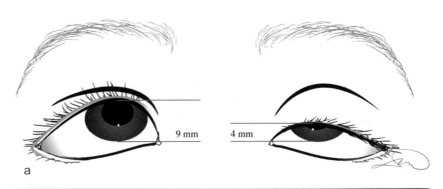

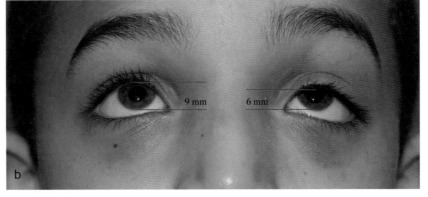

图 28.9　a.单侧上睑下垂 MLD 测量示意图。相差值为 5，将其乘以 3，表示需要切除 15 mm 上睑提肌来矫正左上睑下垂。b.单侧上睑下垂的 MLD 测量照片。相差值为 3，将差值乘以 3，表示矫正左侧上睑下垂需要切除 9 mm 上睑提肌。

参考文献

[1] Baldwin HC, Manners RM. Congenital blepharoptosis: a literature review of the histology of levator palpebrae superioris muscle. Ophthal Plast Reconstr Surg. 2002; 18(4):301–307

[2] Griepentrog GJ, Diehl NN, Mohney BG. Incidence and demographics of childhood ptosis. Ophthalmology. 2011; 118(6):1180–1183

[3] McMullan TF, Collins AR, Tyers AG, Robinson DO. A

novel X-linked dominant condition: X-linked congenital isolated ptosis. Am J Hum Genet. 2000; 66(4): 1455–1460

[4] Pavone P, Barbagallo M, Parano E, Pavone L, Souayah N, Trifiletti RR. Clinical heterogeneity in familial congenital ptosis: analysis of fourteen cases in one family over five generations. Pediatr Neurol. 2005; 33(4): 251–254

[5] Genetics Home Reference. Blepharophimosis, ptosis, and epicanthus inversus syndrome. Available at: https:// ghr.nlm.nih.gov/condition/blepharophimosisptosis-and-epicanthus-inversus-syndrome

[6] Whitman M, Hunter DG, Engle EC. Congenital fibrosis of the extraocular muscles. In: Adam MP, Ardinger HH, Pagon RA, Wallace SE, Bean LJH, Stephens K, Amemiya A, eds. GeneReviews®. Seattle, WA: University of Washington, Seattle; 2016

[7] Engle EC. Genetic basis of congenital strabismus. Arch Ophthalmol. 2007; 125 (2):189–195

[8] Tischfield MA, Baris HN, Wu C, et al. Human TUBB3 mutations perturb microtubule dynamics, kinesin interactions, and axon guidance. Cell. 2010; 140(1): 74–87

[9] Heidary G, Engle EC, Hunter DG. Congenital fibrosis of the extraocular muscles. Semin Ophthalmol. 2008; 23(1):3–8

[10] Genetics Home Reference. Congenital fibrosis of the extraocular muscles. Available at: https://ghr.nlm.nih. gov/condition/congenital-fibrosis-of-theextraocular-muscles

[11] White JW. Paralysis of the superior rectus and inferior oblique muscles of the same eye. Arch Ophthalmol. 1942; 27:366–371

[12] Dunlop EA. Vertical displacement of horizontal recti. In: Symposium on Strabismus Transactions of the New Orleans Academy of Ophthalmology. St Louis, MO: Mosby; 1971:307–329

[13] Bagheri A, Sahebghalam R, Abrishami M. Double elevator palsy, subtypes and outcomes of surgery. J Ophthalmic Vis Res. 2008; 3(2):108–113

[14] Callahan MA. Surgically mismanaged ptosis associated with double elevator palsy. Arch Ophthalmol. 1981; 99(1):108–112

[15] Yurdakul NS, Ugurlu S, Maden A. Surgical treatment in patients with double elevator palsy. Eur J Ophthalmol. 2009; 19(5):697–701

[16] Gunn RM. Congenital ptosis with peculiar associated movements of the affected lid. Trans Ophthalmol Soc U K. 1883; 3:283–287

[17] Demirci H, Frueh BR, Nelson CC. Marcus Gunn jaw-winking synkinesis: clinical features and management. Ophthalmology. 2010; 117(7):1447–1452

[18] Dillman DB, Anderson RL. Levator myectomy in

synkinetic ptosis. Arch Ophthalmol. 1984; 102(3):422–423

[19] Duane A. Congenital deficiency of abduction, associated with impairment of adduction, retraction movements, contraction of the palpebral fissure and oblique movements of the eye. 1905. Arch Ophthalmol. 1996; 114(10):1255–1256, discussion 1257

[20] Kekunnaya R, Negalur M. Duane retraction syndrome: causes, effects and management strategies. Clin Ophthalmol. 2017; 11:1917–1930

[21] Gutowski NJ, Ellard S. The congenital cranial dysinnervation disorders (CCDDs). Adv Clin Neurosci Rehabil. 2005; 5:8–10

[22] Isenberg S, Urist MJ. Clinical observations in 101 consecutive patients with Duane's retraction syndrome. Am J Ophthalmol. 1977; 84(3):419–425

[23] Kekunnaya R, Moharana R, Tibrewal S, Chhablani PP, Sachdeva V. A simple and novel grading method for retraction and overshoot in Duane retraction syndrome. Br J Ophthalmol. 2016; 100(11):1451–1454

[24] Mehendale RA, Dagi LR, Wu C, Ledoux D, Johnston S, Hunter DG. Superior rectus transposition and medial rectus recession for Duane syndrome and sixth nerve palsy. Arch Ophthalmol. 2012; 130(2):195–201

[25] Shauly Y, Weissman A, Meyer E. Ocular and systemic characteristics of Duane syndrome. J Pediatr Ophthalmol Strabismus. 1993; 30(3):178–183

[26] Morax S, Baudoin F, Hurbli T. [Surgery of post-traumatic ptosis]. Ann Chir Plast Esthet. 1995; 40(6):691–705

[27] Jubbal KT, Kania K, Braun TL, Katowitz WR, Marx DP. Pediatric blepharoptosis. Semin Plast Surg. 2017; 31(1):58–64

[28] Meyer HM, Thomas J, Wilson GS, de Kock M. Anesthesia-related and perioperative mortality: An audit of 8493 cases at a tertiary pediatric teaching hospital in South Africa. Paediatr Anaesth. 2017; 27(10):1021–1027

[29] Berke RN. Ophthalmic Plastic Surgery: A Manual. San Francisco, CA: American Academy of Ophthalmology and Otolaryngology; 1964:137

[30] Berke RN. Resection of the levator muscle through the external approach for congenital ptosis. Trans Pac Coast Otoophthalmol Soc Annu Meet 1964;45:207–214

[31] Berke RN. Results of resection of the levator muscle through a skin incision in congenital ptosis. AMA Arch Opthalmol. 1959; 61(2):177–201

[32] Beard C. Newer ptosis procedures. In: Ptosis. 2nd ed. St. Louis, MO: Mosby; 1976

[33] Sarver BL, Putterman AM. Margin limbal distance to determine amount of levator resection. Arch Ophthalmol. 1985; 103(3):354–356

29 上睑提肌肌力小于 4 mm 的手术方法

Peter J. Dolman

【摘　要】

额肌悬吊法常用于治疗上睑提肌肌力小于 4 mm 的先天性或后天性上睑下垂。在过去几十年间有很多关于悬吊方式以及各种悬吊材料的报道。本章介绍一种使用硅胶条的简易三角法悬吊术。与其他方法相比，该方法切口少，操作简单。最常见的并发症是矫正不足及远期滑脱下移。经重睑折痕用不可吸收线将悬吊材料固定到睑板优于微切口以及不固定，因为前一种方法更可能形成对称的重睑皱襞，避免睫毛下垂，减小因远期悬吊滑脱导致的上睑下垂复发风险。

【关键词】

额肌悬吊，眉悬吊，先天性上睑下垂，后天性上睑下垂，硅胶条，三角法

29.1 引言

对于上睑提肌肌力小于 4 mm 的先天性或后天性上睑下垂，常采用的手术方法为额肌悬吊法，也称"眉悬吊"，这种方法通过悬吊或推进额肌瓣将睑板和额肌连接，从而抬高上睑 [1, 2]。提肌缩短常不足以矫正这类上睑下垂病例。

29.2 额肌悬吊的历史

这些年来各种各样的额肌悬吊方式、悬吊材料及固定方法都得到了应用。简要介绍如下。

29.2.1 悬吊方式

最早的悬带放置方法之一为三重三角法，Jack Crawford 将其推广（图 29.1）[3]。近年来介绍了一些简化的方法，无需前额正中切口，这些方法包括：双三角形法、菱形法和正方形法（图 29.2）[4, 5]。本

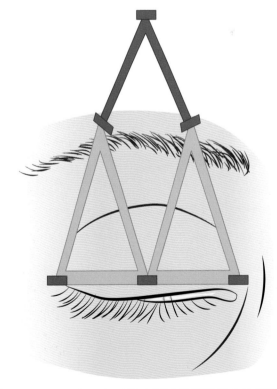

图 29.1　Jack Crawford 博士阐述的原始的自体筋膜三角图（绿色和蓝色三角形）和简化的双三角形图（绿色三角形）。

章介绍一种简化方式：单三角形法（图 29.2）。

29.2.2 悬吊材料

自体、同源及同种异体材料都可以作为悬吊材料 [4, 6, 7]。

自体组织可从大腿（阔筋膜张肌）、手臂（掌长肌）以及颞部（颞肌筋膜）获得 [2, 8, 9]。这些材料易融合、耐受性好，有较低的下垂复发率，但都需要额外的手术切口、专门的手术设备和取材时间，而且偶有供区损伤患病 [7, 10]。

预存式同源阔筋膜避免了自体筋膜取出术，但需要组织库，且不如自体组织持久。另外，要考虑到传染的风险，如朊病毒病。

额肌悬吊常用异体材料有：Mersilene 聚酯网 [11]、膨体聚四氟乙烯（ePTFE）[12] 或 Gore-Tex、聚丙烯缝线（Prolene 缝线）、多股尼龙线、硅胶条 [13]。相较于获取自体材料，它们都有避免额外手术时间及供区损伤的优势。它们都更可能随着时间滑脱、外露或引起异物肉芽肿。硅胶条有弹性的优点 [11-13]，可以使眼睛更好地闭合。当前正在进行一个旨在对比额肌悬吊的各种材料的 Cochrane 系统回顾 [14]。

29.2.3 睑板悬吊固定

有两种常用方法可以将悬吊材料远端固定到睑缘。第一种方法通过皮肤做针状切口，深及睑板表

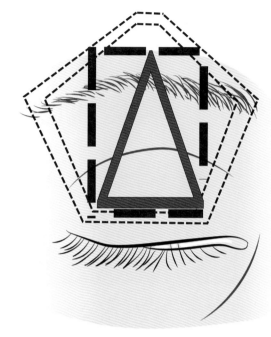

图 29.2　菱形法（点虚线轮廓）、正方形法（黑色短划线）和简化的三角形法（红色三角形）。

面，将悬吊材料用 Wright 筋膜针经皮下腔隙从一个针状小切口穿到另一个针状切口（图 29.3a）。这种方式可避免手术切开，但是不能形成清晰的重睑皱褶。通过这种方法，筋膜可以很好地融合且可限制松脱，但一些研究表明，在同种异体材料悬吊术中，晚期滑脱和复发上睑下垂的发生率较高 [1, 15]。此外，上睑睫毛下垂（睑赘皮）是悬吊材料断裂常见的并发症 [16]。

第二种方法，经皮肤及眼轮匝肌设计与对侧对

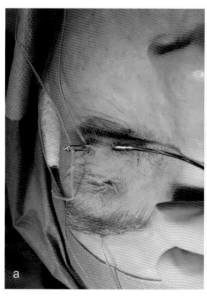
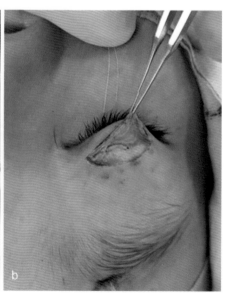

图 29.3　a. 用 Wright 筋膜针穿过睫毛边缘的针状切口。b. 通过上睑皱褶切口将悬吊材料固定于睑板的两个位置。

称的上睑折痕切口，在睑板宽度约一半的位置暴露睑板前中央隆起部位。通过不可吸收线将悬吊材料和一部分睑板固定（图 29.3b）。这种方法发生远期滑脱和继发性睫毛下垂的情况少见。通过 2~3 针深层缝合，将皮肤与提肌前缘固定，同时不伤及悬吊材料，可避免睫毛下垂[16]。

29.3 适应证

- 额肌悬吊法可用于上睑提肌肌力弱（上睑提肌上提幅度 ≤ 4 mm）的任何类型的先天性及后天性上睑下垂。
- 上提眼睑预防儿童弱视。
- 改善儿童及成年人的立体视觉。
- 改善上方的视野。
- 获得美学对称，提高自信。

29.4 手术后果

- 夜间睑裂闭合不全。
- 瞬目闭合减少。
- 下视时睑裂增大（眼睑退缩），在单侧病例中尤为明显。
- 干眼加重、眼部不适、视物模糊。

29.5 单纯使用额肌悬吊法

29.5.1 先天性病例

对于 8 岁以下的患儿，要特别考虑眼睑遮蔽视轴导致的剥夺性弱视风险。小婴儿可能需要在一周内行紧急手术以减少弱视风险（图 29.4）。上睑提肌肌力较差的先天性上睑下垂可表现为单侧或双侧，孤立或合并以下综合征，如：下颌瞬目综合征，单眼提肌麻痹，睑裂狭小 – 上睑下垂 – 反向性内眦赘皮综合征。

下颌瞬目综合征

明显的下颌瞬目可通过横断 Whitnall 韧带附近的上睑提肌来治疗。对于轻度患者，可不予处理提肌，因为患者常常可通过训练，学会如何控制下颌肌肉运动避免提肌刺激。一些外科医生建议切断对侧正常的提肌并悬吊双侧上睑，而另一些医生建议不分离上睑提肌，直接行双侧悬吊[17]。笔者保留健侧上睑提肌并告知患者双侧会出现一些不对称，尤其是对于额肌乏力的患者。

睑裂狭小 – 上睑下垂 – 反向性内眦赘皮综合征

提肌悬吊通常在内眦距过宽、内眦赘皮矫正后进行，但近期的文献更注重一期手术（图 29.5）[18]。

29.5.2 后天性病例

后天性肌源性上睑下垂提肌肌力弱可能是由于外伤、动眼神经麻痹、遗传性疾病功能障碍引起的。

遗传性肌源性上睑下垂

后天性上睑下垂伴提肌肌力弱的原因包括肌源性上睑下垂，其中提肌严重受损由线粒体肌病、眼

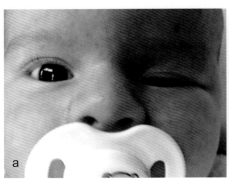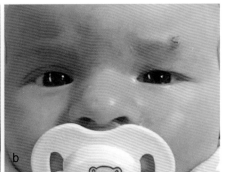

图 29.4　a. 伴随剥夺性弱视风险的先天性上睑下垂。b. 同一患者使用额肌三角悬吊，此病例因左眉切口硅胶末端侵蚀，后期需要修复。

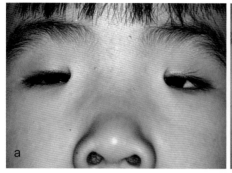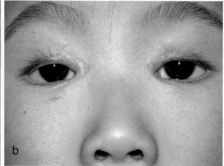

图 29.5　a.睑裂狭小 – 上睑下垂 – 反向性内眦赘皮综合征。b.首先修复内眦赘皮，然后用简化三角悬吊修复上睑下垂。

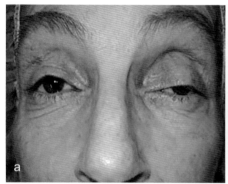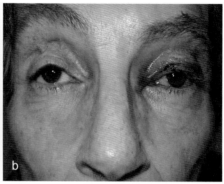

图 29.6　a.先行右侧额肌三角悬吊的线粒体肌病患眼刚好暴露出瞳孔。b.同一患者行左侧额肌三角形悬吊，两只眼睛分开手术以避免双侧角膜暴露并发症。

咽肌营养不良、强直性肌营养不良或其他在 "31 进行性肌源性上睑下垂：评估和处理" 中介绍的渐进性肌病引起（图 29.6）[19]。在线粒体肌病早期，提肌功能良好（5~10 mm）行提肌切除修复。然而肌病的进展和下垂复发是不可避免的。相较于重复行提肌切除，很多医生倾向于在初次发现时行额肌悬吊。

外伤

提肌肌力弱的第二类常见原因是意外或手术损伤肌肉、腱膜、神经。通常建议延期 6 个月再进行手术，以便功能自主恢复。

动眼神经麻痹

动眼神经麻痹可由外伤、颅内动脉瘤、小血管阻塞引起。有必要行影像检查（尤其是瞳孔扩大时），排除动脉瘤可能。通常延期 6 个月再进行手术，以便神经功能自主恢复。斜视应尽可能在上睑下垂修复前矫正[20]。一项研究用胶带粘住患眼，可用于检查持续性复视是否会带来困扰。由于全视野的难治性复视以及角膜保护机制差者，通常不宜手术。

角膜保护机制

后天性肌源性上睑下垂需仔细检查眼睛保护机制，如：闭眼功能、Bell 现象、泪液功能，因为这些保护机制在线粒体肌病及动眼神经麻痹疾患中可能是异常的。因此，建议行单侧手术（即便是双侧病例）以避免同时发生双侧角膜损伤。

29.6 手术风险

- 矫正不足。
- 矫正过度。
- 眼睑轮廓畸形。
- 睫毛下垂 / 眼睑赘皮。
- 眼球穿通伤。
- 术后睑裂闭合不全。
- 术后暴露性角膜炎。
- 干眼加重。
- 手术中眼心反射导致心动过缓或心搏骤停，常见于焦虑的青年。
- 随着时间推移，悬吊滑动。

29.7　手术优势

- 改善剥夺性弱视患者视力。
- 改善立体视觉，恢复复视觉融合。
- 改善上方视野。
- 改善外观、提高自信。

29.8　相对禁忌证

- 在获得内科医师、血液科医师或主诊医师批准后，术前停用抗凝药及血小板抑制剂。
- 进行性肌病，如慢性进行性眼外肌麻痹（CPEO），这类患者由于缺乏 Bell 现象，应避免双侧同时行额肌悬吊，否则会增加角膜暴露损伤风险。
- 对于动眼神经麻痹的患者，在矫正患眼前应评估是否有复视。

29.9　知情同意

成年患者以及患儿家长需知悉手术优势、手术风险以及术后并发症。

29.10　手术步骤

29.10.1　手术设备和材料

缝线

- 6-0、5-0 聚丙烯不可吸收线（Prolene）用于缝合硅胶悬带到睑板，也可以作睑缘的牵引缝线。
- 6-0 Vicryl Rapide 用于关闭儿童的上眼睑和眉部皮肤切口。
- 6-0 Prolene 可用于成人皮肤切口。

电凝

双极电凝或一次性使用的针状电极。

悬吊材料

有 Watzke 连接套的硅胶条。

器械

- Castroviejo 持针器。
- 直钳。
- 15# 刀片配 Bard-Parker 刀柄。
- Westcott 剪。
- 0.5 mm 有齿镊。
- Wright 筋膜针。

29.10.2　术前核查

- 与患者及家属核对手术方式及并发症。
- 确认及标记术眼。
- 确认手术设备及材料，包括可用的悬吊材料。

29.10.3　手术技术

- 标记与对侧对称的重睑折痕，从颞侧至眶上切迹标记 3~5 mm 眉上切口（图 29.7a）。
- 2% 利多卡因加 1 : 100 000 肾上腺素沿重睑皱褶、眉上切口以及悬吊物放置区域皮下浸润麻醉。
- 于上睑缘做牵引缝线，止血钳牵拉固定于手术单。15# 刀片切开上睑重建皱褶，于眼轮匝肌下分离至睑板高度的一半。于睑板中段分离足够的间隙，以免额肌悬吊物置入后上睑轮廓扁平（图 29.7b）。
- 做眉上行平行于毛干的斜向上切口，避免损伤毛囊。Westcott 剪分离皮下组织，形成皮下腔隙包埋硅胶连接套。双极电凝止血。
- Wright 筋膜针经眉上切口颞侧基底顺着外侧角膜缘向下，经重睑切口眶隔后方穿出（图 29.7c）。然后将硅胶条穿过筋膜针针眼，经筋膜针穿出上睑，向上退针并牵出硅胶条，针从眉部切口鼻侧基底经眶隔后间隙向角膜鼻侧缘穿出。将硅胶条的另一端牵拉至眉部切口（图 29.7d）。
- 5-0 Prolene 缝线在睑板上 1/3，角膜鼻侧、颞侧缘分别缝合固定硅胶条，使硅胶环中间弯曲置于眼轮匝肌下间隙（图 29.7e）。
- 向眉部上方牵拉硅胶条两端以确保上睑睁眼

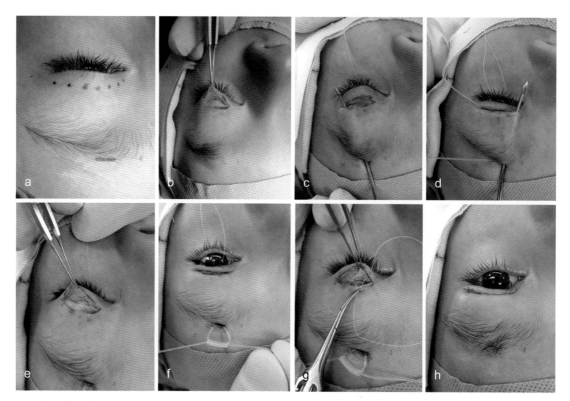

图 29.7　a. 标记与对侧对称的重睑折痕，标记眶上切迹颞侧的眉部切口。b. 分离睑板中段足够的睑板前间隙以容纳硅胶连接套。c. Wright 筋膜针经眉上切口颞侧通过眶隔后方间隙向眼睑皱褶切口颞侧穿出。d. 从伤口的鼻侧拔出针头。e. Prolene 缝线在鼻侧、颞侧缘缝合固定硅胶条，使硅胶环置于睑板前的凹形间隙。f. 在三角顶端牵拉硅胶条以确保上睑轮廓美观。g. 用快吸收缝线于角膜鼻侧和颞侧穿过硅胶环带深部的提肌腱膜，关闭上睑切口。h. 手术结束时呈睁眼状态，当患者清醒、麻药作用消失时会很好地闭合。

形态美观。将硅胶条经 Watzke 硅胶套两端向相反方向穿出，但不拉紧，使上睑皱褶切口可以更好地闭合（图 29.7f）。

- 其中三针间断缝合关闭重睑线切口时，避开悬吊物，固定于提肌腱膜（图 29.7g）。成年人用 6-0 Prolene，儿童用 6-0 Vicryl Rapide 连续缝合重睑切口（图 29.7h）。
- 对称收紧硅胶条，获得与对侧对称的良好外观以及重睑皱褶。上睑被拉至接近理想且对称高度，硅胶条拉力轻柔且上睑闭合良好。修剪硅胶条末端，余约 4 mm，如果过轻可松解。
- Watzke 硅胶套及硅胶条倒刺可埋藏于眉上切口间隙，皮下两针间断荷包缝合以及两针间段缝合。免缝胶带覆盖眉部切口、重睑切口、眼表涂抹抗生素药膏。
- 角膜保护器保护眼球及眼睑。

29.11 专家建议

- 在穿 Wright 针时使用角膜保护器防止穿透眼睑。
- 小心避免使用有齿的器械钳夹或针刺硅胶条，这会损伤硅胶条，甚至导致硅胶条断裂。
- 虽然硅胶条也同时提供针，但它们过于柔软，在硅胶条的准确放置上不如坚固的 Wright 筋膜针稳定。
- 一根硅胶条可用于两只眼睛，但只提供一个 Watzke 连接套，因此另一只眼需用其他方式收紧或将连接套一分为二用于双侧。
- 无需缝合固定硅胶连接套或将硅胶套缝合到下方额肌。
- 如果形态不对称，可将固定硅胶条与睑板的缝线拆除，并水平或垂直移动改善形态。
- 对疑似线粒体肌病患者，切取一条未经电灼的眼轮匝肌送检，检测线粒体脱氧核酸序列是否有大段或微小的基因缺失 [21]。

29.12 术后护理

- 口服广谱抗生素（如头孢氨苄）。
- 使用妥布霉素地塞米松软膏一周，预防植入物感染。
- 晚上使用 fox 保护器。
- 对于成人，尤其是患有线粒体肌病者，无 Bell 现象，已经做了欠矫，仍需小心监测并时常润滑角膜以避免角膜上皮损伤。儿童可以很好地耐受睑裂闭合不全，暴露性角膜炎少见。

29.13 并发症及其处理

并发症可分为早期及晚期。它们的处理十分关键。

29.13.1 早期并发症

矫正不足或过度矫正

笔者用此种方法对超过 75 例患者行额肌悬吊术，并进行一系列回顾分析，6% 的眼睛矫正不足，无过矫病例（图 29.8）。对于矫正不足者可通过眉部切口收紧悬吊物。

暴露性角膜炎

暴露性角膜炎发生于 15% 的有线粒体肌病或动眼神经麻痹的成年肌源性上睑下垂患者，由慢性行进性眼外肌麻痹（CPEO）或偶发轮匝肌功能薄弱并发无 Bell 现象所致 [22]。无儿童角膜暴露病例，但儿童时期额肌悬吊可导致成年后角膜暴露 [23]。这类病例需要频繁润滑角膜，必要时可行悬吊松解。

不对称以及外观畸形

约 86% 的病例最终眼睑高度与对侧差异在 1 mm 内（无论对侧手术与否）。97% 的患者或患儿家长对术后上睑外形满意（图 29.8 和图 29.9）。对于不对称病例，可通过眉部切口收紧悬带，也可通过重睑切口改变外观。

睑赘皮

约 5% 的单侧病例无重睑皱褶。可通过三针缝合固定皮肤以及深层次提肌前缘来避免，三针分别在悬吊材料的鼻侧、颞侧及中间（图 29.8）[24]。

前额瘢痕明显

重睑切口通常愈合良好，但前额较厚的皮肤更易遗留瘢痕 [4, 6]。简易三角法通过减少前额切口的

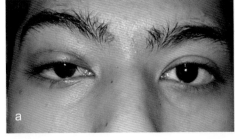
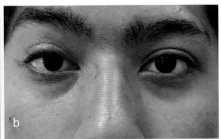
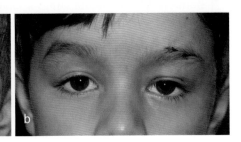

图 29.8　a. 右上睑额肌悬吊矫正不足。b. 悬吊物于睑板上前徙改善高度及外观。

图 29.9　a. 孤立性左侧先天性上睑下垂。b. 三角法额肌悬吊后一周，外形美观，重睑皱褶清晰。

数量为一个约 3~5 mm 的眉上鼻侧切口来减轻瘢痕。

悬吊材料感染

移除感染的悬吊材料。

29.13.2 远期并发症

植入材料暴露或感染

合成材料，如聚酯网或膨体，可经前额切口腐蚀组织或偶尔形成异物肉芽肿，这在笔者使用硅胶条的病例中很少见。植入物暴露或感染通常由于硅胶条的一端或两端从切口突出皮肤，可以通过收紧硅胶套内的倒刺来避免，清创、修剪并重新放置硅胶条游离端，逐层关闭切口进行修复。一例儿童患者对悬吊材料接触性过敏，需移除悬吊材料。

不可控的暴露性角膜炎

尤其对于成年的进行性肌源性上睑下垂患者，可松解悬吊材料。对于严重的肌源性上睑下垂，Bell 现象受限、下垂严重，可行最大限度的上睑成形术[25]。

悬吊滑脱

额肌悬吊滑脱发生率为 7%，多见于儿童，成年人少见。所有病例都是由于睑板缝合固定松脱，而不是眉部的硅胶套松脱。对于这种情况，最好的矫正方案是经重睑折痕切口，找到悬吊环从睑板上断裂的位置，用不可吸收线将其固定于睑板深层。

（李雪果　译，李文琳　吴海龙　校）

参考文献

[1] Takahashi Y, Leibovitch I, Kakizaki H. Frontalis suspension surgery in upper eyelid blepharoptosis. Open Ophthalmol J. 2010; 4:91–97

[2] Revere K, Katowitz WR, Nazemzadeh M, Katowitz JA. Eyelid developmental disorders. In: Fay A, Dolman PJ, eds. Diseases and Disorders of the Orbit and Ocular Adnexa. Edinburgh: Elsevier; 2017:149–152

[3] Crawford JS. Repair of ptosis using frontalis muscle and fascia lata. Trans Am Acad Ophthalmol Otolaryngol. 1956; 60(5):672–678

[4] Ben Simon GJ, Macedo AA, Schwarcz RM, Wang DY, McCann JD, Goldberg RA. Frontalis suspension for upper eyelid ptosis: evaluation of different surgical designs and suture material. Am J Ophthalmol. 2005; 140(5):877–885

[5] McCord CD, Codner MA. Frontalis suspension. In: McCord CD, Codner MA, eds. Eyelid and Periorbital Surgery. St Louis, MO: Quality Medical Publishing; 2008:439–448

[6] Pacella E, Mipatrini D, Pacella F, et al. Suspensory materials for surgery of blepharoptosis: A systematic review of observational studies. PLoS One. 2016; 11(9):e0160827

[7] Betharia SM. Frontalis sling: a modified simple technique. Br J Ophthalmol. 1985; 69(6):443–445

[8] Derby GS. Correction of ptosis by fascia lata hammock. Am. J. Ophth.. 1928; 11:352

[9] Wright WW. The use of living sutures in the treatment of ptosis. Arch. Ophth.. 1922; 51:99

[10] Bleyen I, Hardy I, Codère F. Muscle prolapse after harvesting autogenous fascia lata used for frontalis suspension in children. Ophthal Plast Reconstr Surg.

2009; 25(5):359–360

[11] Mehta P, Patel P, Olver JM. Functional results and complications of Mersilene mesh use for frontalis suspension ptosis surgery. Br J Ophthalmol. 2004; 88(3):361–364

[12] Elsamkary MA, Roshdy MMS. Clinical trial comparing autogenous fascia lata sling and Gore-Tex suspension in bilateral congenital ptosis. Clin Ophthalmol. 2016; 10:405–409

[13] Lee MJ, Oh JY, Choung HK, Kim NJ, Sung MS, Khwarg SI. Frontalis sling operation using silicone rod compared with preserved fascia lata for congenital ptosis a three-year follow-up study. Ophthalmology. 2009; 116(1):123–129

[14] Andersen J, Barmettler A, Rosenberg JB. Types of materials for frontalis sling surgery for congenital ptosis. Cochrane Database Syst Rev. 2017(7):CD012725

[15] Kim CY, Son BJ, Son J, Hong J, Lee SY. Analysis of the causes of recurrence after frontalis suspension using silicone rods for congenital ptosis. PLoS One. 2017; 12(2):e0171769

[16] Yagci A, Egrilmez S. Comparison of cosmetic results in frontalis sling operations: the eyelid crease incision versus the supralash stab incision. J Pediatr Ophthalmol Strabismus. 2003; 40(4):213–216

[17] Lee J-H, Kim Y-D. Surgical treatment of unilateral severe simple congenital ptosis. Taiwan J Ophthalmol. 2018; 8(1):3–8

[18] Bhattacharjee K, Bhattacharjee H, Kuri G, Shah ZT, Deori N. Single stage surgery for Blepharophimosis syndrome. Indian J Ophthalmol. 2012; 60(3):195–201

[19] Wong VA, Beckingsale PS, Oley CA, Sullivan TJ.

Management of myogenic ptosis. Ophthalmology. 2002; 109(5):1023–1031

[20] Bagheri A, Borhani M, Salehirad S, Yazdani S, Tavakoli M. Blepharoptosis Associated With Third Cranial Nerve Palsy. Ophthal Plast Reconstr Surg. 2015; 31(5):357–360

[21] Roefs AM, Waters PJ, Moore GR, Dolman PJ. Orbicularis oculi muscle biopsies for mitochondrial DNA analysis in suspected mitochondrial myopathy. Br J Ophthalmol. 2012; 96(10):1296–1299

[22] Lelli GJ, Jr, Musch DC, Frueh BR, Nelson CC. Outcomes in silicone rod frontalis suspension surgery for high-risk noncongenital blepharoptosis. Ophthal Plast Reconstr Surg. 2009; 25(5):361–365

[23] Dollin M, Oestreicher JH. Adult-onset exposure keratitis after childhood ptosis repair with frontalis sling procedure. Can J Ophthalmol. 2009; 44(4):412–416

[24] Allen RC, Hong ES, Zimmerman MB, Morrison LA, Nerad JA, Carter KD. Factors affecting eyelid crease formation before and after silicone frontalis suspension for adult-onset myogenic ptosis. Ophthal Plast Reconstr Surg. 2015; 31(3):227–232

[25] Burnstine MA, Putterman AM. Upper blepharoplasty: a novel approach to improving progressive myopathic blepharoptosis. Ophthalmology. 1999; 106 (11):2098–2100

30 上睑提肌肌力在 4~10 mm 的静止性先天性上睑下垂的手术方法

Jeremy Tan, Jill A. Foster

【摘　要】

提肌切除术适用于中度提肌肌力减弱（通常提肌肌力在 4~10 mm）的静止性先天性上睑下垂患者。"28 静止性肌源性上睑下垂：评估和处理"提到了基础计算公式，对于医生来说每种算法都是很好的工具，只有当具有足够的临床经验时，方能判断该手术方案对应的最佳公式。当解剖结构、组织弹性、局麻作用以及术中出血导致个性化改变时，要找到一个稳定的衡量提肌切除量的算法，是个挑战。笔者倾向于使用 Berke 术中判定眼睑高度的方式作为决定理想眼睑位置效果的主要指导。本章介绍了上睑下垂相关解剖、术前评估、手术方式及术后常见并发症。

【关键词】

中度提肌肌力，提肌切除

30.1 引言

提肌切除术可用于提肌肌力 4~10 mm 的静止性先天性上睑下垂患者。患儿上睑下垂手术的迫切目的是提供无遮挡的视野以改善儿童视力发育。有弱视风险的患儿，手术应该尽快进行。对于无弱视、第一眼位瞳孔轴线遮盖、不对称性散光、明显上抬下巴等征象的患者，可根据家庭情况及医生建议进行择期手术。早期择期手术的优势包括：减少打乱患儿的日程安排，切口愈合快，减轻患者及家属焦虑。晚手术的优势包括：上睑测量更准确，可以更好地评估和修饰重睑折痕以改善美观。在"28 静止性肌源性上睑下垂：评估和处理"中回顾的计算方法可帮助外科医生决定合适的提肌切除量。医生根据推荐的计算公式进行经验性的个性化调整。

30.2 重睑折痕的解剖

正常眼睑的上睑提肌腱膜在嵌入睑板前分为前层及后层。前层由腱膜小叶组成，经眶隔插入睑板前眼轮匝肌及皮肤之间，形成正常的上睑折痕。先天性上睑下垂患者中，重睑折痕的形成在相对正常与缺如之间变化。医生可以在上睑下垂矫正术中或分次手术中通过外科手段将腱膜固定于睑板前组织，从而形成更明显的重睑折痕。目标是形成平视时对称的边缘折痕距离（MCD）和边缘重睑皱褶距离（MFD）。

30.3 术前评估

患儿配合方能进行准确的术前评估，且有一定挑战性，需要反复进行、耐心引导以及具备鼓励患儿配合的技巧。主要的术前检查包括：睑裂情况、下视时睑裂情况、边缘反射距离 1、MCD、MFD、睑裂闭合不全情况、Bell 现象、提肌收缩行程。术前评估是完善手术计划的最后时机。

30.3.1 适应证

- 轻度或中度提肌肌力减弱的上睑下垂。肌源性上睑下垂、提肌收缩力 4~10 mm、Bell 现象正常、无干眼症者为最佳受术者。儿童或成年人皆可进行手术。
- 手术目的包括：上提眼睑预防儿童弱视，改善上象限视野，直视前方时双上睑对称美观。

30.3.2 提肌切除手术效果

- 增大下视时睑裂高度，单眼病例尤为明显。
- 可能出现新发或加重夜间或者轻闭眼时的睑裂闭合不全。
- 改变瞬目机制。
- 干眼加重，可伴发结膜充血、视物模糊以及眼部不适。

30.3.3 手术风险

- 眼球穿通伤。
- 矫正不足。
- 矫正过度。
- 术后睑裂闭合不全，引发暴露性角膜炎。
- 干眼加重。
- 眼睑形态畸形，双侧重睑折痕以及重睑皱襞不对称。
- 出血。
- 感染。
- 瘢痕增生。
- 需再次手术。
- 复视。
- 麻醉反应。
- 失明。
- 死亡。

30.3.4 手术获益

- 降低视力障碍和剥夺性弱视风险。

- 使视轴清晰，改善平视时双眼对称性。
- 改善上象限视野。
- 改善平视时双侧眼睑高度对称性。

30.3.5 相对禁忌证

- Bell 现象异常、眼外肌活动受限、角膜感觉减弱的有较高的术后眼表暴露风险的患者。对于这类患者，考虑行保守的眼睑提高术。
- 已存在暴露性角膜，限制了上提眼睑可选择的方案。

30.3.6 替代方案

- 如无弱视，术者可密切随访，确保随时间推移未出现视觉发育延缓。
- 如弱视加重，术者必须确保患者进行合理的屈光矫正和遮挡治疗。
  ○ 如视力稳定，需继续随访。
  ○ 如视力无改善或恶化，建议行患眼上睑抬高术。
- 可行额肌悬吊以保留提肌腱膜。

30.4 知情同意

成年患者或患儿家长需知悉手术获益、风险以及替代手术方案，包括术中风险、提肌切除术后效果以及并发症。

30.5 手术器材

- 局麻用带 30G 针头的 3 mL 注射器。
  ○ 新生儿 1:200 000 肾上腺素 +0.025% 布比卡因。
  ○ 成人和儿童 1:200 000 肾上腺素 +1% 或 2% 利多卡因和 0.75% 布比卡因（50/50 混合）。
- 记号笔。
- 角膜保护器。
- 0.3 mm 齿钳。
- 15# 刀片。

- Westcott 剪。
- 直虹膜剪。
- 上睑下垂夹。
- 单极针状电凝。
- Castroviejo 持针器。
- Desmarres 拉钩。
- Serafin 钳。
- 缝线：
  - 三根双角针 5-0 或 6-0 Vicryl 缝线。
  - 6-0 普通可吸收肠线。
  - 用于年龄较大儿童或成人的带 P-1 针 6-0 Prolene 缝线。

30.6 提肌切除手术步骤

- 局部浸润前标记重睑折痕（成人镇静前、患儿镇静后）。
  - 单侧病例，对侧重睑折痕可用作模板。
  - 双侧病例，则设计更加自然的重睑折痕高度。
  - 若双侧皆无清晰的重睑折痕，轻微提高睑缘可形成最自然的重睑折痕和皱褶。
- 注射含肾上腺素的局麻药，可改善术后舒适度、止血以及使组织层次清晰。
  - 患儿使用局麻药可能会达到中毒剂量。
    - 利多卡因最大剂量为 4.5 mg/kg（含肾上腺素的利多卡因可至 7 mg/kg）。
    - 布比卡因最大剂量为 3 mg/kg。
- 保护性角膜接触镜可用于保护眼表。
- 15# 刀片沿标记的切口线切开重睑折痕线。
- Westcott 剪锐性分离眼轮匝肌与眶隔。
  - 将眶隔和眶脂与提肌及腱膜剥离，上推，暴露 Whitnall 韧带。
- 去除一定量的提肌时决定是否需同时去除结膜预防结膜脱垂。
  - 提肌去除越多，越需要预防性切除 2~5 mm 结膜以防术后结膜脱垂。
  - 大范围切除法：

- 于鼻侧及颞侧行全层深切口（用锐性虹膜剪在睑板上方，自睑板浅层穿过结膜）（图 30.1a），外翻上睑，可在睑板上穿出口直视虹膜剪前行（图 30.1b）。
- 睑板上缘全层切开以贯通双侧穿刺切口（图 30.1c）。
- 上睑下垂钳于切口上方同时钳夹结膜、Müller 肌、提肌腱膜。如需进一步从提肌上分离眶脂及眶隔，可将下垂钳作为牵引器使用，以便于操作（图 30.1d）。
- 直虹膜剪钝性分离结膜与 Müller 肌。Müller 肌与结膜连接紧密。虹膜剪尖端从上睑下垂钳上方 3 mm 穿入结膜与 Müller 肌之间，撑开剪刀后从眼睑后方缓慢水平移动退出，钝性分离两者（图 30.1e）。将全水平宽度的结膜与 Müller 肌完全分离后，在钳子上方横切多余的结膜，多余结膜留于钳子上（图 30.1f）。
- 横断结膜后，用 Westcott 剪向上将结膜从 Müller 肌及腱膜上分离。分离高度恰好高于预期固定缝线的位置，6-0 肠线缝合切开的结膜缘与睑板上缘（图 30.1g）。
  - 少量切除无需分离结膜：
  - 向下牵拉睑缘，从中间剪开切口，打开睑板上缘提肌腱膜及 Müller 肌。Westcott 剪向鼻侧及颞侧潜行分离，将整个眼睑水平宽度的眼睑收缩肌边缘从结膜上掀起。
  - 结膜浅层分离至足以提拉提肌复合体。
  - 上睑下垂钳夹提肌腱膜及 Müller 肌切缘。
- 从 Müller 肌上分离结膜。钳子向头侧术者方向翻转，钝 Westcott 剪向上将 Müller 肌从结膜上锐性分离直至超过 Müller 肌起点。
- 从提肌浅层分离眶隔。钳子向下朝睑缘翻转，在提肌复合体前方上推眶隔及眶脂。尽量保留眶脂。将眶隔及眶脂上推至高于缝合固定位置（图 30.1i）。
- 切除：
  - 在鼻侧、中间、颞侧分别用双针 5-0 或 6-0

Prolene 缝线穿过部分睑板（图 30.1j）。

 ○ 测量提肌复合体去除量。双针缝线穿过钳夹复合体组织（图 30.1k）。

 ○ 缝线打活结。

 ○ 移除角膜保护器，评估术中眼睑高度及形态（图 30.1l）。

 ○ 必要时调整缝线高度获得理想的睑裂宽度及眼睑形态。

 ○ 调整满意后打方结。

 ○ 去除缝线远端多余提肌复合体（图 30.1m）。

• 可考虑保守去除皮肤和轮匝肌。

 ○ 上提眼睑时，切缘可能冗余皮肤及轮匝肌。将上唇组织覆盖于切口线上，评估有多少皮肤覆盖其上。覆盖 1~2 mm 为宜。评估前

层软组织量，确保不影响眼睑闭合情况下可去除少量皮肤肌肉组织。

• 重睑折痕缝合固定，关闭切口。

 ○ 间断埋线缝合眼轮匝肌 – 前徙提肌断端 – 眼轮匝肌（图 30.1n）。

 ○ 缝合皮肤 – 前徙提肌断端 – 皮肤（图 30.1o）。

 ○ 不可吸收线单纯间断缝合关闭切口（图 30.1p）。

• 图 30.2 展示了一个典型的术前、术后效果案例。

30.7 专家建议

• 术中可用角膜保护器保护眼球。

• 分离显露提肌腱膜及肌肉：

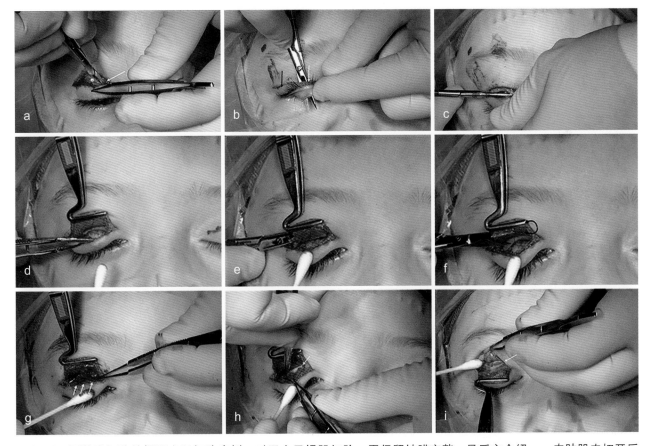

图 30.1 需结膜切除的提肌大量切除病例。对于少量提肌切除，需保留结膜完整，见后文介绍。a. 皮肤肌肉切开后在睑板上方全层开孔。白色箭头：睑板上缘。b. 翻转上睑，用虹膜剪全层开孔。翻转上睑避免眼球穿刺伤，确保睑板上缘切口位置。白色箭头：鼻侧穿刺切口。黑色箭头：颞侧穿刺切口区域。c. 从颞侧到鼻侧穿刺切口全层横行切开。d. 放置上睑下垂钳牵引器。e. 虹膜剪分离 Müller 肌与结膜。f. 剪刀切除松垮的结膜，切除量为黑色箭头之间组织，此种方式用于避免大量提肌切除术后结膜脱垂。g. 在大量切除提肌联合结膜切除后，肠线缝合结膜与睑板上缘。白色箭头表示横行切开的结膜与睑板上缘的肠线缝合处。h. 从结膜面 Müller 肌深层向上分离至 Whitnall 韧带深层（白色箭头）。i. 将提肌腱膜与眶隔、眶脂分离，向上钝性分离至 Whitnall 韧带上方（白色箭头）。

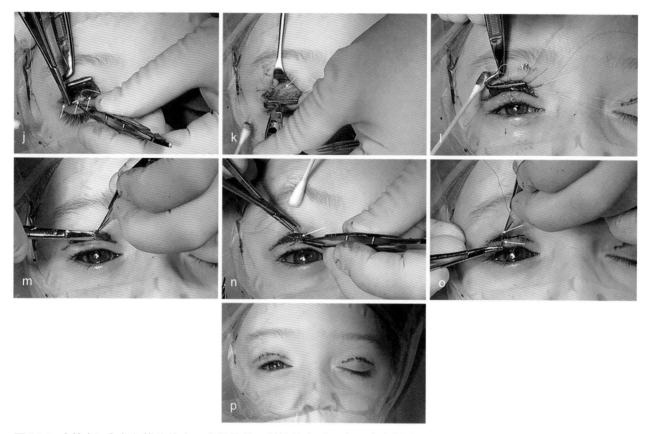

图 30.1　（续）j. 在白色箭头处在三个部位将双针缝线穿过一定厚度睑板（非全层），用于提肌切除后固定。k. 全层缝合提肌复合体，箭头指示缝针从复合体深层穿至浅层。缝合时向下牵拉下垂钳。l. 移除角膜保护器，评估术中睑缘高度及形态。缝线打活结以便调整。m. 打方结后去除多余提肌。n. 缝合形成重睑折痕。间断缝合睑板前眼轮匝肌 – 前徙提肌端（白色箭头）– 睑板前轮匝肌（黑色箭头）形成稳固重睑折痕。o. 进一步折痕形成，间断缝合皮肤（白色箭头）– 提肌断端（黑色箭头）– 皮肤（白色箭头）。p. 单纯间断缝合闭合切口。

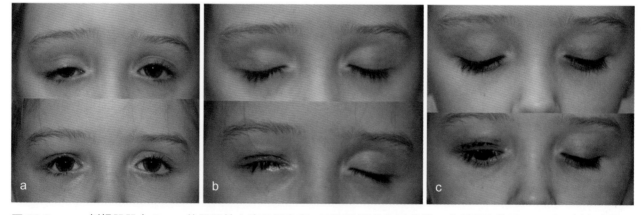

图 30.2　a. 一例提肌肌力 8 mm 的肌源性上睑下垂患者，双眼注视前方时术前、术后眼睑位置。b. 同一例患者提肌切除术后一周，轻轻闭眼时术前、术后眼睑位置。c. 双眼注视下方时术前、术后眼睑位置，术后睑裂垂直高度大小相等。注意术后向下注视时垂直睑裂高度增大，需在术前评估时进行探讨说明。

- 轻压眼球可帮助识别眶隔后方膨出脂肪便于解剖定位。
- 尽量将脂肪垫维持在眶隔后。

- 如脂肪膨出，轻微电凝可使它收缩回退。
- 患儿不去眶脂。
- 如分离层次过深，术者可能找不到提肌边缘。

- 切记腱膜前脂肪垫需位于提肌腱膜前方。
- 可将上方深层可辨别的组织边缘牵拉向下用以识别层次。
  ○ 提肌切除缝合时避免带入眶隔，否则会产生瘢痕，出现睑裂闭合不全。
- 血肿使组织变形影响手术判断。
  ○ 术中手指压迫和按摩有助于血肿的消散使组织变平，但组织变形会降低手术预判效果。
- 全层缝合可能会穿透睑板，尤其对于组织相对较小的患儿。用角膜保护器保护眼球避免刺伤眼球，翻开眼睑检查是否穿透全层，因其可能会导致角膜擦伤。
  ○ 如不确定是否穿透全层，结膜点状出血可作为提示，重新缝合深钩睑板需谨慎。
- 用 Serafin 钳整理缝线线头，缝线松脱会使手术失败。

30.8 术后护理

- 术后一周保持眼表湿润。推荐使用 Maxitrol。
  ○ 术后第一次随访时评估眼睑闭合不全和眼睑退缩程度，以确定润滑剂减量计划。
  ○ 即使提肌大量切除后导致睑裂闭合不全，患儿眼睛往往能通过调整泪膜保护来成功保护角膜。
- 患儿很难配合冰敷和活动限制，应灵活指导护理。
- 告知患儿家长眼眶出血和感染的体征及症状。
- 泰诺林可用于缓解疼痛。
- 继续执行弱视矫正方案。

30.9 并发症及其处理

- 矫正不足：
  ○ 如果眼睑不遮盖视轴，未引起散光，可继续观察。
  ○ 定期随访以确保没有因间歇遮挡引起的视觉延迟。

- 必要时再次手术。
- 过度矫正可致暴露性角膜炎、角膜干燥、瘢痕、永久的视力损伤。
  ○ 观察眼表失代偿体征。
  ○ 人工泪液或眼膏润滑。
  ○ 如进行适当医疗干预后仍出现眼表失代偿，应进行手术缝合松解并将上下睑缝合，从而闭合睑裂。
    - 对于部分病例，即使眼睑高度合适，也可能会出现眼表暴露问题。此类病例可暂时行睑缘缝合以保护角膜，直到术后水肿消退及眼睑功能改善。
    - 如治疗失败，将眼睑降至术前水平。
- 眼眶血肿：
  ○ 分离层面深达眶隔，血肿块可导致间室综合征。
    - 一经确诊，立即手术清除。
    - 如果眼眶血肿严重，需行眦切开术和眦分离术。
- 感染：
  ○ 感染局限于皮肤和眶隔前组织：
    - 口服抗生素。
    - 分析讨论感染加重的症状和体征，包括：疼痛加重、复视、发热、渗出。
    - 密切随访。
  ○ 感染涉及眶隔深部结构：
    - 入院静脉注射抗生素治疗、眶部影像学检查、监护仪监测。
    - 必要时行眶切开引流。
    - 密切随访。

30.10 结论

对于上睑提肌肌力在 4~10 mm 的静止性肌源性上睑下垂患者，提肌切除术是一种极好的治疗方法。细致的患者管理、确切的术后预期沟通、仔细的手术操作可产生良好的患者反馈。

（李雪果　译，李文琳　吴海龙　校）

参考文献

[1] Pandit S, Ahuja MS. Gross and microscopic study of insertion of levator palpebrae superioris and its anatomical correlation in superior palpebral crease formation and its clinical relevance. Med J Armed Forces India. 2015; 71(4): 330–336

[2] Kakizaki H, Madge SN, Selva D. Insertion of the levator aponeurosis and Müller's muscle on the tarsus: a cadaveric study in Caucasians. Clin Exp Ophthalmol. 2010; 38(6):635–637

[3] Guercio JR, Martyn LJ. Congenital malformations of the eye and orbit. Otolaryngol Clin North Am. 2007; 40(1):113–140, vii

31 进行性肌源性上睑下垂：评估和处理

Liat Attas_Fox, François Codère

【摘 要】

　　本章介绍各种类型的进行性肌源性上睑下垂的处理方法。此类上睑下垂通常存在局限的或弥漫的内源性肌病，从而导致提肌功能差。此类上睑下垂罕见，通常为遗传性，双侧发病，可伴发眼部或系统性异常。其眼外肌活动度及轮匝肌功能通常较差。提肌功能预示着疾病的严重程度，且可以帮助术者选择矫正手术方式。

【关键词】

　　眼咽型肌营养不良，慢性进行性眼肌麻痹，Kearns-Sayre 综合征，强直性肌营养不良，先天性进行性上睑下垂

31.1 引言

　　进行性肌源性上睑下垂主要由内源性提肌功能差的遗传性疾病组成。提肌、眼轮匝肌、眼外肌通常会受到影响。理解此类上睑下垂的常见临床表现和体格检查能够使其诊断和治疗更加直接、有效[1]。一旦怀疑该病，获取详尽的家族史十分关键，尽管变异外显率可能掩盖其遗传模式，或存在散发的突变情况。

　　进行性肌源性上睑下垂的治疗取决于上睑下垂程度、提肌功能测量以及角膜保护机制的完整度（睑裂闭合不全、完好的 Bell 现象、干眼程度）。

31.2 进行性肌源性上睑下垂原因

　　进行性肌源性上睑下垂可发生于儿童或成年人。儿童发病罕见、常致死，将在"32 综合征性上睑下垂"进行讨论。本章讨论成年患者常见的功能障碍。合适的检查应包括多专家会诊和系统性体检，以评估是否有威胁生命的潜在因素。

31.2.1 眼咽型肌营养不良

　　眼咽型肌营养不良（OPMD）是一种常染色体显性遗传肌功能障碍，通常迟发[2]。患者通常五六十岁出现症状。以双侧上睑进行性下垂、吞咽困难、近端肌无力为特征（图 31.1）。虽然其他眼外肌可能逐渐受累，但完全的眼外肌麻痹较为罕见，且眼内肌不受影响。由于提肌力量弱，此类上睑下垂呈对称性、进行性。患者有良好的眼轮匝肌功能及 Bell 现象。OPMD 有不同的表现型。对于早发病例，症状进展迅速，病情严重。对于晚发病例，进展较缓慢，病情较轻。OPMD 发生是由于稳定突变导致的 14 号染色体的 *PABPN1* 基因扩增。OPMD 患者肌纤维内的丝状细胞核内包涵体是这类疾病的病理标志[3]。

　　OPMD 分布全球，最大的发病群在魁北克，其

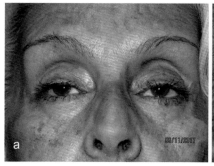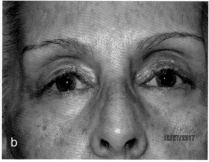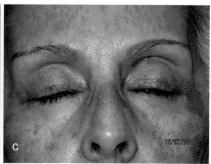

图 31.1   71 岁女性，进行性上睑下垂，有 OPMD 家族史，伴吞咽肉食困难、眼外肌活动度减弱，提肌肌力右侧 6 mm、左侧 7 mm。a. 行双侧提肌切除（双侧 19 mm）。b. 出现术后睑裂闭合不全。c. 随着时间推移上睑下垂复发（经允许引自 Michael A. Burnstine，MD，and Eyesthetica）。

次是以色列的布哈拉犹太人 [4]。同时，生活在新墨西哥州的西班牙裔也被发现有大量 OPMD 人群 [5]。对于临床怀疑 OPMD 患者的确诊，需行基因检测。最常见的上睑下垂治疗选择包括：对于轻中度患者，行提肌切除、前徙术；对于更加严重的患者行眼睑额肌悬吊术 [6]。

31.2.2 慢性进行性眼外肌麻痹

慢性进行性眼外肌麻痹（CPEO）是一种累及双侧眼外肌的进行性肌病，通常散发（图 31.2）。CPEO 通常由影响线粒体功能的基因缺损引起。它是线粒体肌病最常见的表现类型。患者常在青年时期出现症状。可观察到眼外肌进行性麻痹。其表现根据受累线粒体数量而变化。上睑下垂加重伴随着眼球活动度极度减少，直至眼睑、眉毛不能活动 [7]。眼轮匝肌功能通常较弱，因此眼睑闭合较差。瞳孔肌肉纤维不受影响，上睑下垂问题会先于眼球活动问题出现。

Kearns-Sayre 综合征是 CPEO 的一种变体，通常称为 CPEO Plus[8]。它涉及其他改变，如心脏传导阻滞、色素性视网膜病、有时伴外周肌无力。这类患者应该行神经病学检查 [9]。对于 CPEO 及 Kearns-Sayre 综合征患者，听力丧失及糖尿病可在肌肉受累前数年出现 [10]。

CPEO 导致的上睑下垂是最难处理的上睑下垂之一。由于眼轮匝肌功能弱、眼睑闭合差，不能过度提高上睑。保守的额肌悬吊对于提高上睑是有用的 [11, 12]。由于 Bell 现象差、瞬目不全、眼球运动缺乏，术后常见暴露性角膜炎。通常需行其他治疗减轻干眼。

31.2.3 强直性肌营养不良

强直性肌营养不良可影响肌肉及其他系统，以进行性肌力减弱、丧失为特征（图 31.3），是最常见的成人发病的肌营养不良类型。强直性肌营养不良是常染色体显性遗传，以不稳定突变为特征。突变发生在一个 DNA 片段异常重复数次时，从而导

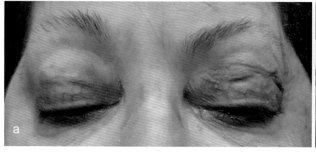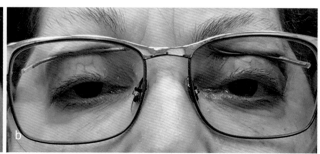

图 31.2   a. 65 岁女性，CPEO 病史，全身肌无力包括：肩膀、手、腿，眼外肌活动度减弱。双侧提肌功能 0 mm，MRD1 双侧 -2 mm。b. 用有"上睑下垂撑杆"的眼镜提高上睑（经允许引自 Prof. Arik Y. Nemet，Meir Medical Center，Israel）。

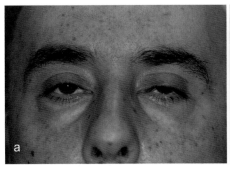
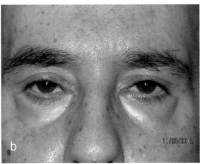
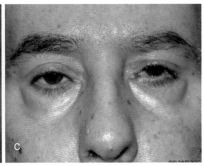

图 31.3 a. 43 岁男性患者，强直性肌营养不良伴明显的上睑下垂、面部萎缩、Bell 现象减弱、提肌肌力 10 mm。b. 行双侧保守提肌修复。c. 5 年后上睑下垂复发。可能需行额肌悬吊（经允许引自 Michael A. Burnstine, MD, and Eyesthetica）。

致基因不稳定。其表现型根据基因型不同而不同。

与 OPMD 不同的是，强直性肌营养不良涉及其他器官系统异常。几乎所有的组织器官都可受累，包括：晶状体（白内障）、大脑、睾丸以及毛发[13]。

强直性肌营养不良型上睑下垂可从轻微到严重，且进展缓慢。与 OPMD 不同的是，眼活动度减弱通常轻微。疾病严重程度取决于基因型。最终需行保守的额肌悬吊提高上睑。修复手术可因面神经无力而变得复杂。

31.2.4 假性进行性肌源性上睑下垂

青少年重症肌无力（MG）可误诊为单纯先天性上睑下垂[14]。对于双侧发病患者，误诊率增加[15]。MG 是一种自身免疫性疾病，影响神经肌肉功能，而不是内源性提肌功能障碍（图 31.4）。成人重症肌无力是一种获得性自身免疫性疾病，而先天性重症肌无力则是一种罕见的非免疫性遗传功能障碍。当肌无力仅局限于眼睑及眼外肌时，被称为眼型重症肌无力（OMG）[16]。药物治疗包括：乙酰胆碱酯酶抑制剂、吡斯的明（麦斯提龙）、口服糖皮质激素以及免疫抑制剂。这些药物无法影响疾病进展，只能帮助控制症状[17]。仔细检查是正确诊断的关键。

31.3 病史和体格检查

进行性肌源性上睑下垂十分罕见。一旦怀疑，病史和体检是正确诊断的关键。其目的是鉴别上睑下垂及制订治疗计划。阳性家族史和其他相关的眼部、

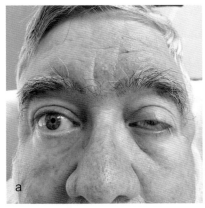
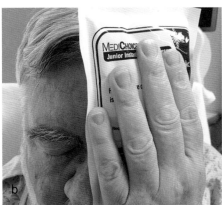
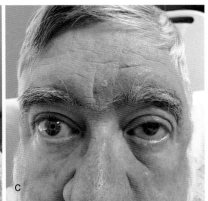

图 31.4 a. 68 岁男性，表现为单侧上睑下垂，无其他症状。神经检查发现左眼在持续向上注视后上睑下垂。b. 眼外活动度正常。怀疑重症肌无力，行冰袋测试（ice test），冰袋置于左眼。c. 2 分钟后，上睑下垂改善，提示试验阳性。血清抗乙酰胆碱受体抗体阳性，以及电反应诊断测试显示对于重复的神经刺激反应减弱，支持诊断。冰袋测试可作为重症肌无力及其他引起上睑下垂或眼肌麻痹的疾病的有效鉴别手段。肌肉温度降低，抑制乙酰胆碱酯酶活性是临床观察到上睑下垂改善的基础。该患者行吡斯的明治疗，上睑下垂改善（经允许引自 Liu and Chen and the New England Journal of Medicine (NEJM) 2016;375:e39）。

肌肉或系统性疾病往往提示异常类型的上睑下垂。

31.3.1 病史

详尽获取现病史和上睑下垂家族史对于诊断进行性肌源性上睑下垂至关重要。

现病史

多数患者会描述他们的上睑随着时间推移下垂，眼睑高度在一天中无变化。他们会否认有复视，偶有报告眼外活动度减弱。

深入的系统回顾很重要：是否有吞咽困难（见于 OPMD 患者），或者心脏疾病、面神经无力、听力丧失以及共济失调（见于 CPEO 患者），以及强直性肌营养不良变型。

上睑下垂家族史

上睑下垂家族史通过患者收集或回顾家庭老照片。如果需要收集遗传学病因辅助诊断时，父母、祖父母、亲兄弟姐妹、堂 / 表兄弟姐妹的病史都应该收集。

31.3.2 体格检查

除详尽的病史采集外，需行全面的体格检查，特别留意眼部基础检查。视力、眼外肌活动度、扩瞳眼底检查、眼睑测量都是重要的检查项目。

眼部检查

视力测量和扩瞳眼底检查评估色素性改变有助于诊断一些进行性肌病，如 Kearns-Sayre 综合征。评估减弱的眼外肌活动度同样有助于诊断。

面肌无力

面部萎缩和肌无力对于发现强直性肌营养不良和 OPMD 十分重要。

眼睑测量

标准的眼周测量对上睑下垂检查十分重要，包括：睑裂（PF）、上睑缘至角膜反射距离（MRD1）、睑缘到折痕距离（MCD）以及平视时睑缘到重睑皱褶距离（MFD）。提肌活动度（LE）测量需去除额肌作用。典型的肌源性上睑下垂患者 PF、MRD1 减小，MCD、MFD 增大。LE 变化取决于疾病类型和肌病严重程度。眼轮匝肌功能和轻闭眼时睑裂闭合不全情况也需进行评估。

角膜保护机制

对于肌源性上睑下垂，评估眼轮匝肌功能、干眼情况、轻闭眼时睑裂闭合不全情况以及 Bell 现象至关重要。对于进行性疾病，因为眼轮匝肌及眼外肌功能受累，眼轮匝肌功能减弱、Bell 现象减弱或缺乏十分常见。当眼睛处于角膜保护机制减弱的风险中时，保守处理上睑下垂至关重要。

31.4 进行性肌源性上睑下垂的处理

进行性肌源性上睑下垂的手术治疗由下垂程度、角膜保护机制以及提肌功能决定。前徙及缩短手术效果随着提肌功能减弱而减弱[18]。对于有完好的角膜保护机制的患者，LE 在 0~4 mm 行额肌悬吊术，4~10 mm 行提肌切除缩短术，大于 10 mm 行提肌前徙术。对于眼轮匝肌功能薄弱，Bell 现象差，使患者睑裂闭合不全、角膜病变的病例（如 CPEO 和强直性肌营养不良 1 型），可行非手术治疗，如撑杆眼镜、拱形 PROSE 镜（详见"37 上睑下垂的手术治疗"），或者是仅浅表皮肤重睑成形[12, 19]。辅助手段如提高下睑以减轻睑裂闭合不全的影响也被用于最小化角膜暴露[20]。

31.4.1 修复时机

当上睑下垂影响患者功能活动时考虑修复。影响开车及阅读是常见的主诉。

31.4.2 笔者的主要治疗方法

提肌功能和疾病的病理生理是影响上睑下垂矫正方案选择的最重要因素。对于进行性肌源性上睑下垂，几年后患者病情进展，单纯的重睑成形或提

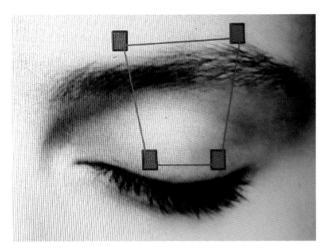

图 31.5　盒形法。

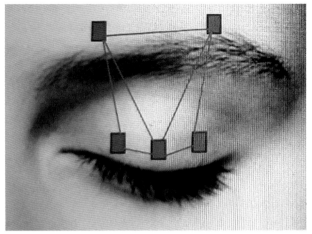

图 31.6　有连锁三角形的改良 Crawfod 法。

肌切除有很高的下垂复发率。对于这类患者，提倡在疾病早期行额肌悬吊[2]。

额肌悬吊术基于连接睑板与眉部。悬吊借助额肌力量上提功能薄弱的上睑（详见"29 上睑提肌肌力小于 4 mm 的手术方法"）[20]。可使用各种技术及材料。阔筋膜可以用作悬吊材料，但相较使用合成材料更加复杂。笔者选择聚丙烯悬吊材料，因为这种材料容易获得且易于调节。有报道认为：对于 OPMD 上睑下垂患者，"盒形法"（图 31.5）更易操作，而且与"改良 Crawfod 法"（图 31.6）有同样的效果[6]。在盒形法中，于睫毛上 2 mm 做两个长约 2 mm 的小切口（内侧及外侧），在眉上做内侧及外侧切口。放置眼球保护器，聚丙烯缝线在眼轮匝肌下层面穿至眉毛，在眉部内侧切口系紧。这种方式可引起睑裂闭合不全，减弱的 Bell 现象使情况更加恶化。需告知患者术后眼膏润滑眼球避免暴露性角膜炎[18, 19]。

31.5 结论

进行性肌源性上睑下垂诊断较为困难。通常上睑下垂有遗传性，但可能散在发病。合适的检查包括多专家会诊及系统性检查，以处理疾病的进展症状。谨慎决定手术，对保护眼球同时改善上睑下垂十分关键。

（李雪果　译，吴海龙　杨超　校）

参考文献

[1] Wong VA, Beckingsale PS, Oley CA, Sullivan TJ. Management of myogenic ptosis. Ophthalmology. 2002; 109(5):1023–1031

[2] Codère F, Brais B, Rouleau G, Lafontaine E. Oculopharyngeal muscular dystrophy: what's new? Orbit. 2001; 20(4):259–266

[3] Corbeil-Girard LP, Klein AF, Sasseville AM, et al. PABPN1 overexpression leads to upregulation of genes encoding nuclear proteins that are sequestered in oculopharyngeal muscular dystrophy nuclear inclusions. Neurobiol Dis. 2005; 18(3):551–567

[4] Blumen SC, Nisipeanu P, Sadeh M, et al. Epidemiology and inheritance of oculopharyngeal muscular dystrophy in Israel. Neuromuscul Disord. 1997; 7 Suppl 1:S38–S40

[5] Becher MW, Morrison L, Davis LE, et al. Oculopharyngeal muscular dystrophy in Hispanic New Mexicans. JAMA. 2001; 286(19):2437–2440

[6] Kalin-Hajdu E, Attas-Fox L, Huang X, Hardy I, Codère F. Comparison of two polypropylene frontalis suspension techniques in 92 patients with oculopharyngeal muscular dystrophy. Ophthal Plast Reconstr Surg. 2017; 33 (1):57–60

[7] Bau V, Zierz S. Update on chronic progressive external ophthalmoplegia. Strabismus. 2005; 13(3):133–142

[8] Shemesh A, Margolin E. Kearns Sayre syndrome. In: StatPearls [Internet]. Treasure Island, FL: StatPearls Publishing; 2018

[9] Sharma AK, Jain N, Kharwar RB, Narain VS. Classical triad of Kearns-Sayre syndrome. BMJ Case Rep. 2016;

2016:2016

[10] Ho J, Pacaud D, Khan A. Kearns-Sayre syndrome is a rare cause of diabetes. Can J Diabetes. 2016; 40(2):110–111

[11] Shah KP, Mukherjee B. Efficacy of frontalis suspension with silicone rods in ptosis patients with poor Bell's phenomenon. Taiwan J Ophthalmol. 2017; 7(3):143–148

[12] Burnstine MA, Putterman AM. Upper blepharoplasty: a novel approach to improving progressive myopathic blepharoptosis. Ophthalmology. 1999; 106 (11):2098–2100

[13] Bird TD. Myotonic dystrophy type 1. In: Adam MP, Ardinger HH, Pagon RA, Wallace SE, Bean LJH, Stephens K, Amemiya A, eds. GeneReviews®[Internet]. Seattle, WA: University ofWashington, Seattle; 1993–2019

[14] Peragallo JH. Pediatric myasthenia gravis. Semin Pediatr Neurol. 2017; 24(2): 116–121

[15] Alam MS, Devi Nivean P. Early onset bilateral juvenile myasthenia gravis masquerading as simple congenital ptosis. GMS Ophthalmol Cases. 2017; 7:Doc07

[16] Cornblath WT. Treatment of ocular myasthenia gravis. Asia Pac J Ophthalmol (Phila). 2018; 7(4):257–259

[17] Farmakidis C, Pasnoor M, Barohn RJ, Dimachkie MM. Congenital myasthenic syndromes: a clinical and treatment approach. Curr Treat Options Neurol. 2018; 20(9):36

[18] Shields M, Putterman A. Blepharoptosis correction. Curr Opin Otolaryngol Head Neck Surg. 2003; 11(4):261–266

[19] Lapid O, Lapid-Gortzak R, Barr J, Rosenberg L. Eyelid crutches for ptosis: a forgotten solution. Plast Reconstr Surg. 2000; 106(5):1213–1214

[20] Doherty M, Winterton R, Griffiths PG. Eyelid surgery in ocular myopathies. Orbit. 2013; 32(1):12–15

32 综合征性上睑下垂

Christine Greer, Michael A. Burnstine, Diana K. Lee, Jonathan W. Kim

【摘 要】

综合征性上睑下垂患者表现为上睑下垂和其他眼部及系统症状。其与稳定的发育异常导致的上睑下垂不同，后者出生就有（例如传统先天性上睑下垂）。本章涉及的上睑下垂伴发症候群是指异常的神经支配综合征，累及眼外肌的静止性肌源性上睑下垂，以及影响到儿童和成年提肌功能的肌源性上睑下垂。

【关键词】

先天性上睑下垂，伴上睑下垂的综合征，肌源性上睑下垂，下颌瞬目综合征，小睑裂综合征（BPES），先天性肌病，肌营养障碍

32.1 引言

综合征性上睑下垂指的是上睑下垂伴其他眼部及系统症状，这与"28 静止性肌源性上睑下垂：评估和处理"介绍的传统先天性上睑下垂不同。通常对于有综合征的患者，有潜在的基因原因导致表现型症状；在部分病例中，相关的表现症状是致命的。

至今，综合征性上睑下垂未被系统、有效的方式提出及分类。为了清楚理解，本章涉及的上睑下垂综合征被分为如下部分：异常神经支配综合征、累及眼外肌的静止性肌源性上睑下垂、儿童期累及提肌及其他肌群的肌源性上睑下垂，以及成人期进行性肌源性上睑下垂（表 32.1）。

32.2 异常神经支配综合征

异常神经分布综合征的表现取决于受累神经，表现为提肌受累（下颌瞬目综合征）或伴发眼肌麻痹的严重形式、斜视（如 Duane 综合征）。这类疾病的发病年龄、症状、疾病进程、遗传、基因特征、治疗总结见表 32.1。

32.3 累及眼外肌的静止性肌源性上睑下垂

小睑裂综合征是一种以影响眼睑发育为典型症状的综合征，表现为严重的双侧上睑下垂、睑裂短小、倒向型内眦赘皮、内眦间距过宽（详见"28 静止性肌源性上睑下垂：评估和处理"）。由于纤维化[52]，上睑提肌的功能明显减弱，睑板发育不良。眼外肌及提肌纤维化也见于先天性眼外肌纤维化（CEFOM）和单眼上提不足。发病年龄、症状、疾病进程、遗传、基因特征、治疗总结见表 32.1。

表 32.1　综合征性进行性肌源性上睑下垂汇总表

疾病名称	发病年龄	临床表现	进行性/非进行性	遗传性	基因表达	治疗方法
与异常神经支配有关的综合征						
Duane 综合征[1]	出生时	患者缺乏外展功能和（或）内收功能，同时伴有内外直肌共同收缩，导致眼球回缩，侧视时睑裂变窄。症状继发于第Ⅲ～Ⅵ脑神经联带运动。上睑下垂可继发	非进行性	大多数为散发型，5%～10% AD 遗传，少数 AR 遗传	散发突变涉及 CHN1 基因（嵌合蛋白1，GTP 酶激活蛋白）	手术治疗斜视和上睑下垂
下颌瞬目综合征[2-5,6]	出生时	典型的先天性上睑下垂，上眼睑随着张口嘴或下颌的移动而升高。症状继发于第Ⅲ～Ⅵ脑神经联带运动	非进行性	非遗传性	N/A	轻度上睑下垂的患者，可观察。重度上睑下垂的患者，行上睑提肌腱膜剥离、额肌悬吊
Marin-Amat 综合征（反向下颌瞬目综合征）[7]	典型的后天性面神经麻痹，先天性少见	第Ⅴ～Ⅶ脑神经联带运动。下颌张开时眼睑闭合	非进行性	可以后天获得或遗传（罕见）；未知基因	未知	面部神经肌肉训练，个别情况可选肉毒毒素治疗
累及眼外肌的静止性肌源性上睑下垂						
睑裂狭小－上睑下垂－反向内眦赘皮综合征[8,9]	出生时	典型患者有严重的双侧上眼睑下垂，睑裂狭小，反向内眦赘皮和内眦过宽。睑裂过宽度但其他表现包括不同程度的下睑外翻，眼距过长，睑上缘发育不全和泪道系统异常。I 型与卵巢功能不全有关	非进行性，随生长发育，内眦间距过宽可能改善	AD	FOXL2（叉头框蛋白2）与 I、II 型相关	手术矫正眼睑下垂和内眦赘皮
先天性眼外肌纤维化综合征（CFEOM）[10,11]	出生时	垂直注视和不同程度的水平注视时，双侧上睑下垂和眼外肌麻痹。头朝上时患眼有下斜视	非进行性	CFEOM1 AD，CFEOM2 AR，CFEOM3 AD，Tukel AR	1: KIF21A（驱动蛋白家族成员7）/TUBB3（β3-微管蛋白 class Ⅲ）；2: PHOX2A（配对同源框 2a）；3: KIF21A/TUBB3；Tukel: 未知	手术治疗斜视和上睑下垂
单眼上提缺陷，"双上提肌麻痹"[12-14]	出生时或后天获得	单侧症状，向各个方向运动受限，第一眼位时下斜视，可能与上睑下垂有关	非进行性	散发	N/A	手术先矫正斜视，再矫正上睑下垂
儿童期累及提肌及其他肌群的进行性肌源性上睑下垂						
常染色体显性视神经萎缩加综合征（Treft Sanborn Carey 综合征）[15]	儿童期	双侧视神经萎缩，感觉神经性听力丧失，肌病导致眼肌麻痹，上睑下垂、共济失调，周围神经病变	进行性	AD	OPA1（OPA1 蛋白，线粒体动力蛋白样 GTP 酶）	积极治疗；手术矫正斜视和上睑下垂

疾病名称	发病年龄	临床表现	进行性/非进行性	遗传性	基因表达	治疗方法
中央核肌病（Shy-Magee综合征），肌肉核心疾病，中枢性肌纤维性肌病 [16,17]	出生时	肌张力减退，四肢无力，上睑下垂	非进行性或进行性	AD	RYR1基因（骨骼肌钙释放通道受体，肌浆网中的钙通道）	支持治疗；沙丁胺醇可改善肌无力；手术矫正上睑下垂
中央核性肌病，X连锁肌管性肌病（XLMM）a[18,19]	婴儿期，童年早期	面、颈部肌无力，包括眼部无力（上睑下垂、眼肌瘫痪）、四肢无力，膈肌无力	通常为进行性	XLR、AD或AR	常见：DNM2基因（动力蛋白2）、BIN1（桥接蛋白1）、TTN（肌联蛋白）；少见：CCDC78基因（包含78的结构域）、SPEG（肌球蛋白轻链激酶家族成员，是肌细胞骨架发育所必需的）、RYR1（骨骼肌钙释放通道受体、肌浆网中的钙通道）XLMM：MTM1（肌微管素）	支持治疗；手术矫正斜视和上睑下垂
3p染色体综合征	出生时	发育不良，生长迟缓，智力障碍，小头畸形，自闭症谱系障碍，肌张力减退，上睑下垂	非进行性	非遗传性	染色体：继发于3号染色体短臂的一段缺失	支持治疗；表现上睑下垂的患者可手术治疗
先天性肌纤维类型不均衡 a[22-25]	出生时	四肢和面部肌无力，上睑下垂、眼肌麻痹，延髓型肌无力，膈肌无力	通常为非进行性，可随时间推移改善	AD、AR或XLR	ACTA1（骨骼肌肌动蛋白），SEPN1（硒蛋白N），TPM3（原肌球蛋白3）	支持治疗；手术矫正斜视和上睑下垂
Gillum-Anderson综合征 [26]	先天性	晶体异位，近视，提肌腱膜减弱引起上睑下垂，可能继发于结缔组织病变	非进行性	AD	未知	外科手术可矫正治疗晶体异位和上睑下垂
Kugelberg-Welande综合征 a[27]	1岁后	肌张力减退及无力：近端>远端。50%患者有脊柱侧凸和限制性肺病。膈肌无力可在疾病晚期发生。可能有上睑下垂	进行性	AR	SMN（运动神经元生存蛋白），NAIP（神经元凋亡抑制蛋白）	支持治疗；手术矫正上睑下垂
肢带型肌营养不良（LGMD）b[28-30]	童年早期	肩部和髋部肌肉进行性肌无力，面部肌肉正常（I，II型为遗传）LGMD1C亚型表现为近端肌肉无力，眼、肌肉麻痹，斜眼，上睑下垂。GMPPB亚型表现为智力障碍，小头畸形，癫痫，白内障，斜视，眼球震颤和上睑下垂	进行性	AR（2型90%），AD（1型）	1B: LMNA (Lamins A和C是构成核膜的中间维丝) 1C: Caveolin 3基因（在肌肉纤维形成中起作用） 2A: CAPN3（钙蛋白酶3）2B: DYSF (Dysferlin) 2C-2F: SGCA（肌糖蛋白复合体）2J: TTN（肌联蛋白）2L: ANO5 (Anoctamin 5) 2K、2M、2N: GMPPB基因/蛋白 POMGNT1基因/蛋白	支持治疗；手术矫正斜视和上睑下垂

（续表）

疾病名称	发病年龄	临床表现	进行性／非进行性	遗传性	基因表达	治疗方法
淋巴水肿双行睫综合征[31-33]	多变	30% 的患者患有淋巴水肿、双行睫、上睑下垂。可能的系统性疾病包括心脏缺陷、腭裂、脊髓囊肿和脊柱侧弯	94% 淋巴水肿发生于 40 岁，出现双行睫、上睑下垂表现可变	AD；25% 散发	FOXC2 基因（叉头框 C2 蛋白，一种转录因子）	常规治疗淋巴水肿和双行睫；手术矫正上睑下垂
线粒体神经胃肠脑肌病综合征（MNGIE）[34]	多变（幼年到成年均可发病）	胃肠运动障碍、恶病质、周围神经病变、脑白质病、上睑下垂	进行性	AR	TYMP（胸腺嘧啶磷酸化酶）	支持治疗；手术矫正上睑下垂
多微小轴空病[a][17,35,36]	出生时、婴儿期	肌张力减退、全身肌无力（以轴性肌无力为主）、面部无力、上睑下垂、眼肌麻痹	静止或进展	AR	非典型病例为 RYR1 基因（骨骼肌鱼尼丁受体、肌浆网钙通道），典型病例为 SELENON 基因（硒蛋白 N）	支持治疗；手术矫正斜视和上睑下垂
先天性肌强直[37]	多变	包括眼外肌的间歇发作的肌强直，反复收缩后缓解。Thomsen 病较轻，Becker 病较常见。后期改善	非进行性	AD（Thomsen）、AR（Becker）	CLCN1 基因（电压门控性氯离子通道 1）	治疗肌强直
肌小管肌病[a][17]	出生到童年期间	严重肌无力，如肌张力减退、面瘫、延髓型肌无力、膈肌无力	常在儿童期病亡	XLR（最严重）、AD（最轻，不累及眼睛）、AR	MTM1 基因（肌微管素）	支持治疗；手术矫正上睑下垂
线状体肌病[17,38,39]	儿童期	全身肌张力减退、膈肌无力。下肢远端无力，严重面部和延髓型肌无力	非进行性	AD、AR 或散发	ACTA1 TPM2 TPM3 NEB TNNT1 KBTBD CFL2 基因编码肌肉细纤维的蛋白质组分，最常见的是伴肌动蛋白（NEB）和 α 肌动蛋白	支持治疗；手术矫正上睑下垂

（续表）

疾病名称	发病年龄	临床表现	进行性/非进行性	遗传性	基因表达	治疗方法
Noonan 综合征[40]	出生时	有明显的不同表现，包括眼间距过宽、内眦赘皮、上睑下垂、小颌畸形、蹼颈、后发际线低、鸡胸、身材矮小、脊柱后凸/侧凸、心脏畸形、血小板缺乏、隐睾等	非进行性	AD	PTPN11 (50%)，SOS1 (10%~13%)，RAF1 (5%)，RIT1（这些基因编码的蛋白质在 RAS/MAPK 细胞信号通路中，对细胞分裂、生长、分化和迁移都很重要）低频：KRAS (<5%)，NRAS，BRAF，MEK2，RRAS，RASA2，A2ML1，SOS2，LZTR1	手术矫正上睑下垂
Parry Romberg 综合征[41]	儿童后期/成人早期	半侧颜面萎缩，最先影响上颌骨和鼻唇沟之间的区域。可累及舌及软腭。眼部表现包括眼球内陷、上睑下垂、葡萄膜炎	进行性	无遗传性	N/A	手术重建或显微外科手术治疗
感觉性共济失调神经病、构音障碍和眼肌麻痹综合征 (SANDO)[42,43]	5~17岁均可发病	感觉性共济失调神经病变、构音障碍、眼肌麻痹。可能会发生听力下降、癫痫发作、肌病，进而导致上睑下垂	进行性	AR（核编码线粒体 DNA）	POLG（DNA 聚合酶基因）	支持治疗；手术矫正斜视和上睑下垂
Saethre-Chotezen 综合征[44]（尖颅并指畸形）	出生时	颅缝早闭伴面中部发育不全、上颌骨发育不全、上睑下垂、眼间距宽	非进行性	AD	TWIST1（编码 TWIST 1 蛋白，一种转录因子）	患者可能需要包括上睑下垂修复的颅面重建
腰骶后椎体融合上睑下垂[45]	出生时	先天性上睑下垂，腰骶椎后侧融合	非进行性	AD	未知	常规方法治疗腰骶椎融合；手术矫正上睑下垂

（续表）

成人期进行性肌源性上睑下垂

疾病名称	发病年龄	进行性/非进行性	遗传性	基因表达	临床表现	治疗方法
慢性进行性眼外肌麻痹	成人早期	进行性	AR、AD、MM	核 DNA（AD）：POLG TWNK SLC25A4 核 DNA（AR）：POLG RRM2B 这些基因突变导致肌细胞中 mtDNA 大量缺失；机制不明 线粒体 DNA：MT-TL1（阻断 tRNA 功能，从而阻止与氧化磷酸化有关的蛋白质产生）	全身肌无力，上睑下垂，眼肌麻痹，包括轮匝肌在内的面部无力；有患者可伴有感音性耳聋，共济失调，帕金森病	先手术矫正斜视，再矫正上睑下垂
结蛋白（肌原纤维）肌病 [47, 48]	幼儿至成人（更常见）	进行性	AD、AR、XLR 或散发	AD：DES（结蛋白）TTN（肌联蛋白）DNAJB6 [DnaJ 热休克蛋白家族（Hsp40）成员 B6] MYOT（肌收缩蛋白）LDB3（LIM 域结合 3）FLNC（细丝蛋白 C）BAG3（BCL2 相关的永生基因 3）XLR：FHL1（4 个半 LIM 域 1）AR：CRYAB（晶状体蛋白 α B）	近端肌无力，向近端肌肉发展，周围神经病变、心肌病变，眼睑下垂、无眼肌麻痹	支持治疗；手术矫正上睑下垂
I 型和 II 型肌强直性营养不良（DM I, DM II）[b][28, 49]	先天型、青少年型、成人型	进行性	AD	DM I：DMPK DM II：CNBP 导致微卫星序列扩张，核内突变的转录产物聚集	肌张力减退，眼睑下垂，眶肌无力，萎缩，肌强直，心脏传导异常。DM II 相对不严重	支持治疗；手术矫正上睑下垂
眼、咽肌营养不良 [b][17]	成人（40~60 岁）	进行性	AD、AR	PABPN1（聚腺苷酸结合蛋白核 1）	眼肌麻痹，上睑下垂，吞咽困难，近端肌无力	支持治疗；手术矫正斜视和上睑下垂
眼咽型远端肌病 [28, 50, 51]	成人	进行性	AD、AR	未知	上睑下垂，眼外肌麻痹，肢端肌无力	支持治疗；手术矫正斜视和上睑下垂

注：AD，常染色体显性遗传；AR，常染色体隐性遗传；MM，母系线粒体遗传；N/A，不适用；XLR，X 连锁隐性遗传。
a 表示因呼吸衰竭及肺炎导致的致命基因突变。
b 表示肌萎缩。

32.4 儿童期累及提肌及其他肌群的进行性肌源性上睑下垂

先天性肌病（CM）是一种遗传性疾病，可引起上睑下垂，如果婴幼儿出现广泛的肌张力减弱、面神经萎缩、眼肌麻痹、上睑下垂，应引起重视。它与先天性肌营养不良（CMD）的区别在于组化和电镜检查发现[38]。对于这类病例，肌肉活检可明确诊断。其他有肌源性上睑下垂的先天综合征见表32.1。

32.5 成人期进行性肌源性上睑下垂

本章中讨论的很多情况是肌营养不良。肌营养不良是一类以进行性肌力减弱以及临床、基因、生化特征为特点的功能障碍[28]，包括强直性肌营养不良（Ⅰ型和Ⅱ型）和眼咽肌营养不良。肢带型肌营养不良属于影响到儿童提肌的肌源性上睑下垂，发病较早。其他不伴有眼部表现的肌营养不良，包括Duchenne-Becker 肌营养不良、面肩肱骨远端肌营养不良、先天性肌营养不良，不在本章讨论之列。

在成人期伴随上睑下垂的其他遗传性状有：慢性进行性眼外肌麻痹（CPEO）、结蛋白肌病（肌原纤维肌病）。发病年龄、症状、疾病进程、遗传、基因特征、治疗总结见表32.1。

32.6 处理及结论

综合征性上睑下垂包括很多功能障碍。细分为异常神经支配综合征、累及眼外肌的静止性肌源性上睑下垂、儿童期累及提肌及其他肌群（进行性及非进行性）的肌源性上睑下垂、成人期进行性肌源性上睑下垂。该分类有助于帮助患者治疗。后两类疾病需与相关专业组合作治疗其他基因异常症状。完整的病史和家族史记录疾病发展的时间线和其他系统性的问题，并确定上睑下垂缺陷是否为孤立散发的。尽早进行综合征诊断，并通过请其他亚专科医师会诊，共同诊治该类具有挑战性的患者，从而最大限度地提高患者的治疗效果。

（张倩倩　译，马晓荣　杨超　校）

参考文献

[1] Isolated duane retraction syndrome. Available at: ghr. nml.nih.gov. Updated 2018. Accessed June 10, 2018

[2] Yin X, Pu CQ, Wang Q, Liu JX, Mao YL. Clinical and pathological features of patients with nemaline myopathy. Mol Med Rep. 2014; 10(1):175–182

[3] Demirci H, Frueh BR, Nelson CC. Marcus Gunn jaw-winking synkinesis: clinical features and management. Ophthalmology. 2010; 117(7):1447–1452

[4] Khwarg SI, Tarbet KJ, Dortzbach RK, Lucarelli MJ. Management of moderate-to-severe Marcus-Gunn jaw-winking ptosis. Ophthalmology. 1999; 106(6): 1191–1196

[5] Pearce FC, McNab AA, Hardy TG. Marcus Gunn jaw-winking syndrome: a comprehensive review and report of four novel cases. Ophthalmic Plast Reconstr Surg. 2017;33(5):325–328

[6] Pratt SG, Beyer CK, Johnson CC. The Marcus Gunn phenomenon. A review of 71 cases. Ophthalmology. 1984; 91(1):27–30

[7] Rana PVS, Wadia RS. The Marin-Amat syndrome: an unusual facial synkinesia J Neurol Neurosurg Psychiatry. 1985; 48(9):939–941

[8] Allen CE, Rubin PA. Blepharophimosis-ptosis-epicanthus inversus syndrome (BPES): clinical manifestation and treatment. Int Ophthalmol Clin. 2008; 48 (2):15–23

[9] Fang J, Dagenais SL, Erickson RP, et al. Mutations in FOXC2 (MFH-1), a forkhead family transcription factor, are responsible for the hereditary lymphedema-distichiasis syndrome. Am J Hum Genet. 2000; 67(6):1382–1388

[10] Doherty E, Macy M, Sener SW. CFEOM3: a new extra ocular congenital fibrosis syndrome that maps to 16q24.2–24.3. Invest Ophthalmol Vis Sci. 1999; 40:1687–1694

[11] Engle EC, Kunkel LM, Specht LA, Beggs AH. Mapping a gene for congenital fibrosis of the extraocular muscles to the centromeric region of chromosome 12. Nat Genet. 1994; 7(1):69–73

[12] Bagheri A, Sahebghalam R, Abrishami M. Double elevator palsy, subtypes and outcomes of surgery. J Ophthalmic Vis Res. 2008; 3(2):108–113

[13] Jampel RS, Fells P. Monocular elevation paresis caused by a central nervous system lesion. Arch Ophthalmol.

1968; 80(1):45–57

[14] Scott WE, Jackson OB. Double elevator palsy: the significance of inferior rectus restriction. Am Orthopt J. 1977; 27:5–10

[15] Miller NR, Subramanian P, Patel V. Walsh & Hoyt's Clinical Neuro-ophthalmology: The Essentials. 3rd ed. Philadelphia, PA: Wolters Kluwer Health; 2015

[16] Central core disease of muscle, MIM number: 117000. In: Online mendelian inheritance in man, OMIM. Baltimore, MD: Johns Hopkins University; Updated 2015. Available at https://www.omim.org/entry/117000. Accessed May 1, 2018

[17] Kahn ND, Weinberg DA. Myogenic ptosis. In: Cohen AJ, Weinberg DA, eds. Evaluation and Management of Blepharoptosis. Springer Science and Business Media; 2011

[18] Myopathy C. X-linked, MIM number: 310400; In: Online mendelian inheritance in man, OMIM. Baltimore, MD: Johns Hopkins University. Updated 2016. Available at https://www.omim.org/entry/310400. Accessed May 1, 2018

[19] Centronuclear myopathy 1, MIM number: 160150. In: Online mendelian inheritance in man, OMIM. Baltimore, MD: Johns Hopkins University; Updated 2015. Available at https://www.omim.org/entry/160150. Accessed May 1, 2018

[20] Chromosome 3p deletion: Genetic and rare diseases information center, national center for advancing translational sciences. Available at https://rarediseases. info.nih.gov/diseases/37/chromosome-3p-deletion. Updated 2015. Accessed May 16, 2018

[21] 3p deletion syndrome: National library of medicine (US). Genetics home reference. Available at https:// ghr.nlm.nih.gov/condition/3p-deletion-syndrome# sourcesforpage. Updated 2018

[22] Clarke NF. Congenital fiber-type disproportion. Semin Pediatr Neurol. 2011; 18(4):264–271

[23] Tropomyosin 3; TPM3, MIM number: 191030; In: Online mendelian inheritance in man, OMIM. Baltimore, MD: Johns Hopkins University; Updated 2016. Available at https://www.omim.org/entry/191030. Accessed May 1, 2018

[24] Myopathy, congenital, with fiber type disproportion, MIM number: 255310; In: Online mendelian inheritance in man, OMIM. Baltimore, MD: Johns Hopkins University; Updated 2014. Available at https://www. omim.org/entry/255310. Accessed May 1, 2018

[25] Selenoprotein N. selenon, MIM number: 606210. In: Online mendelian inheritance in man, OMIM. Baltimore, MD: Johns Hopkins University; Updated 2016. Available at https://www.omim.org/entry/606210. Accessed May 1, 2018

[26] Winter RM, Baraitser M. Gillum Anderson syndrome. In: Multiple congenital anomalies: A diagnostic compendium. Springer-Science; 2013:1430

[27] National Organization for Rare Disorders. Russman BS.

Kugelberg Welander syndrome. Available at https:// rarediseases.org/rare-diseases/kugelbergwelander-syndrome/. Updated 2012. Accessed June 10, 2018

[28] Evliyaoglu F, Burakgazi AZ. Ocular findings in muscular dystrophies. Journal of Medicine and Medical Sciences. 2015; 6(9):234–242

[29] Muscular dystrophy, limb girdle, type 2A, MIM number: 253600. In: Online mendelian inheritance in man, OMIM. Baltimore, MD: Johns Hopkins University; Updated 2010. Available at https://www. omim.org/entry/253600. Accessed May 1, 2018

[30] Lamin A. CAPN3; TITIN; CAV3; ANO5; DYSF. In: Online mendelian inheritance in man, OMIM. Baltimore, MD: Johns Hopkins University. Available at https://www.omim.org. Accessed May 1, 2018

[31] Brice G, Mansour S, Bell R, et al. Analysis of the phenotypic abnormalities in lymphoedema-distichiasis syndrome in 74 patients with FOXC2 mutations or linkage to 16q24. J Med Genet. 2002; 39(7):478–483

[32] Rosbotham JL, Brice GW, Child AH, Nunan TO, Mortimer PS, Burnand KG. Distichiasis-lymphoedema: clinical features, venous function and lymphoscintigraphy. Br J Dermatol. 2000; 142(1):148–152

[33] McDermott S, Lahiff C. Lymphedema-distichiasis syndrome. CMAJ. 2016; 188 (2):E44

[34] Mitochondrial DNA depletion syndrome 1 (MNGIE TYPE), MIM number: 603041; In: Online mendelian inheritance in man, OMIM. Baltimore, MD: Johns Hopkins University; Updated 2018. Available at https:// www.omim. org/entry/603041. Accessed May 1, 2018

[35] Ferreiro A, Estournet B, Chateau D, et al. Multi-minicore disease–searching for boundaries: phenotype analysis of 38 cases. Ann Neurol. 2000; 48(5): 745–757

[36] Ferreiro A, Fardeau M. 80th ENMC international workshop on multi-minicore disease: 1st international MmD workshop 12–13th may, 2000, Soestduinen, The Netherlands. Neuromuscul Disord. 2002; 12(1):60–68

[37] Myotonia congenita, autosomal dominant, MIM number: 160800. In: Online mendelian inheritance in man, OMIM. Baltimore, MD: Johns Hopkins University; Updated 2016. Available at https://www. omim.org/entry/160800. Accessed May 1, 2018

[38] Gilbreath HR, Castro D, Iannaccone ST. Congenital myopathies and muscular dystrophies. Neurol Clin. 2014; 32(3):689–703, viii

[39] Wallgren-Pettersson C, Sewry CA, Nowak KJ, Laing NG. Nemaline myopathies. Semin Pediatr Neurol. 2011; 18(4):230–238

[40] Noonan syndrome 1, MIM number 163950. In: Online mendelian inheritance in man, OMIM. Baltimore, MD: Johns Hopkins University. Updated 2017. Available at https://www.omim.org/entry/163950. Accessed May 1, 2018

[41] Stone J. Parry Romberg syndrome. In: National organization for rare disorders (NORD). 2016. Available

at https://rarediseases.org/rare-diseases/parry-romberg-syndrome/. Accessed June 10, 2018

[42] Polymerase DNA. Gamma; POLG, MIM number: 174763; In: Online mendelian inheritance in man, OMIM. Baltimore, MD: Johns Hopkins University; Updated 2016. Available at https://www.omim.org/entry/174763. Accessed May 1, 2018

[43] Sensory ataxic neuropathy, dysarthria and ophthalmo-paresis; SANDO, MIM number: 607459; In: Online mendelian inheritance in man, OMIM. Baltimore, MD: Johns Hopkins University; Updated 2016. Available at https://www. omim.org/entry/607459. Accessed May 1, 2018

[44] Saethre-Chotzen syndrome with eyelid anomalies, MIM number 101400. In: Online mendelian inheritance in man, OMIM. Baltimore, MD: Johns Hopkins University; Updated 2017. Available at https://www.omim.org/entry/101400. Accessed May 1, 2018

[45] Fusion V. posterior lumbrosacral with blepharoptosis, MIM number: 192800; In: Online mendelian inheritance in man, OMIM. Baltimore, MD: Johns Hopkins University; Updated 1995. Available at https://www.omim.org/entry/192800. Accessed May 1, 2018

[46] Progressive external ophthalmoplegia with mitochondrial DNA deletions, Autosomal dominant 5, OMIM number: 613077; In: Online mendelian inheritance in man, OMIM. Baltimore, MD: Johns Hopkins University;

Updated 2012. Available at https://www.omim.org/entry/613077. Accessed May 1, 2018

[47] Myofibrillar myopathy; Desmin; Myotilin; Filamin; DNAJB6. In: Online mendelian inheritance in man, OMIM. Baltimore, MD: Johns Hopkins University. Available at https://www.omim.org. Accessed May 1, 2018

[48] Myofibrillar myopathy: Genetic and rare diseases information center, national center for advancing translational sciences; Available at https://rarediseases.info.nih.gov/diseases/10529/myofibrillar-myopathy. Updated 2015. Accessed 5/9/2018

[49] Bird TD. Myotonic dystrophy. NORD (National Organization for Rare Disorders) web site. Available at https://rarediseases.org/rare-diseases/dystrophy-myotonic/.Updated 2017. Accessed 5/1/2018

[50] Durmus H, Laval SH, Deymeer F, et al. Oculopharyn-godistal myopathy is a distinct entity: clinical and genetic features of 47 patients. Neurology. 2011; 76 (3):227–235

[51] Oculopharyngodistal myopathy, MIM number: 164310. In: Online mendelian inheritance in man, OMIM. Baltimore, MD: Johns Hopkins University; Updated 2016. Available at https://www.omim.org/entry/164310. Accessed May 1, 2018

[52] Kohn R, Romano PE. Blepharoptosis, blepharophimosis, epicanthus inversus, and telecanthus–a syndrome with no name. Am J Ophthalmol. 1971; 72(3): 625–632

上面部眼整形

上睑下垂、上睑皮肤松弛及眉下垂

第 5 部分

神经源性上睑下垂

33 神经源性上睑下垂：评估和治疗

Kimberly K. Gokoffski, Vivek R. Patel

【摘 要】

在本章中，笔者从解剖学角度来探讨神经源性上睑下垂。识别神经源性上睑下垂非常重要；事实上，在某些情况下，上睑下垂对于某些致命性疾病的诊断是非常有指导意义的体征。神经解剖通路很具有特征性；然而，在神经损伤之后，会发生有趣而复杂的体征重组。准确的诊断和适当的干预取决于对这些异常再生综合征潜在病理生理学机制的充分理解。笔者将在这里介绍最常见的特点，并给出一些有代表性的例子。

【关键词】

神经源性下垂，霍纳综合征，重症肌无力，动眼神经麻痹，异常神经支配

33.1 引言

临床上出现的上睑下垂大多是由于腱膜性或肌病性原因。

虽然相对少见，但神经源性上睑下垂的诊断有助于发现潜在的致命情况。通常在动眼神经和（或）瞳孔检查以及其他神经学检查时发现。在临床上，神经源性上睑下垂多是由动眼神经（第Ⅲ对脑神经，CN Ⅲ）损伤或眼交感神经通路中断引起的（霍纳综合征）。在极少情况下，大脑皮质病变可能导致神经源性上睑下垂。在本章中，笔者将讨论神经性上睑下垂通过神经解剖的角度进一步区分患者为先天性还是获得性上睑下垂。

33.2 神经解剖

理解神经通路对理解神经性上睑下垂的病理生理学基础是关键的。本章讨论的重要神经回路包括皮质和核上通路，动眼神经核及其通路，眼交感神经通路，以及神经肌肉接头。

33.2.1 皮质和核上通路

大脑半球功能障碍引起的上睑下垂均报告为双侧或单侧[1-4]。睁眼障碍是指在自主睁眼时，无法打开眼睑，可见于大脑半球卒中、退行性病变，以及在这种情况下的眼睑痉挛。

33.2.2 动眼神经

CN Ⅲ 从中脑背核发出，脑干实质中成束，到蛛网膜下腔的神经根，或在海绵窦，或在后面的神经段，行程中任何一段损伤均可引起上睑下垂（图33.1）。视觉敏锐度通常不受影响。在完全受累的患者中，受影响眼睛的位置通常是向下和向外（外斜和下斜位置）。眼睛的上转、下转和内转受限，分别由于上直肌、下直肌和内直肌的神经支配缺失引起。可能出现瞳孔散大和对光反射消失，或部分散

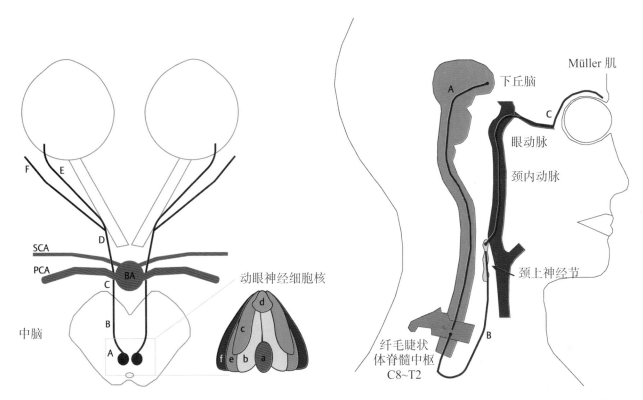

图 33.1　CN Ⅲ通路示意图。A：CN Ⅲ细胞核；B：CN Ⅲ分支；C：CN Ⅲ脚；D：CN Ⅲ腔；E：CN Ⅲ的上级分支；F：CN Ⅲ下级分支；a：中央尾核；b：上直肌核；c：下直肌核；d：Edinger Westphal 核；e：下斜肌核；f：内直肌核；PCA：大脑后动脉；SCA：小脑上动脉；BA：基底动脉。一个单独的中央尾核控制着两侧的上睑提肌。下斜肌核和内直肌核位于上直肌核的下方。

图 33.2　Müller 肌交感神经支配示意图。A：交感神经链中的一级神经元起源于下丘脑，并沿脑干向外传递，与核位于脑脊的睫脊中枢的二级神经元形成突触。B：二级神经元向上传送在颈上神经节形成突触。C：三级神经元随着颈内动脉传送，沿着眼动脉分支，穿过视神经管，与 Müller 肌形成突触。

大、轻微对光反射。

33.2.3　眼交感神经通路

　　霍纳综合征患者可能出现上睑下垂，下眼睑反向下垂，在阴暗处瞳孔缩小，瞳孔散大延迟，无汗症，低眼压和晶状体调节能力增强。在先天性病例中，常可见虹膜色素沉着减少。霍纳综合征可由第三神经元肾上腺素能（交感神经）通路上任何地方的损伤或病理改变引起（图 33.2）。一级神经元从下丘脑尾状下降到位于下一级的颈下段脊髓（C8~T2，纤毛睫状体脊髓中枢）的第一个突触。二级神经元从交感干经臂丛到达肺尖，然后上升到位于下颌角和颈总动脉分叉附近的颈上神经节。然后，三级神经元上升至颈内动脉附近通过海绵窦靠近 CN Ⅵ。眼交感神经通路随后加入 CN Ⅴ（V₁，眼支）继续下行支配虹膜扩张肌、上眼睑 Müller 肌

和下眼睑睑板肌。负责控制出汗的节后交感神经纤维伴随颈外动脉分布至面部汗腺。

33.2.4　神经肌肉接头

　　作用于神经肌肉接头乙酰胆碱（Ach）烟碱突触后感受器的自身抗体（Ach）可引起变异性上睑下垂，见于重症肌无力（MG）（图 33.3）。减少活性 Ach 受体的数量导致典型的因反复使用（疲劳）而使肌肉力量逐渐减弱和休息后恢复的模式。其他眼部表现可能包括复视和眼睑闭合减弱。瞳孔通常不受影响。

33.3　定位

33.3.1　核上 / 皮质定位

　　第三神经核以上和交感神经通路的病变可导致

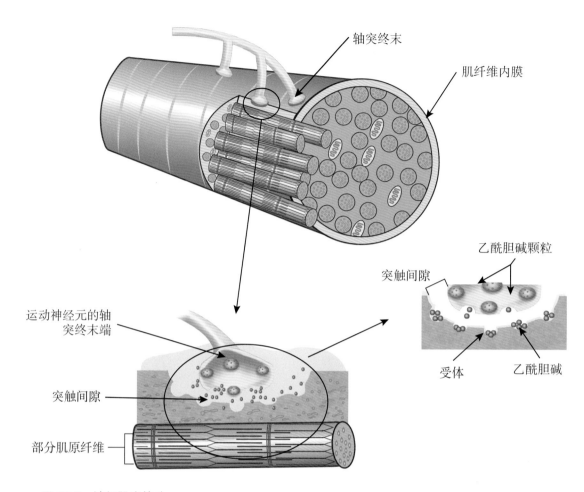

图 33.3　神经肌肉接头。

上睑下垂。大脑半球、脑干的损伤以及退行性疾病都能引起神经性上睑下垂。

脑出血

大面积非显性脑卒中可导致双侧皮质性上睑下垂。这种上睑下垂通常是短暂的，持续数天到数月，可以是不对称的，并伴有凝视麻痹，眼睛偏向非显性参与的大脑半球[5]。有趣的是，一个小样本的前瞻性系列研究发现，在大面积半球中风患者中双侧或不对称上睑下垂是瞳孔扩张和眼肌麻痹的最初征兆。也有报道皮质性的上睑下垂是源于双侧大脑额叶的梗死[6]。

退化状态

中脑锥体外束退化与眼睑失用症有关。眼睑失用症的特征是在瞬目反射后，双眼暂时性（大约 30

秒）无力打开眼睑。一般见于帕金森病和进行性核上麻痹[7, 8]，眼睑失用症也被报道见于克 – 雅病、肌萎缩性侧索硬化症和亨廷顿病[9, 10]。肌电图研究将眼睑失用患者分为三组：①间歇性提肌收缩抑制无眼轮匝肌收缩患者；②有短暂性睑板前眼轮匝肌收缩（不典型眼睑痉挛）的患者；③眨眼后不能轻松地进行睑板前眼轮匝肌收缩的患者。这可以解释对 Botox 注射的不同反应。除了 Botox 外，报告还指出，包括左旋多巴、地昔帕明、奥氮平和利鲁唑在内的几种药物也有一定的疗效。皮肤松弛症合并眼睑失用的患者行眼睑成形术时应考虑眼轮匝肌剔除，以缓解任何相关机械性的上睑下垂。

33.3.2 脑干定位

中枢一级神经元霍纳综合征

Müller 肌的交感神经支配起源于下丘脑并靠近

中央走行向下经脑干全长，在形成突触之前位于纤毛睫状体脊髓中枢，位于 C8~T2。考虑到中枢一级交感神经元的长且不交叉的过程，脑干损伤如出血、缺血、脱髓鞘和转移性疾病可导致同侧霍纳综合征并出现上睑下垂。一级神经元霍纳综合征的患者将表现出典型的上睑下垂，瞳孔缩小，面部无汗三联征。鉴于 Müller 肌能抬高上睑约 2 mm，与CN Ⅲ 麻痹的患者相比霍纳综合征的患者上睑下垂是轻度的（在 33.3.5 中讨论）。由于交感神经纤维也支配下睑缩肌，我们也可以观察到下眼睑的逆向下垂（图 33.4）。

中枢／一级神经元霍纳综合征通常可通过相关的局部临床表现与涉及二级或三级交感神经纤维的低级神经元霍纳综合征区分开来。例如，在 Wallenberg 综合征中，外侧延髓损伤导致同侧霍纳综合征，共济失调，同侧面部、对侧躯体疼温觉减退和横行（偏向病损一侧），这些分别继发于下行眼交感神经、同侧三叉神经脊髓束、上升交叉的脊髓丘脑束纤维和前庭核的中断。小脑动脉前下壁梗死可导致 Foville 综合征，其特征是身体同侧霍纳综合征和 CN Ⅴ、Ⅵ、Ⅶ，有时甚至伴有 CN Ⅷ麻痹，以及对侧偏瘫。如果怀疑是一级神经元霍纳综合征，应选择大脑磁共振成像（MRI）检查。

强效直接的拟交感神经药物，如去氧肾上腺素，可使霍纳综合征患者上睑下垂轻微改善。滴注阿可乐定，一种 α_1 肾上腺素能药物，可逆转（或显著减少）瞳孔不一致，这是由于去神经支配超敏感反应，可在急性交感神经链损伤后 48 小时内发生。可卡因（4% 或 10%）滴剂仍可用于最急性表现（阻断去甲肾上腺素的再摄取，因此不需要有超敏反应发生）；但是，在所有其他情况下，阿可乐定试验已经被可卡因试验所取代。这两种滴剂都没法帮助区分神经节前和神经节后表现，但对确诊可疑霍纳综合征是非常有用的。

丘脑出血

类似于皮质性上睑下垂的情况，丘脑出血后短暂性双侧上睑下垂在文献中已有报道[11]。上睑下垂被认为是由喙间质内纵束（位于丘脑尾侧）或内囊后肢（位于丘脑的颞侧）同时受累导致核上皮质对 CN Ⅲ 中央尾侧核控制中断所引起的。

中脑背侧（Parinaud）综合征

典型的中脑背侧综合征导致眼睑退缩（Collier 征，图 33.5）通过抑制神经元后联合产生 CN Ⅲ 中央尾核抑制的释放。但是，背侧中脑损伤严重时，能够导致 CN Ⅲ 中央尾核损害的同时，患者可能会出现严重的双侧上睑下垂。

家族性自主失调 /Riley-Day 综合征

Riley-Day 综合征是一种遗传性自主神经异常疾病，其眼科检查的特征是角膜感觉减退，泪液减

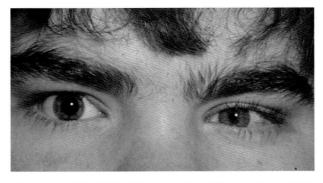

图 33.4 左眼霍纳综合征：21 岁，男性，左眼上、下眼睑（反向）下垂，伴有瞳孔缩小。注意：眼表血管平滑肌因血管收缩张力丧失而行结膜外侧注射。由于交感神经纤维与展神经在海绵窦内位置重叠，因此轻度内斜视提示病变定位于三级神经元。

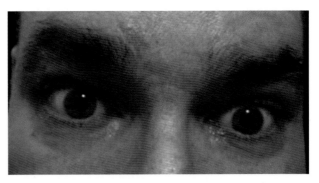

图 33.5 Parinaud（背侧中脑）综合征（Collier 征）患者双侧对称上睑退缩。这一表现通常伴有无法上转眼睛，试图向上注视时眼球震颤，以及瞳孔对光反射 – 近反射分离。

少、外斜视、视网膜血管扭曲、瞳孔大小不等和上睑下垂[12]。通常来说有 Ashkenazy 血统的人，在这种遗传性自主神经异常的上睑下垂被认为源于交感神经去神经支配所致，并且已经发现通过滴注稀释的拟交感神经药物可以改善症状[13]。

33.3.3 脊髓和椎旁神经节定位

二级神经元霍纳综合征

二级交感神经起源于纤毛睫状体脊髓中枢，在肺尖上方、锁骨下动脉下走行，沿颈总动脉上行至位于颈总动脉分出颈内、颈外动脉分叉附近的颈上神经节突触上。因为支配面部汗腺的促汗神经纤维在这里分支，所以同侧面部无汗可作为一级或二级交感神经损伤的局部体征。鉴于它的走行轨迹，二级霍纳综合征的鉴别诊断包括肺尖、甲状腺或颈动脉鞘的肿瘤，以及医源性原因（在中线位置）。这里选择的诊断检查是磁共振血管造影（MRA）或颈部计算机断层血管造影（CTA）及上胸部和颈部的软组织影像检查（CT 或 MRI）。

33.3.4 颈动脉和海绵窦定位

三级神经元霍纳综合征

三级交感神经元起源于颈上神经节，沿颈内动脉上行至进入海绵窦，在交感神经纤维过渡到 CN V 鼻睫状体分支之前，短暂地与 CN VI结合。然而，与眼睑相连的神经先是与颈内动脉并行，然后是眼动脉，通过视神经管支配 Müller 肌及其下眼睑相应部分。羟苯丙胺药物试验可用于鉴别三级霍纳综合征与节前病变：用可卡因或阿可乐定滴眼液滴眼确诊霍纳综合征后，在三级交感神经元保持完整的状态下（例如：损伤在节前），滴注羟苯丙胺可导致瞳孔扩张。至少要在 48 小时内将羟苯丙胺与可卡因或阿可乐定试验分开进行。

尽管三级霍纳综合征的鉴别诊断很多，但到目前为止最可怕的病因是颈动脉夹层。强烈建议患有偏头痛性霍纳综合征的患者紧急血管造影排除颈动脉夹层。其他病因包括海绵窦综合征和眶尖综合征，通常同时有 CN IV、V 或VI参与。

33.3.5 神经核定位

脑干：CN III 的中央尾核

CN III 的中央尾核提供了双侧同等的上睑提肌的神经支配。例如，中脑的损伤通常导致双侧对称的严重上睑下垂。一般来说，中脑引起的上睑下垂与其他局部征象（如眼肌麻痹、霍纳综合征）有关；然而，它们很少单独出现。获得性病因包括缺血、出血、感染、脱髓鞘疾病和恶性肿瘤。

眼肌麻痹性偏头痛

有偏头痛、周期性上睑下垂、眼肌麻痹和散瞳扩大持续几天（最多 6~8 周）病史的年轻患者，有时可归因于眼肌麻痹性偏头痛。头痛疾病的国际分类将眼肌麻痹性偏头痛定义为 CN III、IV 或VI麻痹，4 天内至少发作两次，无压迫性损伤、栓塞、感染或血栓形成的影像学表现，通常在几周内可以缓解。眼肌麻痹性偏头痛的病因未可知。有人认为脑神经病变是由于颈动脉或基底动脉扩张造成的间歇性血管压迫，而其他人认为缺血性神经病变是潜在的病因[14]。有些患者有资料证明 CN III 的强化，导致其他人提出复发性脱髓鞘是眼肌麻痹性偏头痛的病因[15]。

周期性动眼神经麻痹综合征

周期性动眼神经麻痹综合征是一种罕见的病症，在此过程中部分或完全的 CN III 麻痹大约每 2 分钟间歇发作一次，伴有痉挛发作的 CN III 功能亢进（眼睑抬高、眼球内收、瞳孔缩小和调节能力增强）持续 10~30 秒[16]。周期性动眼神经麻痹综合征与眼神经性肌强直相似，一般可在早期诊断并伴随一生。这些患者可在受累的眼睛并发剥夺性弱视；当然，视力正常也有报道。

33.3.6 核下定位

CN III 神经束麻痹

与 CN III 神经核麻痹不同，CN III 神经束的损伤可导致单侧上睑下垂。CN III 神经束损伤通常与

CN Ⅲ 控制的其他眼外肌受累有关，包括上直肌、内直肌、下直肌、下斜肌，可累及或不累及瞳孔。取决于损害程度和参与的周围核团，CN Ⅲ 神经束的损伤可能与对侧脑红核震荡（Benedikt 综合征或合并红核受累的旁中脑综合征）、对侧偏瘫（大脑脚受累的 Weber 综合征）、同侧小脑共济失调（小脑上脚受累的 Nothnagel 综合征）有关。CN Ⅲ 神经束损伤的起因包括内在病因（缺血、出血、感染、脱髓鞘）和外源性病因（肿瘤）。

周围性 CN Ⅲ 麻痹

动眼神经束在离开中脑腹侧时变成动眼神经周围神经。动眼神经周围神经穿过大脑后动脉与小脑上动脉之间进入脚间间隙，横向进入后交叉动脉，在穿入硬脑膜前进入海绵窦并分为上、下两个分支。类似于动眼神经束损伤，周围性动眼神经麻痹是单侧性的，通常伴有动眼神经所支配的其他眼外肌群受累，伴或不伴有瞳孔受累（图 33.6）。很少会发生上睑下垂伴发眼外肌或瞳孔受累。

瞳孔受累

周围性动眼神经麻痹最致命的病因是后交通动脉瘤压迫（PCOMM）。最大直径大于 3 mm 的动脉瘤更有可能出现症状；尽管最近取得了一些治疗进展，但是一旦发生破裂，大约有 50% 的死亡率（图 33.7）。

上分支受累

单独累及上视觉可导致上睑下垂和同一只眼的上转不足（上直肌功能障碍）。损坏可能发生在海绵窦最前部到眼眶后部的任何地方（图 33.8）。

33.4 异常神经支配综合征

33.4.1 压迫 / 创伤

当压迫性或外伤性损伤导致神经鞘破裂时，周围神经束可以在再生阶段发生连接的错误。异常连接可以发生于眼外肌、瞳孔括约肌和上睑提肌之间。最常见的异常连接发生于内直肌或下直肌纤维与提

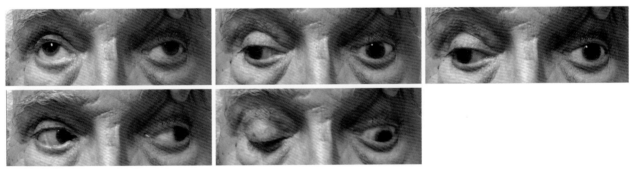

图 33.6 一名 76 岁男性患者，左侧动眼神经几乎完全麻痹。眼睑正在被人为抬高，以显示向内、向上和部分向下动作受限。瞳孔在药物作用下被放大了。注意第一眼位时出现的右外斜视，这可能导致最初会错误地认为右眼是眼位不对的。相反，这是因为患者试图用麻痹的左眼注视而出现的右眼的外斜视，这可以用赫林定律来解释。

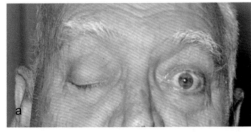 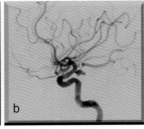 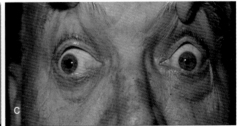

图 33.7 a~c. 一名 66 岁右眼上睑下垂患者，进展至完全闭塞 6 天，伴有眶周疼痛。用手抬高眼睑，可以看到一个大的相对无反应的瞳孔和一个外斜视和轻度下斜视的右眼。大约 95% 的动眼神经压迫性麻痹会产生一定程度的瞳孔功能障碍，并且在动眼神经区域会出现部分或完全的 EOM 限制。

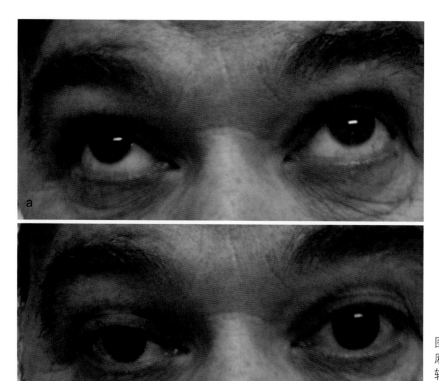

图 33.8   a、b. 右眼动眼神经上分支麻痹。图 b 可以看出，右眼第一眼位轻度上睑下垂。图 a 患者仰视时，可以看出右眼上转轻度不足，为右眼轻度上直肌功能障碍所致。

上睑肌之间，导致在内收或下转时出现眼睑抬高。虽然上睑下垂通常是压迫后或外伤性动眼神经损伤后第一个有所改善的临床表现，但这种改善更多的是来自异常神经分支而不是来自真正的周围神经再生。重要的是，异常再生的神经发生于微血管缺血损伤后。中枢神经麻痹（原发性异常再生）最初出现异常再生的证据或出现异常（继发性异常再生）后数周至数月后建议立即进行神经影像学检查，最好是 MRI（增强或不增强）或 CTA（图 33.9）。

33.4.2 Marin-Amat 综合征

与张口有关的上睑下垂常被认为是反向下颌瞬目综合征。这个术语可能有误导性，因为它错误地表明 Marin-Amat 综合征是先天性的失调。尽管肌电图研究表明，当下颚被推到对侧激活翼外肌时，可在不激活轮匝肌的情况下出现上睑提肌的抑制[17]，本病例为先天性的，可能与 Marin-Amat 综合征不同，它是创伤致面神经损伤后出现的一种获得性疾病。Lubkin 报告的病例很可能是一个真实的反向下颌瞬目综合征，而在 Marin-Amat 综合征中，异常通常发生在 CN Ⅶ水平。面神经携带张大嘴产生的本体感觉神经冲动。面神经损伤后，本体感受纤维和眼轮匝肌（均为 CN Ⅶ的分支）间异常再生的神经纤维可通过刺激眼轮匝肌触发眼睑闭合（图

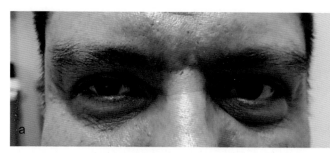
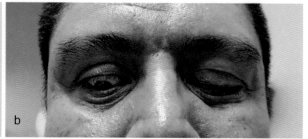

图 33.9   a. 右侧动眼神经麻痹继发的右眼轻度上睑下垂。b. 注意在试图向下凝视时右侧上眼睑的退缩，这是由于受损的动眼神经分支的异常连接造成的（假性上睑迟滞征）。这里，支配右下直肌的分支与上睑提肌有异常的连接。

33.10）。肌电图证实，在这些病例中，眼轮匝肌收缩是对完全张口的反应，而没有相关的上睑提肌兴奋度的变化[18]。鉴于这种含糊的概念，我们同意术语"反向下颌瞬目综合征"应该被视为先天性的情况（异常发生于三叉神经和动眼神经支配组之间），并使用"Marin-Amat 综合征"来描述获得性 CN Ⅶ 损伤后的眼睑闭合。

33.4.3 联带运动

联带运动是在妊娠期发育过程中出现的不同肌肉间的异常神经支配，可导致暂时性上睑下垂。

核上眼睑联带运动

核上眼睑联带运动的特点是偏心注视时的上睑下垂。在第一眼位凝视时，睑裂通常是正常的。内收时出现的上睑下垂（或偶尔外展时）继发于上睑提肌的核上抑制。

Duane 综合征

位置性上睑下垂也可见于 Duane 综合征，在这种情况下，展神经核和神经不能正常发育。这些患者在动眼神经和展神经之间发展出联带运动。Duane 综合征患者的典型表现为眼球内转时出现上睑下垂，同时出现外直肌和内直肌同步收缩引起的眼球退缩。

下颌瞬目综合征

下颌瞬目综合征的特征是上睑下垂和下颌运动时眼睑抬高。这种现象是由于上睑提肌和其中一块下颌翼状肌之间的联带运动引起的，更常见的是翼外肌而不是翼内肌。静止时，眼睑通常是下垂的。激活翼状肌，如下颌骨向对侧运动（身体同侧翼外肌收缩），下颌向前运动（双侧翼外肌收缩），或张大嘴巴，会导致下垂的上睑抬起。患者通常在婴儿期被诊断，父母在婴儿吸吮时会注意到眼睑的运动。这种情况与两眼屈光不等、斜视和眼球震颤有关，且可导致弱视。确诊后，手术治疗通常包括弱化上睑提肌联合眼睑悬吊手术[20]。

33.5 神经肌肉接头疾病

33.5.1 重症肌无力

重症肌无力（MG）是一种自身免疫性疾病，它导致神经肌肉连接处的信号传导减少（突触后）。大约 70% 的 MG 患者初次就诊时即有眼部表现。因此，对眼科医生来说时常能做出初步诊断。MG 的报告发病率为 4~5/100 000，呈双峰分布。典型的高峰是 30 多岁的患者，第二个高峰是 60 多岁的男性。据报道，症状出现 2 年内，35%~50% 单纯眼肌型重症肌无力的患者转为全身性重症肌无力，2 年后这种比率明显减少。

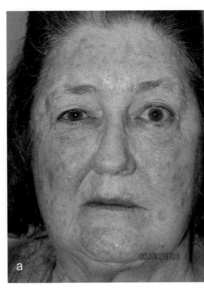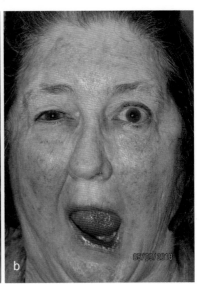

图 33.10　a. 患者 3 年前曾有右侧面部外伤史，最初导致右侧第Ⅶ脑神经麻痹。在目前的表现看来有异常再神经支配的情况，包括相对较深的右侧鼻唇沟和右眼睑裂缩小。b. Marin-Amat 综合征：通过大张口（第Ⅴ、Ⅶ脑神经异常连接）刺激眼轮匝肌，使右眼睑裂变窄（经允许引自 Dr. Michael A. Burnstine, MD, and Eyesthetica）。

眼肌型重症肌无力是根据临床检查结果做出的诊断。上睑下垂可为重症肌无力患者的一个单独表现，但是更常与眼轮匝肌无力、斜视、瞳孔反射和深肌腱反射正常有关。当出现上睑下垂时，它可以是单侧，或双侧的；当为双侧时常常是不对称的。睑裂会随着眼睑疲劳试验（要求患者保持极度仰视 1 分钟）变窄并随着冰袋试验改善（冰敷眼睑 2 分钟）（图 33.11）。当出现斜视时，扫视速度最初是闪电般的快（超常速度），但是随着重复运动出现明显疲劳（变缓和运动范围不足）。

与重症肌无力相关的上睑下垂的特征是眼睑高度的波动性（图 33.12）。类似地，通过嘱咐患者先向上看 5~10 秒，然后持续向下看 10 秒，可以引出 Cogan 眼睑抽搐。然后让患者重新注视检查者的鼻子。当放松之后眼睛回到原位时，上睑提肌会出现一个小幅度的瞬间超幅运动。这个"摇摆不定的体征"（交互神经支配的赫林定律的一种表现）是另一个有用的体征，人为抬高较重侧上睑下垂的上睑可导致对侧的上睑下垂。

Tensilon 试验阳性，即注射抗胆碱酯酶药物可立即改善上睑下垂或斜视，是重症肌无力患者的特异性检查（图 33.13）。不能进行 Tensilon 检测时，眼肌型重症肌无力的诊断能通过抗乙酰胆碱受体结合、阻滞和调控抗体的实验室检测进行。尽管高达 90% 全身重症肌无力患者血清学检查阳性，但仅 50% 的单纯眼肌型重症肌无力患者会有阳性抗体。值得注意的是，不能证明患有单纯眼肌型重症肌无力的患者抗麝香抗体阳性，因此笔者不建议将此检测作为常规检测。Kupersmith 等人[25] 回顾性研究发现，抗体阳性的单纯眼肌型重症肌无力患者短期口服泼尼松（缓慢滴定以防止肌无力危象）可将其转化为全身性重症肌无力的概率从 36% 降低到 7%；因此，笔者常规在抗体阳性患者中使用泼尼松。当重症肌无力患者血清学检查为阴性，眼轮匝肌或额肌单纤维肌电图（sf-EMG）检查可协助诊断。单纤维肌电图将显示肌无力患者的抖动反应增加。笔者建议用胸部 CT 对确诊重症肌无力的患者进行胸腺瘤评估。

小儿重症肌无力

小儿重症肌无力可分为三类：短暂性新生儿肌无力、先天性肌无力综合征和青少年重症肌无力

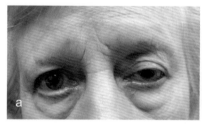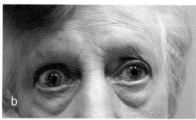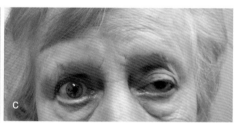

图 33.11　冰敷法检测疑似眼肌型重症肌无力（MG）。a. 一名 74 岁妇女，在将冰袋放置于左上眼睑之前，左眼上睑下垂。b. 冰敷 2 分钟后，上睑下垂明显改善。c. 冰敷试验完成 5 分钟后，恢复左上睑下垂。

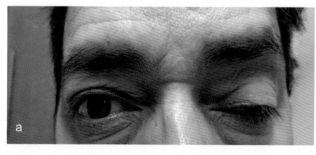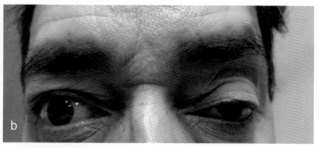

图 33.12　左侧上眼睑重症肌无力（MG）和左侧重度上睑下垂患者，眼睑高度波动明显。a. 近完全上睑下垂时的照片。b. 几秒钟后，注意到有一个较大的自发睑裂大小变化。

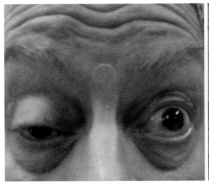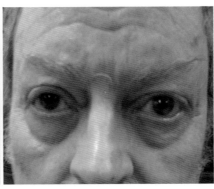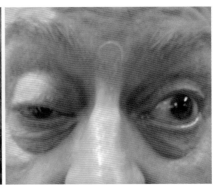

图 33.13　71 岁男性，因怀疑有右眼上睑下垂和左侧突眼就诊。相反，应考虑了继发于不等睑裂的假性突眼，并怀疑有眼肌型重症肌无力（MG）。左图显示右上眼睑下垂，左上眼睑退缩，额肌明显收缩。中图是在静脉注射 4 mg 抗胆碱酯酶药后 3 分钟拍摄的。注意睑裂的相对正常化和代偿性额肌收缩的减少。右图是在前一张之后 10 分钟拍摄的，展示了几乎与原基础相同的结果，强调了抗胆碱酯酶药戏剧性但短暂的效果。本试验应在心率、血压和氧饱和度监测下进行，如出现心动过缓，应备好阿托品 1 mg。

（JMG）。正如其名字所描述的，短暂性新生儿肌无力是一种短暂的状态，可以发生在新生儿母亲为婴儿哺乳期间通过传递抗乙酰胆碱受体抗体给新生儿进而激发重症肌无力。当抗体从体内清除时，肌无力症状就会消失[22]。相反，先天性肌无力综合征是一组运动终板遗传性突变，最常见的为乙酰胆碱受体[23]。因此，先天性肌无力综合征治疗的主要手段为增加乙酰胆碱信号传导，如受体激动剂。虽然青少年重症肌无力是一种与变异性上睑下垂和眼肌麻痹有关的自身免疫性疾病，但其病程与成人不同[24]。青少年重症肌无力患者在 5 岁之前出现症状，单独使用吡啶斯的明效果良好，转化为全身性重症肌无力的概率比成人低。青少年重症肌无力出现症状后平均 37.9 个月能稳定下来，有些甚至出现症状完全缓解。

33.5.2 Lambert-Eaton 综合征

Lambert-Eaton 综合征（LEMS）是一种罕见的副肿瘤综合征，最常与小细胞肺癌（SCLC）相关，但也有报道与非小细胞肺癌（NSCLC）、乳腺癌和淋巴肉瘤有关。不同于重症肌无力，LEMS 的病理生理学功能障碍发生在突触前膜。自身抗体攻击特定的电压门控钙通道（VGCC），扰乱乙酰胆碱向突触间隙的释放。临床表现为眼球运动和上睑提肌功能障碍与重症肌无力一样，但对一些重要差异的辨别可以帮助临床医生区分两者。与重症肌无力不同的是，LEMS 可以影响深肌腱反射，自主神经功能紊乱（不稳定的血压、干眼症、口干症）比较常见。

在 LEMS 中，眼部表现并不孤立地存在于系统性的症状中。对于出现 LEMS 症状的患者，系统检查包括副肿瘤抗体检测和胸部 / 腹部 / 骨盆影像学检查（CT 或 MRI），并请神经科医生会诊，无论患者是否已确诊恶性肿瘤。

33.6 先天性表现

CN Ⅲ 和霍纳综合征都可能在出生时出现。

33.6.1 第 Ⅲ 脑神经麻痹

单纯的先天性 CN Ⅲ 麻痹是一种罕见的疾病[25]。除了上睑下垂、瞳孔散大和眼肌麻痹，先天性动眼神经麻痹可能与异常再生有关，即使没有产伤史或产钳使用史。先天性 CN Ⅲ 麻痹可引起动眼神经麻痹伴周期性痉挛（详见 33.3.5）。

33.6.2 先天性霍纳综合征

先天性霍纳综合征最常见的病因是产钳使用造成的分娩创伤、真空抽取、胎儿旋转或中线定位[26]。最常见区分先天性（或至少是长期性的）霍纳综合征和获得性综合征的体征是虹膜颜色变浅。

色素减少是因为虹膜载黑色素细胞交感神经刺激减少，这依赖于去甲肾上腺素的形成。无论霍纳综合征是节前还是节后，虹膜异色症都会发生，因为在一级和二级神经元霍纳综合征中，神经节后神经元的顺行变性都会发生。有蓝色虹膜的患者不表现出异色症。值得注意的是，先天性霍纳综合征也可能由先天性肿瘤和病毒感染引起。因此，在没有明显的临床病史或分娩创伤（颈部切口、肩难产）等物理证据的情况下，建议紧急影像学检查以排除交感神经失调的中枢性原因。

33.7 总结

神经性上睑下垂不应被临床医生忽略，因为治疗通常是为了解决潜在的解剖病理学改变。对神经回路的透彻了解对于疾病的定位和制订治疗计划是必须的。

（张倩倩　译，吴海龙　杨超　校）

参考文献

[1] Caplan LR. Ptosis. J Neurol Neurosurg Psychiatry. 1974; 37(1):1–7

[2] Nutt JG. Lid abnormalities secondary to cerebral hemisphere lesions. Ann Neurol. 1977; 1(2):149–151

[3] Lepore FE. Bilateral cerebral ptosis. Neurology. 1987; 37(6):1043–1046

[4] Hamedani AG, Gold DR. Eyelid dysfunction in neurodegenenerative, neurogenetic, and neurometabolic disease. Front Neurol. 2017; 8:329–5

[5] Averbuch-Heller L, Leigh RJ, Mermelstein V, Zagalsky L, Streifler JY. Ptosis in patients with hemispheric strokes. Neurology. 2002; 58(4):620–624

[6] Krohel GB, Griffin JF. Cortical blepharoptosis. Am J Ophthalmol. 1978; 85(5 Pt 1):632–634

[7] Lee KC, Finley R, Miller B. Apraxia of lid opening: dose-dependent response to carbidopa-levodopa. Pharmacotherapy. 2004; 24(3):401–403

[8] Dehaene I. Apraxia of eyelid opening in progressive supranuclear palsy. Ann Neurol. 1984; 15(1):115–116

[9] Bonelli RM, Niederwieser G. Apraxia of eyelid closure in Huntington's disease. J Neural Transm (Vienna). 2002; 109(2):197–201

[10] Goldstein JE, Cogan DG. Apraxia of lid opening. Arch Ophthalmol. 1965; 73: 155–159

[11] Lampl Y, Gilad R. Bilateral ptosis and changes in state of alertness in thalamic infarction. Clin Neurol Neurosurg. 1999; 101(1):49–52

[12] Goldberg MF, Payne JW, Brunt PW. Ophthalmologic studies of familial dysautonomia. The Riley-Day syndrome. Arch Ophthalmol. 1968; 80(6):732–743

[13] Liebman SD. Riley-Day syndrome: long-term ophthalmologic observations. Trans Am Ophthalmol Soc. 1968; 66:95–116

[14] Vijayan N. Ophthalmoplegic migraine: ischemic or compressive neuropathy? Headache. 1980; 20(6):300–304

[15] Gelfand AA, Gelfand JM, Prabakhar P, Goadsby PJ. Ophthalmoplegic "migraine" or recurrent ophthalmoplegic cranial neuropathy: new cases and a systematic review. J Child Neurol. 2012; 27(6):759–766

[16] Loewenfeld IE, Thompson HS. Oculomotor paresis with cyclic spasms. A critical review of the literature and a new case. Surv Ophthalmol. 1975; 20(2): 81–124

[17] Lubkin V. The inverse Marcus Gunn phenomenon. An electromyography contribution. Arch Neurol. 1978; 35(4):249

[18] Rana PV, Wadia RS. The Marin-Amat syndrome: an unusual facial synkinesia. J Neurol Neurosurg Psychiatry. 1985; 48(9):939–941

[19] Pratt SG, Beyer CK, Johnson CC. The Marcus Gunn phenomenon. A review of 71 cases. Ophthalmology. 1984; 91(1):27–30

[20] Bowyer JD, Sullivan TJ. Management of Marcus Gunn jaw winking synkinesis. Ophthal Plast Reconstr Surg. 2004; 20(2):92–98

[21] Kupersmith MJ, Latkany R, Homel P. Development of generalized disease at 2 years in patients with ocular myasthenia gravis. Arch Neurol. 2003;60 (2):243–248

[22] Papazian O. Transient neonatal myasthenia gravis. J Child Neurol. 1992; 7(2): 135–141

[23] Engel AG, Shen XM, Selcen D, Sine SM. Congenital myasthenic syndromes: pathogenesis, diagnosis, and treatment. Lancet Neurol. 2015; 14(5):461

[24] Ortiz S, Borchert M. Long-term outcomes of pediatric ocular myasthenia gravis. Ophthalmology. 2008; 115(7):1245–1248.e1

[25] Miller NR. Solitary oculomotor nerve palsy in childhood. Am J Ophthalmol. 1977; 83(1):106–111

[26] Jeffery AR, Ellis FJ, Repka MX, Buncic JR. Pediatric Horner syndrome. J AAPOS. 1998; 2(3):159–167

第 6 部分

假性上睑下垂

34 假性上睑下垂：评估和管理

Helen A. Merritt

【摘　要】

　　本章讨论假性上睑下垂（不伴有上睑提肌异常）的相关疾病和病况。这些眼周疾病造成了类似上睑下垂的临床表现，包括垂直方向睑裂高度的降低、上眼窝加深、上睑皱褶的提高。本章讨论造成假性上睑下垂的相关病症，譬如皮肤松弛、垂直方向的斜视、对侧眼睑退缩、眼球内陷、眼球异常以及降肌作用过度。

【关键词】

　　假性上睑下垂，上睑凹陷，皮肤松垂，眼球内陷，隐匿性鼻窦综合征，无眼眼窝，睑痉挛，下斜视，眶骨骨折

34.1 概述

　　假性上睑下垂描述了一组形似上睑下垂，但却未涉及上睑提肌异常的眼周病症。假性上睑下垂通常由眼球及眶内容物的大小和位置改变所致，但也可由眼周肌肉的拉伸造成。本章将介绍导致假性上睑下垂的常见病症，探索评估和管理该疾病的重要因素。

　　真性上睑下垂由上睑提肌的异常或开裂造成，临床表现主要有垂直向睑裂高度的降低、上眼窝的加深以及上眼睑皱褶的提高。假性上睑下垂也可表现这些临床症状，但病因却不在上睑提肌。通常，假性上睑下垂继发于睑裂高度视觉上的降低，但边缘反射距离（MRD1）依然正常。这种现象一般在双侧同时出现，就像皮肤松垂会同时遮挡双侧眼睛。此外，一侧睑裂高度相较于对侧的降低也会造成此效应。假性上睑下垂也可因上眼窝加深和上眼睑皱褶提高造成。另外它也可继发于肌肉的过度向下牵拉，见于半侧面肌痉挛或良性原发性眼睑痉挛。

34.1.1 皮肤松垂

　　通常，假性上睑下垂继发于睑裂高度视觉上的降低。其中，最常见的原因是皮肤松垂。过量的上睑皮肤遮盖了睑裂，造成感观上 MRD1 值的减少，但同时眼睑功能并未受损。将上眼睑的皮肤向上提起即可恢复正常的睑裂高度（图 34.1）。皮肤松垂和机械性上睑下垂的手术治疗在第 2 部分中已有详细的论述。

34.1.2 垂直方向的斜视

　　上睑下垂的评估应该包括眼球相对位置和眼外肌功能的彻底检查。由于眼球位置和上眼睑的密切关系，眼球位置的异常，譬如垂直向斜视，会导致假性上睑下垂。另一方面，由于上斜肌和提肌紧密关联，上眼睑会随着眼球位置的异常而变化，从而造成上睑下垂的外观。单侧下斜视（患侧眼球相对

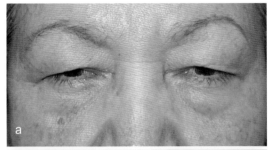

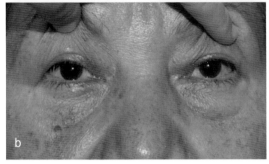

图 34.1　a.皮肤松垂导致了上睑下垂样外观，可见松垂的皮肤覆盖了眼睑上缘。b.皮肤提升术后，上睑下垂外观得到改善。

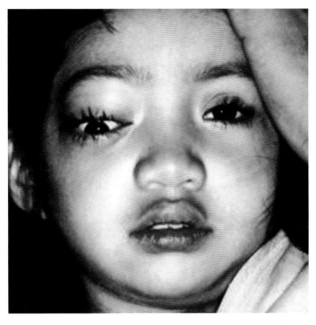

图 34.2　右侧眼眶横纹肌肉瘤造成眼球下移及下斜视，呈现假性上睑下垂外观。

于健侧向下旋转）可因眼睑随眼球下移而降低睑裂高度（图 34.2）。这种现象见于单眼上转缺陷这类病症。我们可以通过遮盖健侧眼睛来进行评估，当患侧眼球进行注视时，假性下垂的眼睑可以回到正常位置[1]。基于同样的原理，当患者用患侧上斜视的眼球进行注视时，也会出现假性上睑下垂。由这些眼球位置异常造成的假性上睑下垂一般通过斜视矫正手术来解决。

34.1.3 对侧眼睑退缩

具有单侧或不对称眼睑退缩的患者往往在最开始被诊断为对侧眼睑下垂（图 34.3）。这种现象出于相较对侧退缩的眼睑，健侧具有更低的 MRD1 值。针对眼睑退缩病因学的研究对于解决这类假性

上睑下垂非常重要。甲状腺眼病是引起上眼睑退缩最常见的病因，但其他病因也不容忽视，例如背侧中脑综合征、面神经异常再生以及上眼睑的瘢痕性或纤维性改变。对这类假性上睑下垂的治疗应着重于原发病的处理以及退缩眼睑的归位。

患有甲状腺眼病的患者为了改善角膜暴露症状以及眼睑退缩所致的不适，通常会过度使用降肌的力量。皱眉肌和降眉间肌的作用过度可导致眉间纹、眉内侧下垂、眉部形态变化以及眼睑不对称[3]。针对这些患者，肉毒毒素对肌肉的化学去神经化治疗可以改善眉部位置和眼睑的对称性问题[3]。

34.1.4 眼球内陷

眼眶容积增加或者眼内容物体积减小均造成临

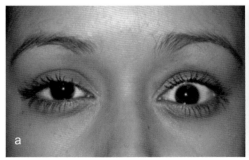

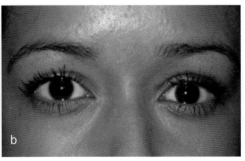

图 34.3　a.对侧眼睑退缩造成右侧假性上睑下垂。b.左侧眼睑退缩矫正后，右侧假性上睑下垂得到改善。

床可见的眼睑下垂，这包括睑裂高度的变化、上眼窝的加深以及上睑皱褶的抬高。很多病症都可以造成这种外观，但其中眼球内陷是最普遍的。眼球内陷，或者叫眶内眼球后移，可由眶骨、眼内容物的创伤性、退化性、肿瘤性或老年性改变造成。认识和评估这些病因对于眼周症状和潜在疾病的治疗都很重要。对眼球内陷的评估应该包括详尽的创伤及系统性疾病病史、完善的眼科检查、眼球突出度测量以及放射影像资料。我们要做好真性眼球内陷和对侧眼球突出造成的假性眼球内陷之间的鉴别工作。不同机制造成的眼球内陷需要不同的管理和干预。

眶骨骨折

尽管钝挫伤可通过损伤上睑提肌和第 III 对脑神经直接造成上睑下垂，它也可以造成假性上睑下垂。眶骨的骨折能增加眶内有效容积，从而使眼球向后移位，进而改变上眼睑的位置。内侧壁和下壁的骨折比外侧壁和上壁的骨折更容易造成眼球内陷[4]。创伤性上睑下垂的患者应该接受一套定制的体格检查来探究眶部解剖情况，包括眼球的活动度和突出度（测量角膜顶点到外侧眶缘的前后垂直距离）。眼眶的 CT 检查对眶骨和眼球位置的检查也很有必要（图 34.4）。大面积（＞ 50%）眶下壁骨折

或者内侧壁和下壁的联合骨折是造成眼球内陷的主要原因[5-7]。针对创伤性眼球内陷，通过治疗骨折来恢复正常的眼眶容积以及增加眶内容物的体积都可以矫正眼球的位置，从而缓解假性上睑下垂。针对早期发现的眼球内陷、症状性复视，以及大面积眼眶下壁骨折造成的严重迟发性眼球内陷或下移，眶骨骨折都是必须得到修复的[8]。

隐匿性鼻窦综合征

隐匿性鼻窦综合征是指眶下壁由于慢性上颌窦炎和上颌窦膨胀不全而继发性向下移位。异常的上颌窦缺乏含气空腔，从而使之呈负压状态，这就造成上颌窦的塌陷以及眼眶容积的增加，最终导致眼球内陷、眼球下移以及假性上睑下垂（图 34.5）。由于隐匿性鼻窦综合征能造成不同程度的眼球内陷及眼球下移，继发眼睑异位的变化幅度可以表现为从假性退缩到假性上睑下垂，再到轻微的上眼窝凹陷。眼睑假性退缩是最常见的临床症状，这在一项大型临床系列研究中占 90%。和其他自发性眼球内陷综合征相比，眼球下移伴随眼睑退缩的占比相对更大[9]。鼻窦开窗术有助于恢复上颌窦的含气空腔，是治疗隐匿性鼻窦综合征最重要的方法。残留的眶下壁异常可由眶下壁移植来矫正。虽然许多

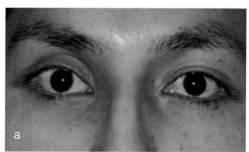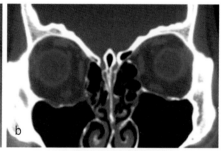

图 34.4　a. 眶骨骨折造成右侧假性上睑下垂。b. CT 显示右侧眶下壁和内侧壁骨折。

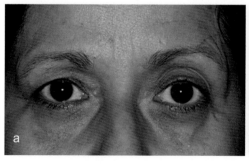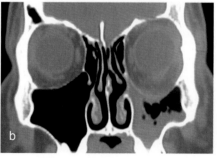

图 34.5　a. 隐匿性鼻窦综合征造成左侧假性上睑下垂。b. CT 证实左侧上颌窦膨胀不全。

外科医生强调眶下壁的修复需要和窦开窗术同时进行，但也有人提出眶下壁的修复应分两期进行，这样有助于炎症的消退，并有时间监测眶下壁的自动恢复[10]。

眶脂肪萎缩

眶脂肪萎缩可通过加深上眼窝凹陷、提高上眼睑皱褶导致假性上睑下垂。虽然年龄相关因素、创伤机制以及既往手术是脂肪萎缩的常见病因，但近期前列腺素类似物治疗青光眼所导致的脂肪萎缩越来越常见。前列腺素相关眶周病可以导致眼球内陷、上眼窝畸形、高上睑皱褶、假性上睑下垂或假性退缩[11]。对于使用前列腺素抑制剂的患者，对眼睑位置、提肌功能的细致评估必不可少，因为药物的使用也会导致提肌功能异常和真性上睑下垂[12]。停用前列腺素类似物后，脂肪萎缩可以得到逆转，眼睑位置也能恢复正常（图34.6）[13]。

导致眼球内陷的其他因素

眼球内陷造成了假性上睑下垂，而前者可以继发于眶内容物及骨骼的非创伤性、非退化性或者纤维性的改变。眼眶恶性肿瘤以及其他的纤维化病变可以导致上眼窝的加深、上眼睑皱褶的提升。眶内的转移性乳腺硬癌可以导致眼球内陷和假性上睑下垂，这些临床表现可以早于系统性的临床诊断[14]。其他的非肿瘤性萎缩性或纤维性病变，譬如线状硬皮病、半侧颜面萎缩，或放射性治疗后的纤维性病变皆可导致类似的眶周病变和眼球内陷[15]。另外，对侧的眼球突出也可相对地造成健侧的假性眼球内陷。

对于病因不明的眼球内陷或眼眶不对称，影像学检查，例如CT和MRI，均为评估解剖学改变的重要工具。针对各类眼睑异位，我们需要找到其病因并进行针对性的治疗。

34.1.5 眼球异常

眼球体积的减少，即使不伴有轴线的位移，也会造成眼球内陷的外观。和真性眼球内陷一样，这种眼内容物体积的变化也会造成上眼睑支撑力量的不足，从而导致假性上睑下垂。

眼球体积异常的病因包括先天性疾病如小眼症、先天性无眼症。获得性疾病包括手术或创伤性无眼症、眼球结核。由于外界的损伤，眼球组织发生萎缩和解体。患侧萎缩的眼球造成了上眼窝加深、眼睑皱褶的抬高以及基于健侧眼球的不对称性，从而产生了假性上睑下垂。正常眼眶空间结构的破坏以及眶内软组织相对结构的扰乱成为这些临床表现的病理生理学基础[16]。对于手术导致的或获得性眼球异常，脂肪萎缩、挛缩以及瘢痕改变也都可能参与其中。

不合适的义眼会限制上睑提肌的功能，从而导致上睑下垂（图34.7）。相关学者已证实，相较于健侧正常的眼眶，患侧的无眼眼窝对应的提肌力量减弱。而这可以由合适高度的义眼来矫正[17]。对于这一类患者，和义眼制造师通力协作，确定义眼的形状和大小是解决问题的第一步。

对于丧失视力的小眼球或眼球结核患者，巩膜壳可以恢复容积，进而改善假性上睑下垂。对于这

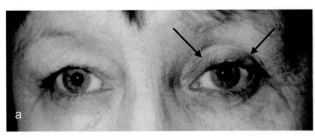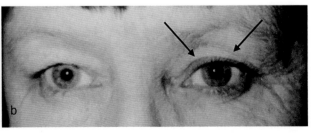

图34.6　a. 单侧前列腺素相关的眶周病导致左侧假性上睑下垂，可见上眼窝的加深。b. 前列腺素治疗停止后症状好转 [经允许引自 Peplinski LS，Albiani Smith K. Deepening of lid sulcus from topical bimatoprost therapy. Optom Vis Sci 2004 Aug；81(8)：574-577]。

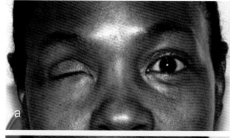
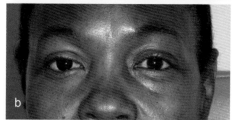
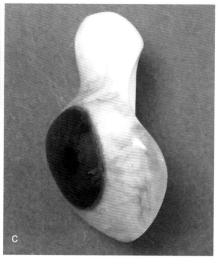

图 34.7　a. 无眼症患者表现右侧假性上睑下垂。b. 义眼调整后眼睑位置得以改善。c. 特制假体用以矫正上睑下垂（经允许引自 Stephen Haddad, BCO）。

类因容积丢失而造成假性上睑下垂以及上眼窝加深的患者，治疗手段包括义眼的重塑、补充巩膜壳、眶内移植物的置换、眶内真皮脂肪移植以及骨膜下移植物眶内增容。近期报道的方法包括上眼窝的充填剂和真皮脂肪移植物的扩容治疗。

34.1.6　眼睑降肌的作用过度

　　眼轮匝肌的痉挛和作用过度也可导致假性上睑下垂。创伤后、手术后、Bell 面瘫及类似疾病引起的面神经的异常再生会导致眼轮匝肌和其他面部肌肉的联动。这种降肌的异常活动会缩窄睑裂，进而导致上睑下垂的外观。良性原发性眼睑痉挛、半侧颜面痉挛均可因眼轮匝肌的不自主收缩导致假性上睑下垂。这些患者在经过眼轮匝肌的麻痹治疗之后，可以呈现出正常的提肌运动、对称的眼睑皱褶以及 MRD1 值。

　　虽然上述病因并不会牵涉到上睑提肌的异常，但其导致的假性上睑下垂在视觉上仍很显著。治疗眼轮匝肌作用过度、痉挛及异常神经支配的手段包括肉毒毒素、生物反馈康复以及手术[19]。注射肉毒毒素需在睑板前眼轮匝肌处进行，应采用最低有效剂量以避免真性上睑下垂、复视、眼睑闭合不全等不良反应[19, 20]。

（舒在悦　译，李文琳　杨超　校）

参考文献

[1] Ficker LA, Collin JR, Lee JP. Management of ipsilateral ptosis with hypotropia. Br J Ophthalmol. 1986; 70(10): 732–736

[2] Saks ND, Burnstine MA, Putterman AM. Glabellar rhytids in thyroid-associated orbitopathy. Ophthal Plast Reconstr Surg. 2001; 17(2):91–95

[3] Olver JM. Botulinum toxin A treatment of overactive corrugator supercilii in thyroid eye disease. Br J Ophthalmol. 1998; 82(5):528–533

[4] Parsons GS, Mathog RH. Orbital wall and volume relationships. Arch Otolaryngol Head Neck Surg. 1988; 114(7):743–747

[5] Jin HR, Shin SO, Choo MJ, Choi YS. Relationship between the extent of fracture and the degree of enophthalmos in isolated blowout fractures of the medial orbital wall. J Oral Maxillofac Surg. 2000; 58(6):617–620, discussion 620–621

[6] Raskin EM, Millman AL, Lubkin V, della Rocca RC, Lisman RD, Maher EA. Prediction of late enophthalmos by volumetric analysis of orbital fractures. Ophthal Plast Reconstr Surg. 1998; 14(1):19–26

[7] Burm JS, Chung CH, Oh SJ. Pure orbital blowout fracture: new concepts and importance of medial orbital blowout fracture. Plast Reconstr Surg. 1999; 103 (7):1839–1849

[8] Burnstine MA. Clinical recommendations for repair of isolated orbital floor fractures: an evidence-based analysis. Ophthalmology. 2002; 109(7):1207–1210, discussion 1210–1211, quiz 1212–1213

[9] Soparkar CN, Patrinely JR, Davidson JK. Silent sinus syndrome-new perspectives? Ophthalmology. 2004; 111(2):414–415, author reply 415–416

[10] Numa WA, Desai U, Gold DR, Heher KL, Annino DJ. Silent sinus syndrome: a case presentation and comprehensive review of all 84 reported cases. Ann Otol Rhinol Laryngol. 2005; 114(9):688–694

[11] Rabinowitz MP, Katz LJ, Moster MR, et al. Unilateral prostaglandin-associated periorbitopathy: a syndrome involving upper eyelid retraction distinguishable from the aging sunken eyelid. Ophthal Plast Reconstr Surg. 2015; 31(5): 373–378

[12] Shah M, Lee G, Lefebvre DR, et al. A cross-sectional survey of the association between bilateral topical prostaglandin analogue use and ocular adnexal features. PLoS One. 2013; 8(5):e61638

[13] Custer PL, Kent TL. Observations on prostaglandin orbitopathy. Ophthal Plast Reconstr Surg. 2016; 32(2):102–105

[14] Mohadjer Y, Holds JB. Orbital metastasis as the initial finding of breast carcinoma: a ten-year survival. Ophthal Plast Reconstr Surg. 2005; 21(1):65–66

[15] Hamedani M, Pournaras JA, Goldblum D. Diagnosis and management of enophthalmos. Surv Ophthalmol.

2007; 52(5):457–473

[16] Kronish JW, Gonnering RS, Dortzbach RK, et al. The pathophysiology of the anophthalmic socket. Part II. Analysis of orbital fat. Ophthal Plast Reconstr Surg. 1990; 6(2):88–95

[17] Kim NJ, Khwarg SI. Decrease in levator function in the anophthalmic orbit. Ophthalmologica. 2008; 222(5):351–356

[18] Shah CT, Hughes MO, Kirzhner M. Anophthalmic syndrome: a review of management. Ophthal Plast Reconstr Surg. 2014; 30(5):361–365

[19] McElhinny ER, Reich I, Burt B, et al. Treatment of pseudoptosis secondary to aberrant regeneration of the facial nerve with botulinum toxin type A. Ophthal Plast Reconstr Surg. 2013; 29(3):175–178

[20] Lolekha P, Choolam A, Kulkantrakorn K. A comparative crossover study on the treatment of hemifacial spasm and blepharospasm: preseptal and pretarsal botulinum toxin injection techniques. Neurol Sci. 2017; 38(11): 2031–2036

上面部眼整形
上睑下垂、上睑皮肤松弛及眉下垂

第 7 部分

上面部手术的其他注意事项

35 睫毛下垂的处理

Nicholas R. Mahoney

【摘 要】

睫毛下垂可以单独发生，也可以在眼睑松弛综合征、上睑下垂、睫毛先天性疾病或缺乏上睑折痕的情况下发生。主要原因是睑板前的睑缘支持结缔组织松弛和（或）上睑提肌腱膜无法提供足够的支撑。矫正原发基础病通常可以治疗睫毛下垂，也可以结合或单独使用其他技术来旋转下垂的睫毛。

【关键词】

睫毛下垂，眼睑内翻，眼睑松弛综合征

35.1 引言

睫毛下垂是一个未被充分认识的问题，其通常会导致功能性视轴阻碍，或影响美观。睫毛下垂可以单独发生，也可以继发于上睑下垂及其他后天或先天性的病因。睫毛下垂在睫毛粗长症、多毛症或自然长睫毛的患者中可能更为明显[1]。眼睑折痕不明显的患者可能会有机械性的睫毛下垂。眼睑松弛综合征伴随眼睑微结构进行性、退行性改变，被认为是一种更为复杂的睫毛下垂。此外，明显上睑瘢痕性睑内翻患者也可出现睫毛下垂。在此，笔者将回顾睫毛下垂的表现，并讨论针对各种睫毛下垂病因的处理（图35.1）。

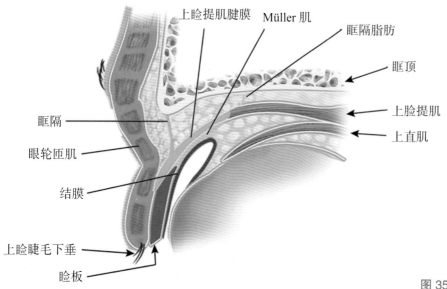

图 35.1 睫毛下垂患者的上眼睑解剖。

35.2 解剖学因素

35.2.1 睫毛纤毛

正常睫毛毛囊位于睑缘上皮 1.5~2.5 mm 的深处，紧靠睑板前方，少数情况下毛囊会嵌入睑板前表面 [2, 3]。上睑约有 100 根睫毛，睫毛球部大小刚好在 200 μm 以下 [3]。眼轮匝肌位于毛囊的前方，Riolan 肌通常在毛囊后方。睫毛生长周期为 4~9 个月，与身体其他部位毛发相比，其生长期较短（30天），休止期较长（3~8 个月）[1, 3]。正常睫毛从球部开始弯曲，以平行排列方式伸展 [4]。由于缺乏立毛肌，因此睫毛位置和弧度不受立毛肌影响，睫毛位置完全取决于睫毛周围的结构 [4]。

倒睫和睑内翻的病因学是睑缘或睫毛毛囊方向异常，指向眼球。在本文讨论中，倒睫和睑内翻病变不同于睫毛下垂或睑缘旋转，睫毛下垂或睑缘旋转不伴有混乱的毛囊生长方向错乱或睑缘旋转。

睫毛粗长症指睫毛的长度或粗细的增加。其可以是先天性的（Oliver-McFarlane 综合征、Cornelia de Lange 综合征、家族性毛发肿大、视锥 – 视杆细胞营养不良、Goldstein-Hutt 综合征），药物相关的（表皮生长因子受体抑制剂、前列腺素类似物、干扰素、环孢菌素），以及获得性的（人类免疫缺陷病毒感染）[1]。浓密的长睫毛的重量会导致睫毛下垂，并破坏毛囊的支撑作用。

眼睑松弛综合征是上眼睑松弛、易翻、睑板扩张的一种临床症状 [5]。除了富有弹力且疏松的睑板和机械性刺激产生的结膜反应性变化外，多数患者还存在睫毛下垂 [4]。睑板和睫毛根部周围结缔组织中的弹性分解酶和弹性蛋白降解上调，导致睫毛下垂 [5]。

睫毛根部断裂的其他原因包括眼部麻风病和先天性层状鱼鳞病 [6]。

35.2.2 上睑提肌腱膜和眼睑折皱

上睑提肌腱膜病变的患者也有类似的睫毛下垂现象。正常的上睑提肌腱膜在其他章节已做过详尽的介绍。上睑提肌腱膜向下插入睑板前表面和睑板前方的皮肤，在睑板上方数毫米处与眶隔有一部分融合区域。上睑提肌穿过眼轮匝肌纤维插入至真皮下组织，这个解剖学结构的强度决定了眼睑折皱的位置和形态。

90% 以上的先天性上睑下垂患者有一定程度的睫毛下垂 [6]。理论上，这是由于腱膜纤维的发育不全以及由此导致的睫毛根部周围结缔组织的力量缺乏而引起的 [6]。在严重的获得性上睑下垂并伴有眼睑折痕消失的病例中也能发现睫毛下垂的现象。

亚洲人眼睑折痕和皱褶有着不同的位置和范围，这是因为眶隔和上睑提肌腱膜之间融合区的差异，通常两者很少融合或完全没有融合，且上睑提肌腱膜的附着点远低于睑板上缘 [7]。轻度睫毛下垂也发生在亚洲非上睑下垂患者中，在获得性上睑下垂患者中睫毛下垂的发生率上升 [7]，这可能与上睑提肌腱膜附着不牢固导致支撑力丧失有关。事实上，没有重睑折痕的患者睫毛下垂的程度似乎更严重 [7]。

35.3 干预目标

睫毛下垂修复的主要目的是将下翻的睫毛旋转到正常的位置，抬离视轴。

35.4 手术风险

睫毛下垂矫正手术的风险同眼睑手术，包括：

- 出血。
- 感染。
- 不对称。
- 再次手术或无法达到预期的效果。
- 局部睫毛脱落。

35.5 手术获益

睫毛下垂修复成功后，可以：

- 清除视轴上的障碍睫毛。
- 改善眼睑的美观。

- 偶尔情况下可以改善患者的眼睑炎。

35.6 知情同意

- 彻底讨论修复手术的风险和益处。
- 鉴于在其他眼睑错位的情况下也会发生睫毛下垂，有必要讨论所有问题的解决方法和治疗策略（例如，有多种方法都可以矫正上睑下垂，但是，如果需要同时治疗睫毛的话，则会选择前侧入路）。

35.7 禁忌证

睫毛下垂的手术治疗无禁忌证。

35.8 手术步骤

作为一系列原发性眼睑错位的继发现象，睫毛下垂在单独矫正原发性眼睑错位后即能得到改善。睫毛旋转可以单独进行矫正，也可结合其他技术进行矫正（需要注意的是，在本章中，笔者指的是矫正睫毛下垂的方法，以及旋转正常、非眼睑内翻倒睫的手术方法）。主要修复方法简要说明如下。

- 对于需要水平方向收紧的轻度至中度眼睑松弛综合征患者，单纯楔形切除可改善睫毛下垂。当患者接受外侧睑板条作为收紧步骤时，效果可能无法预测。
- 对于先天性上睑下垂伴眼睑折皱形成不良的患者，在上睑提肌切除术或上睑提肌前徙术中，通过缝合切口皮肤至上睑提肌腱膜形成眼睑折皱，并解决睫毛下垂。
- 眼睑折皱不明显，眼眶脂肪脱垂，导致睫毛下垂的亚洲患者，如果接受修复或重睑手术，并产生眼睑折皱，则其睫毛下垂通常会纠正。
- 瘢痕性睑内翻或倒睫应采用适当的边缘旋转技术或毛囊切除或消融治疗。严重的瘢痕性睑内翻或严重破坏性病变（例如麻风）引起的单纯性睫毛下垂，可在睑缘切除眼睑前层，

后层向前推进。

35.8.1 器械准备

- 手术标记笔和卡尺。
- 局部麻醉，2% 利多卡因与 1∶100 000 肾上腺素和布比卡因 0.75%（4 mL），50∶50 混合。
- Castroviejo 持针器。
- 精细镊子，如 0.3 mm 镊子或 Paufique 镊子。
- 配备 Colorado 针尖的双极或单极电凝器。
- Westcott 剪或虹膜剪。
- 双爪皮肤牵开器。
- 棉签和柔软的 4×4 海绵。
- 用于睫毛旋转的缝线。
  - 可吸收缝线：6-0 双针聚乳酸或 PDS。
  - 不可吸收缝线：7-0 尼龙或聚丙烯缝合线。
- 基本手术缝合线（即皮肤缝合线、上睑提肌前徙缝合线、楔形切除或睑板条闭合缝合线等）。

35.8.2 术前核查

- 知情同意书。
- 现有仪器和设备。
- 术前摄影记录，包括静息时正位和侧位照片，以及显示视轴间隙的睫毛抬高位照片。
- 睫毛与角膜接触导致角膜损伤的术前评估。
- 视野障碍的症状和体征的术前评估和描述。

35.8.3 手术技术

单独的睫毛旋转术或联合眼睑成形术，水平收紧或上睑提肌前徙术可在局部或全身麻醉下进行。睫毛下垂修复和（或）上睑提肌前徙手术如果在全麻下进行，则不能在术中进行调整，因此笔者倾向于采用轻监测麻醉，避免使用任何可能影响术中调整的麻醉药物或苯二氮类药物（例如仅用丙泊酚）。

- 眼睑折痕和（或）眼睑成形术切口在直立位置标记。给患者手持式镜子，利用弯曲回形针模拟，找到其期望的折痕高度。

- 如果使用局部麻醉，麻药在注射后等待 8 分钟或更长时间，以达到止血的目的。麻药使用量不超过 2 mL，否则可能对手术调整产生影响。
- 用 15 号刀片切开，去除多余皮肤。
- 使用 Westcott 剪的弯曲部分沿着皮肤切口的下缘，剪去一条 2~3 mm 的睑板前眼轮匝肌。这样可以安全地暴露眶隔。
  - 在眼睑折痕形成良好的情况下，上睑提肌腱膜 – 眶隔复合体在睑板上的附着清晰可见。
  - 在先天性上睑下垂伴眼睑折痕形成不良的患者中，或伴低位眶隔附着的亚洲患者中，眶隔可能很薄，眶脂肪很低，已经可以看到睑板 （图 35.2 和图 35.3）。
- 上睑下垂修复或睑板条水平收紧。
- 如果睫毛下垂持续存在，可直接按以下方法处理。
  - 对于较轻、节段性睫毛下垂，可用缝线在睫毛线处穿过睫毛间皮肤，并在睑板前眼轮匝肌内走行至切口处出针。采用双针缝合，第二针经同一针孔埋入缝合材料。两条缝合线彼此分开，然后进入上睑提肌腱膜或上睑提肌眶隔复合体，总共需 2~4 针这样的缝合。可吸收或不可吸收缝线都可以用 （图 35.4~ 图 35.6）。
- 对于明显的广泛性睫毛下垂，应向睫毛方向皮下解剖分离 2 mm。用 3~5 根不可吸收缝合线，如 7-0 尼龙线，沿着切口以水平方式穿过睑板前眼轮匝肌，每一次穿针都应该到达睫毛线前，然后固定到睑板的上缘 （图 35.7）。
- 在所有病例中，睫毛的进一步提升可以通过眼睑折痕形成来实现。下唇切口边缘的真皮下组织可以固定在上睑提肌腱膜 （睑板上方） 上，与在任何眼睑折痕形成缝合技术中一样。笔者建议使用 7-0 尼龙线固定 4~5 个点。
- 关闭手术切口。

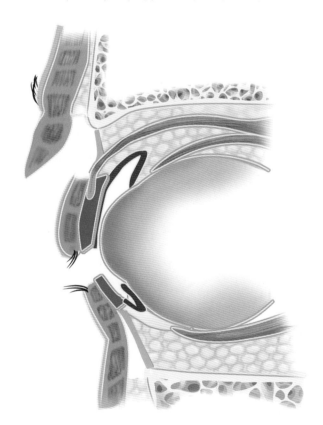 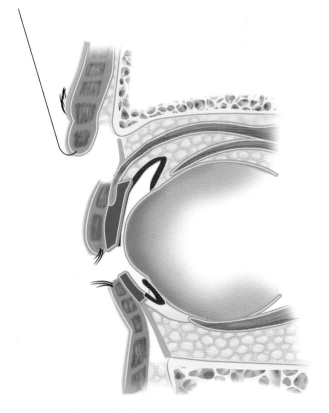

图 35.2　分离眼轮匝肌并显露眶隔。可同时切除部分轮匝肌。

图 35.3　牵引眼轮匝肌。

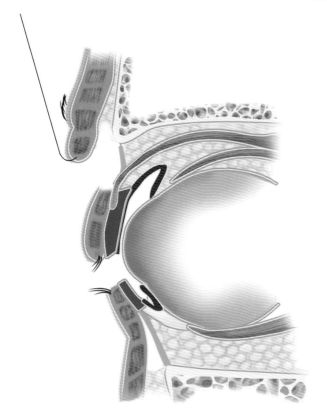

图 35.4　分离眶隔与上睑提肌腱膜。

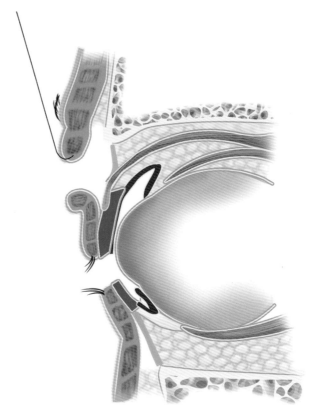

图 35.5　在睑板前表面向下进行解剖分离。分离部分未附着的上睑提肌腱膜纤维。

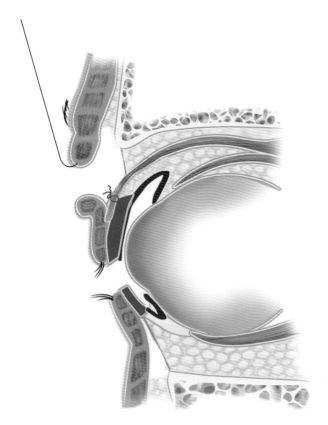

图 35.6　必要时上睑提肌腱膜前徙到睑板，以矫正上睑下垂。

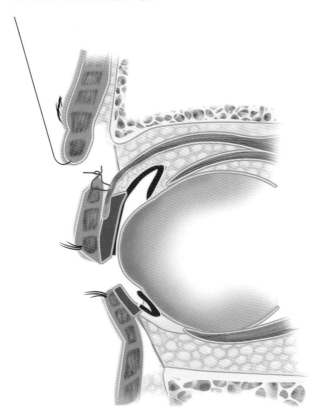

图 35.7　为了纠正轻度睫毛下垂，除了矫正睫毛下垂的缝线外，还放置了额外的缝线，如 6-0 聚乳酸或 7-0 尼龙线，以将眼睑折痕切口处的轮匝肌推进至上睑提肌腱膜上的较高位置。以间断或水平褥式缝合固定 1~6 个点。

35.8.4 专家建议

- 缝合 2~3 针缝线后，让患者坐起，观察其睁眼，向上看、向下看的睫毛形态，评估手术效果。
- 眼睑松弛综合征水平收紧手术对于睫毛下垂的效果不可预测，可改善或加重睫毛下垂。
  - 在中度松弛的眼睑中，仅需侧面楔形切除即可矫正轻度上睑下垂和睫毛下垂。
  - 中度上睑下垂和睫毛下垂伴轻度眼睑松弛，上睑提肌前徙术和睑板侧面剥离术效果最佳。
  - 单独使用睑板剥离治疗中度松弛的眼睑往往会加重睫毛下垂。
- 先天性上睑下垂的修复往往是困难的，往往要更彻底清除坚硬的眶隔。这可能会导致出现术前不存在的睫毛下垂（图 35.8 和图 35.9）。

35.8.5 术后护理

- 使用含或不含类固醇的抗生素软膏和不易与切口黏附的纱布，如 Xeroform，同时冰敷治疗。
- 患者术后 36 小时内（除睡眠外）应每小时冰敷 20 分钟；然后每天 4 次，每次 20 分钟冰敷，并事先用热毛巾湿敷 5 分钟。
- 患者可在术后 24 小时内洗澡，7 天内应避免提重物或剧烈活动。
- 建议患者睡觉时抬高床头。

35.9 并发症及其处理

并发症与常规的眼科整形手术类似。疼痛、瘀青、出血和瘢痕比较常见，视力减退、干眼症、复视、麻木相对罕见。

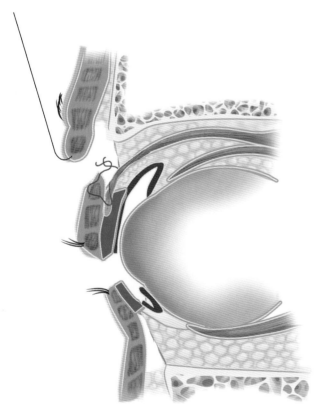

图 35.8　更严重的睫毛下垂可以通过睑板和（或）深层真皮联合加固来矫正。

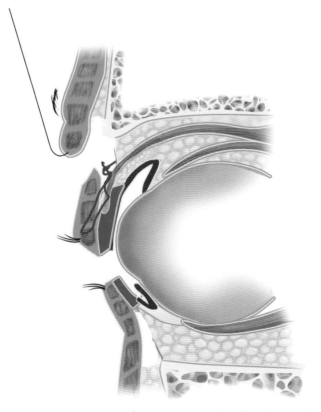

图 35.9　在非常严重的病例中，可以进行进一步向下壁剥离，将眼轮匝肌从睑板上分离出来，按照图示，缝合线可以伸入到睫毛囊周围上方的组织。也可以使用双针，以双针方式从皮肤外部同一针孔穿刺进入皮肤，然后固定于睑板和上睑提肌腱膜。

最常见的特殊并发症是睫毛无法提升或保持高度，以及不对称。在局部睫毛下垂复发的病例中，缝线存在吸收或断裂情况。如果发现弥漫性睫毛下垂，应该关注的是术中没有进行足够的水平方向提紧。根据用于收紧、上睑下垂修复或重睑手术的技术，应采用升级或组合方法以达到预期效果。

（马晓荣　译，方硕　杨超　校）

参考文献

[1] Kaur S, Mahajan BB. Eyelash Trichomegaly. Indian J Dermatol. 2015; 60(4): 378–380

[2] Thibaut S, De Becker E, Caisey L, et al. Human eyelash characterization. Br J Dermatol. 2010; 162(2):304–310

[3] Elder MJ. Anatomy and physiology of eyelash follicles: relevance to lash ablation procedures. Ophthal Plast Reconstr Surg. 1997; 13(1):21–25

[4] Langford JD, Linberg JV. A new physical finding in floppy eyelid syndrome. Ophthalmology. 1998; 105(1):165–169

[5] Schlötzer-Schrehardt U, Stojkovic M, Hofmann-Rummelt C, Cursiefen C, Kruse FE, Holbach LM. The Pathogenesis of floppy eyelid syndrome: involvement of matrix metalloproteinases in elastic fiber degradation. Ophthalmology. 2005; 112(4):694–704

[6] Malik KJ, Lee MS, Park DJ, Harrison AR. Lash ptosis in congenital and acquired blepharoptosis. Arch Ophthalmol. 2007; 125(12):1613–1615

[7] Lee TE, Lee JM, Lee H, Park M, Kim KH, Baek S. Lash ptosis and associated factors in Asians. Ann Plast Surg. 2010; 65(4):407–410

36　上睑下垂再手术

Michael A. Burnstine

【摘　要】

上睑下垂手术可能需要再次手术，以获得良好的对称效果。再手术的目的是解决眼睑高度的过高或过低问题和轮廓问题，纠正眼睑折痕和皱褶的不对称。经历过多次手术或在一期修复中经过大范围解剖的眼睑，其瘢痕的形成和解剖结构的变形可能使再次手术变得格外困难。后路或前路矫正术结合睑板切除术可解决未矫正的边缘反射距离（MRD）。本章中，笔者讨论了由 Henry Baylis 首次描述的节段睑板切除术，它可用于解决残余轮廓畸形和未得到完全矫正的上睑下垂。已在"23 Fasanella-Servat 手术"详细介绍的 Müller 肌 – 结膜切除术（Fasanella-Servat 手术）是另一种有效的上睑下垂再手术方法。

【关键词】

眼睑再手术，全厚眼睑切除术，睑板切除术

36.1　引言

在职业生涯中，遇到上睑下垂的再手术是不可避免的。虽然没有关于上睑下垂再手术发生率的确切数据，但 Bernice Brown 调查了眼整形专家，发现再手术率在 12%~18%[1]。该手术的目的是让不满意的患者达到眼睑的对称性以及给眼睛提供足够的保护。

根据上睑下垂的类型，手术矫正方法可能有所不同（表 36.1）。在眼睑持续性退缩（过度矫正）的情况下，可以进行上睑提肌回退。在没有经历多次眼睑手术的患者中，中间层内仅有轻微瘢痕，可以通过前或后入路进行上睑下垂矫正手术[2-7]。

本章重点讨论经历多次眼睑手术导致明显的全层瘢痕，但仍未完全矫正的上睑下垂再手术。通常，前、中、后板层均是瘢痕组织。上睑提肌、腱膜和 Müller 肌可能难以识别。在这种类型的上睑下垂矫正手术中，节段性睑板切除术为轻微至中等眼睑高度和轮廓畸形的矫正提供了可靠、可重复的结果[4-7]。

36.2　解剖学因素

经历了多次手术，包括去除了皮肤、皮下组织、肌肉、眶隔脂肪，上睑提肌前徙或 Müller 肌结膜切除术，瘢痕组织可能存在于眼睑的前、中、后层次之间，再次清楚地解剖分开眼睑各层次结构显得极其困难。在这类眼睑中，几乎不可能再次进行上睑提肌前徙并纠正眼睑高度不足，而后路手术会更有效。Gladstone、Bassin 和 Putterman 描述了一种后入路手术来处理眼睑轮廓异常[5, 6]。Fasanella-Servat 再手术方法也有被报道[7, 8]。此处，笔者讨论

表 36.1　矫正手术方法

上睑下垂类型	上睑提肌肌力	初次手术	过度矫正	矫正不足
腱膜性	> 10 mm	MMCR	上睑提肌退缩	MMCR/ELA/T
		ELA	上睑提肌退缩	MMCR/ELA/T
肌源性				
A. 静止性 / 先天性	0~4 mm	FS	束带松解	束带提紧或折叠
	4~10 mm	LR	上睑提肌退缩	再次上睑提肌切除或睑板切除
	> 10 mm	MMCR/ELA/FS	上睑提肌退缩	MMCR/ELA/T
B. 进行性	0~4 mm	FS 或 SB	束带松解	束带提紧或折叠
	4~10 mm	LR 或 SB	上睑提肌退缩	再次上睑提肌切除或睑板切除
	> 10 mm	ELA/LR	上睑提肌退缩	MMCR/ELA/T
机械性	> 10 mm	眼睑成形术	皮肤移植	眼睑成形术修复
		提眉术	额部 Botox 注射	眉手术修复

注：ELA，外部上睑提肌前徙；FS，额肌瓣；LR，上睑提肌切除术；MMCR，Müller 肌－结膜切除术；SB，超宽眼睑成形术；T，睑板切除术，前或后入路。

由 Henry Baylis 首次描述并用于治疗原发性上睑下垂的节段性睑板切除术 [4, 9, 10]。

36.3　干预目标

上睑下垂再手术的主要目的是重建上睑对称性，努力达到患者的理想效果，包括：

- 改善上方的视野。
- 通过改善睑裂垂直方向的美学形态来增加面部整体美感。
- 平衡边缘、折痕与皱褶的位置。

36.4　手术风险

- 出血。
- 感染。
- 未能实现预期结果：MRD1 持续不对称与睑裂不对称。
- 不对称眼睑折痕和皱褶距离。
- 眼睑闭合不全和暴露性角膜病变。
- 先前存在的干眼症加剧。

36.5　手术获益

- 改善上方视野。

- 获得对称的眼睑高度和轮廓。
- 增加上面部美观，包括增加睑裂垂直高度。

36.6　知情同意

- 包括风险和利益（如上所述）。
- 讨论在出现不对称时，是否需要平衡眼睑折痕和皱褶的对称性。
- 解释眼睑闭合不全和暴露性角膜病变的风险。
- 警告患者干眼症可能加剧。

36.7　禁忌证

- 严重干眼症和先前存在的角膜病变。
- 有 Bell 现象不良的患者会使角膜表面处于显著危险中。

36.8　手术步骤

所述过程可以在门诊手术中心或诊所中完成。

36.8.1　器材准备（图 36.1）

- 手术标记笔。
- 标尺。
- 局部麻醉药物（双侧共计 10 mL）：

- 2% 利多卡因和 1∶100 000 肾上腺素（5 mL）。
  - 0.75% 麻卡因（4 mL）。
  - 8.4% 碳酸氢钠（1 mL）。
  - 150 USP 单位 /mL 透明质酸酶（0.5 mL）。
- Castroviejo 持针器。
- Bishop Harmon 镊子。
- 配备 Colorado 针的双极或单极电凝器。
- 保护性巩膜接触镜。
- 止血钳。
- 缝线：
  - 6-0 Vicryl（聚乳酸），S-14 针，用于瘢痕组织（睑板、提肌复合体）。
  - 6-0 Prolene（聚丙烯），用于切口闭合。

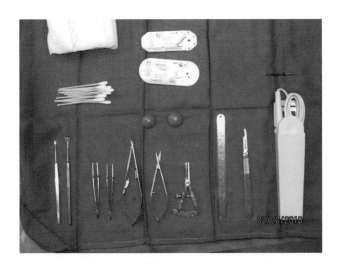

图 36.1 上睑下垂行睑板切除术所需的手术器械。

36.8.2 术前核查

- 知情同意书。
- 现有仪器和设备。
- 与患者明确讨论所需的眼睑折痕和皱褶位置。
- 术前照相记录。

36.8.3 手术技术

手术可以在局部麻醉、监护或全身麻醉下在诊所手术室、医院门诊手术室或医院手术室进行。

- 术前 30 分钟给予洛拉西泮 1 mg，对乙酰氨基酚 / 氢可酮，5 mg/325 mg。
- 最关键的一步为标记上眼睑切口！
  - 根据患者的意愿和手术医生的判断，设置眼睑折痕位置，通常与对侧眼睑相匹配（图 36.2）。
  - 决定眼睑皮肤显示宽度（边缘重睑皱褶距离），与对侧相匹配。
  - 切除量在手术前确定。1 mm 的睑板切除量可矫正 1 mm 的高度。
- 局部麻醉注射并按摩，等待 5~10 分钟达到完全麻醉、止血效果（图 36.3）。
  - 透明质酸酶可以促进局部麻醉剂渗透。
- 根据手术医生的偏好，可以使用 4-0 丝线或类似缝线在上眼睑缘做牵引，或者不做牵引。
- 用 15 刀片或金刚石刀片沿着标记做切口（图

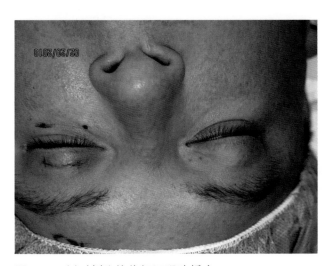

图 36.2 以对侧为镜像标记眼睑折痕。

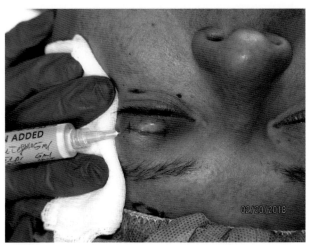

图 36.3 局部麻醉注射，包括利多卡因与 1∶100 000 肾上腺素、透明质酸酶、马卡因和碳酸氢钠。

36.4）。

- 放置角膜保护器，使用 Colorado 针状电极、Westcott 剪或金刚石刀片，通过皮肤、皮下组织、眼轮匝肌、上睑提肌腱膜、Müller 肌和结膜，进行全层眼睑切开术（图 36.5）。

- 然后从折痕切口的下方去除全层眼睑组织（包括睑板）。通常，矩形或椭圆形的组织被切除以矫正畸形（图 36.6）。

  - 切除多少组织取决于残余上睑下垂量以及眼睑折痕和皱褶的不对称度。

  - 睑板通常也会切除。

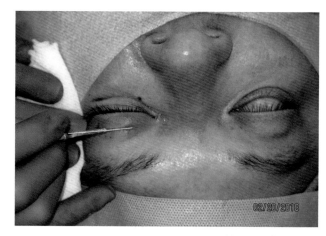

图 36.4　15 号刀片做手术切口。

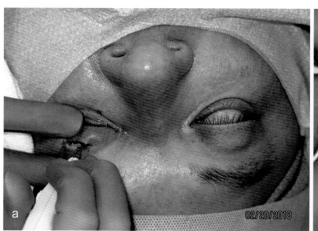
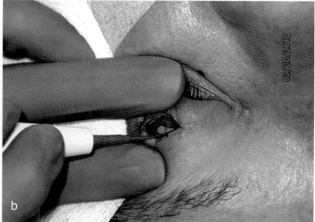

图 36.5　a、b. 使用单极电刀（带有 Colorado 细针尖）解剖部分（a）到全厚（b）眼睑。

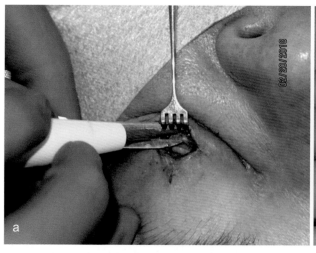
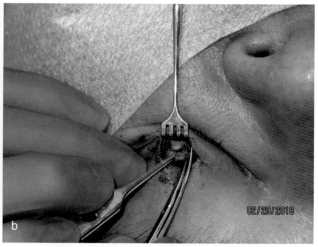

图 36.6　a、b. 在用卡尺标记要切除的睑板量后（a），进行睑板切除术（b）。睑板切除术与眼睑提升之比为 1∶1。

- 去除组织并止血后，瘢痕组织部分层次与新形成的组织末端用 6-0 Vicryl 缝线缝合（图 36.7）。
- 皮肤切口用 6-0 Prolene 缝线缝合（图 36.8）。
  - 通常情况下，术后有轻度眼睑闭合不全。
  - 在手术台上（图 36.9）和术后（图 36.10），眼睑通常是对称的。

36.8.4 专家建议

- 在矫正上睑下垂之前，确保没有其他情况存在，包括眉毛下垂、睫毛下垂、折痕或皱褶不

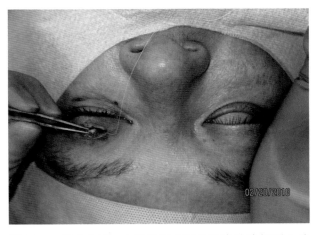

图 36.7　用 6-0 Vicryl 缝线缝合部分厚度的睑板到上睑提肌复合体。

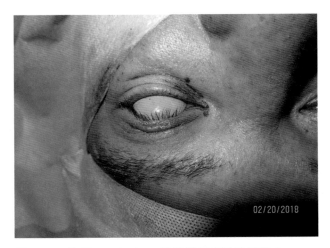

图 36.8　使用 6-0 Prolene 缝线进行皮肤连续缝合。

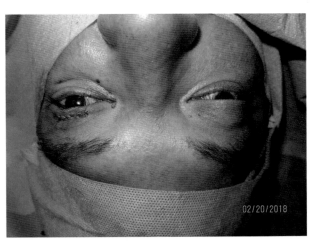

图 36.9　术后即刻，移除眼盾，眼睑睁开。

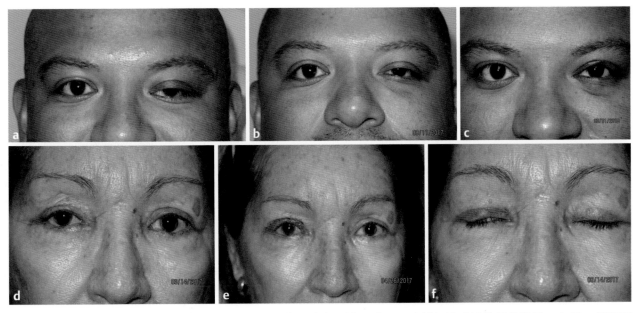

图 36.10　典型的手术前后结果。a. 初始照片。b. 术后残余上睑下垂。c. 睑板切除术后的最终结果。d. 另一例经历 5 次上眼睑手术后患者，右上眼睑下垂。e. 睑板切除术后形态。f. 术后眼睑闭合不全症。

对称。

- 眼睑成形术切口线将决定新形成的上眼睑折痕的高度和轮廓。
- 眼睑切除（睑板或全层眼睑）在术前根据所需的眼睑抬高量和需要切除的皮肤量来决定。
- 对于节段性轮廓异常，可进行节段性切除。
- 一般来说，大多数女性比男性喜欢的眼睑折痕更高。手术前必须进行明确的讨论。
- 重复测量两次，以实现一次切除到位。

36.8.5　术后护理

- 手术部位冰敷 48 小时，清醒时敷 15 分钟、停 15 分钟。
- 建议患者睡觉时抬高床头。
- 患者可在第二天洗澡。
- 用温水清洗伤口，每日使用杆菌肽眼膏 4 次。
- 术后用药：
  - 伤口用抗生素眼膏（首选杆菌肽）。
  - 口服止痛药，对乙酰氨基酚 / 氢可酮，5 mg/

325 mg。

- 从医学角度来看，应避免锻炼和剧烈运动 1 周。
- 血液稀释剂，如阿司匹林和非甾体类药物，应避免使用 1 周。
- 不需要通过眼睛或眼睑锻炼来保持形成的眼睑高度和轮廓。
- 1 周后拆除缝线。

36.9　并发症及其处理

　　使用前或后入路对上睑提肌手术后残留的上睑下垂进行再手术是一种非常精细的操作。可能导致的并发症包括上睑外翻、眼睑闭合不全、向下注视时睑裂增加和干眼症加剧。睑外翻可以通过按摩来处理。术后眼睑闭合不全和干眼症通常可以用人工泪液和润滑膏来治疗。在干眼症和严重角膜暴露性角膜病变的情况下，可以使用 PROSE 镜片或进行眼睑回退手术 [11, 12]。

（马晓荣　译，方硕　杨超　校）

参考文献

[1] Brown BZ. Ptosis revision. Int Ophthalmol Clin. 1989; 29(4):217–218

[2] Dortzbach RK, Kronish JW. Early revision in the office for adults after unsatisfactory blepharoptosis correction. Am J Ophthalmol. 1993; 115(1): 68–75

[3] Shore JW, Bergin DJ, Garrett SN. Results of blepharoptosis surgery with early postoperative adjustment. Ophthalmology. 1990; 97(11):1502–1511

[4] Baylis HI, Shorr N. Anterior tarsectomy reoperation for upper eyelid blepharoptosis or contour abnormalities. Am J Ophthalmol. 1977; 84(1):67–71

[5] Gladstone GJ, Putterman AM. Internal vertical shortening for the correction of diffuse or segmental postoperative blepharoptosis. Am J Ophthalmol. 1985; 99(4):429–436

[6] Bassin RE, Putterman AM. Full-thickness eyelid resection in the treatment of secondary ptosis. Ophthal Plast Reconstr Surg. 2009; 25(2):85–89

[7] Liu F, Ma Y, Luo X, Yang J. Bleparoptosis reoperation with combining excision of tarsus and levator muscle. Ann Plast Surg. 2015; 75(6):591–595

[8] Pang NK, Newsom RW, Oestreicher JH, Chung HT, Harvey JT. Fasanella-Servat procedure: indications, efficacy, and complications. Can J Ophthalmol. 2008; 43(1):84–88

[9] Beard C. Ptosis. St. Louis, C.V. Mosby 1976

[10] Fasanella RM, Servat J. Levator resection for minimal ptosis: another simplified operation. Arch Ophthalmol. 1961; 65:493–496

[11] Chahal JS, Heur M, Chiu GB. Prosthetic replacement of the ocular surface ecosystem. Scleral lens therapy for exposure keratopathy. Eye Contact Lens. 2017; 43(4):240–244

[12] Samimi DB, Chiu GB, Burnstine MA. PROSE scleral lens: a novel aid for staged eyelid reconstruction. Ophthal Plast Reconstr Surg. 2014; 30(5): e119–e121

37 上睑下垂的非手术治疗

Christine Greer, Michael A. Burnstine

【摘　要】

　　上睑下垂的非手术治疗适合手术条件差的患者，包括慢性进行性眼外肌麻痹（CPEO）和强直性肌营养不良的进行性上睑下垂与 Bell 现象不良的患者，以及继发于重症肌无力的可变性上睑下垂的患者。上睑下垂可以通过机械性方法或药物治疗得到纠正。

【关键词】

　　非手术治疗上睑下垂，眼睑支撑物，眼睑胶带，触觉隐形眼镜，支撑隐形眼镜，药理学眼睑抬高

37.1 引言

　　在大多数情况下，上睑下垂的最终治疗是外科手术。然而，对于手术条件差或不想做手术的患者，可以选择其他治疗方式。慢性进行性眼外肌麻痹（CPEO）和强直性肌营养不良的进行性上睑下垂与 Bell 现象不良的患者，因角膜暴露和角膜病变的风险，这类人群均不是良好的受术者。这些患者与重症肌无力患者相似，上睑下垂的程度是变化的或进展性的，这使得眼睑位置的最佳改变成为动态的目标。可通过机械或药物等非手术方法抬高此类患者的眼睑位置，例如机械提升可以通过眼睑支撑物、胶带或隐形眼镜等装置来实现，药物选择包括 α₂ 激动剂，如布里莫尼定和阿普洛尼定，激活交感神经支配的 Müller 肌，改善眼睑位置约 1~2 mm。肉毒毒素可通过麻痹眼睑张肌，间接改善眼睑位置，从而达到提升眼睑的目的。本章将详细介绍这些治疗方法。

37.2 机械性眼睑提升

37.2.1 眼睑支撑物

　　眼睑支撑物是沿眼镜框架里侧放置支撑眼睑的杆（图 37.1）。此类装置由金属丝定制设计，以适

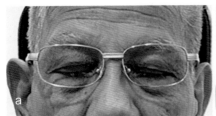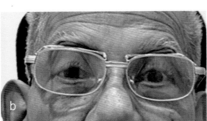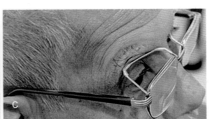

图 37.1　a. 上睑下垂患者配戴矫正镜片。b、c. 在眼镜架上佩戴眼睑下垂支撑物（经允许引自世界光学网站的 Ray Favella ）。

应眼睛和眼睑的形状和轮廓。支撑杆位于眼睑皱褶处或正上方，对上眼睑施加向后和向上的压力形成眼睑皱褶，并使睑缘位置高于瞳孔。眼睑支撑物分为两种类型：适用于轻度上睑下垂的可调型和适用于中重度上睑下垂的加强型[1]。可调型的眼睑支撑物通常安装在镜框的鼻侧，可以根据上睑下垂的程度进行调节，此类支撑物非常适合伴有上睑下垂程度波动的患者。在使用过程中，金属杆从眼镜的支点处发生移动故经常需要调整[1]。加强型支撑物固定在镜头框架的两端，其缺点是不可调整，但优势是不会发生移动。

眼睑支撑物理想的使用人群为不具备良好手术条件的患者以及短暂性或波动性的上睑下垂患者。其局限性包括舒适度较差（尤其是在安装不当的情况下），眨眼受限，必要的清洁程序，以及在事故中损伤眼球的风险。眨眼受限可能导致眼睛干燥，因此佩戴眼睑支撑物的眼镜不适宜长期使用。

37.2.2　眼睑胶带

与眼睑支撑物类似，眼睑胶带可以作为提升眼睑的临时措施（图 37.2）。各种类型的一次性胶带均可用作眼睑胶带，该方法安全、廉价且易于使用。一项研究表明辛基 -2- 氰基丙烯酸酯液体绷带，虽不是被常规使用，但对重度上睑下垂有良好的疗效[2]。眼睑胶带的缺点是必须每天使用，而且疗效在很大程度上取决于使用者。对于 Bell 现象不良的患者，应只在短时间内使用眼睑胶带，以确保角膜得到保护。

37.2.3　触觉隐形眼镜

眼睑支撑物和眼睑胶带可能无法令人满意地抬高眼睑，并可能导致严重的干眼症。这些辅助手段限制了自然的眨眼反射，因此在干眼症、暴露性角膜病变和有暴露性角膜病变风险的患者中应避免使用。在这种情况下，"道具"或触觉隐形眼镜是另一种选择。触觉式隐形眼镜是一种巩膜式隐形眼镜，配有一板状结构，上睑缘可倚靠在板状结构上（图 37.3）。此外还可以使用拱形 PROSE 隐形眼镜（图 37.4），该眼镜可以创造人工眼表环境，引流眼泪以保护角膜，特别适用于强直性肌营养不良和其他类型的上睑下垂并伴有眼轮匝肌功能不良的患者[3]。使用触觉隐形眼镜的主要好处是对角膜表面的良好保护，缺点包括潜在的不适感和需要细致的眼镜清洁程序。

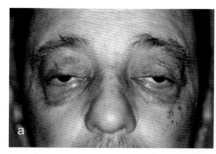
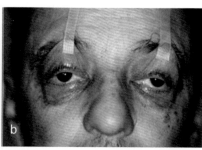

图 37.2　眼睑胶带治疗慢性进行性眼外肌麻痹患者。a、b.胶带使用前（a）和使用后（b）的边缘反射距离 1（MRD1），视轴得以暴露。

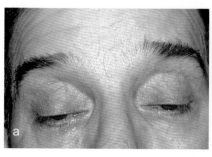
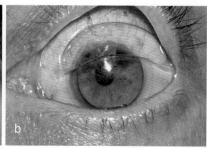
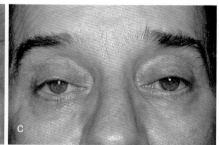

图 37.3　重度肌源性上睑下垂。a. 在"支撑"型触觉镜片使用前。b."支撑"镜片配戴。c.触觉接触镜片配戴后改善上睑下垂的情况（经允许引自 Collin JRO，Tyers AG，eds. Color Atlas of Ophthalmic Plastic Surgery. 3rd ed. Elsevier；2017：208 ）。

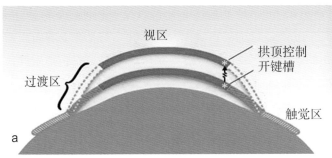
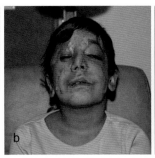
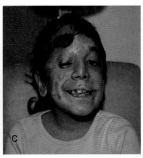

图 37.4　12 岁女孩，车辆事故导致双侧麻痹性上睑下垂，经过多次眼部手术后以及左眼麻痹性上睑下垂的眼睑重建。a. 拱形 PROSE 隐形眼镜。b、c. 注意治疗前下巴向上的姿势（b）和治疗后改善的下巴位置和边缘反射距离 1（MRD1）（c）（经允许引自 Karen G. Carrasquillo, OD, PhD, FAOO, FSLS, at BostonSight）。

37.3 眼睑抬高的药理学方法

37.3.1 局部治疗

　　拟交感神经药物滴眼液，如阿普罗宁和布里莫宁，可以暂时提升上眼睑。阿普洛尼定（0.5%）和溴莫尼定（0.1% 或 0.2%）是 α_2 肾上腺素能受体激动剂，可引起 Müller 肌收缩，提高上眼睑高度约 1~2 mm，而实验研究支持提高高度接近 1 mm[4, 5]。局部拟交感神经疗法最常用于肉毒杆菌毒素意外渗透到眼轮匝肌深部的上睑提肌导致的上睑下垂病例。研究发现，阿普洛尼定在滴注后 30~45 分钟出现峰值[4, 6]，但这种作用不会持续太久。目前还没有研究评估阿普洛尼定或溴莫尼定治疗与神经毒素相关的上睑下垂的疗效，缺乏确定的给药方案。建议每天 2~3 次滴眼给药，每次一滴。阿普洛尼定和溴莫尼定与滤泡性结膜炎和接触性皮炎有关，文献记载的发病率分别高达 36% 和 15%[8]。如果出现这些反应，应停止局部治疗。

37.3.2 神经毒素注射

　　在上睑下垂的患者中，额肌继发收缩代偿性提升上睑，导致肌肉劳损。在无法进行手术治疗的情况下，缩肌和张肌之间的关系可以作为肉毒毒素治疗的药理学靶目标。眼睑张肌（皱眉肌、降眉间肌和眼轮匝肌）的治疗减少了缩肌的负担，使拮抗性上睑提肌和额肌以较少使力程度进行代偿[9, 10]（图 37.5），从而降低了上睑下垂的程度。肉毒毒素在慢性进行性眼外肌麻痹上睑下垂和继发于眼睑痉挛的不对称性上睑下垂中的应用均有报道[9, 10]。对于眼球暴露度非常关注的患者可能会从这种治疗中受益，但需要仔细控制用量，过度治疗可能会损害泪腺，并可能导致暴露性角膜病变。进一步研究肉毒毒素在治疗上睑下垂中的临床应用是非常有必要的。

37.4 无眼患者上睑下垂的处理

　　对于无眼症患者或眼球结核患者，可以通过改变义眼座的大小和形状来治疗上睑下垂（图 37.6）。通常可以加用上睑下垂的支架，以维持两侧眼部形态的对称性（图 37.7）。

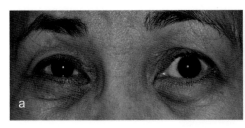
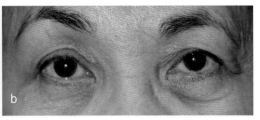

图 37.5　非手术性上睑下垂治疗：肉毒毒素治疗右半面肌痉挛。a. 治疗前。b. 治疗后。

37.5 填充剂注射治疗假性上睑下垂

假性上睑下垂由睑缘折痕不对称引起，可通过肉毒毒素作用于眉下，塑造对称的折痕和皱褶（图

37.8）。透明质酸填充物可以注射到凹陷的眼眶中，以达到对称形态（图 37.9）[11-13]。脂肪或透明质酸凝胶治疗的不良反应可能包括失明、上眼睑水肿或不规则眼睑外观。

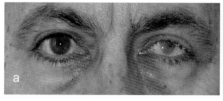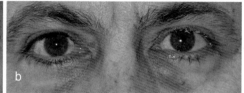

图 37.6　a、b. 眼球结核的患者安装眼部假体（a），以达到两侧对称（b）（经允许引自 Stephen Haddad BCO，Los Angeles CA）。

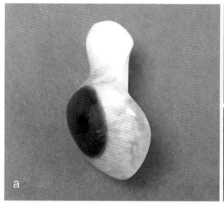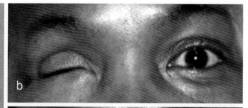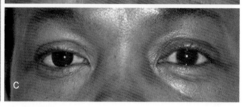

图 37.7　a. 为解决无眼症患者上睑下垂而制作的上睑下垂支架。b. 置入前。c. 置入后（经允许引自 Stephen Haddad BCO，Los Angeles CA）。

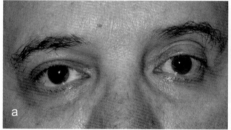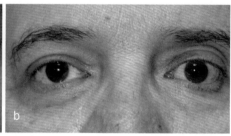

图 37.8　左眉上方注射入肉毒毒素，形成对称的眼睑皱褶和反折。a. 神经毒素注射前。b. 神经毒素注射后。

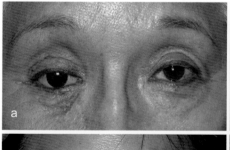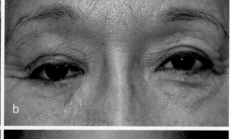
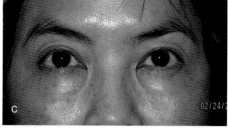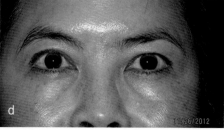

图 37.9　a~d. 在无眼患者（a、b）和有眼患者（c、d）的眉部和眶上注射乔雅登，增加容积和对称性。

（马晓荣　译，方硕　杨超　校）

参考文献

[1] Eye crutches-ptosis crutch. Zenttech.com. Available at zenntech.com/altereyewear-sunglass-eyeglass-modify-glasses/ptosis-eye-crutches.php. Updated 2017. Accessed August 4, 2017

[2] Osaki TH, Osaki MH, Belfort R, Jr, Osaki T, Sant'anna AE, Haraguchi DK. Management of progressive myopathic blepharoptosis with daily application of octyl-2-cyanoacrylate liquid bandage. Ophthal Plast Reconstr Surg. 2009; 25 (4):264–266

[3] Tyers AG, Collin JRO. Colour atlas of ophthalmic plastic surgery. 3rd ed. Philadelphia, Pa: Butterworth Heinemann, Elsevier; 2008

[4] Munden PM, Kardon RH, Denison CE, Carter KD. Palpebral fissure responses to topical adrenergic drugs. Am J Ophthalmol. 1991; 111(6):706–710

[5] Wijemanne S, Vijayakumar D, Jankovic J. Apraclonidine in the treatment of ptosis. J Neurol Sci. 2017; 376:129–132

[6] Kirkpatrick CA, Shriver EM, Clark TJE, Kardon RH. Upper eyelid response to topical 0.5% apraclonidine. Ophthal Plast Reconstr Surg. 2018; 34(1):13–19

[7] Girkin CA, Bhorade AM, Giaconi JA, et al. Medical management in glaucoma. In: Cantor LB, Rapuano CJ, Gioffi GA, eds. Basic and Clinical Science Course (BCSC) Section 10: Orbit, Eyelids, and Lacrimal System. San Francisco, CA: American Academy of Ophthalmology (AAO); 2016

[8] Gordon RN, Liebmann JM, Greenfield DS, Lama P, Ritch R. Lack of cross-reactive allergic response to brimonidine in patients with known apraclonidine allergy. Eye (Lond). 1998; 12(Pt 4):697–700

[9] Putterman AM. Botox enhancing eyebrow elevation in external ophthalmoplegia ptosis. Ophthal Plast Reconstr Surg. 2014; 30(5):444–445

[10] Fagien S. Temporary management of upper lid ptosis, lid malposition, and eyelid fissure asymmetry with botulinum toxin type A. Plast Reconstr Surg. 2004; 114(7):1892–1902

[11] Moon HS, Ahn B, Lee JH, Rah DK, Park TH. Rejuvenation of the deep superior sulcus in the eyelid. J Cosmet Dermatol. 2016; 15(4):458–468

[12] Romeo F. Upper eyelid filling with or without surgical treatment. Aesthetic Plast Surg. 2016; 40(2):223–235

[13] Morley AM, Taban M, Malhotra R, Goldberg RA. Use of hyaluronic acid gel for upper eyelid filling and contouring. Ophthal Plast Reconstr Surg. 2009; 25(6): 440–444

[14] Khan TT, Woodward JA. Retained dermal filler in the upper eyelid masquerading as periorbital edema. Dermatol Surg. 2015; 41(10):1182–1184

38　上面部手术的特有注意事项

Margaret L. Pfeiffer, Jessica R. Chang

【摘　要】

　　本章将回顾和讨论本书中上面部手术特有的术前、术中和术后注意事项，总结现有的证据和共识、指南，为外科医生提供一个框架，以回答是否及何时停止抗凝药物治疗、围手术期使用何种抗生素，以及如何安全使用高频电刀和其他能量设备等问题。其他可能影响手术计划的合并症也一并罗列。

【关键词】

　　抗凝药物，抗血小板药物，抗生素，电灼，软膏

38.1　引言

　　手术前何时停用血液稀释剂或抗血小板药物？在围手术期使用抗生素是否必要？对于植入电子设备的患者，何种电灼方式最安全？在进行适当的术前评估和手术计划的过程中会出现各种问题。

　　以下内容将回顾围手术期用药的证据，重点是可能加剧出血的药物和预防感染的药物。最后回顾了整形手术中使用的各种能量型设备的安全性考虑。梳理上面部外科围手术期常见问题，以提高对某些患者潜在严重风险的认识，并总结现有证据和指南，帮助临床医生评估和管理这些风险，针对患者制订个性化的手术方案。

38.2　围手术期药物

　　本节将回顾围手术期血液稀释剂和抗生素药物的使用。

38.2.1　血液稀释剂注意事项

　　抗血栓药物增加出血的风险，导致手术时间增加、术中并发症、术后瘀青，影响术后美容效果。眶筋膜室综合征和严重视力丧失很少发生。一项大型眼面部整形手术的研究发现，40%的患者至少使用一种抗凝剂[1]。鉴于人口老龄化和阿司匹林预防心血管疾病的建议，这一比例将继续增加。尽管最近的建议表明阿司匹林可能没有那么有益，但此建议可能需要数年才能获得认可[1]。

　　目前还缺乏关于眼面部围手术期抗血栓药物治疗的随机对照试验，围手术期的药物治疗主要以回顾性研究和其他外科领域的试验为指导。眼整形外科医生必须平衡血栓栓塞事件的潜在致命风险和出血并发症风险，如眶筋膜室综合征以及很少见的需要输血的情况。了解何时停止和重启这些药物对围手术期处理至关重要。

38.2.2 血液稀释剂的种类

目前，美国食品药品监督管理局（FDA）批准使用的血液稀释剂主要有三类：①抗血小板药物；②抗凝剂；③直接口服抗凝剂。

抗血小板药

抗血小板药物包括阿司匹林、氯吡格雷、替卡格雷、西洛他唑、潘生丁和普拉格雷，通过抑制血小板聚集来防止血栓形成。两种最常用的抗血小板药物是阿司匹林和氯吡格雷。阿司匹林可用于心血管疾病的一级和二级预防，许多患者还将阿司匹林用于与心血管疾病无关的镇痛。作为非处方药，阿司匹林很容易购买①，许多患者在报告药物清单时通常会遗漏阿司匹林，特别是低剂量使用情况下[例如 81 mg 或低剂量阿司匹林（"baby" aspirin）][1]。相反，氯吡格雷被用于有血栓栓塞事件、心肌梗死或植入装置（如心脏支架）的患者的二级预防。阿司匹林和氯吡格雷可协同用于高危血栓栓塞事件患者（称为双重抗血小板治疗）。这些患者往往比单一用药的患者出血更多[2]。

非甾体抗炎药（NSAID）也能抑制血小板活性，但作用时间通常较短。NSAID 分非选择性（如布洛芬、消炎痛或萘普生）和选择性（如塞来昔布）。非选择性 NSAID 对术中或术后出血并发症的影响尚不清楚；部分研究表明会导致出血的风险增加，而另一些研究则表明出血的风险没有增加[3, 4]。有证据表明选择性 COX-2 抑制剂塞来昔布（西乐葆）对血小板功能和术中出血没有显著影响[5]，其他对 COX-2 的影响大于 COX-1 的 NSAID，如美洛昔康和依托洛酸，对于出血风险的影响也很小[6, 7]。对于术后疼痛，麻醉医生经常提供静脉注射 NSAID 酮咯酸（托拉多）作为麻醉剂的替代品，但关于这是否会增加术后出血风险一直存在争议[8]。一项在鼻内镜手术患者中比较酮咯酸和芬太尼的研究显示术后出血量没有增加，镇痛效果也相似[9]。一项100 名上睑提肌前徙手术随机对照试验发现，与常规治疗相比，静脉注射酮咯酸的镇痛效果更好，没有患者术后发生明显出血[10]。

抗凝剂

抗凝剂直接抑制凝血级联反应中的凝血因子，适用于既往肺血栓栓塞或静脉血栓栓塞的患者，或预防房颤、人工心脏瓣膜和风湿性心脏病。华法林（香豆素）是最常用的口服抗凝剂。肝素通过静脉注射给药，但其衍生物低分子肝素可通过皮下注射。

华法林抑制维生素 K 依赖性凝血因子的产生。它作用于凝血级联的外源性途径，通过对凝血酶原时间（PT）或其衍生物国际标准化比值（INR）进行监测；相反，肝素主要影响内源性途径，并由部分凝血活酶时间（PTT）监测，这些数值基本上量化了特定药物的抗凝作用。华法林是一种复杂的药物，具有与多种食物和药物相互作用、治疗指征窄、剂量滴定监测频繁等特点。在紧急手术、术中或术后出血不受控制的情况下，华法林的抗凝作用可通过维生素 K 和新鲜冰冻血浆逆转。

依诺肝素（Lovenox）是最常见的几种低分子量肝素制剂之一。眼面部外科医生可能会遇到依诺肝素作为桥接剂的华法林患者。基本上，在特定的患者中，华法林在术前被停药，患者即开始皮下注射依诺肝素，而不是在术前和术后一段时间内。依诺肝素是一种作用时间较短的药物，可在手术前即刻停药，以减轻术中出血，并适当降低围手术期血栓栓塞风险。然而，对华法林治疗的中危心房颤动患者进行桥接治疗的 meta 分析显示，桥接治疗在不降低血栓栓塞风险的情况下增加了出血风险，这使桥接治疗的效用受到质疑[11, 12]。

直接口服抗凝剂

直接口服抗凝剂（DOAC）或新口服抗凝剂

---

① 阿司匹林在国内是处方药。——译者注

（NOAC）是华法林的替代品。其优势在于具有更加可预测的药理学特征、更少的食物和药物相互作用、不需要定期监测。与华法林相比，它们起效更快（平均 2~3 小时 *vs.* 3~4 天），半衰期更短（平均 12 小时 *vs.* 20~60 小时）。然而，它们的缺点是缺乏逆转剂，而且不易获得用于监测其效果的实验室测试。目前可用的 DOAC 有阿哌沙班（Eliquis）、达比加群（Pradaxa）和利伐沙班（Xarelto）。所有这些药物都可以在房颤患者中使用，达比加群和利伐沙班也被 FDA 批准用于肺栓塞和深静脉血栓形成。

38.2.3　平衡血栓风险和出血风险

整形医生在决定手术前停止或继续使用血液稀释剂时需要详细了解风险。在眼科文献中，术中或术后大出血的风险小于 1%[14]，眼睑成形术后球后出血导致视力丧失的风险更低（0.004 5%）[15]。眼睑、泪腺或眼眶等眼面部手术，与是否使用血液稀释剂相关的出血风险的随机试验研究数据极其缺乏。对 1 500 例眼科整形手术的进行前瞻性研究后，Custer 等人报告总的严重出血发生率为 0.4%。与对照组相比，持续使用抗血小板和抗凝剂的患者术中出血、术后瘀伤或严重出血并发症的风险没有增加，但是出血延长了 9% 的手术时间[14]。

面部整形和皮肤科文献中的建议表明，继续使用血液稀释剂可降低严重出血并发症的发生率[16-19]。

重要的是，与面部整形或皮肤科手术相比，眼面部手术的术中和术后出血具有特殊的风险，有可能导致眼眶间隔综合征和视力丧失。因此，尽管这些领域对围手术期血液稀释剂的使用有广泛、有力的研究，但很难推断其结果是否适用于眼面部整形手术。

如果使用血液稀释剂，出血风险必须与血栓事件风险相平衡。目前还没有一项关于停用血液稀释剂进行手术的患者的血栓事件发生率的随机试验报告。因任何原因停用华法林的患者中，包括围手术期在内的 30 天内发生血栓栓塞事件的风险约为 1%[20]。在机械性心脏瓣膜患者中，这种风险增加至 4 倍。一项 meta 分析测算，在围手术期停用阿司匹林 7 天，每 1 000 名患者发生 1~1.4 次心脏事件的额外风险[22]。因此，上面部外科医生必须权衡 1% 或更大的血栓栓塞事件风险和小于 1% 的严重出血性手术并发症风险。

美国胸科医师学会已经发布了循证指南，指导正在进行选择性手术的患者使用血液稀释剂。这需要对围手术期血栓栓塞患者和出血程序进行风险分级（表 38.1 和表 38.2）。整形外科属于高出血风险类别（定义为 2 天大出血风险 ≥ 2%）[23]。眼睑和眉眼整形手术可能不需要在这一组中分类，但可以将眼眶和鼻窦病例分类为高危出血手术。这些指南是由患者导向的：在高危患者中，指南建议停止 DOAC 和华法林，并使用低分子量肝素桥接；低危

表 38.1　围手术期血栓栓塞的危险分级[28]

风险等级	维生素 K 激动剂（VKA）治疗的指征		
	机械心脏瓣膜	心房颤动	静脉血栓栓塞
高	• 任何二尖瓣假体 • 任何主动脉瓣假体 • 近期（6 个月内）脑卒中或 TIA	• $CHADS_2$ 得分为 5 分或 6 分 • 近期（3 个月内）脑卒中或 TIA • 风湿性心脏瓣膜病	• 最近（3 个月内）的 VTE • 严重血栓形成倾向（如蛋白 C、蛋白 S 或抗凝血酶缺乏；抗磷脂抗体；多发性异常）
中	• 双叶主动脉瓣假体 以及以下一种或多种情况：房颤、脑卒中或 TIA、高血压、糖尿病、充血性心力衰竭、年龄 > 75 岁	• $CHADS_2$ 得分为 3 分或 4 分	• 过去 3~12 个月内的 VTE • 非严重血栓形成倾向（如杂合体 Leiden V 因子或凝血酶原基因突变） • 反复 VTE • 活动性癌症（6 个月内治疗或姑息治疗）
低	• 无心房颤动的双叶主动脉瓣假体，无其他脑卒中的危险因素	• $CHADS_2$ 得分为 0 分或 2 分（假设既往无脑卒中或 TIA）	• > 12 个月的 VTE，无其他危险因素

注：$CHADS_2$，充血性心力衰竭，高血压，年龄 ≥ 75 岁，糖尿病，脑卒中或短暂性脑缺血发作；TIA，短暂性脑缺血发作；VKA，维生素 K 激动剂；VTE，静脉血栓栓塞。

表 38.2　根据血栓栓塞和程序性出血风险，建议对接受慢性口服抗凝剂（包括维生素 K 拮抗剂和 DOAC）的患者进行围手术期抗凝和桥接治疗[23]

	高危出血程序	低危出血程序	极低危出血程序
高血栓栓塞风险	• DOAC 使用者：中断 DOAC 治疗；不建议 DOAC 患者使用 LMWH 桥接 • 华法林使用者：根据临床医生的判断和最新证据，建议使用 LMWH 桥接中断华法林治疗 a, b	• DOAC 使用者：中断 DOAC 治疗；不建议 DOAC 患者使用 LMWH 桥接 • 华法林使用者：根据临床医生的判断和最新证据，建议使用 LMWH 桥接中断华法林治疗 a	• 无需中断抗凝治疗 c
中等血栓栓塞风险	• DOAC 使用者：中断 DOAC 治疗；不建议 DOAC 使用 LMWH 桥接 • 华法林使用者：根据临床医生的判断和最新证据，考虑在不使用 LMWH 的情况下中断华法林治疗 a, b	• DOAC 使用者：中断 DOAC 治疗；不建议 DOAC 使用 LMWH 桥接 • 华法林使用者：根据临床医生的判断和最新证据，考虑在不使用 LMWH 的情况下中断华法林治疗 a	• 无需中断抗凝治疗 c
低血栓栓塞风险	• DOAC 使用者：中断 DOAC 治疗；不建议 DOAC 使用 LMWH 桥接 • 华法林使用者：中断华法林治疗；不需要与 LMWH 桥接	• DOAC 使用者：中断 DOAC 治疗；不建议 DOAC 使用 LMWH 桥接 • 华法林使用者：中断华法林治疗；不需要与 LMWH 桥接	• 无需中断抗凝治疗 c

注：DOAC，直接口服抗凝剂；LMWH，低分子量肝素。

a 心房颤动：不建议根据 1 级证据进行桥接，但在少数高危 CHADS$_2$ 患者中有证据（得分为 5 分和 6 分）。机械性心脏瓣膜和静脉血栓栓塞：回顾性研究表明桥接治疗增加出血风险而不减少血栓形成。

b 可预防性地使用低剂量低分子量肝素，以预防正在进行高出血风险手术或重大手术的患者发生 VTE 的风险。

c 可考虑在手术当天中断 DOAC 治疗。

患者也应停止这些药物，但不需要桥接。高危患者应尽可能继续使用抗血小板药物，低危患者可停用抗血小板药物[24]。

有近期心脏支架植入的患者风险特别高，最近的指南规定，"由于术中的支架血栓形成和双重抗血小板治疗的出血风险，选择性非心脏手术不应在裸金属支架植入后 30 天内或药物洗脱支架植入后 12 个月内进行"[25]。

38.2.4　术前停止使用血液稀释剂的时机

文献中关于术前停止血液稀释剂适当时机的建议各不相同。血小板功能恢复比抗凝作用需要更长的时间，因此相比其他类别的药物，抗血小板药物需要在手术前最快停止。由于多数抗血小板药物不可逆地抑制血小板功能，凝血功能必须等到新的血小板产生才能恢复。多数资料建议在手术前 7 天停用阿司匹林和普拉格雷，5 天前停用氯吡格雷和替卡格雷[26, 27]，华法林可以在手术前 5 天停用。除了在肾功能不全的情况下，DOAC 可以在手术前 2 天停止，达比加群是由肾脏清除的，肾功能不全改变了其清除率（表 38.3）。所有的药物都可以在手术后的第二天重新开始使用。

38.2.5　保健品和其他注意事项

许多保健品已被证明具有抗凝作用，包括大蒜、银杏叶、生姜、人参、鱼油、维生素 E 和硒等

表 38.3　术前何时停用血液稀释剂

类别	药物	作用半衰期	手术前建议停止	备注
抗血小板药物	阿司匹林	1 周	7~14 天	血小板不可逆抑制
	氯吡格雷	1 周	5 天	
抗凝剂	华法林	20~60 小时	3~5 天	
	低分子量肝素	12 小时	24 小时	
	达比加群	13~18 小时	2~4 天	取决于肾功能
直接口服抗凝剂	阿哌沙班	12 小时	48 小时	
	利伐沙班	5~9 小时	24~48 小时	

（表 38.4），会在不同层级上影响凝血级联反应[29]。有关于这些食物、药物引起出血的传闻报道很多，但详细的研究表明在正常剂量下出血风险大多不明确，但与血液稀释剂联合使用时，出血风险可能增加。对于维生素 E 研究相对深入，它在剂量高于 400 IU/ 天时以剂量依赖的方式抑制血小板聚集，临床上发现它与心房颤动患者华法林的出血事件有关[30]。

表 38.4　可能影响出血风险的膳食补充剂

可能增加出血风险的补充剂		减少出血 / 瘀伤风险的补充剂
部分证据	未充分研究	几乎没有有效的证据
• 维生素 E	• 当归	• 三金车
• 鱼油 /Omega 3	• 番茄红素	• 杜鹃花
• 姜	• L- 精氨酸	
• 高丽参	• 牛磺酸	
• 银杏叶	• 西番莲	
• 蒜	• 甘菊	
• 硒	• 肉桂	
	• 辣椒	
	• 姜黄素	
	• 野甘菊	
	• 木耳	
	• 葡萄籽萃取物	
	• 紫锥菊	
	• 绿茶提取物	
	• 氨基葡萄糖	
	• 硫酸软骨素	
	• 辅酶 Q10	
	• 多廿烷醇	
	• 姜黄	
	• 镁	

蒙大拿山金车是一种可局部使用和口服的草药，因其能减少术后瘀伤，对术后疼痛和水肿也有一定的作用，从而被外科医生广泛推荐。一项前瞻性安慰剂对照研究显示，接受上睑成形术的男性在口服山金车后，瘀斑或患者舒适度方面没有差异[31]。也有研究发现山金车在鼻整形术后能减轻水肿，但未减少瘀斑，而在面部提升整容术后能减少瘀斑[32]。

最后，血小板减少（< 150×10⁹/L）可能由各种医学状况引起，并会导致上面部整形手术中严重出血并发症的风险显著增高。虽然缺乏针对眼睑手术的指南，但建议眼部和脑部手术时，血小板最低水平为 100×10^9/L，其他多数手术的血小板最低水

平为 50×10^9/L[33]。有红细胞减少症或特定出血性疾病的患者，应在手术前与血液科医生共同治疗以降低出血风险。

38.3　围手术期抗生素使用注意事项

在其他外科领域如皮肤外科，已完善了良好的抗生素预防使用建议，但在眼面部整形手术中缺乏循证医学的相关建议。在讨论抗生素和外科手术时，有必要明确使用抗生素的若干要点。"术前抗生素"指的是手术前数天给药的抗生素，但这不是一种常见的做法。"围手术期抗生素"是指在手术当天给予的药物，通常是静脉注射和切开前给药。"术后抗生素"是在术后数天内使用，通常是口服或外用。

一项对整形外科医生的调查发现，眼睑成形术中全身预防性抗生素使用从 1985 年到 2000 年增加了 200% 以上[34]。对美国眼科整形和重建外科学会（ASOPRS）的成员调查也发现，自 1992 年到 2018 年，抗生素使用明显增加[35, 36]。抗生素使用的风险随之而来，从个体全身性并发症如过敏、胃肠道感染，发展到对公共卫生的影响，如增加抗生素耐药性。

38.3.1　当前眼面部整形手术的应用模式

由于眼科整形协会缺乏高质量标准化的循证医学建议，应用模式存在很大的差异。一项对 43 个国家 728 名眼整形外科医生的调查发现，不同国家的眼科整形应用模式差异很大[37]。14% 的受访者在眼睑常规手术时静脉使用抗生素，24% 在手术后使用口服抗生素，88% 在手术后使用局部抗生素。术后口服抗生素的使用频率差异较大，美国、加拿大、智利和欧洲大部分国家为 0%~20% 不等，而印度、玻利维亚和委内瑞拉则达到了 80%~100%。受访者表示是否开具抗生素处方很大程度上取决于个人经验和培训，而不是依据数据。最近对美国眼科整形和重建外科学会成员的一项调查显示了相似的结果：89% 的受访者在眼睑成形术后使用局部抗生

素，14% 的受访者在眼睑成形术后使用口服抗生素，其中最常见的是头孢氨苄[36]。

38.3.2 手术部位感染的类型和发生率

手术部位感染率在 70 岁以上、糖尿病、营养不良或免疫功能低下、吸烟、体重指数增加的患者中有所增加[38-40]。与单纯切除手术相比，经历漫长手术过程以及植皮和皮瓣的患者中感染率更高[40, 41]。大量研究统计皮肤手术部位的总体感染率在 1%~3%[38]。

眼睑手术后感染更为罕见，一份涉及 2 000 例各类眼睑手术研究报道感染率为 0.04%[42]，另外一项涉及 1 600 多例眼睑成形术的研究报道为 0.2%[43]。Carter 等人报道，在同时接受 CO_2 激光换肤术和眼睑成形术患者中，感染率略高于 0.4%[43]。眼睑成形术后出现最严重的感染并发症，包括眼眶蜂窝织炎、无光感视力和坏死性筋膜炎[45-47]。眼睑手术后皮肤感染分枝杆菌的情况也很少见[48, 49]。眼睑成形术后感染的罕见性使得许多学者反对全身性使用抗生素，但局部使用抗生素仍然很常见。

38.3.3 术前建议

术前抗生素很少应用于上面部手术。

38.3.4 围手术期建议

部分特殊手术和患者原因需要在手术切口前 60 分钟进行单剂量口服或静脉抗生素预防。

皮肤外科已明确部分手术，包括植皮、耳鼻楔形切除或皮瓣移植，腹股沟部位或膝下区域手术是感染高风险手术，需要围手术期使用抗生素[38, 41]。

美国心脏协会建议对感染性心内膜炎高危患者（有人工心脏瓣膜、有感染性心内膜炎病史、做过心脏瓣膜移植、有未修复的先天性心脏缺陷、过去 6 个月接受过心脏瓣膜修复）进行全身抗生素预防[38, 52]。美国牙科协会 / 美国矫形外科学会也提出建议对关节感染高危人群（2 年内做过关节置换、有人工关节感染史、有免疫抑制或之前列出的其他高危患者因素）进行全身抗生素预防[38, 52]。

在整形外科文献中，meta 分析发现清洁手术常规抗生素预防尚有争议，并不常规推荐[53]。然而在高危和污染手术中，例如上述高危患者因素或涉及鼻黏膜或口腔黏膜手术中，建议使用预防性抗生素。研究发现此类手术中，与安慰剂相比，抗生素使用可使手术部位感染率降低近 50%[53]。

38.3.5 术后建议

在清洁或清洁 - 污染伤口的皮肤外科手术中，不建议使用预防性局部抗生素[54]。大型前瞻性研究显示，使用或不使用抗菌或非抗菌软膏的皮肤科手术后感染率没有显著差异[55]。

眼整形方面的有限文献中推荐局部使用预防性抗生素软膏。在 542 名接受上睑成形术的患者中，一名外科医生评估了每天使用两次杆菌肽软膏与 PM 软膏的对比，发现使用杆菌肽组的伤口感染统计学上显著减少（0.26% *vs.* 6.3%），以至于 PM 软膏资助的研究被迫停止[56]。眼科整形外科医生需要进一步研究术后软膏使用来验证上述结论。

目前针对术后口服抗生素还缺乏具体研究。

38.4 能量设备

在上面部整形手术中，通常使用几种不同的器械进行切割和辅助止血。本节简要介绍以下类型——电灼器、电切和 CO_2 激光，以及它们各自的安全注意事项。电切的一个主要安全考虑因素是对植入设备的电磁干扰（EMI），包括心脏起搏器和除颤器、耳蜗植入物、深部脑刺激器、周围神经刺激器等设备。手术中的火灾或意外烧伤均与上述所有设备有关。在上面部手术中由于接近供氧，火灾风险可能会升高。这类设备产生的烟霾都是致癌的，烟雾抽真空器是激光装置的必备设备，但其他烧灼设备也应采用良好的通风甚至配备抽吸 / 真空泵。

38.4.1 设备类型

"电灼设备"常被错误地描述为"电刀设备"。

电灼特指通过电阻产生电流，然后将其应用于组织以止血[57]。一次性电池供电的手持式热灼器是广泛应用于面部整形手术的电灼器，使用时其尖端变热，但没有电流通过患者组织。

"电刀设备"与电灼设备的不同之处在于，无论是双极还是单极，其尖端不加热，而是将电流传导到组织上，以实现切割、凝固（脱水）或电灼（喷凝）。所有设备都有两个电极，对于单极机头，接地垫是第二电极；而对于双极机头，电极之间的距离要近得多。电刀设备的控制单元将电源线电流（50~60 Hz）转换为 300 000~4 000 000 Hz 交流电；这个幅度的高频在无线电波范围内，因此电刀控制单元有时被称为射频发生器。术语"射频刀"用来描述更高频率（3~4 MHz）的电刀设备，但其工作原理相同。

CO_2 激光被外科医生用于切割和电灼术，在医疗卫生安全使用方面有国际共识和标准。热烧灼用来止血并不引起患者体内电流。

电磁干扰

越来越多的患者拥有心脏植入电子设备（CIED）和其他植入电子设备，这些设备可能会因电刀设备产生的干扰而中断，造成从患者不适、设备损坏到潜在生命危险事件等不利影响[60-62]，外科医生应当仔细询问这些器械并采取适当的预防措施。来自美国麻醉医师协会和美国心脏病学会 / 美国心脏协会的指南会定期更新，并在出现有关 CIED 的问题时提供极好的解决方案[63, 64]。回顾目前的建议如下：对于植入电子设备的患者，应尽可能避免单极电刀手术；"凝血"比"切割"使用更高电压设置，并造成更多的干扰；如果必须使用单极电刀手术，接地垫应放置在手术部位附近且远离设备（例如，对于心脏设备，接地垫应放置在右肩上，以使从面部使用的单极尖端流过心脏设备区域的电流更少）[57, 62, 65, 66]。

无论何时使用单极电刀设备，心脏科医生都应在术后评估 CIED，理想情况下，术前应确定是否应停用或重新编程设备，或是否应提供替代品、外部起搏或除颤设备以提高术中安全性[62, 65]。使用

双极头的电刀设备具有较低的干扰风险，电流仅限于尖端之间非常局限的组织，但仍会产生直径约为 15 cm 的低强度电磁场[62]。与电子植入物相比，高温电凝器或 CO_2 激光等热设备是最安全的，患者不接触任何电流。

左心室辅助装置（LVAD）越来越多地被植入严重心力衰竭患者体内。LVAD 产品有很多种，其中一些产品比其他产品更容易受到来自电刀设备的电磁干扰。与人工瓣膜类似，它们也需要血液稀释剂，尽管有些需要抗凝剂和肝素桥接，而另一些则仅与抗血小板药物同时使用[67]。围手术期管理需要与专门的 LVAD 小组协调。

非心脏装置

建议人工耳蜗的患者避免使用单极电刀设备，双极手具的尖端也应距离设备至少 1 cm[57]。大脑刺激器也应采取类似的预防措施，理想情况下术前应先咨询植入设备的医生和（或）设备制造商。虽然没有证据表明与惰性植入物（如髋关节或膝关节置换）有关的损伤，但建议避免将接地垫放在植入物附近。随着技术的进步，越来越多的电子设备被植入患者体内，其中一些可能靠近上面部，因此外科医生必须在术前询问所有的植入器械。

38.4.2 火灾风险三要素

火灾发生需要火源、燃料和氧化剂三要素同时存在。在上面部手术会发生一些火灾危险的特殊情况，主要与靠近供氧设备有关。即使在没有供氧情况下，使用本章讨论的任何烧灼设备也可能发生火灾，32% 的 ASOPRS 成员至少经历过一次手术室火灾[70]。在许多上面部手术中，使用经鼻插管给氧的监测下镇静麻醉，而不是气管插管的全身麻醉。鼻插管在手术区域（面部）创造了富氧环境。当洞巾只暴露上面部时，洞巾下方仍有可能积聚高浓度的氧气，并突然溢出至手术区域，造成火灾危险；让整个面部保持开放实际上可能有助于过量的氧气消散并降低火灾风险[70]。即使整个面部都暴露在外，在较高的氧气流量和烧灼设置（包括电灼

或"喷射")下电火花广泛弥散，也可能发生火灾。手术中当需要电灼时，及时与麻醉团队沟通，暂时关闭供氧，但也必须意识到高浓度氧气不会立即消散。在一项针对 ASOPRS 成员的调查中，患者的皮肤和头发是最常见的燃料来源[70]。额外的燃料包括假睫毛及其黏合剂[71]，以及肠线包装袋中的酒精[69]。

除爆燃外，接地垫未完全或均匀地固定在患者身上，也可能导致意外的电烧伤。接地垫的尺寸提供了一个低电阻通路，但如果没有正确地连接到患者，或者患者接触到另一个导电表面，例如手术床的金属栏杆或金属首饰，那么电流可能会通过这个位置，从而导致烧伤。当单极头靠近导电材料（如金属牵开器），电流可能发生电弧，导致沿牵开器接触区域的组织烧伤，这被称为电容耦合。在接触目标组织之前不要启动手具、使用较低的功率均可以降低组织烧伤风险。当用单极手具烧灼钳子持夹的血管时，必须确保钳子不接触其他组织，同时术者需保持手套干燥[69]。

根据 CO_2 激光设备不同参数设置，可用于切割、烧灼和换肤。其切割和烧灼的机制是通过热能完成的，不伴有电磁干扰的风险，但火灾危险仍然存在，需要采取特别的预防措施，如使用盐水浸湿手术巾、使用阻燃的气管导管、避免使用某些麻醉气体。在医疗激光的安全使用和维护方面均出台了标准化的指南[59]。

38.4.3　烟霾的影响

与香烟或任何其他烟雾类似，手术烟霾同样含有致癌物质；它还可能含有潜在危险的活细胞和病毒物质[57]。激光在热分解人体活细胞时会产生含有碳颗粒、病毒、细菌、DNA 和 40 多种有毒气体的烟霾[72]。

建议使用配备去除小于 0.1 μm 微粒过滤器（超低微粒空气，ULPA）的烟雾抽空来清除激光烟霾，以捕获大多数病毒[72]。对于电刀手术，国家职业安全与健康研究所建议使用高效微粒空气（HEPA）过滤器进行局部通风，但这些过滤器只能去除0.3 μm 以上的颗粒，而这些颗粒不会捕获病毒[57]。壁吸式过滤器需要在离烟雾源头 2 cm 内的建议距离使用。最后，推荐使用高过滤度的外科口罩，但仅依靠口罩不足以提供足够保护[72]。

38.5　总结

目前在上面部整形手术中使用血液稀释剂、抗生素和用于烧灼的能量型设备的应用模式有很大的差异。来自相关医学专业的指南提供了循证或专家建议，有助于告知外科医生围手术期血液稀释剂的管理，以平衡威胁视力的出血风险和潜在危及生命的血栓栓塞事件风险。有新的血液稀释药物上市，疗效很难监测或逆转，每种药物都有独特的药代动力学。幸运的是，适用于上面部手术中血液稀释剂治疗方案在指南中定期更新。除了这些指南，外科医生可以寻求内科医生、心脏病医生、血液病医生和麻醉医生的协助，以便根据患者的个人风险，精心制订血液稀释剂管理方案。

与手术前后抗生素使用相关的现有文献表明：证据支持有限、明智地使用围手术期抗生素。然而，目前眼面部手术的应用模式存在很大的不同，与血液稀释剂管理一样，必须始终考虑个体患者的风险。

当手术涉及能量设备时，最重要的考虑因素是带有设备和植入电子设备的电磁干扰。单极电刀设备被广泛使用的同时，并不总是有规范指导其使用，一系列新设备可能有不同的名称（如"放射外科"），但它们的操作原理和风险均相似。此外，植入电子设备越来越普遍，在使用电刀设备之前，必须对这些设备进行评估。最后，本章回顾的所有能源设备都会带来火灾风险，尤其是在供氧的环境下。所有设备都会产生潜在的危险烟雾，必须注意减轻火灾和烟雾对患者和手术室工作人员的影响。

（马晓荣　译，杨　超　校）

参考文献

[1] Kent TL, Custer PL. Bleeding complications in both anticoagulated and nonanticoagulated surgical patients. Ophthalmic Plast Reconstr Surg. 2013;29 (2):113–117

[2] Huang Y, Li M, Li JY, et al. The efficacy and adverse reaction of bleeding of clopidogrel plus aspirin as compared to aspirin alone after stroke or TIA: a systematic review. PloS One. 2013;8(6):e65754

[3] Gobble RM, Hoang HL, Kachniarz B, Orgill DP. Ketorolac does not increase perioperative bleeding: a meta-analysis of randomized controlled trials. Plast Reconstr Surg. 2014;133(3):741–755

[4] Kelley BP, Bennett KG, Chung KC, Kozlow JH. Ibuprofen may not increase bleeding risk in plastic surgery: a systematic review and meta-analysis. Plastic Reconstr Surg. 2016;137(4):1309–1316

[5] Teerawattananon C, Tantayakom P, Suwanawiboon B, Katchamart W. Risk of perioperative bleeding related to highly selective cyclooxygenase-2 inhibitors: a systematic review and meta-analysis. Semin Arthritis Rheum. 2017;46 (4):520–528

[6] Warner TD, Giuliano F, Vojnovic I, Bukasa A, Mitchell JA, Vane JR. Nonsteroid drug selectivities for cyclo-oxygenase-1 rather than cyclo-oxygenase-2 are associated with human gastrointestinal toxicity: a full in vitro analysis. Proc Natl Acad Sci U S A. 1999;96(13):7563–7568.

[7] Van Ryn J, Kink-Eiband M, Kuritsch I, et al. Meloxicam does not affect the antiplatelet effect of aspirin in healthy male and female volunteers. J Clin Pharmacol. 2004;44(7):777–784

[8] Chan DK, Parikh SR. Perioperative ketorolac increases post-tonsillectomy hemorrhage in adults but not children. Laryngoscope. 2014;124(8):1789–1793

[9] Moeller C, Pawlowski J, Pappas AL, Fargo K, Welch K. The safety and efficacy of intravenous ketorolac in patients undergoing primary endoscopic sinus surgery: a randomized, double-blinded clinical trial. Int Forum Allergy Rhinol. 2012;2(4):342–347

[10] Wladis EJ, Dennett KV, Chen VH, De A. Preoperative Intravenous Ketorolac Safely Reduces Postoperative Pain in Levator Advancement Surgery. Ophthalmic Plast Reconstr Surg. 2019;35(4):357–359

[11] Regan DW, Kashiwagi D, Dougan B, Sundsted K, Mauck K. Update in perioperative medicine: practice changing evidence published in 2016. Hosp Pract (1995). 2017; 45(4):158–164

[12] Ayoub K, Nairooz R, Almomani A, Marji M, Paydak H, Maskoun W. Perioperative heparin bridging in atrial fibrillation patients requiring temporary interruption of anticoagulation: evidence from meta-analysis. J Stroke Cerebrovasc Dis. 2016; 25(9):2215–2221

[13] Esparaz ES, Sobel RK. Perioperative management of anticoagulants and antiplatelet agents in oculoplastic surgery. Curr Opin Ophthalmol. 2015; 26(5): 422–428

[14] Custer PL, Trinkaus KM. Hemorrhagic complications of oculoplastic surgery. Ophthal Plast Reconstr Surg. 2002; 18(6):409–415

[15] Hass AN, Penne RB, Stefanyszyn MA, Flanagan JC. Incidence of postblepharoplasty orbital hemorrhage and associated visual loss. Ophthal Plast Reconstr Surg. 2004; 20(6):426–432

[16] Bordeaux JS, Martires KJ, Goldberg D, Pattee SF, Fu P, Maloney ME. Prospective evaluation of dermatologic surgery complications including patients on multiple antiplatelet and anticoagulant medications. J Am Acad Dermatol. 2011; 65(3):576–583

[17] Alcalay J, Alkalay R. Controversies in perioperative management of blood thinners in dermatologic surgery: continue or discontinue? Dermatol Surg. 2004; 30(8): 1091–1094, discussion 1094

[18] Callahan S, Goldsberry A, Kim G, Yoo S. The management of antithrombotic medication in skin surgery. Dermatol Surg. 2012; 38(9):1417–1426

[19] Kraft CT, Bellile E, Baker SR, Kim JC, Moyer JS. Anticoagulant complications in facial plastic and reconstructive surgery. JAMA Facial Plast Surg. 2015; 17(2):103–107

[20] Garcia DA, Regan S, Henault LE, et al. Risk of thromboembolism with shortterm interruption of warfarin therapy. Arch Intern Med. 2008;168(1):63–69

[21] Cannegieter SC, Rosendaal FR, Briet E. Thromboembolic and bleeding complications in patients with mechanical heart valve prostheses. Circulation. 1994; 89(2):635–641

[22] Burger W, Chemnitius JM, Kneissl GD, Rucker G. Low-dose aspirin for secondary cardiovascular prevention-cardiovascular risks after its perioperative withdrawal versus bleeding risks with its continuation-review and metaanalysis. J Intern Med. 2005;257(5):399–414

[23] Spyropoulos AC, Al-Badri A, Sherwood MW, Douketis JD. Periprocedural management of patients receiving a vitamin K antagonist or a direct oral anticoagulant requiring an elective procedure or surgery. J Thrombosis Haemost. 2016;14(5):875–885

[24] Darvish-Kazem S, Gandhi M, Marcucci M, Douketis JD. Perioperative management of antiplatelet therapy in patients with a coronary stent who need noncardiac surgery: a systematic review of clinical practice guidelines. Chest. 2013; 144(6):1848–1856

[25] Ghadimi K, Thompson A. Update on perioperative care of the cardiac patient for noncardiac surgery. Curr Opin Anaesthesiol 2015;28(3):342–348

[26] Bonhomme F, Hafezi F, Boehlen F, Habre W. Management of antithrombotic therapies in patients scheduled for eye surgery. Eur J Anaesthesiol. 2013; 30 (8):449–454

[27] McClellan AJ, Flynn HW, Jr, Smiddy WE, Gayer SI. The use of perioperative antithrombotics in posterior

segment ocular surgery. Am J Ophthalmol. 2014; 158(5):858–859

[28] Douketis JD, Spyropoulos AC, Spencer FA, et al. Perioperative management of antithrombotic therapy: Antithrombotic Therapy and Prevention of Thrombosis, 9th ed: American College of Chest Physicians Evidence-Based Clinical Practice Guidelines. Chest. 2012;141(2 Suppl):e326S–e50S

[29] Stanger MJ, Thompson LA, Young AJ, Lieberman HR. Anticoagulant activity of select dietary supplements. Nutr Rev. 2012; 70(2):107–117

[30] Pastori D, Carnevale R, Cangemi R, et al. Vitamin E serum levels and bleeding risk in patients receiving oral anticoagulant therapy: a retrospective cohort study. J Am Heart Assoc. 2013; 2(6):e000364

[31] Kotlus BS, Heringer DM, Dryden RM. Evaluation of homeopathic Arnica Montana for ecchymosis after upper blepharoplasty: a placebo-controlled, randomized, double-blind study. Ophthal Plast Reconstr Surg. 2010; 26(6): 395–397

[32] Iannitti T, Morales-Medina JC, Bellavite P, Rottigni V, Palmieri B. Effectiveness and safety of arnica montana in post-surgical setting, pain and inflammation. Am J Ther. 2016; 23(1):e184–e197

[33] Estcourt LJ, Malouf R, Doree C, Trivella M, Hopewell S, Birchall J. Prophylactic platelet transfusions prior to surgery for people with a low platelet count. Cochrane Database Syst Rev. 2018; 9:CD012779

[34] Lyle WG, Outlaw K, Krizek TJ, Koss N, Payne WG, Robson MC. Prophylactic antibiotics in plastic surgery: trends of use over 25 years of an evolving specialty. Aesthet Surg J. 2003; 23(3):177–183

[35] Hurley LD, Westfall CT, Shore JW. Prophylactic use of antibiotics in oculoplastic surgery. Int Ophthalmol Clin. 1992; 32(3):165–178

[36] Kossler AL, Peng GL, Yoo DB, Azizzadeh B, Massry GG. Current trends in upper and lower eyelid blepharoplasty among American Society of Ophthalmic Plastic and Reconstructive Surgery Members. Ophthal Plast Reconstr Surg. 2018; 34(1):37–42

[37] Fay A, Nallasamy N, Bernardini F, et al. multinational comparison of prophylactic antibiotic use for eyelid surgery. JAMA Ophthalmol. 2015; 133(7):778–784

[38] Rosengren H, Dixon A. Antibacterial prophylaxis in dermatologic surgery: an evidence-based review. Am J Clin Dermatol. 2010; 11(1):35–44

[39] Li X, Nylander W, Smith T, Han S, Gunnar W. Risk factors and predictive model development of thirty-day post-operative surgical site infection in the veterans administration surgical population. Surg Infect (Larchmt). 2018; 19 (3):278–285

[40] Saleh K, Schmidtchen A. Surgical site infections in dermatologic surgery: etiology, pathogenesis, and current preventative measures. Dermatol Surg. 2015; 41(5):537–549

[41] Dixon AJ, Dixon MP, Askew DA, Wilkinson D. Prospective study of wound infections in dermatologic

surgery in the absence of prophylactic antibiotics. Dermatol Surg. 2006; 32(6):819–826, discussion 826–827

[42] Lee EW, Holtebeck AC, Harrison AR. Infection rates in outpatient eyelid surgery. Ophthal Plast Reconstr Surg. 2009; 25(2):109–110

[43] Carter SR, Stewart JM, Khan J, et al. Infection after blepharoplasty with and without carbon dioxide laser resurfacing. Ophthalmology. 2003; 110(7): 1430–1432

[44] Morgan SC. Orbital cellulitis and blindness following a blepharoplasty. Plast Reconstr Surg. 1979; 64(6):823–826

[45] Goldberg RA, Li TG. Postoperative infection with group A beta-hemolytic Streptococcus after blepharoplasty. Am J Ophthalmol. 2002; 134(6):908–910

[46] Suñer IJ, Meldrum ML, Johnson TE, Tse DT. Necrotizing fasciitis after cosmetic blepharoplasty. Am J Ophthalmol. 1999; 128(3):367–368

[47] Jordan DR, Mawn L, Marshall DH. Necrotizing fasciitis caused by group A streptococcus infection after laser blepharoplasty. Am J Ophthalmol. 1998; 125(2):265–266

[48] Crosswell EG, Leyngold IM. Atypical mycobacterial infection following upper eyelid blepharoplasty. Ophthal Plast Reconstr Surg. 2016; 32(5): e116–e118

[49] Mauriello JA, Jr, Atypical Mycobacterial Study Group. Atypical mycobacterial infection of the periocular region after periocular and facial surgery. Ophthal Plast Reconstr Surg. 2003; 19(3):182–188

[50] González-Castro J, Lighthall JG. Antibiotic use in facial plastic surgery. Facial Plast Surg Clin North Am. 2016; 24(3):347–356

[51] Ferneini EM, Halepas S, Aronin SI. Antibiotic prophylaxis in blepharoplasty: review of the current literature. J Oral Maxillofac Surg. 2017; 75(7):1477–1481

[52] Rossi AM, Mariwalla K. Prophylactic and empiric use of antibiotics in dermatologic surgery: a review of the literature and practical considerations. Dermatol Surg. 2012; 38(12):1898–1921

[53] Zhang Y, Dong J, Qiao Y, He J, Wang T, Ma S. Efficacy and safety profile of antibiotic prophylaxis usage in clean and clean-contaminated plastic and reconstructive surgery: a meta-analysis of randomized controlled trials. Ann Plast Surg. 2014; 72(1):121–130

[54] Levender MM, Davis SA, Kwatra SG, Williford PM, Feldman SR. Use of topical antibiotics as prophylaxis in clean dermatologic procedures. J Am Acad Dermatol. 2012; 66(3):445–451

[55] Dixon AJ, Dixon MP, Dixon JB. Randomized clinical trial of the effect of applying ointment to surgical wounds before occlusive dressing. Br J Surg. 2006; 93(8):937–943

[56] Alford M. Infection rates comparing topical antibiotic versus antibiotic-free ointment in blepharoplasty surgery. Am J Cosmet Surg. 2015; 32:149–153

[57] Smith TL, Smith JM. Electrosurgery in otolaryngology-head and neck surgery: principles, advances, and

complications. Laryngoscope. 2001; 111(5):769–780

[58] Taheri A, Mansoori P, Sandoval LF, Feldman SR, Pearce D, Williford PM. Electrosurgery: part I. Basics and principles. J Am Acad Dermatol. 2014; 70(4): 591.e1–591.e14

[59] Brahmavar SM, Hetzel F. Medical Lasers: Quality Control, Safety Standards, and Regulations. AAPM General Medical Physics Committee and American College of Medical Physics; Madison, WI: 2001. Available at https://www. aapm.org/pubs/reports/rpt_73.PDF

[60] Blandford AD, Wiggins NB, Ansari W, Hwang CJ, Wilkoff BL, Perry JD. Cautery selection for oculofacial plastic surgery in patients with implantable electronic devices. Eur J Ophthalmol. 2018; Jul 1:1120672118787440

[61] Howe N, Cherpelis B. Obtaining rapid and effective hemostasis: part II. Electrosurgery in patients with implantable cardiac devices. J Am Acad Dermatol. 2013; 69(5):677.e1–677.e9

[62] Dawes JC, Mahabir RC, Hillier K, Cassidy M, de Haas W, Gillis AM. Electrosurgery in patients with pacemakers/implanted cardioverter defibrillators. Ann Plast Surg. 2006; 57(1):33–36

[63] American Society of Anesthesiologists. Practice advisory for the perioperative management of patients with cardiac implantable electronic devices: pacemakers and implantable cardioverter-defibrillators: an updated report by the American Society of Anesthesiologists task force on perioperative management of patients with cardiac implantable electronic devices. Anesthesiology. 2011; 114(2):247–261

[64] Fleisher LA, Fleischmann KE, Auerbach AD, et al. 2014 ACC/AHA guideline on perioperative cardiovascular evaluation and management of patients undergoing noncardiac surgery: executive summary: a report of the American College of Cardiology/American Heart Association Task Force on Practice Guidelines. Circulation. 2014; 130(24):2215–2245

[65] Rozner MA. Corrections to electrosurgery in patients with cardiac pacemakers or implanted cardioverter defibrillators. Ann Plast Surg. 2007; 58(2): 226–227

[66] Jones DB, Brunt LM, Feldman LS, Mikami DJ, Robinson TN, Jones SB. Safe energy use in the operating room. Curr Probl Surg. 2015; 52(11):447–468

[67] Nicolosi AC, Pagel PS. Perioperative considerations in the patient with a left ventricular assist device. Anesthesiology. 2003; 98(2):565–570

[68] Weaver J, Kim SJ, Lee MH, Torres A. Cutaneous electrosurgery in a patient with a deep brain stimulator. Dermatol Surg. 1999; 25(5):415–417

[69] Committee AEaPS. AST Standards of Practice for Use of Electrosurgery: Association of Surgical Technologists; 2012:25

[70] Maamari RN, Custer PL. Operating room fires in oculoplastic surgery. Ophthal Plast Reconstr Surg. 2018; 34(2):114–122

[71] Michaels JP, Macdonald P. Ignition of eyelash extensions during routine minor eyelid surgery. Ophthal Plast Reconstr Surg. 2014; 30(3):e61–e62

[72] Smalley PJ. Laser safety: risks, hazards, and control measures. Laser Ther. 2011; 20(2):95–106

39 远离麻烦：基于近期眼科互助保险公司眼面部整形手术理赔的策略

Robert G. Fante

【摘　要】

每次治疗或手术都有可能无法达到改善患者状况或外观的预期目标。因此，每一位医生都必须学会处理这种令人失望的结果，帮助患者接受结果，或接受额外的治疗。医患关系的破裂可能导致针对医生提出医疗事故索赔。本章讨论了常见问题的原因，并提出了避免医疗事故索赔的策略。

【关键词】

医疗事故，责任，索赔，赔偿，知情同意，治疗标准，原告，被告，过失

39.1 引言

据美国眼科学会（AAO）介绍，在美国大约有1 600名眼科医生自称是眼整形外科专家，其中包括美国眼科整形与重建外科学会（ASOPRS）的近800名成员。此外，还有许多来自耳鼻喉科、整形外科和皮肤科等相关学科的外科医生也经常进行眼面部整形手术。

眼科互助保险公司（OMIC）为美国最大的眼科医生群体提供医疗责任保险（医疗事故保险），截至2018年，该公司拥有约5 000名会员医生。利用OMIC的内部数据库自1987年以来4 500多个已结案的索赔，可以从眼面部整形手术实践中出现的问题和案例中吸取教训。大约20%~25%的索赔将以向索赔人或原告支付赔偿金结束，通常是和解（或更罕见的是，陪审团裁决）。眼面部整形手术的赔偿金通常低于神经外科和产科等许多高风险医学专业的赔偿金，平均约为215 000美元。相比之下，根据20家美国医疗责任保险公司的研究，最近眼科所有分支机构的赔偿金平均约为280 000美元[1]。

管理医学实践的法律依赖于各州，而美国50个州的法律差异很大。医生必须熟悉他们执业所在州的法律，但某些概念是普遍的。治疗标准是一个重要的概念，它被定义为由在同一医学界具有类似背景的具有相当能力和技能的医生提供的治疗水平和类型。治疗标准由提供治疗证明的医学专家逐案确定。虽然按照治疗标准行医并不一定能保护不满意的患者和潜在的医疗事故索赔，但低于治疗标准行医肯定与成功的索赔相关。在最近的一项OMIC研究中，对于眼科整形手术中提供的医疗治疗被医师评审员判定为低于治疗标准的情况，84%的索赔案例得到了赔偿解决。相反，对于因文献中已认识到的并发症而被指控对患者造成伤害的案例，以治疗标准进行医学治疗，只有10%的索赔得到了赔偿解决。谨慎判断、及时向同事寻求帮助，以及继续教育，均是维持治疗标准的最有用策略。

医疗事故诉讼是民事诉讼，而不是刑事诉讼，因此受侵权法管辖：据称受伤的患者必须证明医生在提供医疗服务时疏忽大意，疏忽导致伤害。通常，必须确定四个法律要素：①医生对患者负有专

业责任；②医生违反了该责任；③伤害是由违反行为规范造成的；④由此产生了损害——这些损害分为经济的（工资损失、医疗费用）和非经济的（"疼痛和痛苦"）。

虽然趋势和过去的经验不一定能预测未来的医学法律"气候"，但本章将总结从最近的索赔案件中吸取的一些最有用的经验教训。

39.2　上面部整形手术实践中的特殊问题领域

对眼睑成形术（或其他手术）美学结果不满是向外科医生提出索赔的最常见原因；然而，此类索赔很少导致财务结算或其他赔偿金。当手术导致功能丧失时，对患者赔偿的风险更高。

39.2.1　眼睑成形术和上睑下垂修复

眼睑成形术是这个专业最容易发生医疗事故索赔的手术，这并不奇怪，因为眼睑成形术是最常见的眼面部整形手术。OMIC 已就眼睑成形术后球后出血导致的永久性视力丧失（最常见的情况是外科医生未能及时、充分地解决这一问题）达成了 300 000~1 300 000 美元不等的大额和解协议。其他并发症，包括兔眼症、角膜损伤和恶化的干眼症，已商定150 000~430 000 美元的小额和解。上睑下垂修复的和解方案也大致类似。建议采用避免出现这类问题或积极处理这些问题的实践模式，以防止医疗事故的发生。

39.2.2　提眉术

大多数其他类型的眼面部整形手术治疗很少涉及索赔，尽管索赔涉及眼眶、泪腺、外伤和眼周重建都曾有发生。提眉术很少与成功的索赔联系在一起，在过去 20 年中，只有一项索赔导致 OMIC 赔偿（低于 30 000 美元）。大部分提眉索赔都是美学范畴，因此没有成功获得赔偿金。

39.2.3　侵入性皮肤治疗

激光和化学皮肤剥脱治疗光化损伤和（或）面部老化，如除皱和变色，也是许多实践中常见的眼面部整形手术，通常由医生或有时由辅助人员进行。根据 OMIC 的经验，皮肤瘢痕如眼周畸形（如外翻）、口周和面颊畸形导致了多项调解，赔偿金从 125 000~900 000 美元不等。保守的计划、精心的培训、辅助人员的监督以及密切的治疗后管理，都是防止瘢痕和随后的责任索赔的合理策略。

39.3　填充剂和自体脂肪

虽然在最近的 OMIC 数据库中没有关于自体脂肪移植或透明质酸填充物的索赔，但有几项索赔与上面部的微晶瓷、羟基磷灰石面部填充物的不良结果有关，其中两项声称外观不满意，第三项声称感染。建议对微晶瓷（和脂肪）的潜在并发症，包括在出现问题时取出任何填充材料的困难性，获得谨慎的知情同意。

39.4　上面部外科医生的目标

每个上面部外科医生的目标应该是满足患者的需要。为此，外科医生必须确定正确的诊断，知道何时拒绝手术，与患者进行有效沟通，就治疗的风险／获益／替代方案获得良好的知情同意，执行手术计划，与患者进行随访，并管理并发症。

39.4.1　建立正确的诊断

在许多已出版的针对内科医生和普通外科医生的系列医疗事故案例中，最常见的有偿索赔是未能诊断或未能按照当地标准治疗而产生的严重医疗问题。虽然这类索赔在眼部整形手术中不太常见，但这些索赔已经导致了几项较大的赔偿。例如，一项未做出诊断的鳞状细胞癌导致上颌骨切除的索赔导致了 975 000 美元的赔偿金；另一项未能诊断青光眼的索赔导致了 400 000 美元的赔偿金，该患者在眼睑成形术后数月内一直服用洛替普雷多。医生在常规患者治疗期间的临床警惕性是避免类似索赔和赔偿的最佳防御策略。对于不寻常或困难的情况，安排额外访问进行重新评估，或推荐第二人的意见，也有助于避免索赔。

39.4.2 知道何时拒绝治疗

患者的解剖学、病理学以及可能影响手术决策结果的共存的医学、心理和社会因素之间存在着复杂的相互作用。并不是每一个患者都是很好的治疗对象，也不是所有明显的病症都适合成功的治疗。如果出现以下情况，考虑对新的或现有患者说"不，我无力帮助你"。

- 以前为相同（或类似）问题做的多次手术都不成功。如果没有可用的记录，或者记录显示以前失败的计划与你建议的计划相似，则需要特别小心。
- 发现患者对以前的外科医生的强烈愤怒，或者患者描述因以前的治疗而导致社会孤立。倾听患者分享诸如"我的生活被毁了"或"我走不出去"之类的言语，应避开此类患者。
- 患者对你的员工不尊重、暴力或一贯的粗鲁。
- 患者强迫你走捷径，或者为其做一个新的手术。
- 患者有神奇的或乌托邦式的想法，例如"我的丈夫会再次爱上我"或"这个手术会帮助我在工作中得到提升"。
- 你信任的员工告诉你，患者看起来"疯了"，或者要求极高。

39.4.3 有效沟通

在控制美国男性和女性投保眼科医生人数差异的情况下，据报道男性眼科医生的索赔额是女性的1.54倍[3]。即使在眼面整形手术中，男性医生的索赔额也是女性的1.25倍。虽然造成这种差异的原因是复杂的，但性别间沟通方式的差异已有研究，其可能发挥了重要作用：女医生通常更注重"积极的伙伴关系、积极和注重情感的谈话以及心理社会咨询"。尽管医患关系质量和医疗事故索赔之间的关系也很复杂，但男女医生都可以努力与所有患者沟通，关注他们的兴趣，表露同理心，讨论可行性方案。在潜在的医疗错误的情况下，诚实的交流和解释是很重要的。了解患者对他们关心的问题和医疗问题的看法至关重要。花时间听一些关于"妈妈的皮肤癌"或"爸爸的眼睛并发症"的故事和患者的感受，可能有助于建立信任，改善医患关系，并协助决策。

为合适的患者做正确的手术

前几章已经概述了正确选择哪种上面部或眼睑手术最有可能改善患者病情的细节。外科医生有责任在患者能够理解的复杂程度和语言水平上解释病理学的性质、拟治疗的细节和预期结果。

知情同意

知情同意是在治疗医生和患者就病情、拟手术及其风险、益处和替代方案进行对话后达成的口头协议。该同意书的记录必须以电子或书面形式记录。讨论和文件必须足够详细，以确定常见的风险和潜在的并发症，或是罕见但严重到一个正常人怀疑它的可能性的并发症（如失明）。这个过程必须让患者有机会提出问题并确认对所涉及问题的理解。知情同意证据不足是医疗事故索赔中的一个主要问题，即使在其他方面达到了治疗标准。如果不能确定知情同意，赔偿金支付的可能性要高得多；事实上，最近的OMIC经验表明，大多数此类索赔导致了赔偿金的支付。另一方面，术中或术后发生的、术前已明确讨论过的并发症通常不太可能被患者视为错误或导致索赔。常见眼面部整形手术的英文和西班牙文同意书可在 https://www.omic.com/risk-management/consent-forms/ 免费下载，眼睑成形术和上睑下垂修复的副本详见"39.9 附录A"。

对于美容患者，独立的美容财务同意书有助于缓解关于"修饰"费用的冲突，并且可以强化不能保证100%满意的想法（详见"39.10 附录B"）。始终努力澄清外科医生和患者对治疗的期望。

39.4.4 手术计划和实施

术前访视应书面记录手术计划，知情同意书

应与计划相匹配。如果在手术中发现改变计划的情况，使其执行方式出现了变化，则应在手术报告中明确说明原因，或在手术当天在患者病历中的其他地方注明原因。对手术计划的任何偏离也应在手术当天向患者和（或）家人仔细解释。

39.4.5 患者随访

应根据基本情况、所执行的手术程序、共存的医疗条件和任何意外并发症安排和记录随访。如有任何不稳定或新情况，应寻求转介给其他专家。此外，如果治疗包括抗凝治疗的计划中断，外科医生必须确保患者与治疗医生跟进以恢复抗凝治疗。

在每次治疗后访视时，应以开放和诚实的态度观察结果并将其传达给患者。预见患者的担忧。也许可以向患者解释伤口愈合的自然过程，以及患者间的差异。如果出现并发症，则进行沟通。必须始终提供有关家庭护理和药物的明确说明。最后，以开放和诚实的方式交流你对最终结果的评估，同时也倾听患者的评估。

39.4.6 积极处理并发症

如果在手术过程中出现并发症，或者在治疗后出现并发症，最好坦诚地解释情况，积极处理问题。患者通常会感谢有机会直接联系外科医生，通过提供手机号码或其他联系信息，建立更大的信任和"联盟"可能会有所帮助。

39.4.7 经常回顾患者的期望

无论治疗后的过程是简单的还是复杂的，经常回顾患者的期望也是有价值的。提醒患者他们治疗前的情况，经常使用照片，可以非常有助于接受治疗后产生的微小缺陷。

39.5 不愉快的求美者：美容效果不满意和患者的期望

对眼面整形医生提出索赔的唯一最常见原因是对美容效果不满，但这些索赔也最不可能导致赔偿

金的支付。大多数外科医生都曾与难以取悦的患者合作过，即使是专业的手术也不一定能达到预期的效果。因此，大多数外科医生偶尔会遇到患者对自己的术后容貌不满意，尽管他们在没有并发症的情况下已经达到了术前的目标。对这些患者来说，医生没有违反治疗标准，而且，根据定义，也没有功能问题。这些对美容效果不满意的患者可分为两组：①那些有一个或多个小的不对称或轮廓异常，外科医生可以看到并可能纠正的求美者；②那些期望未来理想化的美丽外观而外科医生难以赞同的求美者，有些是基于他们自己以往的形象，或者是不可能实现的。外科医生可以选择为第一组的人提供额外的治疗，而对第二组的人来说，额外的治疗可能是有问题的。在这两种情况下，由于既没有义务也没有损害，拒绝提供进一步治疗不存在不当行为。在这两种情况下，开放的沟通都是至关重要的。

实际上，在可能的情况下解决小问题和在适当的情况下减少小问题，这种双重策略可使上面部外科医生因美容效果不满而发生医疗事故索赔的案件减少。第一组通常可以经过小的调整获得满意，而第二组通常会有索赔情况。在 OMIC 系列中，只有 2.7% 的此类索赔产生了赔偿金，而且金额很小，平均为 13 500 美元[2]。尽管赔偿索赔的风险似乎很小，但也应该理解，对美容效果不满是向眼面整形医生提出索赔的最常见原因。给医生添加麻烦的因素很多，幸运的是，有几种策略可以帮助减少索赔的可能性。

39.5.1 退款

对于一些不愉快的求美者来说，如果他们满意并且不担心你的治疗质量的话，考虑提供或同意退款可能是明智的。这里的细节很重要，例如，与患者的口头讨论（不管是谁发起的）导致退款，可不向州医疗委员会、医疗事故保险公司或全国从业者数据库（NPDB）报告。但是，书面的金钱要求（即使只是退款）属于索赔的范畴，应该与你的保险公司的索赔部门讨论。索赔代表可以帮助你确定是否需要向你所在州报告书面要求。在任何情况下，任

何退款都不能超过患者最初支付的金额，这样就不会被视为应向州议会和 NPDB 报告的赔偿金。外科医生以退款来换取免除对患者的责任是明智的。有效的责任免除应由你所在州的合格医疗责任律师书写，但请注意，要求这样的责任免除可能会在患者（或其家庭）的头脑中引发可能存在医疗错误的疑问。

39.5.2 "对不起"法律

为了在困难的情况下促进更好的沟通，38 个州的法律规定，医生对患者或其家属表示同情或过失的行为不被作为工作疏忽或承认责任的证据。为患者因为不理想结果或出现并发症所经历的困难遭遇道歉，可能会使医生显得不那么傲慢，这有助于化解愤怒，防止诉讼或索赔。说"对不起"还可以更容易地向患方披露有关不良事件的信息。由于所有州都坚持医生作为患者诚实的健康维护者的责任，解释是道德的和必要的。由于一些机构及早开始与患者和家属沟通不良事件，包括针对问题的充分解释和道歉，因此报告中显示，索赔、诉讼、和解、法律费用和总责任费用大幅减少[4-6]。当遇到有不良事件的患者时，大型机构或小型私人诊所的医生通常会发现，同理关怀、充分解释和表达遗憾有助于化解愤怒和避免索赔。在应对困难情况时可能会有帮助的资源包括 OMIC 在线指南："应对意外结果"（www.omic.com/unanticipated-outcomes-steps-forresponding/）。如有疑问，请向专业责任承运人寻求帮助。

39.6 专家建议

- 知道何时说不（详见"39.4.2 知道何时拒绝治疗"）。
- 确保每位患者在第一次手术前完成一份美容财务协议（详见"39.10 附录 B"），详细说明机构的政策和修复费用。即使你选择免除任何费用，患者最好事先了解保险单。
- 当手术完成并出现问题时：
  - 当低风险和简单干预就可能解决时，明智的做法是通过采取行动（例如，注射填充

物或修改瘢痕以微妙地改善眼睑成形术结果）积极帮助患者。
  - 避免防御或沉默，这不会传达给患者想要寻求的关怀态度。
  - 表现出同情心，对事情的发展表示抱歉，让他们觉得你是他们争取好结果的盟友。
- 让问题患者感觉自己是非常重要的人（VIP），经常与他们见面，直到小问题得到解决，同时巧妙地调整他们对现实可能性的期望。有时，在问题解决之前定期电话沟通会有帮助。
- 拍摄专业质量的术前照片，并向患者提供副本，以便随时记住你治疗的积极影响。
- 如果出现对结果的担忧，请与医疗责任保险公司的风险管理热线秘密讨论你的担忧。

聪明的外科医生会告诉你，他们从不后悔对别人说"不"，但他们肯定会后悔说"是的"。

39.7 处理医疗事故索赔程序

当患者明确表示将提出索赔时，或者医生正在经历索赔时，这是非常令人痛苦的。据估计，到 65 岁时，99% 的高风险专科医生和 75% 的低风险专科医生（包括眼科医生）经历了医疗专业责任索赔；分别有 71% 和 19% 的医生支付了赔偿金[7]。

一位眼科整形医生很有可能最终不得不面对医疗事故的索赔。医生自然会有一连串的反应，包括恐慌、防御和愤怒；许多医疗事故保险公司会提供项目和资源，帮助医生应对这些情绪。医生应及时与医疗事故保险理赔部门联系，并立即隔离患者病历资料。必须完全避免删除或更改病历，因为它们通常会使索赔站不住脚。应告知办公室人员索赔的保密性质，并指示如何管理患者或其代表的联系。

对于大多数索赔，有一个发现的过程，其中原告律师代表受伤的患者和辩护律师代表医生将收集有关索赔的信息。对于医生来说，原告律师在诉状（起诉声明）中提出的问题将是发现过程中压力最大的环节。辩护律师团队将指导医生在证词中回答问题的最佳策略。双方还可就医疗／手术管理细节

和治疗标准征求同行医生的专家意见。

　　发现步骤之后，辩方法律小组和医疗事故保险公司可能已经就索赔给出了意见，但最终决定是协商解决还是坚决抗拒索赔的决定权在于医生。在某些州，低于某一临界值（如 30 000 美元）的和解或其他赔偿金不会永久性地列在医疗许可证上；因此，医生应要求提供有关州法规的详细信息。但是，NPDB 会列出所有的赔偿金。

39.8　结论

　　所有上面部外科医生的目标应该是让患者对他们的最终结果和每一次治疗都感到满意。不幸的是，这个目标并不总能实现，医疗事故索赔是美国医学实践的一部分。上面部外科医生可以学习降低医疗失误风险和降低医疗责任索赔风险的策略。医疗事故保险公司的风险管理部门通常可以提供有关特定案例细节的机密指导，以及有关患者沟通、治疗标准和医疗记录保存的一般指导。

39.9　附录 A

　　在此处放置信笺抬头，并删除备注。将字体改为大号后打印。

　　注：附录归纳了您作为外科医生应与患者亲自讨论的相关信息，仅供参考。请审查和修改以适应您的实际情况。

　　记录和解释导致上睑下垂的病因以及该病因可能如何影响手术结果是非常重要的。

　　给予患者一份副本。

39.9.1　上睑下垂手术知情同意书

何为上睑下垂，如何矫正？

　　上睑下垂是指一侧或双侧的上眼睑下垂，上睑缘向下移位或遮盖瞳孔。上睑下垂通常是由上睑提肌和眼睑之间的肌肉腱膜拉伸或变薄引起的。随着腱膜的拉伸或变薄，用于提起上睑的肌肉不得不更加努力地抬起上睑。这导致眼睑与前额肌肉疲劳和

上睑沉重的症状。其他较少见的上睑下垂原因是任何原因导致的神经或肌肉损伤、各种类型的眼睑手术、感染、肌肉无力以及全身性疾病如脑卒中、眼后肿瘤、肌无力症、高血压、甲状腺紊乱和糖尿病。儿童可能会患有先天性上睑下垂，肌肉收缩力及收缩功能异常。这种情况通常需要通过外科手术进行纠正。上睑下垂手术不是去除上睑过多脂肪和皮肤的首选手术，在某些情况下，去除脂肪和皮肤是手术的额外目标时，它可以与眼睑整形手术联合开展。

　　要纠正上睑下垂，外科医生需要切开或切除上睑的皮肤，以暴露肌肉和腱膜。外科医生根据眼睑治疗的需要来选择切口的位置。外科医生通过前入路法在上睑折痕或皱褶处切开皮肤，并解剖暴露肌肉和腱膜；如果上睑没有重睑皱褶，则可以在切口处创建重睑皱褶。前入路法允许外科医生从上睑修剪多余的皮肤和脂肪组织。如果不需要去除皮肤或脂肪，外科医生可以将切口设计在上眼睑的内侧或潮湿部分，通过内侧入路提升眼睑不会产生可见的瘢痕。如果上睑提肌肌力不足以提起眼睑，外科医生必须通过"吊索"的方法连接眼睑和前额额肌。

上睑下垂手术会影响我的视力和外观吗？

　　下垂的眼睑就像遮挡视线的窗帘。上睑下垂的患者常常发现自己的外周视野或侧视野变窄，尤其是向上看的时候。眼睑下垂越严重，外周视野的损失也越大。无论是手动操作还是通过上述手术方法上提眼睑后，遮挡物被移除，视野将变清晰。上睑下垂手术只能纠正因下垂的眼睑导致的视力损失，它不能改善由眼睛内部问题引起的模糊视觉或由眼后神经疾病引起的视觉损失。为了防止先天性上睑下垂儿童产生弱视或视觉发育不良，手术需要尽早进行。

　　上睑下垂的患者通常反映下垂的眼皮使他们看起来感到疲惫。在眼睑下垂手术后眼睑位置提升后，患者通常更喜欢新的眼睑位置，并感觉这改善了他们的外观和外周视野。当一侧眼睑提升后，可能会影响到另一侧眼睑的外观。如果发生这种情况，可

能需要对另一侧进行上睑下垂手术。如果两侧眼睑的位置和形状不匹配，则可能需要额外的手术。

上睑下垂手术的主要风险是什么？

与大多数眼睑手术一样，上睑下垂手术的风险包括但不限于出血、感染、外观不对称或不平衡、瘢痕、闭眼困难（这可能导致对角膜表面的损伤）、"吃惊"或"睁眼"的外观、佩戴隐形眼镜困难或不能佩戴隐形眼镜、复视、流泪或干眼问题，手术眼睑、眼周或面部出现麻木和（或）刺痛。在极少数情况下，出现视力丧失。虽然上睑下垂矫正效果通常是永久性的，但也可能会复发。一旦上睑下垂复发，可能需要再次手术。

上睑下垂手术的效果无法保证。上睑下垂矫正涉及对眼睑内的肌腱和（或）肌肉进行手术，从而使结果不可预测。外科医生可能需要在上睑下垂手术后调整眼睑的位置和形状。调整可以在手术后早期（前10天内）进行；如果眼睑位置或形状发生不对称，则可以在后期进行。最终的效果取决于患者的解剖结构，伤口愈合反应，以及上睑下垂的根本原因。有些患者很难适应自己外表的变化，部分患者对外观的变化将如何影响他们的生活有不切实际的期望。在同意手术之前，请仔细评估您的目标、期望值和您处理外观变化的能力，以及需要再次修复手术的可能性。

上睑下垂手术的替代方法有哪些？

患者可以忍受上睑下垂和外周视觉障碍或降低。然而在非手术的情况下，没有可靠的方法可以永久矫正上睑下垂。重度上睑下垂而不能进行手术的患者可以通过用手指或胶带提起眼睑来减轻痛苦。这种暂时的提拉一旦停止，眼睑就会再次下垂。

选择何种麻醉方式，其风险是什么？

儿童需要全身麻醉。青少年和成年人通常在局部麻醉下在进行眼睑下垂手术。患者必须在一定程度上配合手术。大多数情况下，上睑下垂手术需要在最小剂量的镇静剂（口服）下进行。有些病例需

要在手术前通过静脉途径进行镇静。幸运的是，即使没有镇静剂，大多数患者也不会觉得手术非常疼痛，而且手术只需很短的时间。当给予麻醉时，其风险包括但不仅限于对眼睛和周围组织和结构造成损害、视力丧失、呼吸问题以及极少数情况下的卒中或死亡。

患者对风险的接受

我已阅读上述信息并与我的医生讨论过。我明白医生不可能告知我可能出现的每一种并发症。我的医生告诉我，不能保证结果，可能需要调整和再次手术。在签字后，我同意我的医生已回答我所有的问题，并且我理解和接受上睑下垂矫正的风险、好处和替代方案。

我同意上睑下垂手术：

右眼 ＿＿＿＿　左眼 ＿＿＿＿　两侧眼睛 ＿＿＿＿＿

患者（或患者授权签字的人）＿＿＿＿＿＿＿＿

日期 ＿＿＿＿＿＿＿＿

39.9.2 眼睑整形手术同意书

随着年龄增长，眼周的皮肤和肌肉可能会下垂松弛，眼部周围的脂肪可能开始在皮肤下层显现，形成眼袋。这些变化可能导致其他问题，具体如下。

- 上睑多余的皮肤可能会阻挡你的中央视力（当你直视前方时看到的中间部分）和周围视力（当你直视前方时看到的侧面部分）。你的额头可能会因为试图保持眼睑张开而感到疲劳。上眼睑的皮肤可能会受到刺激。

- 下睑松弛的皮肤和脂肪可能会在眼睛下方形成"眼袋"，随着年龄的增长，眼袋会随着脸颊的下垂而加重。许多人认为这些眼袋看起来很不好看，让人显得更老或经常疲惫不堪。

上下眼睑整形手术（眼睑手术）可以帮助纠正这些问题。患者通常称这种手术为"眼睑提拉"或"眼睑提升"。请了解，这类的手术可能不会真正提升眼睑本身，而通常是改善上眼睑的沉重感和（或）下眼睑的浮肿感。

眼科医生（眼科外科医生）称这类手术为"眼

睑整形术"。眼科医生可能会切除或改变皮肤、肌肉和脂肪的位置。手术可能针对上眼睑、下眼睑或两者兼有，并在眼睑上缝合以闭合切口。

- 对于上眼睑，医生会在眼睑的自然皱褶处进行切开。
- 对于下眼睑，医生通过睫毛下面的皮肤进行切开，或者在结膜（眼睑湿润的内表面）上进行切开，此处切口比较隐蔽。

在手术期间可以选择多种麻醉方法，以使您感到舒适。眼睑整形手术有时只使用局部麻醉（将药物注射到眼睛周围以麻木该区域）。您也可以使用从手臂上的针头注射药物或手术前口服药物来镇静（放松或入睡）。少数情况下，如果眼睑手术与其他手术结合进行，则可能进行更深层次的麻醉，使您在手术过程中失去意识（全身麻醉）。您的眼科专家将与麻醉专家一起讨论哪种类型的麻醉方案更适合您。

许多人发现眼睑整形手术有助于纠正他们的眼睑问题，但手术能带来多大的获益取决于多种因素，包括您的症状、眼睑结构、外貌、预期和适应变化的能力。以下是眼睑整形手术可能的一些常见效果：

- 改善周围视野（侧面）和向上看时的视野。由于不需要依赖额肌来保持眼睛睁开，您可能会放松额部。
- 许多有眼袋的人觉得下眼袋手术改善了他们的外观，让他们看起来更年轻或不那么显得有疲劳感。但这是一项美容手术，有些人可能会失望。请与您的眼科医生沟通您对眼睑整形术的具体期望。
- 眼睑整形手术并不能解决所有视觉问题。例如，您不会因为做了眼袋手术而能够更清楚地阅读印刷字体。请与您的眼科医生讨论其他提高视力的方法，例如佩戴眼镜或隐形眼镜、白内障手术或 LASIK 手术。

是否做眼睑整形手术取决于您自己。这里有些其他选择。

- 您可以选择什么都不做。眼部周围的多余皮肤、肌肉和脂肪不会消失，但也可能并不足以让您感到烦恼而非要去做手术。
- 您也可以选择另一种手术——眉提升手术。可以和您的眼科医生谈谈其他手术选择。
- 还有其他的治疗和方案能够改善下睑的外观。例如，您可以注射肉毒毒素或者填充剂，也可以做激光治疗或者化学剥脱。您可以和您的眼科医生进行讨论各种治疗方案。

眼睑整形手术像所有的手术一样有风险（可能会出现的问题）。以下是一些最常见或最严重的风险。

- 出血、感染或麻木。眼睫毛的暂时性麻木在手术后的第 1~2 个月内很常见。
- 您外貌的改变，如瘀伤、瘢痕或不对称的外观（脸部的一侧与另一侧不匹配）。
- 眼部问题，可能包括闭眼困难（这可能会损伤角膜——隐形眼镜所在的眼睛部位）、无法佩戴隐形眼镜、流泪或干眼症。在手术后的最初几周内，暂时性的干涩很常见。
- 视力改变，如复视、视力丧失，或在极少数情况下失明。
- 麻醉问题。局部麻醉注射可能损伤眼睛、眼部周围区域，或导致视力丧失。全身麻醉有相应的风险，您将与麻醉科专家讨论这些风险。
- 术后眼睑可能没有达到您预期的外观和感觉效果。由于每个人的眼睑结构、手术反应、愈合程度以及对手术效果的期望不同，因此无法保证眼睑整形手术后眼睛的外观、外周视觉或您的感觉。眼睑整形手术后，小问题通常在 6 个月内逐渐改善并继续愈合。
- 您可能需要进一步的治疗或手术来解决眼睑整形术后出现的问题。由于这些额外的治疗或手术可能不包括在眼睑手术费用中，所以您需要支付更多的费用。

同意。若在下方签名，您同意：

- 您阅读了本知情同意书，或有人向您阅读了本知情同意书。
- 您理解本知情同意书中的信息。

- 眼科医生或工作人员回答了您关于眼睑整形手术的问题。
- 眼科医生或工作人员向您提供了本知情同意书的副本。
- 你接受眼睑整形术可以改变您的眼睛或眼睑的外观。
- 您了解，如果您需要更多的手术或其他治疗，可能会产生额外的费用。

我同意在以下部位（选择你的选项）做眼睑整形手术：

上眼睑：右侧　左侧　双侧

下眼睑：右侧　左侧　双侧

患者（或患者授权签名者）＿＿＿＿＿＿＿

日期＿＿＿＿＿＿＿

39.9.3　透明质酸填充剂的使用同意书

适应证

透明质酸注射凝胶注入面部组织中度至重度皱纹和皱褶处。它可以暂时增加皮肤和皮下组织的容积，使皮肤表面看起来更加光滑，并有助于平滑中度至重度的面部皱纹和皱褶。

改善是暂时的；因此，通常需要补注和重复注射以保持最佳修正效果。重复注射通常需要较少的材料（约一半的量）。大多数患者需要进行一次或可能两次治疗以达到最佳的皱纹平滑效果。效果可以持续长达 9 个月至 1 年。

替代方案

用于软组织填充的其他治疗包括但不限于瑞蓝透明质酸、自体脂肪等。除了这些治疗方法，还有其他方法可以纠正皮肤纹路和皱纹，包括面部护肤品、A 型肉毒毒素、化学剥脱和激光治疗等。这里没有提到的其他方案选择可能也存在。所有替代方案都应与您的医生讨论。

副作用和并发症

大多数副作用是轻微或中度的，持续时间较短（7 天或更短）。最常见的副作用包括但不限于暂时的注射部位反应，如红肿、疼痛／触痛、硬结、肿胀、肿块／隆起、瘀伤、瘙痒、感染和色素沉着。

在注射后的前 24 小时内，您应避免剧烈运动、大量阳光或热暴露以及酒精饮料。接触上述任何一种情况可能会导致注射部位的暂时性发红、肿胀和（或）瘙痒。如果出现肿胀，您可能需要在肿胀区域放置冰袋。在您的治疗结束后，您应该向您的医生询问何时可以化妆。

如果您发现任何持续数天以上的发红和（或）可见肿胀，或者有任何其他引起您关注的症状，请务必报告。

禁忌证

如果您有以下情况，请勿使用透明质酸注射凝胶。

- 有过敏反应史或对多种严重过敏原过敏，尤其是有过敏性休克病史。
- 对革兰阳性细菌蛋白有过敏史。

为了让您了解并避免治疗效果不佳和并发症的发生，以下是您需要与我们讨论的重要治疗注意事项。

- 治疗前请告知：如果您正在使用可以延长出血时间的药物（如阿司匹林或布洛芬），与所有注射一样，您可能会在注射部位出现瘀伤或出血加重的情况。
- 治疗前请告知：如果您正在接受免疫抑制治疗或降低身体免疫反应的治疗，因为感染的风险可能会增加。
- 治疗前请告知：如果您怀孕或正在哺乳。
- 治疗前请告知：如果您有过度瘢痕形成（如增生性瘢痕和瘢痕疙瘩）及色素沉着障碍的病史。

如果在注射透明质酸凝胶治疗后考虑激光治疗、化学剥离或其他基于皮肤有活跃反应的治疗，治疗部位可能会出现炎症反应的风险。

透明质酸凝胶在非面部皱纹和皱褶（如嘴唇）的治疗方面的安全和有效性尚未在对照临床研究中确定。尚未对 18 岁以下的患者进行研究。

患者接受风险

我已阅读上述信息并与我的医生进行了讨论。我理解医生无法告知我可能发生的每一个可能的并发症。对结果没有任何保证。通过在下面签名，我同意我的医生已经回答了我所有问题，并且我理解和接受透明质酸的风险、益处和替代方案。

患者签名 ＿＿＿＿＿＿　日期 ＿＿＿＿＿＿

39.10　附录 B

39.10.1　患者美容手术同意书

患者姓名：＿＿＿＿＿＿

手术日期：＿＿＿＿＿＿

患者责任

我已在患者信息表上列出了所有已知的过敏，正在使用的所有药物、维生素和草药，我的所有既往手术，以及所有疾病和医疗状况。

我已经阅读了手术同意书，并同意遵循我的外科医生的指导和术后护理计划。我还同意将我的永久地址告知我的外科医生，以便他/她可以就任何最新发现或进展与我联系。我也同意遵守所有术后指导。

支付条款

在选定手术日期并作出承诺时，需要支付一笔等于总费用的 25% 的预约金。该押金在手术预定日期前两周内可退还。从手术预定日期前不到两周开始，该押金不予退还。

外科医生费用，需支付给主刀医生，在手术前两周全额支付。接受 VISA 卡、MasterCard 卡、个人支票或银行本票、汇票或现金支付。此款项包括全部余额，即外科医生费用的剩余 75%。该笔款项（25%+75% 余额）不可退还。

设施费和麻醉费需直接支付给提供者。每个机构都有自己的付款时间和方式的条款。

额外费用

我明白我的外科医生向我报价的费用只包括预期的手术过程，如《美容手术费用报价单》中所述。我了解由于并发症，可能会出现额外费用的可能性极小。我同意如果出现任何这种额外费用，我应全权负责。

我明白整形手术后的结果可能不会让我百分之百满意，但是当伤口基本愈合后，如果我和我的整形医生都认为手术没有达到所有情况下的合理预期效果，而且我们都同意再次手术可以显著改善之前手术的效果的话，我的整形医生同意免费为我进行修复手术。这个约定的修复手术必须在原始手术之后的一年内进行。然而，如果我的整形医生在另一名整形医生曾经做过手术的区域进行手术，那么任何修复手术都需要收取费用。我理解我需要承担与任何修复手术相关的所有其他费用，例如设施费、麻醉费、实验室测试费、处方药费等。

患者/责任方外科医生签名

＿＿＿＿＿＿＿＿＿＿

日期

＿＿＿＿＿＿＿＿＿＿

（马晓荣　译，方硕　杨超　校）

索 引

（按首字汉语拼音排序）